血液病的中西医诊断与治疗

罗雅琴 黄 伟 陈 健 主编

吉林科学技术出版社

图书在版编目（CIP）数据

血液病的中西医诊断与治疗 / 罗雅琴等主编. -- 长
春：吉林科学技术出版社，2020.10
ISBN 978-7-5578-7871-9

Ⅰ．①血… Ⅱ．①罗… Ⅲ．①血液病－中西医结合疗
法 Ⅳ．①R552.05

中国版本图书馆CIP数据核字(2020)第212243号

血液病的中西医诊断与治疗

XUEYEBING DE ZHONGXIYI ZHENDUAN YU ZHILIAO

主　　编　罗雅琴　等
出 版 人　宛　霞
责任编辑　王聪会　穆思蒙
幅面尺寸　185 mm×260 mm
字　　数　516千字
印　　张　21.25
版　　次　2020年10月第1版
印　　次　2021年5月第2次印刷
出　　版　吉林科学技术出版社
发　　行　吉林科学技术出版社
地　　址　长春市福祉大路5788号出版大厦A座
邮　　编　130118
发行部电话/传真　0431-81629529　81629530　81629531
　　　　　　　　　81629532　81629533　81629534
储运部电话　0431-86059116
编辑部电话　0431-81629517
印　　刷　保定市铭泰达印刷有限公司
书　　号　ISBN 978-7-5578-7871-9
定　　价　85.00元
如有印装质量问题　可寄出版社调换

主编简介

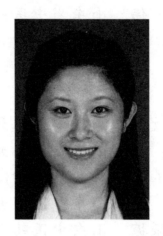

罗雅琴，女，1985年出生，毕业于山东中医药大学，医学硕士学位。

中国中西医结合学会血液病分会青年委员，山东省中西医结合学会血液病分会委员，山东省中医学会膏方委员会委员。从事中西医血液病临床工作近10年，2017年于中国人民解放军总医院血液病科进修骨髓移植，工作以来一直致力中西医结合血液病的研究与治疗工作，尤擅长中西医结合研究与治疗白血病、骨髓瘤、淋巴瘤、骨髓增生异常综合征、再生障碍性贫血、免疫性血小板减少症、难治性贫血等血液科常见疾病及胃癌、肺癌、结肠癌、乳腺癌等实体瘤，尤其对血液病骨髓移植、移植后的康复及移植后并发症有独到的见解。发表相关论文10余篇，参编著作2部，主持国家自然基金青年项目1项，参与国家级及省级课题多项。

编　委　会

前　言

近年来,血液病的发病率逐渐升高,尤其是血液系统疾病的恶性疾病严重威胁人类的健康和生命。然而随着血液病学基础及临床研究的迅速发展,血液病的诊治技术取得了巨大的飞跃。中医血液病学也以其确切的临床疗效和治疗优势而被世界医学同仁瞩目。中医药和现代医学如何更好地发挥各自优势,做到优势互补,是临床工作者一直面临的任务。

本书以常见血液疾病为主线,以突出中西医结合血液病学理论与实践为特点,博采中西医之长,从基础到临床,中西医并重,如实反映了近年来中西医血液病学的研究现状和临床成果,内容丰富,实用性较强。

本书编写过程中,编者付出了巨大努力,但由于编写经验不足,加之时间仓促,疏漏或不足之处恐在所难免,希望诸位同道不吝批评指正,以期再版时予以改进、提高,使之逐步完善。

目　　录

第一章　血液病中西医诊治概论

第一节　西医病理生理

血液病是指原发于造血系统的疾病或影响造血系统伴发血液异常改变,以贫血、出血、发热为特征的疾病。造血系统包括血液、骨髓单核巨噬细胞系统和淋巴组织,凡涉及造血系统病理、生理,并以其为主要表现的疾病,都属于血液病范畴。

一、血液病生理

(一)血液系统结构与功能特点

造血组织是指生成血细胞的组织,包括骨髓、胸腺、淋巴结、肝、脾、胚胎及胎儿的造血组织。各种血细胞均起源于多能造血干细胞(PHSC)。人类胚胎第 25 天于卵黄囊开始造血活动,然后 PHSC 经血流迁移至肝、脾造血,自妊娠的第 40 天开始,第 50 天达到顶峰,第 40 周降至最低。骨髓造血自第 3.5 个月时开始,出生时全部移行至骨髓造血,并维持终生。成人时骨髓以外造血都属异常。

1.骨髓

骨髓为人体的主要造血器官。出生后,血细胞几乎都在骨髓内形成。骨髓组织是一种海绵状、胶状或脂肪性组织,处于坚硬的骨髓腔内。骨髓分为红髓(造血组织)和黄髓(脂肪组织)两部分。初生时,红髓充满全身的骨髓腔,随着年龄的增长,部分红髓逐渐转变为黄髓。成年人肱骨、股骨的骨骺、脊椎、胸骨、肋骨、髂骨、肩胛骨、颅骨均为红髓。因此,成年人只有约50%的骨髓具有造血功能,但在必要时其余的 50%也可恢复造血功能。婴幼儿由于全部骨髓都在造血,骨髓本身已没有储备力量,一旦有额外造血需要,即由骨髓以外的器官(如肝、脾)来参与造血,发生所谓髓外造血。

红骨髓主要由造血组织和血窦构成。在造血组织中,网状细胞及网状纤维构成网架,网孔中充满着不同发育阶段的各种血细胞,此外还有少量的巨噬细胞、脂肪细胞或纤维细胞。不同发育阶段的各种血细胞,在造血组织中的分布呈现一定规律性,反映出造血组织的不同部位具有不同的微环境,诱导各种血细胞向一定方向分化。

进入红骨髓的动脉分支成毛细血管后,继续分支成血窦。血窦多呈辐射状向心走行,并彼此连接成网,最终汇入骨髓中的中央纵行静脉。血窦壁由内皮细胞、基底膜和外膜细胞组成,具有阻挡未成熟细胞进入周围血液的作用。

2.淋巴器官

淋巴器官分为两种。中枢性淋巴器官主要指胸腺,是淋巴系祖细胞分化增殖成淋巴细胞的器官。干细胞进入胸腺后分化成熟为 T 淋巴细胞。骨髓产生 B 淋巴细胞,均通过血液循环到外周淋巴器官。周围淋巴器官包括淋巴结、扁桃体及胃肠、支气管黏膜和皮肤相关淋巴组织。

(1)胸腺胸腺外表为皮层,含大量 T 淋巴细胞,但皮层没有生发中心,这点与一般淋巴结不同。来源性卵黄囊(胚胎早期)和骨髓(胚胎后半期与出生后)的淋巴系干细胞,在胸腺素与淋巴细胞刺激因子的作用下,在皮层增殖分化称为依赖胸腺的前 T 淋巴细胞。胸腺毛细血管周围包着一层较为完整的网状纤维组织,使皮层与血液循环之间形成屏障。这样的结构能防止血液循环中的抗原进入胸腺皮层,因而 T 细胞能在皮层中收到屏障的保护,在无外界干扰的条件下生长成熟。前 T 细胞成熟后经过髓质进入周围淋巴组织的胸腺依赖区,再继续繁殖发育为 T 淋巴细胞。成年以后,胸腺萎缩,已进入淋巴结定居的 T 细胞,能够自行繁殖。

(2)脾脏是体内最大的外周淋巴器官。脾脏分为白髓、红髓、边缘区 3 部分。白髓是散布在红髓中许多灰白色的小结节,它由淋巴细胞构成,包括:①围绕在中央动脉周围的弥散淋巴组织,主要由 T 细胞组成,血液中的抗原物质经过小动脉、毛细血管与淋巴鞘内的淋巴细胞及浆细胞接触,受刺激后生成更多的免疫性细胞。②白髓中的脾小结中心称为生发中心,内有分化增殖的 B 细胞可产生相应抗体。

红髓分布于白髓之间,由脾索和血窦构成。脾索为 B 细胞繁殖、分化之处,故常含有许多浆细胞。血窦又称脾窦,有着窦内与相邻组织间的物质交换及血细胞穿越的特殊结构。

脾脏具有滤血、免疫、储血、造血 4 种功能。

(3)淋巴结分为皮质和髓质两部分,是以大量网状细胞形成的网状支架及由骨髓或胸腺迁移来的淋巴细胞填充其中形成的淋巴网状组织。

皮质由淋巴小结、副皮质区及淋巴窦所构成。淋巴小结由密集的 B 细胞构成,其间有少量 T 细胞和巨噬细胞。淋巴小结中心部称生发中心,在抗原作用下,B 细胞活化,并分化为能产生抗体的浆细胞。位于淋巴小结之间及皮质的深层为副皮质区,此为一片弥散的淋巴组织,主要由 T 细胞构成。

髓质由髓索及其间的淋巴窦组成。髓索内主要有 B 细胞、浆细胞及巨噬细胞,淋巴窦接受从皮质区的淋巴窦来的淋巴,并使淋巴循环通往输出淋巴管而离开淋巴结。

淋巴结既是产生淋巴细胞及储存淋巴细胞的场所,又是淋巴液的生物性过滤器,并对外来抗原做出反应。

3.胚胎与胎儿造血组织

卵黄囊是哺乳类最早的造血部位。约在人胚胎第 19 天,就可看到卵黄囊壁上的中胚层间质细胞开始分化聚集成细胞团,称为血岛。血岛外周的细胞分化成血管壁的内皮细胞,中间的细胞分化为最早的血细胞,称为原始血细胞。这种细胞进一步分化,其中大部分细胞质内出现血红蛋白,成为初级原始红细胞。

胚胎肝于第 5 周即有造血功能,3~6 个月的胎肝为体内主要的造血场所。在肝上皮细胞与血管内皮细胞之间有散在的间质细胞,它们能分化为初级和次级原始红细胞,这些细胞逐渐发育为成熟的红细胞进入血流。这时在幼红细胞中所合成的血红蛋白则为 HbF,还有少量的 HbA2。在胎儿第 2 个月左右,脾也短暂参与造血,主要生成淋巴细胞、单核细胞。第 5 个月之后,脾脏造血功能逐渐减退,仅制造淋巴细胞,到出生后仍保持此功能。淋巴结则生成淋巴细胞和浆细胞。自第 4~5 个月起,在胎儿的胫骨、股骨等管状骨的原始髓腔内开始生成幼红细胞、幼粒细胞,随着胎儿的发育,同时还生成巨核细胞。妊娠后期,胎儿的骨髓造血活动已明显活跃起来。于胚胎期第 3 个月开始,长骨的骨髓已出现造血细胞。5 岁左右,均保持骨髓增生状态。

(二)血细胞生成及发育

血细胞的生成经历了一个比较长的细胞增殖、分化、成熟和释放的动力过程。整个血细胞的生成过程,是由造血干细胞在造血微环境中经多种调节因子的作用逐渐完成的。现分造血干细胞、细胞因子及造血微环境三方面论述。

1.造血干细胞

造血干细胞(HSC)是一种组织特异性干细胞,由胚胎期卵黄囊的中胚层细胞衍生而来。相继移行至胚胎内的造血器官如肝、脾以至骨髓,通过不对称性有丝分裂,一方面维持自我数目不变,另一方面不断产生各系祖细胞,维持机体的正常造血功能。HSC 是各种血细胞与免疫细胞的起源细胞,可以增殖分化为各种淋巴细胞、浆细胞、红细胞、血小板、单核细胞及各种粒细胞等。

HSC 具有不断自我更新与多向分化增殖的能力。HSC 在体内形成造血干细胞池,其自我更新与多向分化之间保持动态平衡,因此 HSC 数量是稳定的。HSC 进入分化增殖时,自我更新能力即下降,而多向分化能力也向定向分化发展。此时 PHSC 已过渡成为定向造血干细胞。由于后者自我更新能力减弱,因此只能短期维持造血,长期造血维持依赖 PHSC。

多能造血干细胞是最原始的造血细胞,因为最初是通过在致死剂量照射的同系小鼠脾中,形成造血集落而发现的,故又称为脾集落形成单位(CFU-S)。CFU-S 可分化产生髓系造血干细胞和淋巴系造血干细胞。这两种细胞的自我更新能力有限但可分化产生多系血细胞,称为定向多能造血干细胞。因为所有这类细胞都能在半固体培养中呈集落样生长,亦称为集落形成细胞(CFC)或集落形成单位(UFU)。髓系造血干细胞分别称为粒、红、单核、巨核系集落形成单位(CFU-L)。在不同造血生长因子的调控下,这两种细胞可定向分化为某一特定细胞系,此时则命名为单能干或祖细胞。根据其定向分化的细胞系的不同分别命名为粒系集落形成的单位(CFU-G)、红系集落形成单位(CFU-E)、单核系集落形成单位(CFU-M)、巨核系集落形成单位(CFU-Meg)。每一祖细胞再分化产生形态学可分辨的造血前体细胞和成熟血细胞:粒细胞、红细胞、单核细胞和血小板。造血细胞等级结构模式如下所示:

多能造血干细胞→定向多能造血干细胞→祖细胞→成熟非增殖血细胞

淋巴细胞的分化经历 3 个不同阶段:第一阶段在骨髓,由多能干细胞分化为淋巴系干细胞;第二阶段淋巴系干细胞迁延至胸腺,分化为 T 细胞,在骨髓则分化为 B 细胞;第三阶段在外周淋巴器官获得并发挥其免疫功能。

随着细胞表面抗原的研究进展,国际人类白细胞分化抗原协作组确定,用细胞分化群(CD)进行 CD 命名,HSC 被初步命名为 CD34$^+$、CD33$^-$、CD38$^-$、HLA-DR$^-$、Lin$^-$、KDR$^+$。

2.细胞因子

造血干细胞增殖、分化、衰老与死亡的调控决定骨髓和外周血中各细胞系的数量与比例，造血调节因子在这些过程中发挥重要作用。

造血调节因子是一组调控细胞生物活性的蛋白，统称为细胞因子。由体内多种细胞产生，具有很多重要的生理效应，与很多疾病的病理生理变化有关，其生成障碍可使造血干细胞不能顺利实现向终末血细胞的分化。同时它们还具有治疗的潜能。CK 由于作用的不同可分为 3 类：①集落刺激因子(CSF)；②白细胞介素(ILs)；③造血负调控因子。对细胞因子的深入研究表明，"一因子多功能"是普遍现象，有的因子可有数十种效应，同一效应也可由不同因子引起。各种因子相互作用，形成调控网络。

3、造血微环境

造血微环境是造血诱导微环境的简称，是指局限在造血器官或组织内的，具有特异性的结构和生理功能的环境。它是造血干细胞定居、存活、增殖、分化和成熟的场所(T 淋巴细胞在胸腺中成熟)，包括造血器官中的基质细胞、基质细胞分泌的细胞外基质和各种造血调节因子，以及进入造血器官的神经和血管。造血微环境极为重要，前文提及的在个体发育的不同阶段造血中心所发生的迁移，也依赖于各种造血组织中造血微环境的形成。造血微环境在血细胞生成的全过程中起调控、诱导和支持的作用，是支持和调节血细胞生长发育的局部环境。造血微环境改变，可导致机体造血功能的异常。

二、血液病病理

绝大多数的血液系统疾病，可以归纳为下述几个基本的病理类型。

(一)血细胞生成减少

细胞生成减少可发生于细胞分化的不同阶段，并造成不同的血常规变化。血细胞生成减少可因增殖或者分化障碍引起。比如，再生障碍性贫血便是细胞生成障碍的一个典型例子。患者骨髓及血中髓系各阶段细胞均减少，周围血常规呈全血细胞减少，无再生迹象，造血红髓被脂肪取代。造血障碍也可发生于更成熟的分化阶段。此时造血障碍局限于个别造血细胞系列。如纯红细胞再生障碍性贫血，骨髓中仅红系造血细胞缺如。一类似的情况还有较少见的纯巨核或者纯粒细胞再生障碍。慢性淋巴细胞性白血病时，成熟的 B 淋巴细胞增多，但向浆细胞的进一步分化发生障碍，导致浆细胞生成减少，骨髓中浆细胞数量和血清免疫蛋白含量降低。无效性造血是指骨髓干细胞阶段的细胞增殖未受到损害，在相应刺激下也可能加快，但骨髓中细胞成熟发生障碍，细胞在进入血液之前即被破坏。细胞成熟受抑及细胞提前死亡造成有效血细胞生成减少，此种情况在周围血常规中无法同真正的再生障碍性贫血(简称再障)相鉴别，但骨髓检查时可见到造血组织不是增生低下而是增生活跃。无效性造血见于巨幼红细胞性贫血，此时形成的高胆红素血症是含有血红蛋白的幼红细胞在髓内破坏造成色素堆积所致。导致血细胞生成减少的原因很多，有药物因素(如抗肿瘤药物)、化血物质(如苯、砷等)、生物性因素(如病毒感染)、物理因素(如电离辐射)、遗传因素及造血原料缺乏(如维生素 B_{12} 缺乏、叶酸缺乏)等。

（二）血细胞丧失过多

血细胞减少不但可以因为生成减少造成，还可以因为功能性细胞丧失过多和在外周血中逗留时间过短所致，有两种情况：①出血造成血细胞"外丢失"；②血细胞破坏过快引起的"内丢失"。出血时各系列细胞在周围血中的变化不同：在外周血中存留时间越长、生长速率越慢的细胞，其血常规改变越为明显。这样就解释了出血时为什么只发生贫血而不造成血小板及粒细胞减少。一般情况下，即使是大出血也只需要补充红细胞和血浆。只有大量输血时，例如严重多发性外伤患者，可以发生出血性血小板减少而需要另外输入血小板。粒细胞由于有很大的储存量和很高的生成速率，故在大量出血时，尽管输入的血中没有生存能力的粒细胞，粒细胞也不见减少。

溶血增加，血小板破坏增加（如消耗性凝血病、免疫性血小板减少），以及粒细胞破坏增加（如急性粒细胞缺乏症），也可以被视为血细胞"内丢失"。与外丢失不同，内丢失只选择累及一个特定的细胞系列，两种血细胞或全血细胞减少的合并类型很少见。在造血系统完好时，每类细胞的丧失都可引起代偿性造血增加，有时甚至可增加至正常量的 10 倍。慢性丢失或者反复丢失时的红细胞生成增加可因缺铁而受到限制。

导致红细胞丢失过多的原因有出血（如月经过多、十二指肠溃疡等），遗传因素（如红细胞膜先天异常、红细胞酶缺乏、球蛋白合成异常等），生物性因素（如病毒感染、疟原虫感染、细菌性感染等），机械性因素（如人工瓣膜、病理性瓣膜对红细胞的机械性损伤），物理、化学因素（如高热、蛇毒、铅、无机铜等）等。

（三）血细胞的分布异常

血细胞在循环系统中呈不均匀分布。其中，中性粒细胞在骨髓血管和其他动脉血管内（所谓"边缘池"）及血小板在脾脏内的积聚有临床意义。正常人体脾作为红细胞储存器官没有重要意义。血细胞短期或长期分布改变可以使静脉或者毛血管内血液成分偏离正常值。体力或精神应激状态下的状态性白细胞增多，是因中性粒细胞有边缘池移出所致，因此程度不同的应激情况下白细胞计数可以短期波动。脾功能亢进时，脾大，富含血液的红髓增大，相当大量红细胞、血小板和白细胞在脾中滞留。这类血细胞分布异常与脾内增加了的吞噬细胞内血细胞破坏加快，共同导致周围血中全血细胞减少。脾切除引起的一过性或者持续数年（少见）的血小板增多症，是由于血小板的产生尚维持原有水平，而原有的脾脏储存血小板的功能突然丧失的缘故。

（四）血细胞功能异常

血细胞不仅有数量上的分布异常，其功能也可以因为自身的缺陷或恶性变或因外环境的因素而发生质的变化。血细胞的功能和数量同时发生改变也不罕见。按各系列血细胞的主要功能可以发生以下异常。

1.氧的输送障碍

氧的输送障碍可由伴有高铁血红蛋白形成或者由伴有氧解离曲线异常移位的血红蛋白分子异常引起。组织缺氧时还可发生红细胞数量增加。

2.止血功能障碍

止血功能障碍可由血小板能缺陷造成，见于先天性血小板病、骨髓增生性疾病（可伴有血小板增多)及药物不良作用。具有很大临床意义的是,非糖皮质激素类镇痛药对血小板聚集的抑制作用。对可能发生动脉血栓的患者,常给服阿司匹林制剂,有意识地造成这类血小板功能障碍。

3.粒细胞功能障碍

粒细胞功能障碍系指易受感染而使粒细胞数量及功能异常。典型疾病是儿童期的慢性肉芽肿病,这时粒细胞对细菌产物保持正常的趋化性,细菌也能被吞噬,但由于某种物质代谢缺陷不能被杀灭。该病的组织学表现主要是肝、脾内发生肉芽肿。其他先天性粒细胞部分功能异常,如趋化性缺陷和吞噬功能异常的疾病极为少见。

获得性粒细胞抗感染缺陷,见于白血病前期和亚急性粒细胞性白血病,尽管在形态上粒细胞仍能成熟至杆状核和分叶细胞。药物也能影响粒细胞功能,如糖皮质激素和非糖皮质激素类镇痛药。粒细胞减少时(如应用细胞抑制剂之后),临床有用糖皮质激素"刺激"粒系造血者。实际上在给予糖皮质激素之后粒细胞也能暂时性增加,但这种增加并非粒系造血增生的结果,而是粒细胞自储存池中转移和粒细胞由血管系统逸出功能障碍的表现。

第二节　中医病因病机

一、蓬勃发展的中医血液病学

血液病学是西医内科中的一个分支学科,主要研究造血系统疾病发生、发展的病理变化及治疗。其主要临床症状以贫血、出血、发热或肝、脾、淋巴结肿大为特征。根据其临床表现及发病特点,可以借鉴中医治"血"的经验。血液病依据其外在表现及发病特点可归属于"虚劳""血虚""血枯""急劳""癥积""瘰疬""血证"等范畴,如各种白血病有肝、脾、淋巴结肿大与中医古籍中的"瘕积""马刀侠瘿"等证有相似之处。

自2008年开始,国家中医药管理局组织相关专家对常见血液疾病进行研讨,总结出系统的诊疗方案与临床路径。根据各病不同的疾病特点,结合古代医学典籍与现代研究进展,将再生障碍性贫血命名为"髓劳";将骨髓增生异常综合征命名为"髓毒劳";将以缺铁性贫血为代表的贫血类疾病命名为"萎黄";将血小板减少性紫癜命名为"紫癜病";将过敏性紫癜命名为"紫癜风";将白细胞减少症命名为"虚劳"。至于西医的白血病,专家组认为虽然其某些症状与古代病名相接近,但尚不能完全说明该病特点,尚无与之相对应的古代疾病名称,故仍将其命名为"白血病"。

中医治疗血液病具有悠久的历史,在古今的中医论著中,对血液病的病因病机、辨证施治、调摄预后等均有精辟的论述。我国的广大中医血液病工作者在继承前人经验的基础上,不仅对中医血液病学的基础理论进一步加以整理、提高,而且还应用现代高新科技研究手段,通过临床观察和动物实验,在免疫学、细胞遗传学、细胞凋亡、中药对癌细胞的细胞毒作用、中药对造血细胞的作用、中药诱导细胞分化、抗白血病细胞耐药等方面的研究上,取得了长足的进展,这对探讨中医治疗血液病的疗效和机制、药理作用有重要的指导作用。近十年来,国内外在血液病的研究领域,如造血干细胞的生物学特性,血液病表现遗传学调控机制及临床干预措施,血液病的分子诊断及靶向治疗,造血干细胞移植方案的优化、替代供体的选择及并发症防治等方面取得了重要进展。未来血液病学的发展方向:发现造血及淋巴组织肿瘤中的分子遗传学异常,以期为疾病的早期诊断提供依据;关注干细胞与造血微环境的关系、血液病发病机制与异常基因的表达调控,以及相关的转化医学研究;探索新的治疗靶点、靶向治疗药物、细胞学诊治策略,通过多中心临床研究获取我国血液病患者诊治的循证医学证据;进一步提高造血干细胞移植的临床疗效,减少并发症,预防疾病复发。

二、病因特点

血液病的病因分为两大类:外因和内因,主要包括外感六淫、外感疫毒、药毒内伤、先天因素、内伤七情和饮食起居失调等。

(一)外感六淫

六淫为风、寒、暑、湿、燥、火,广义上的六淫邪气不但包括了气候时令因素,也包括细菌、病毒、真菌,甚至一些理化致病因素等。六淫邪气致病有着各自不同的特点,因此其对血液病的发病机制也各不相同。风为百病之长,善行而数变,常挟他邪侵犯人体,如风邪合并火热之邪侵及人体血分,可导致葡萄疫病证(过敏性紫癜);风热入侵,耗气伤血,又可导致出血,加重贫血。寒邪易伤阳气,损伤脾肾之阳,导致造血功能低下,从而产生再生障碍性贫血等病;寒性凝滞,主收引,血得寒则凝,寒邪入侵则气滞血瘀,出现疼痛与结块,临床可见血液肿瘤中的骨痛、肝、脾、淋巴结肿大等症状。火为阳邪,其性炎热,火邪与血液病的发病关系最为密切,如急性白血病的发热、出血等症状,多属温病范畴,乃火毒入营入血并伤及骨髓所致;火邪耗气伤津,甚则伤精竭髓,引起造血功能低下;火易生风动血,火邪灼伤血络,会导致各种出血;火邪也是血液病感染的一个重要致病因素。湿邪易伤脾胃,中焦运化失司,影响气血的生化,从而导致贫血气虚血亏证。在临床上湿邪与溶血性贫血的发病关系较为密切,这些疾病多因气血阴阳素虚,复感湿热邪气,引起黄疸、湿温病;湿性黏滞也成为一些血液病缠绵不解、久治不愈的一个因素。传染性单核细胞增多症,其流行性以夏秋季或秋冬季多见,临床表现多有发热及严重的咽峡炎,该病多与燥邪有关。急性白血病、再生障碍性贫血并发咽峡炎,也多与燥邪有关。暑邪在血液病的发病机制中不占主要地位,这里就不再赘述。

(二)外感疫毒

外感疫毒即人体感受了某些病毒,具有传染性或流行性的特点。《温疫论·原序》中说:"温疫之邪,非风非寒,非暑非湿,乃天地之间别有一种异气所感。"在临床上,较多血液病发病前均有病毒感染史,如传染性单核细胞增多症及淋巴细胞增多症,其发病症状类似于瘟疫病,可归纳在疫毒的范畴,一些再生障碍性贫血、白血病的病因也与疫毒有关。某些再生障碍性贫血患者血液中检出肝炎病毒,有人统计肝炎病毒占再生障碍性贫血病因的 $0.3\% \sim 8\%$。多种白血病的发生被证明与感染 RNA 逆转录病毒有关。

(三)药毒内伤

由于药物误用或使用不当而产生疾病,谓之"药毒"或"药邪"。广义药毒也包括电磁辐射、某些化学物质、染发剂等一些特殊致病物质,有些药毒其性暴烈,机体感之,正气难以抗争或正气本已虚弱,感而即发。据统计,第二次世界大战后,日本广岛、长崎因受辐射影响,各种血液病的发病率均明显上升。药毒的形成,一是药物自身毒性,如氯霉素、磺胺类等;二是误用药物造成药邪,临床有因用劣质染发剂而致白血病的报道,牛黄解毒片也可引起继发性再生障碍性贫血,水蛭过量服用可致红细胞、血小板减少,凝血时间延长;其他还有药物蓄积中毒、特异体质、药物污染、电磁辐射等。药毒致病主要是损伤脏腑、入侵骨髓。由于不少中药的现代药理研究尚未明了,其不良反应较隐蔽,这更应该引起我们临床工作者的重视。

(四)先天因素

先天禀赋薄弱,后天又失调养,以致脏腑失调,精血不足,可导致血液病的发生。正如《何氏虚劳心传·虚证类》说:"有童子亦患此者,则由于先天禀受不足,而禀于母气者尤多。"不少血液病有遗传现象,这也从一个方面说明"肾为先天之本""主骨生髓"在造血系统中具有重要的作用。在日常生活中,同处在一种较恶劣的环境或者同时接触某些有毒物质,一些人患血液病,一些人却相安无事,充分说明了体质在血液病发生中的重要地位。《素问·刺法论》中"正气存内,邪不可干"也说明了这个道理。另外,先天之毒(胎毒)乃母体通过胎血循环传给胎儿,潜伏不发,潜伏期的长短与正气(免疫功能)有关,一旦正气虚弱或复受外邪将导致疾病的发生。

(五)内伤七情

喜、怒、忧、思、悲、恐、惊这七种心理活动称为七情。七情是人体对外界的一种正常反应,在一般情况下不会致病,只有过激才会致病。七情致病主要在于两个方面,一为七情直接损伤五脏而致病,《素问》有"思伤脾、恐伤肾、怒伤肝"之说,肝脾肾均是人体重要的造血器官,若其功能受到损伤,会导致造血功能紊乱。思虑伤脾,脾失健运,气血生化乏源,包括叶酸、维生素B_{12}、铁剂的摄入减少或胃肠吸收、排泄障碍而致气血两虚,巨幼细胞贫血、缺铁性贫血等随之产生;恐伤肾,肾伤则肾之阴阳枯竭导致再生障碍性贫血、骨髓增生减低及血细胞减少;怒伤肝,肝不藏血,导致出血,引起失血后缺铁性贫血等。二为七情影响人体气机而致病,正如《丹溪心法·六郁》所说:"气血冲和,万病不生,一有佛郁,诸病生焉,故人生诸病多生于郁。"情志内伤可诱发白血病或加重病情。现代心理学研究也表明,约70%的肿瘤患者发病前均有较长时间的严重的精神抑郁状态。日本学者报道,精神紧张可以削弱机体的免疫功能,面临精神压力的动物会发生细胞结构的改变,忧郁能增加癌症发病的风险。

(六)饮食起居失调

正常的生活节奏和良好的生活习惯有利于身心健康。若生活不规律、饮食不节,会导致脏腑功能失常。如饮食偏嗜,可致营养不良,气血生化无源,气血两虚,可致缺铁性贫血、巨幼细胞贫血等;饮食过量、暴饮暴食,也会损伤脾胃,脾失健运,影响气血的生化;若饮食不慎,过食蚕豆,可诱发蚕豆病,饮食不洁可引起胃肠道寄生虫病,如钩虫病等,日久可出现缺铁性贫血。

劳倦过度可耗伤气血,影响脏腑功能,导致血液病的发生。《素问·宣明五气》曰:"五劳所伤,久视伤血,久卧伤气,久坐伤肉,久立伤骨,久行伤筋,是谓五劳所伤。"劳伤也包括房劳过度,房室不节而耗伤肾精,产生衰弱劳损之证。肾虚与造血功能关系密切,肾精枯竭则无以化血,而虚劳血虚之证随之而起,如再生障碍性贫血等。

三、病机特点

血液系统疾病大多属于疑难病,治疗难度大,随着现代科学的发展、新技术新方法的应用及试验检测水平的提高,血液病发病率有逐渐增高的趋势。由于西医对不少血液病的发病机制尚未完全明了,因而尚缺乏理想的治疗方法。血液病涉及范围较广,病种较多,变化较大,发病机制也有所不同,但临床大多均有贫血、出血、发热等主要证候。三者既有区别,又有联系,如出血可引起贫血,贫血可引起发热,也可继发出血。其发病机制概括为虚损为本,邪毒为标,痰瘀为变。正气虚损为血液病邪毒入侵的根本条件,邪毒入侵是血液病发病的重要因素,痰瘀内停是正虚邪毒引起的病理产物,又是引起众多血液病证候的致病因素。虚损为本,邪毒为标,痰瘀为变的病机理论不仅概括了众多血液病的病理机制,更重要的是说明了本虚标实,互为因果,相互转化的动态变化过程。脾肾亏虚、易感邪毒,变生痰瘀;邪毒久留不去或者寒凝或热结,可耗伤正气,痰瘀内停,影响气血运行,又进一步加重脾肾亏虚,愈加损伤阴精气血,增加邪毒入侵的机会。

(一)贫血的病机

贫血归属于中医的虚劳、血虚、髓枯等范畴,是指人体髓内由于营血不足所发生的一类病证,不同原因所致的贫血,又有其独特的名称,如黄病、虚黄、虚损、虚劳等,血资生于脾,化生赖于肾,藏血主于肝,血虚的发生主要与脏腑亏损、邪毒伤脏和瘀血内停等有关。

1.脾胃亏虚

脾为后天之本,气血生化之源。饮食不节或劳倦过度或思虑伤脾均可导致脾胃亏损,气虚不足,无以化生营血或脾虚统血无权,阴血亡失,导致贫血的发生。

2.肾精亏虚

肾为先天之本,肾主骨生髓,为造血之根本。若先天禀赋不足或早婚多育,房劳过度或久病及肾,耗伤肾精,生化无源,营血不足,发为贫血。

3.肝血不足

肝藏血,肾藏精,精血同源。情志内伤、肝郁化火或邪毒入侵,留恋肝经,相火妄动,暗耗精血,肾精亏损,无以藏精血也可出现贫血。

4.邪毒伤脏

外感六淫疫毒,入侵脏腑,留而不去,伤脾及肾,影响气血化生或直接侵入骨髓,灼血阻络,伤精耗髓,而致精髓枯竭,血生乏源。

5.瘀血内停

气为血帅,气行则血行,气滞则血行不畅;痰湿阻于经络或寒邪入血,血寒而凝或邪热入血,煎熬血液或失血之后,离经之血蓄积体内,均可形成瘀血,甚则血液瘀积,久致髓海瘀阻,无以生化气血,即所谓"瘀血不去,新血不生"。

(二)出血的病机

出血属于血证的范畴。正常的血液循经脉而行,若血液溢于脉外即是出血,当各种原因导致脉络损伤或血液妄行时,就会引起血溢脉外。血上溢于口鼻诸窍,则咳血、吐血、鼻出血等;

下泄于前后二阴则为便血、尿血、崩漏等；渗出于肌肤，则为皮下出血。血液病出血的病机变化如下。

1.血热妄行

外感风热燥火，湿热内蕴，肝郁化火，均可灼伤脉络，逼血妄行而出血。即血之妄行者，未有不因热之所发。

2.阴虚火旺

久病邪恋或房事不节，均可导致肾阴亏损，虚火妄动，损伤血络，如《平治荟萃·血属阴难成易亏论》云："阴气一亏损，所变之证，妄行于上则吐衄，衰涸于外则虚劳，妄返于下则便红。"此外烦劳过度，耗伤心阴，心火亢盛，移热小肠，灼伤脉络，血入膀胱可出现尿血。

3.气不摄血

饮食劳倦或者思虑过度可损伤脾胃，导致脾气虚衰，气不摄血，血上逆则吐血、鼻衄；血下注则尿血、便血；渗于肌肤则肌衄；衰枯于下则虚劳。《景岳全书·血证》曰："盖脾统血，脾气虚则不能收摄；脾化血，脾气虚则不能运化，是皆血无所主，因而脱陷妄行。"

4.瘀血阻络

因外伤、手术或失血之后，离经之血积于体内，蓄积成瘀或血细胞过多，血黏度过大等引起瘀血内停，血脉阻滞，流行不畅，血不循经而致出血。

(三)发热的病机

血液病的发热分为外感发热、内伤发热两类，但两者不能截然分开。外感发热多兼有正气亏虚，精血不足；内伤发热者由于正气亏虚，精血不足易受外邪入侵。

1.外感发热

新感风寒之邪，卫阳郁闭或寒邪侵袭，由表而里，邪正相争或寒邪内伏，伏气化热，邪热炽盛，由里外发，从而发热；风热之邪上受，卫气失于宣泄或邪热疫毒炽盛，气分蕴热或邪入营血，热毒炽盛，伤及骨髓，则发热不已，如急性白血病；外感湿热或湿从热化，留恋三焦，湿热熏蒸而发热，如溶血性贫血、肝炎后再生障碍性贫血、恶性淋巴瘤等。

2.内伤发热

由于情志不遂、饮食失节及劳倦过度等因素，引起气血阴阳亏虚，脏腑功能失调而致发热。其中由于脏腑功能衰竭，阴阳气血亏虚引起的发热，多属虚证发热。若因气郁化火、瘀血停滞、饮食停滞所导致的发热，则多属实证发热。

第三节　常见症状

血液病的常见症状有贫血、出血、感染、疼痛、过敏等，这些症状体征可以在不同的血液病中单独出现，亦可以同时或先后出现。根据这些常见的临床症状，确定相应的治疗方法。

一、发热

血液病患者大多机体免疫力低下，包括细胞免疫与体液免疫，多伴有中性粒细胞减少，容易发生细菌、真菌、病毒等感染,甚至发生败血症、感染性休克,中医应采用卫气营血及三焦辨证进行对症治疗,并与必要的抗生素联合应用,以求热毒早清,邪去正安。

1.中医常规治疗

对于血液病患者的发热应当遵循辨病与辨证相结合的治疗方法,临床中常用的方法如下。①补虚清热法:由于血液病气血阴阳失调而致发热,此类发热多为低热,通过调补阴阳使之恢复平衡状态无偏无胜,发热自除。②凉血清热法:用于血分热毒之证。代表方剂:犀角地黄汤。③祛瘀清热法:血液瘀阻,滞而不行,郁而化热,瘀去则热自除。代表方剂:桃红四物汤、血府逐瘀汤。④清髓解毒法:热毒之邪侵扰营血,进犯骨髓,其热高弛张,病情险恶,多为白血病、粒缺合并感染之发热;代表方剂为清瘟败毒饮、五味消毒饮、清髓解毒汤。

(1)外感风热证治则:疏风清热。代表方药:桑菊饮,药选桑叶、菊花、杏仁、连翘、薄荷、桔梗、甘草、苇根等。

(2)邪伏阴分证治则:养阴清热。代表方药:青蒿鳖甲汤,药选青蒿、鳖甲、细生地、知母、丹皮等。

(3)气虚发热证治则:补中益气,甘温除热。代表方药:补中益气汤,药选黄芪、甘草、人参、当归、升麻、柴胡等。

(4)热入营分证治则:凉血清热。代表方药:犀角地黄汤,药选水牛角、生地黄、玄参、竹叶心、麦冬、丹参、黄连、银花、连翘等。

(5)血瘀发热证治则:祛瘀清热,代表方药:桃红四物汤,药选桃仁、红花、川芎、熟地、白芍、当归等。

(6)热毒壅盛证治则:清热解毒,代表方药:五味消毒饮,药选金银花、野菊花、蒲公英、紫花地丁、紫背天葵子等。

2.西医治疗

(1)物理降温:T>39.0℃可用,50%的乙醇、冷水等均可擦浴,出血倾向严重者慎用。

(2)化学药物退热:常用的吲哚美辛、对乙酰氨基酚、氨基比林及激素类药物。

(3)合并感染者应积极应用抗生素,积极寻找感染源,血培养、痰培养、分泌物培养及相关影像学检查。

二、贫血

血液病患者大多由于脾肾功能失常,气血生活乏源,以致气血亏虚,气血不足,脾胃为后天之本,气血生化之源头,临床中按照贫血的程度将贫血分为:轻度(Hb>90g/L),中度(Hb60~90g/L),重度(Hb30~60g/L),极重度(Hb<30g/L)。

1.中医常规治疗

《济阴纲目》说:"血生于脾,故云脾统血。"脾之所以统血,与脾为气血生化之源密切相关。脾气健旺,气血充沛,则固摄作用强,自无出血之虞。《血证论》说:"脾主统血,运行上下,充周四体。"《名医指掌》说:"血者,水谷之精也,生化于脾。"故此,脾胃的治疗才是血液病治疗的根本。中医治疗贫血需要辨病与辨证相结合,一般来说常用的治法有,益气养血,滋补肝肾,补血活血养血等。临床常用以下辨证。

（1）气血亏虚证

治则：益气养血。代表方药：八珍汤，方药：川芎、熟地黄、白芍、当归、党参、茯苓、甘草、白术等。

（2）心血虚证

治则：养血宁心。代表方药：养心汤，药选人参、黄芪、茯苓、五味子、甘草、川芎、当归、酸枣仁、远志、肉桂、半夏等。

（3）脾血虚证

治则：补脾养血。代表方药：归脾汤，药选人参、黄芪、白术、甘草、生姜、大枣、茯神、酸枣仁、龙眼肉、远志、木香等。

（4）肝血虚证

治则：补肝养血。代表方药：四物汤，药选川芎、熟地、当归、白芍等。

2.西医治疗

根据患者贫血的程度及临床症状确定是否需要输血，临床输血一般要求成分输血，细胞成分包括红细胞、血小板成分、白细胞成分、造血干细胞等；非细胞成分包括冰冻血浆、冷沉淀、血浆蛋白制品。需要指出的是"O型洗涤红细胞"在需要紧急输血的情况下，可用于临床血型定型困难、ABO 不同型和新生儿溶血病等患者，要求是主侧配血相合十分重要，需要说明的是儿童输注悬浮红细胞一般要求每千克体重每天不超过 12mL。

三、出血

血液病患者多伴有出凝血功能的紊乱，有些是由于凝血因子缺乏，血小板数量不足与质量的缺陷等，对于高危出血倾向患者需要积极对症治疗，补充凝血因子，输注血小板，应用血类药物等。

1.中医常规治疗

《血证论》提出止血、消瘀、宁血、补血的治血四法，确立了血证的大纲，血液病所致的出血大多由于气虚不摄，阴虚火旺，血热妄行等。血液病常见病证如下。

（1）气不摄血证

治则：补气摄血。代表方药：四物汤，人参、黄芪、白术、甘草、生姜、大枣、茯神、酸枣仁、龙眼肉、远志、木香等。

（2）阴虚火旺证

治则：滋阴降火，宁络止血。代表方药：茜根散，茜草根、黄芩、侧柏叶、生地黄、阿胶、甘草等。

（3）血热妄行证

治则：清热解毒，凉血止血。代表方药：十灰散，大蓟、小蓟、茜草根、白茅根、丹皮、棕榈皮、栀子、侧柏叶、大黄等。

2.西医治疗

对于血液病患者止血需要明确病因对症治疗，对于凝血因子不足的需要积极补充凝血因子,血小板数量不足的需要输注血小板,纤维蛋白原缺乏的需要补充纤维蛋白原等,临床常用的药物还有止血敏、止血芳酸,维生素 K 等。

四、疼痛

疼痛的治疗已列为世界卫生组织癌症综合规划中四项重点之一,即预防工作,早期诊断,根治性治疗和止痛治疗,恶性血液病的疼痛会从心理、生理、精神和社会多方面影响患者的生活质量。

1.中医常规治疗

中医药在治疗疼痛方面有着完备的理论基础,结合血液病的特点认为主要在于不通则痛,不容则痛两大病因,根据病因结合病证,临床中常用有养血止痛、理气止痛、化瘀通经止痛等。

(1)气血亏虚证

治则:气血双补。代表方药:八珍汤,方药:川芎、熟地黄、白芍、当归、党参、茯苓、甘草、白术等。

(2)瘀血证

治则:活血化瘀止痛。代表方药:桃红四物汤,方药:桃仁、红花、川芎、熟地黄、白芍、当归等。

(3)肝气郁结证

治则:疏肝理气。代表方药:柴胡疏肝散,方药:柴胡、香附、枳壳、陈皮、川芎、白芍、甘草等。

2.西医治疗

一般来说根据疼痛的分级确定用药,根据主诉分四级。

0级:无痛。

1级(轻度疼痛):虽有疼痛但仍可忍受,并能正常生活,睡眠不受干扰。选用以阿司匹林为代表的非类固醇抗炎药。

2级(中度疼痛):疼痛明显,不能忍受,要求服用镇痛药物,睡眠受干扰。选用以可待因为代表的弱阿片类药物。

3级(重度疼痛):疼痛剧烈不能忍受,需要镇痛药物,睡眠受到严重干扰,可伴有自主神经功能紊乱表现或被动体位。选用以吗啡为代表的强阿片类药物。

五、过敏反应

急性过敏反应是药物潜在致命性不良反应之一。致敏原因主要包括血浆制品,细菌产物如天冬氨酸酶、细胞毒性药物抗生素、单克隆抗体等。血液临床中应用这类药物较多,对于急性过敏反应其处理以西医为主。对过敏反应的诊断和治疗需要迅速果断,早期治疗有利于减轻和防止进一步发展。临床常见方法如下:①对症处理,保持呼吸道通畅,维持用氧等处理改善症状,必要时给予支气管插管。②肾上腺素,可静脉给药或气管插管内给药。③静脉补液可用于低血压的治疗,采取补液措施后仍无缓解可使用升压药物。如多巴胺等。④沙丁胺醇等气雾剂治疗,可缓解支气管痉挛。⑤苯海拉明,由于该药可引起低血压,所以必须检测血压。⑥皮质类固醇,此类药物临床中应用较为常见,疗效迅速、可靠,注意检测其不良反应。

六、黄疸

黄疸是指血清中胆红素升高导致皮肤、黏膜等部位发生黄染的症状和体征。胆红素的正常高值为 $17.1\mu mol/L$;浓度超过 $34.2\mu mol/L$ 时,出现黄疸;而浓度在 $17.1\sim34.2\mu mol/L$ 间时,临床上未出现黄疸症状和体征,不易察觉,称为隐性黄疸。

(一)临床表现

血液系统疾病的黄疸多为溶血性黄疸,临床上一般黄疸较轻,呈浅柠檬色,同时可伴有急、慢性溶血的其他表现,如发热、贫血、脾大等。

(二)诊断与鉴别诊断

1.诊断

溶血性贫血结合患者的病史、典型的临床表现和实验室检查可做出正确诊断。溶血性贫血的实验室检查特点包括:血清总胆红素增加,以非结合胆红素为主。因非结合胆红素增加,而使结合胆红素代偿增加,排入肠道中的结合胆红素增加,导致血、尿胆原增加,但尿中不含有胆红素。此外,该黄疸还伴有贫血、外周网织红细胞增多、骨髓代偿红系比例增多等。

2.鉴别诊断

(1)先天性非溶血性黄疸:少见,由于肝细胞对胆红素的摄取、结合和排泄有缺陷而导致的黄疸,包括 Gilbert 综合征、Rotor 综合征、Dubin-Johnson 综合征等。

(2)肝细胞性黄疸:可出现肝脏损伤的各种表现,如乏力、食欲不振等。肝细胞受损一方面使肝细胞对胆红素的转化、排泄能力降低,血中非结合胆红素增加,另一方面未损伤的肝细胞仍可进行胆红素转化,经过受损或坏死肝细胞释放入血或因肝内病变阻塞胆道而使结合胆红素反流入血,出现黄疸。该黄疸是血中结合胆红素与非结合胆红素均增加,尿胆红素阳性,尿胆原可增多或正常。

(3)胆汁淤积性黄疸:是由于肝内或肝外胆汁淤积使胆道阻塞,胆道压力升高,小胆管与毛细胆管破裂致使胆汁中的胆红素反流入血而出现黄疸。此类患者皮肤呈暗黄甚至黄绿色,伴有皮肤瘙痒,尿色深而粪色浅,有的甚至出现白陶土样粪便。同时血清结合胆红素增高,尿胆红素阳性,尿胆原及粪胆原降低或者阴性。

(三)病因、分类及发病机制

血液系统疾病的黄疸最常见的是溶血性黄疸,由于红细胞破坏,产生大量的非结合胆红素,超过肝脏的代偿能力,血中非结合胆红素升高,表现为黄疸。能引起溶血的疾病包括先天性溶血性贫血和获得性溶血性贫血。

1.先天性溶血性贫血

如遗传性球形细胞增多症、海洋性贫血等。

2.获得性溶血性贫血

如自身免疫性溶血性贫血、不同血型输血后的溶血、新生儿溶血、阵发性睡眠性血红蛋白尿等。

七、脾大

脾脏是人体最大的淋巴器官,正常人脾脏在肋下触不到,超出肋下即属脾大。血液系统多种疾病可出现脾大,但并非血液系统疾病所特有。

(一)脾脏评估

1.脾脏查体

进行准确的体格检查并确定存在脾大是一项重要的技能,视、触、叩对于准确的评估都很重要。巨脾的患者可能看到脾脏随着呼吸而移动,但可能会由于触诊的位置不够低而找不到脾缘。有时叩诊左上腹的浊音区的移动对于脾大的查体也有帮助。听诊很少用到。脾脏最重要的是触诊,触到脾脏后,要注意脾脏大小、边缘、质地、表面情况,有无压痛等情况,常可提示引起脾大的原因。

2.影像学检查

通过脾脏的超声可以准确提供脾脏大小且方便易重复。CT 等检查可以分辨出其他方法可能漏掉的肿瘤或者脓肿。另外,还有放射性核素扫描等。

3.脾脏活检

(1)细针穿刺活检:由于脾脏所处的位置及容易出血,故极少进行该项检查。

(2)脾切除术:脾切除术行脾脏活检,一般可以在破腹术或腹腔镜下进行。

(二)脾大的分度

临床上常将脾大分为轻度、中度和高度。脾大在肋下 2cm 内为轻度,常见于急慢性肝炎、伤寒等;大于 2cm,而未超过脐水平线,为中度脾大,常见于肝硬化、慢性溶血性黄疸等;超过前正中线或脐水平线为高度脾大,亦称为巨脾,常见于慢性粒细胞白血病、原发性骨髓纤维化、慢性淋巴细胞白血病等。

(三)脾大的病因及发病机制

1.感染

病毒、立克次体、螺旋体、真菌、寄生虫等感染均可引起肝、脾大,如 EBV 感染、伤寒、组织胞浆菌病、疟疾等都可以见到脾大。

2.非感染性疾病

(1)血液系统疾病:见于良性病变,如自身免疫性溶血性贫血,遗传性球形细胞增多症、地中海贫血等;也可见于恶性疾病,由于肿瘤浸润或因骨髓病变引起的髓外造血,如白血病、骨髓增殖性肿瘤、淋巴瘤、恶性组织细胞病等。

(2)其他:如脾淤血、系统性红斑狼疮、药物反应(如苯妥英钠等)、朗格汉斯细胞组织细胞增生症、Gaucher 病等。

(四)脾大的处理措施

脾大的患者可能会因为不同原因来就诊,可能主诉是左上腹疼痛、腹胀;少数可能是脾破裂发现脾大;有些可能是体检意外发现等。脾大的处理首先应注意引起脾大的原因,对脾大进行合理的解释,如寻找隐藏的感染,是否有血液系统疾病、肝病、先天代谢疾病等。同时,脾大也是系统疾病治疗时的一个监测指标,比如感染性单核细胞增多症、骨髓增殖性肿瘤等,若治疗有效,则脾脏会在一定时间内缩小,甚至恢复到正常大小。

八、淋巴结肿大

淋巴结分布于全身各处,能够过滤淋巴液并阻挡微生物和异常蛋白。正常淋巴结体积很小,单个散在,质地柔软,表面光滑,没有压痛,与毗邻组织无粘连,一般不易触及。正常的免疫反应可以引起淋巴结中的细胞成分增殖或增多,经常会引起淋巴结肿大。幼儿经常不断与新抗原接触,淋巴结肿大比较常见。正常淋巴结直径多在0.2~0.5cm,但1~2cm的腹股沟淋巴结常常被认为是"正常"的。肿大的淋巴结所在的位置常常代表了侵袭的部位。因此对于患者肿大淋巴结的评估,可以为疾病的诊断提供重要线索。

(一)浅表淋巴结分布

浅表淋巴结呈组群分布,每一组群淋巴结接受一定部位的淋巴液。如耳、乳突区、颌下、颏下淋巴结接受头部各部位的淋巴液;颈深部淋巴结收集甲状腺、鼻咽、喉、气管等处淋巴液;左锁骨上淋巴结接受食管、胃肠等处淋巴液;右锁骨上淋巴结接受气管、肺、胸膜等处淋巴液;腋窝淋巴结收集躯干上部、乳腺、胸壁等淋巴液。当炎症或者肿瘤发生在身体某部位时,微生物或肿瘤细胞可沿淋巴管到达相应淋巴结,引起淋巴结肿大,对疾病诊断有重要意义。

(二)淋巴结评估

对淋巴结肿大患者的评估包括详细的病史、全面的查体、实验室检查及影像学检查,每一项都能提供重要线索,以确定淋巴结肿大的范围、程度以及特征。

1.淋巴结查体

临床上查体只能检查身体各处表浅的淋巴结,按顺序进行,防止遗漏,一般可先从耳前淋巴结开始触诊,接着触诊耳后、乳突区、枕骨下区、颈后三角、颈前三角、锁骨上窝、腋窝、滑车上、腹股沟直至腘窝等处淋巴结。发现有淋巴结肿大时,注意肿大淋巴结所在部位、大小、数目、硬度、活动度、有无压痛、与周围组织有无粘连,表面皮肤有无红肿、瘢痕等情况。同时注意寻找原发病灶,因为淋巴结引流部位的感染和恶性肿瘤都可能引发淋巴结肿大。一般而言,肿大淋巴结越大,潜伏严重诱因的可能性越高。含转移癌的淋巴结是坚硬的,含淋巴瘤的淋巴结是坚实而有弹性的,一般是无痛的;感染引起的肿大淋巴结则是柔软的,一般可能会有触痛。

2.影像学检查

超声、CT、磁共振扫描、PET-CT等都可以评估深、浅部淋巴结,尤其是深部淋巴结。

3.淋巴结活检

细针穿刺淋巴结是目前常用的诊断肿大淋巴结病因的方法,但该类组织标本量少,有时不足以做出明确诊断并分型。淋巴结切除活检是最适当的方法,可以提供充足的组织标本进行组织学、免疫组化、遗传学及分子生物学等诊断。

(三)淋巴结肿大的原因

1.感染性因素

细菌、真菌、寄生虫、病毒等感染是引起淋巴结肿大的主要原因,基本上所有生脓感染引流区域的淋巴结都会肿大。

2.非感染性因素

(1)血液系统疾病:包括非霍奇金淋巴瘤、霍奇金淋巴瘤、白血病、巨球蛋白血症、慢性淋巴细胞白血病等。

(2)其他:包括免疫系统良性疾病,如类风湿性关节炎、系统性红斑狼疮等;其他恶性实体肿瘤,如乳腺癌、肺癌、头颈部肿瘤等;先天性代谢病,如 Gaucher 病等;内分泌病、淀粉样变性等。

(四)淋巴结肿大的处理措施

患者往往是因触摸到浅表淋巴结肿大或者是常规体检或因另一症状查出淋巴结肿大而来就医。根据淋巴结的大小、部位、硬度及患者的一般状态,对淋巴结肿大进行处理。一般伴有全身症状,大而硬的淋巴结考虑活检检查;若患者非常焦虑,无法明确恶性肿瘤,需要快速确诊,可以进行活检;肿大淋巴结质地柔软,大小不超过 2cm,不伴有全身症状,血常规检查、外周血涂片等检查无异常者,可以暂时观察几周,若淋巴结未回复或继续增大,则考虑行活检检查。

第四节 基本检查诊断技术

实验室检查是血液系统疾病诊断的重要环节。随着现代实验诊断技术的不断发展,血液病的实验室诊断已经从细胞水平到了分子水平,在血液病的诊断、治疗和预后评估中起着越来越重要的作用,但医生详细的询问病史、详细的体格检查仍然非常重要,综合这些临床资料,做出分析判断,选择必要的检查明确诊断。实验室检查与血液病的诊断与鉴别诊断、疗效判定、预后评估密不可分,更是研究病因和发病机制的重要方法,让我们对临床现象有更科学的认识,不断提高临床水平,更好地为患者服务。

一、血象和骨髓象检验

(一)外周血细胞形态学检验

1.血涂片的制备

(1)载玻片准备:新载玻片表面有一层游离碱质,需用 1mol/L 的 HCl 浸泡 24 小时,用清水清洗、干燥备用;重复使用的载玻片要在含洗涤剂的清水中煮沸 20 分钟,洗掉血膜,反复清洗后备用。

(2)标本:取血液标本 10μL 左右,滴置于载玻片的一端,推片边缘平滑的一端接触血液,使血液沿推片散开,推片与载玻片保持 30°~45°夹角,用力均匀地向前推动,使血液在载玻片上形成血膜。

(3)良好的血涂片的要求:厚薄均匀,分头、体、尾三部分,细胞分布均匀,血膜边缘整齐,两侧留有空隙。

2.血涂片染色

血细胞经染色后,才能更好地观察细胞的染色质、胞质颗粒等特点。血涂片的染色目前常用瑞氏染色法。

(1)原理:瑞氏染料是由酸性染料伊红和碱性染料亚甲蓝(又称美蓝)组成的复合染料。亚甲蓝为四甲基硫堇染料,通常为氯盐,即氯化美蓝。有2种结构,对醌型和邻醌型。亚甲蓝容易氧化成等次级染料(即天青),将适量的伊红、亚甲蓝溶解在甲醇中,即为瑞氏染液,通常称为Ⅰ液。为保证染色效果,配制好的瑞氏染液在常温下放置1周后使用。Ⅱ液:为磷酸盐缓冲液(pH值6.4~6.8):磷酸二氢钾0.3g,磷酸氢二钠0.2g,蒸馏水加至1000mL溶解备用。

(2)染色:血涂片自然干燥后,在片头标注姓名、日期并用蜡笔画线,以防染液外溢。将玻璃片平放,最好置于架起的双玻璃棒上,滴加瑞氏染液3~5滴,固定整个血膜,大约1分钟后,滴加等量或稍多的磷酸盐缓冲液,用吸耳球轻轻混匀,染色15分钟。

3.外周血细胞分类

分类计数至少100个有核细胞,注意观察细胞形态,着重观察血涂片尾部及血膜边缘,是否存在体积较大的异常细胞。观察内容如下。

(1)粒细胞系统:在外周血分类中,杆状核粒细胞占5%、分叶核粒细胞占50%~70%、嗜酸性粒细胞占1%~7%、嗜碱性粒细胞占0~1%。注意其各占比例、有无核左移、中毒颗粒、分叶过多或过少,中性粒细胞胞质中颗粒减少,双核中、晚、杆状粒细胞,巨幼(样)变的粒细胞等。特别注意有无原始、Auer小体等。

(2)淋巴细胞系统:外周血淋巴细胞比例20%~40%,注意有无原始细胞、幼稚淋巴细胞、异型淋巴细胞等。

(3)单核细胞系统:外周血单核细胞比例10%~7%,注意有无原始、幼稚单核细胞、Auer小体等。

(4)红细胞系统:观察红细胞大小、形态、中心淡染区、内含物(包括疟原虫)等。

①大小异常:小红细胞直径<6μm;大红细胞直径>10μm;巨红细胞直径>15μm。如细胞体积相差一倍以上,则为体积大小不等。

②形态异常:a.球形红细胞:红细胞小、着色深、呈球形、中心淡染区消失。b.椭圆形红细胞:红细胞呈椭圆形或卵圆形,细胞短径与长径之比小于0.78。c.口型红细胞:中心淡染区形如嘴唇。d.靶形红细胞:边缘部分和中央部分染色深,看上去像"靶"。e.镰形红细胞:细胞细长,呈两端尖的新月形。f.棘形红细胞:细胞表面有长短不一的棘状突起。g.泪滴形红细胞:红细胞如泪滴状。h.碎片红细胞:为红细胞碎片,形态多样,大小不等,呈盔形或三角形。

③分布异常:a.红细胞缗钱状排列:红细胞像铜钱串一样排列,血膜薄的地方亦是如此。b.红细胞凝集:红细胞不规则聚集在一起。

④校正白细胞数:在进行外周血白细胞分类计数时某些疾病可发现有核红细胞,所得的白细胞数须进行校正,其计算公式为校正前白细胞数×100⁄(100+Y),Y为分类100个白细胞中有核红细胞的数量。

(5)血小板:通常抗凝标本中血小板呈散在分布,末梢血中血小板聚集成堆。注意有无巨大血小板、畸形血小板等。在某些骨髓增生性疾病如慢性粒细胞白血病,骨髓纤维化,白血病患者外周血中会出现单圆、双圆及淋巴样小巨核细胞,应予以描述。

(二)骨髓穿刺术

1.骨髓穿刺适应证

骨髓穿刺对血液系统疾病及其他相关疾病检查,具有十分重要的作用。出现以下情况需做骨髓穿刺术。

(1)多次检查外周血有异常表现,白细胞、红细胞、血小板一系、两系或三系减少;一系、两系或三系增多及外周血出现原始及幼稚细胞等。

(2)不明原因的发热,肝、脾、淋巴结肿大等。

(3)不明原因的骨质破坏,骨痛,肝、肾功能异常,黄疸、紫癜、红细胞沉降率明显加快等。

(4)血液病病程中的复查,化疗后的疗效观察。

(5)恶性肿瘤有无骨转移,需做骨髓活检、免疫组化、造血干/祖细胞培养、骨髓细菌培养、染色体核型检查、细胞电镜学检查、骨髓移植配型、微小白血病残留测定、寄生虫学检查等。

2.骨髓穿刺术方法

(1)穿刺部位:临床上成人多选择的穿刺部位为髂后上棘,小儿可选择髂前上棘,如上述部位干抽或增生减低可选择胸骨穿刺。

(2)注意事项:①穿刺针进入骨质后避免摆动过大,以免折断。②进行胸骨穿刺时,应注意不可用力过猛,不可垂直进针,以防穿透内侧骨板。③抽吸骨髓液时,逐渐加大负压,应先抽吸0.2~0.3mL做细胞形态学检查,避免骨髓液稀释。④为防止凝固,骨髓液抽取后应立即涂片。⑤多次干抽应进行骨髓活检。⑥注射器与穿刺针须干燥,以免发生溶血。⑦术前应做出、凝血时间、血小板等检查。

(3)禁忌证:①严重出血的血友病禁忌做骨髓穿刺。凝血时间延长,出血倾向明显应慎做骨髓穿刺。②晚期妊娠的妇女慎做骨髓穿刺,小儿不宜做胸骨穿刺。

(4)骨髓取材情况的判断

①取材满意:a.抽吸骨髓液时,会感到有瞬间的酸痛感。b.有骨髓小粒和油滴。c.显微镜下可见较多的骨髓标志细胞,即各期幼稚粒细胞,有核红细胞、巨核细胞、浆细胞、成骨细胞、破骨细胞、脂肪细胞等。d.中性杆状核粒细胞比例>分叶核粒细胞比例。

②取材失败:如抽吸量大混进血液,称为骨髓部分稀释,如抽吸部位不当,骨髓液实际上就是血液,称为骨髓完全稀释。

(三)骨髓细胞形态学检验

选择骨髓小粒多,头、体、尾分明,细胞分布均匀的骨髓涂片进行瑞氏染色,将染好的涂片在显微镜下进行观察分析。

1.判断骨髓增生程度

现一般采用五级分类法,即增生极度活跃、增生明显活跃、增生活跃、增生减低、增生重度减低(表1-1)。

表 1-1　骨髓增生程度分级

增生程度	有核细胞/成熟红细胞	有核细胞/一个高倍镜视野	临床意义
增生极度活跃	1∶1	>100	各型白血病
增生明显活跃	1∶10	50～100	各型白血病,ITP,增生性贫血,脾亢
增生活跃	1∶20	20～50	正常骨髓象,各种贫血
增生减低	1∶50	5～10	造血功能低下,慢性再障
增生重度减低	1∶300	<5	重型再障

2.油镜观察

(1)应选择细胞分布均匀,结构清楚,背景干净的部位进行计数,一般在体尾交界处。

(2)计数要有一定的顺序,一般按"弓"形计数,避免重复计数。

(3)计数过程中,如遇到巨核细胞、破碎细胞、退化细胞、分裂象不予计数。

(4)计数至少 200 个有核细胞,在骨髓增生明显活跃及极度活跃者最好计数 500 个,对于增生重度减低者可计数 100 个。

3.各系统百分比

(1)粒红比值:(2～4)∶1(粒细胞百分率总和与有核红百分率总和之比即粒红比值)。

(2)粒细胞系统:占 45%～60%,其中原始粒细胞<2%,早幼粒细胞<5%,中性中幼粒细胞约 8%,中性晚幼粒细胞约 10%,中性杆状核粒细胞约 20%,中性分叶核粒细胞约 12%,嗜酸性粒细胞<5%,嗜碱性粒细胞<1%。

(3)红细胞系统:占 15%～25%,以中、晚幼红细胞为主,各占 10%,原始红细胞<10%,早幼红细胞<5%。

(4)淋巴细胞系统:占 20%～25%,均为成熟淋巴细胞,小儿骨髓偶见幼稚淋巴细胞。

(5)单核细胞系统:<4%,均为成熟单核细胞。

(6)巨核细胞系统:通常在一张 1.5cm×3cm 骨髓涂片上,可见巨核细胞 7～35 个,其中原始巨核细胞占 0～5%,幼稚巨核细胞占 0～10%,成熟无血小板形成巨核细胞占 10%～50%,成熟有血小板形成巨核细胞占 20%～70%,裸巨占 0～30%,血小板易见,成堆存在。

(7)浆细胞系统:<2%,为成熟浆细胞。

(8)其他细胞:如组织细胞、成骨细胞、网状细胞等偶见,分裂象细胞少见,不见寄生虫和异常细胞。

4.骨髓检验诊断意见

(1)肯定性诊断:骨髓细胞形态学典型,如急性白血病、慢性白血病、巨幼细胞性贫血、恶性淋巴瘤、多发性骨髓瘤、骨髓转移癌、戈谢病、尼曼-匹克病、海蓝组织细胞增多症等。

(2)提示性诊断:骨髓细胞形态改变特异性不强,如缺铁性贫血、骨髓纤维化、血小板减少症等,同时建议做相应检查。

(3)符合性诊断:如溶血性贫血、再生障碍性贫血、白细胞减少症、原发性血小板增多症、脾功能亢进等,同时可建议做进一步检查。

(4)可疑性诊断:骨髓出现少量异常细胞,临床表现不典型,但骨髓中出现少量异常细胞,如难治性贫血等,要结合临床,做进一步检查。

(5)排除性诊断:骨髓象不支持临床诊断的疾病或骨髓象大致正常,即可排除此病。

(6)形态学描写:骨髓象为继发性改变,可简述其形态学特点,建议动态观察,并提供相关检查项目。

二、骨髓细胞特殊染色

(一)过氧化物酶染色

1.原理

血细胞胞质内存在的过氧化物酶(POX)能分解 H_2O_2,释放初生态氧,氧化无色联苯胺成蓝色联苯胺,后者进一步变成棕黑色化合物,定位于胞质中过氧化酶的活性部分。

2.临床意义

(1)急性淋巴细胞白血病:原始淋巴细胞及幼稚淋巴细胞均呈阴性。

(2)急性粒细胞白血病:原始粒细胞,呈阴性或弱阳性,阳性颗粒粗大,呈局灶性分布。

(3)急性早幼粒细胞白血病:早幼粒细胞呈强阳性。

(4)急性单核粒细胞白血病:原始单核细胞呈阴性或弱阳性,幼稚单核细胞弱阳性,其阳性颗粒细小,呈弥散分布。

(5)其他:骨髓增生异常综合征、放射病、退化的中性粒细胞中可见成熟阶段粒细胞POX活性下降。

(二)苏丹黑染色

1.原理

苏丹黑B(SBB)是一种脂溶性染料,能溶解细胞内的含脂结构,将胞质中的中性脂肪、磷脂、胆固醇等内脂类物质呈棕黑色或深黑色定位于胞质中。

2.临床意义

脂质是体内储存和供给能量的重要物质,SBB 染色临床意义与 POX 的临床意义及反应顺序基本一致,但 SBB 于 POX 染色不同的是,POX 阳性见于髓系细胞,而 SBB 阳性也可见于淋巴细胞,其特异性不及过氧化物酶染色,但它的敏感性高于 POX 染色。

(三)过碘酸希夫反应

1.原理

过碘酸是氧化剂,能将血细胞内的乙二醇的多糖类物质氧化,形成双醛基,醛基与希夫试剂中的无色品红结合,形成紫红色化合物,定位于含有多糖类的胞质中,红色的强弱与细胞内能反应的乙二醇基的量呈正比。

2.临床意义

(1)红细胞系统恶性疾病,AML-M6a、M6b、MDS-RA 时幼红细胞可呈阳性反应,阳性反应物为均匀红色或块状,反应强且阳性率高,甚至成熟红细胞也呈阳性。某些红细胞系统良性疾病,如缺铁性贫血、巨幼细胞性贫血等有核红细胞常呈阴性,个别细胞呈弱阳性。

(2)急性淋巴细胞白血病的原始、幼稚淋巴细胞为阳性,呈红色粗颗粒状、珠状、块状;急性粒细胞白血病时,原始粒细胞为阴性或弱阳性,阳性反应物多为细颗粒弥散状;急性单核细胞白血病时,原始、幼稚单核细胞 PAS 比粒细胞阳性强,阳性反应呈颗粒弥散分布,部分夹杂粗颗粒,少数可见裙边样反应。

（3）急性巨核细胞白血病时,巨核细胞为阳性反应,呈粗颗粒状散在分布,小巨核细胞边缘处为粗颗粒或小珠。

（4）其他细胞:戈谢细胞呈强阳性,尼曼-匹克细胞胞质空泡呈阴性,而空泡之间的胞质呈阳性。

（四）碱性磷酸酶染色

1.原理（偶氮偶联法）

血细胞内的碱性磷酸酶是一组能分解磷酸酯的水解酶,在 pH 值 9.4～9.6 的条件下将基质液中的 α-磷酸萘酚钠水解,产生 α-萘酚与重氮盐偶联形成不溶性灰黑色沉淀,定位于胞质中。

2.临床意义

（1）生理变化:①新生儿 NAP 活性极高,随后下降,成年较儿童期活性降低,老年期（>60岁）更低。②应激状态下的变化:紧张、恐惧、休克、激烈运动等 NAP 活性可增高。③月经周期中的变化:经期前增高,经期后恢复。④妊娠期的变化:妊娠 2～3 个月的 NAP 积分值轻度增高。

（2）病理性变化:①感染:细菌感染时 NAP 积分值增高,病毒性感染时,NAP 积分值一般无明显变化。②慢性粒细胞白血病时 NAP 积分值明显降低,常为"0",缓解时 NAP 积分值上升到正常。类白反应时 NAP 积分明显增高。因此本法常用来鉴别慢粒和类白反应及观察慢粒疗效的指标之一。③急性髓系白血病时 NAP 积分值减低,急性淋巴细胞白血病时 NAP 积分一般增高。④再生障碍性贫血积分值增高,阵发性睡眠性血红蛋白尿的 NAP 积分值减低。⑤真性红细胞增多症的 NAP 积分值增高,而继发性红细胞增多症的 NAP 积分值减低。⑥骨髓增生异常综合征的积分值降低。

（五）氯乙酸 AS-D 萘酚酯酶染色

1.原理

血细胞内的氯乙酸 AS-D 萘酚酯酶将基质液中的氯乙酸 AS-D 萘酚水解,产生萘酚 AS-D,进而与基质液中重氮盐偶联形成不溶性红色沉淀,定位于胞质内。

2.临床意义

急性粒细胞白血病时,原始及早幼粒细胞呈阴性或弱阳性,呈弥散或局灶型;急性早幼粒细胞白血病时早幼粒细胞呈强阳性,阳性反应物弥散,分不清颗粒;急性单核细胞白血病原、幼单核细胞呈阴性或弱阳性;急性淋巴细胞白血病原、幼淋巴细胞均呈阴性反应。

（六）α-醋酸萘酚酯酶染色（α-NAE）

1.原理

血细胞内的 α-醋酸萘酚酯酶是一种中性非特异性酶,血细胞内的 α-NAE 能将基质液中的 α-醋酸萘酚水解,产生 α-萘酚,萘酚再与重氮盐坚牢蓝 B 偶联,形成不溶性灰黑色或棕黑色沉淀,定位于胞质内。单核细胞系统的阳性可被氟化钠抑制。临床上通常同时做氟化钠抑制试验。

2.临床意义

(1)急性单核细胞白血病时的细胞大多数呈阳性且较强,阳性物颜色鲜艳,细小弥散样,能被氟化钠抑制。

(2)急性粒细胞白血病中的原始粒细胞呈阴性或弱阳性,阳性物细小,不被氟化钠抑制。

(3)急性早幼粒细胞白血病中的早幼粒细胞呈强阳性,不能被氟化钠抑制。

(4)急性淋巴细胞白血病中的原始、幼稚淋巴细胞呈阴性或阳性,阳性反应物呈颗粒型或局灶型,不被氟化钠抑制。

(5)急性粒-单核细胞白血病中的原始粒细胞呈阴性或阳性,不被氟化钠抑制;原始及幼稚单核细胞呈较强的阳性反应,能被氟化钠抑制。

七、碱性 α-丁酸萘酚酯酶染色(α-NBE)

1.原理

血细胞内的 α-丁酸萘酚酯酶主要存在于单核细胞中,在碱性条件下,细胞内 α-丁酸萘酚酯酶能水解基质液中的 α-丁酸萘酚释放出 α-萘酚,后者与基质液中重氮盐偶联形成不溶性的有色沉淀,定位于细胞质内酶所在的部位。本实验常用的重氮盐为坚牢紫酱 GBC,形成有色沉淀为红色,α-NBE 主要存在于单核细胞中,其阳性产物能被氟化钠抑制,而其他细胞系列的阳性产物不能被氟化钠抑制。

2.临床意义

主要用于急性白血病的鉴别诊断,其敏感性不如 α-NAE,而特异性较 α-NAE 高。

(1)急性单核细胞白血病:单核系细胞大多数呈强阳性,阳性反应能被氟化钠抑制。

(2)急性粒细胞白血病:原始粒细胞一般呈阴性,中、晚幼粒细胞可见弱阳性反应。

(3)急性早幼粒细胞白血病:早幼粒细胞常呈阴性。

(4)急性粒-单细胞白血病:部分白血病细胞阳性,部分白血病细胞阴性。

(5)急性淋巴细胞白血病:原始及幼稚淋巴细胞一般呈阴性。

(八)酸性磷酸酶染色

1.原理

血细胞内的酸性磷酸酶(ACP)在酸性条件下,将基质中的磷酸萘酚 AS-BI 水解,释放萘酚 AS-BI,萘酚 AS-BI 与六偶氮付品红偶联,形成不溶性红色沉淀,定位于胞质内。抗酒石酸酸性磷酸酶染色是用相同的方法制备 2 份基质液,一份再加入适量 L-酒石酸,另一份不加 L-酒石酸。取 2 张相同标本的涂片,分别用这 2 种不同基质液做酸性磷酸酶染色。如果血细胞内的酸性磷酸酶耐 L-酒石酸抑制的都呈阳性反应。如果不耐 L-酒石酸抑制的,不加 L-酒石酸的呈阳性反应,而加 L-酒石酸的呈阴性反应。

2.临床意义

(1)帮助鉴别戈谢细胞和尼曼-匹克细胞,前者酸性磷酸酶染色为阳性反应,而后者为阴性。

(2)帮助诊断多毛细胞白血病,多毛细胞白血病时,酸性磷酸酶染色为阳性反应,此酶耐 L-酒石酸的抑制作用。慢性淋巴细胞白血病、脾边缘区淋巴瘤等各类恶性淋巴瘤细胞酸性磷酸酶染色也呈阳性反应,但此酶可被 L-酒石酸抑制。

(3)帮助鉴别 T 淋巴细胞和 B 淋巴细胞,大多数急、慢性 T 淋巴细胞疾病呈阳性反应,而 B 淋巴细胞为阴性反应。

(九)铁染色

1.原理

骨髓中含铁血黄素和幼红细胞内的铁与蛋白质结合较疏松,经稀 HCI 处理后,呈游离 Fe 分子。在酸性溶液中与亚铁氰化钾发生普鲁士蓝反应,形成蓝色的亚铁氰化钾沉淀,定位于含铁的部位。

2.临床意义

(1)骨髓细胞外铁明显减低(或消失),铁粒幼细胞的百分率降低,多见于缺铁性贫血。经有效铁剂治疗后,细胞外铁增多;因此铁染色可作为诊断缺铁性贫血及指导铁剂治疗的重要方法。

(2)铁粒幼细胞贫血时,铁粒幼细胞增多,其所含铁颗粒的数目较多,细胞质所含颗粒粗大,甚至可见环形铁幼粒幼红细胞及铁粒红细胞。因此本染色为诊断铁粒幼细胞性贫血的重要方法。

(3)骨髓增生异常综合征时铁粒幼细胞的百分比可增高,其含铁颗粒的数目可增多,环形铁粒幼细胞常见。环形铁粒幼细胞在 15% 以上,多见于难治性贫血。

(4)自身免疫性溶血性贫血、营养性贫血、再生障碍性贫血和慢性白血病时细胞外铁正常或增高,铁粒幼细胞正常或增高。

(5)在细菌感染、结核、急性风湿热、类风湿疾病时铁代谢多受影响,细胞外铁增加。

三、骨髓活体组织检查

骨髓活体组织检查简称骨髓活检,用特制的骨髓穿刺针取一小块 0.5～1cm 长的圆柱形骨髓做病理学检查。操作方法是骨髓穿刺后换用骨髓活检针,取出的材料组织结构完整,能观察细胞形态、了解骨髓细胞的成分及原始细胞分布状况,弥补骨髓涂片检查的不足。对 AA、MDS 的诊断具有重要意义。

1.骨髓活检适应证

(1)骨髓穿刺多次失败。

(2)为正确判定血细胞减少症患者骨髓增生程度及病因。

(3)可疑罹患骨髓增殖性疾病如骨髓纤维化(MF)、真性红细胞增多症(PV)、慢性粒细胞白血病(CML)、骨髓增生异常综合征(MDS)、再生障碍性贫血(AA)的患者。某些贫血,不明原因发热、肝、脾、淋巴结肿大,骨髓涂片检查不能确诊者。

(4)对白血病疗效的观察有指导价值:对急性白血病的缓解后化疗及长期无病生存期间,应定期做骨髓一步法双标本取材。如骨髓活检切片发现原始细胞簇,而骨髓细胞分类中原始细胞并未增高,提示有复发倾向。

(5)可正确判断骨髓储存铁情况。

2.骨髓活检的禁忌证

(1)血友病及一些凝血因子缺乏的疾病。

(2)应避开局部炎症或畸形的部位。

3.骨髓活检的临床意义

(1)骨髓活检可以提供较为完整的骨髓组织学结构,更准确地反映骨髓增生程度,较全面地衡量骨髓中造血组织,脂肪及纤维组织所占的比例。

(2)某些疾病会导致骨髓局灶性改变,如多发性骨髓瘤、转移瘤、恶性淋巴瘤、骨髓坏死等可进行较为明确的诊断。

(3)对于临床骨髓液抽取发生"干抽"时骨髓活检尤为重要。通过活检可以明确"干抽"的原因,对于骨髓增生极度活跃造成的塞实性"干抽",骨髓增生极度低下的"干抽"及骨髓纤维化引起的"干抽"很准确地加以区分。

四、红细胞检验的基本方法

(一)血清铁测定

1.原理

血清(血浆)铁以 Fe^{3+} 形式与转铁蛋白(Tf)结合成复合物存在,降低介质 pH 值及加入还原剂(如抗坏血酸、羟胺盐酸盐等)能将 Fe^{3+} 还原为 Fe^{2+},则转铁蛋白对铁离子的亲和力降低而解离,解离出的 Fe^{2+} 与显色剂(如非咯嗪和 $2,2'$-联吡啶等)反应,生成有色络合物,同时作标准对照,计算出血清铁的含量。

2.参考值

成年男性 $11.6\sim31.3\mu mol/L$,女性 $9.0\sim30.4\mu mol/L$。

3.临床意义

血清铁降低见于缺铁性贫血、失血、营养缺乏、感染和慢性病。增高见于肝脏疾病、造血不良、无效性增生、慢性溶血、反复输血和铁负荷过重。

(二)血清铁蛋白测定

1.原理

采用固相放射免疫法,先用兔抗人脾铁蛋白与铁蛋白相结合,再用 ^{125}I 标记兔抗人脾铁蛋白与固相上结合的铁蛋白相结合,除去未结合的过多的放免标记物,洗脱结合放免标记的铁蛋白,用 γ 计数器与标准曲线比较,计算出铁蛋白值。

2.参考值

成年男性 $15\sim200\mu g/L$,女性 $12\sim150\mu g/L$,小儿低于成人;青春期至中年,男性高于女性。

3.临床意义

降低见于缺铁性贫血早期、失血、营养缺乏和慢性贫血等。增高见于肝脏疾病、血色病、急性感染和恶性肿瘤。

(三)血清总铁结合力测定

1.原理

通常情况下,血清中仅有1/3的运铁蛋白与铁结合。在血清中加入已知过量的铁标准液,使血清中全部的Tf与铁结合达到饱和状态,再用吸附剂(轻质碳酸镁)除去多余的铁。再按上法测定血清铁含量,其结果为血清总铁结合力(TIBC),如再减去先测的血清铁,则为未饱和铁结合力(UIBC)。

2.参考值

TIBC:男性$50\sim70\mu mol/L$,女性$54\sim77\mu mol/L$。

UIBC:$25.1\sim51.9\mu mol/L$。

3.临床意义

增高见于缺铁性贫血、红细胞增多症。降低或正常见于肝脏疾病、恶性肿瘤、感染性贫血、血色病和溶血性贫血,显著降低者见于肾病综合征。

(四)转铁蛋白测定

1.原理

多采用免疫散射比浊法,利用抗人转铁蛋白血清与待检测的转铁蛋白结合形成抗原抗体复合物,其光吸收和散射浊度增加,与标准曲线比较,可计算出转铁蛋含量。目前还有放射免疫法和电泳免疫扩散法。

2.参考值

免疫比浊法:$28.6\sim51.9\mu mol/L$($220\sim400mg/dL$)。

3.临床意义

增高见于缺铁性贫血、妊娠,降低见于肾病综合征、肝硬化、恶性肿瘤、炎症。

(五)血清和红细胞叶酸测定

1.放射免疫分析法

(1)原理:叶酸盐对蛋白质亲和力很高,可特异性与叶酸盐结合。用放射性竞争性蛋白结合的方法,加入一定量的结合蛋白和放射标记的叶酸,使受检血清中的叶酸与放射标记的叶酸竞争与结合蛋白结合,用吸附剂去除游离标记的叶酸后,检测其放射活性,与标准竞争抑制曲线对照,计算出叶酸含量。

(2)参考范围:血清叶酸:成年男性$8.61\sim23.8nmol/L$,女性$7.93\sim20.4nmol/L$。

红细胞叶酸:成人$340\sim1020nmol/L$。

2.化学发光免疫分析法

(1)原理:待测叶酸与叶酸结合蛋白(FBP)-抗叶酸结合蛋白(鼠抗人单克隆抗体)偶联物中的FBP结合,形成聚阴离子FBP复合物,此复合物带负电荷。将此复合物移至表面带正电荷的纤维杯中,杯中表面带正电荷的玻璃纤维静电捕获带负电荷的FBP复合物,再于纤维杯中加入蝶酸-碱性磷酸酶共轭体与复合物中未被占据的FBP位点结合,洗涤后加入底物4-甲基伞花基磷酸钠,底物被碱性磷酸酶水解下磷酸基而发出荧光,通过光学装置检测该荧光产物,进而检测叶酸的含量。

(2)参考范围:血清叶酸:$5.3\sim14.4\mu g/L$;红细胞叶酸:$192.1\sim577.1\mu g/L$。

(3)临床意义:叶酸减少有助于诊断由于叶酸缺乏引起的巨幼细胞贫血。红细胞叶酸含量不受当时叶酸摄入情况的影响,能反映机体叶酸的总体水平及组织的叶酸水平。红细胞过度增生,可导致叶酸水平降低。

(六)血清维生素 B_{12} 测定

1.放射免疫分析法

(1)原理:用抗氧化剂和氰化钾在碱性环境下(pH 值>12),将人血清中的维生素 B_{12} 从载体蛋白中释放出来,与加入的一定量 57CO 标记的维生素 B_{12} 竞争结合固定在微晶纤维颗粒上纯化的维生素 B_{12} 结合物,去除未结合的标记维生素 B_{12} 检测其放射活性,对照标准竞争抑制曲线,即可查出待测血清中维生素 B_{12} 的含量。

(2)参考范围:148~660pmol/L。

2.化学发光免疫分析法

(1)原理:基于微粒酶免疫检测(MEIA)技术。待检血清中的维生素 B_{12} 与内因子(IF)包被的微粒相结合,形成维生素 B_{12}-IF-微粒复合物。当复合物被转移纤维杯上时,复合物中的微粒可结合到纤维杯表面的玻璃纤维上,并与再加入的维生素 B_{12} 碱性磷酸酶共轭体结合,形成维生素 B_{12}-IF-微粒-共轭体复合物。洗去未结合的游离物质,加入发光底物 4-甲基伞花基磷酸钠,底物被碱性磷酸酶水解下磷酸基而发出荧光,通过 MEIA 光学装置检测该荧光产物,进而检测维生素 B_{12} 的含量。

(2)参考范围:187~1059ng/L,<157ng/L 时为维生素 B_{12} 缺乏。

(3)临床意义:①降低:常见于巨幼细胞贫血。②增高:白血病患者血清维生素 B_{12} 含量明显增高,真性红细胞增多症、某些恶性肿瘤和肝细胞损伤时也可增高。

(七)溶血性贫血的相关检查

1.血浆游离血红蛋白测定

(1)原理:利用血红蛋白具有类过氧化物酶活性的特点,采用过氧化物酶法检测。血红蛋白可催化 H_2O_2 释放新生态氧,使联苯胺氧化成为蓝紫色。根据显色深浅,可测出血浆游离血红蛋白的量。

(2)参考值:<40mg/L。

(3)临床意义:血管内溶血时显著升高,珠蛋白生成障碍性贫血、自身免疫性溶血时轻度增高,血管外溶血、红细胞膜缺陷性溶血时不增高。

2.血清结合珠蛋白(Hp)测定

(1)原理:在待测血清中加入一定量的血红蛋白液,使之与待测血清中的结合珠蛋白(Hp)形成 Hp-Hb 复合物。通过电泳法将结合的 Hp-Hb 复合物与未结合的 Hb 分开,测定 Hp-Hb 复合物的量,从而得到血清中结合珠蛋白的含量。

(2)参考值:0.8~2.7g/L。

(3)临床意义:增高见于妊娠、慢性感染、恶性肿瘤等,但不能排除溶血;降低见于各种溶血、肝病或无结合珠蛋白血症、巨幼细胞贫血等。

3.尿含铁血黄素试验

(1)原理:又称 Rous 试验,当血红蛋白通过肾滤过时,部分铁离子以含铁血黄素的形式沉积于上皮细胞,并随尿液排出。尿中含铁血黄素是不稳定的铁蛋白聚合体,其中的高铁离子与亚铁氰化钾作用,在酸性环境下产生普鲁士蓝色的亚铁氰化铁沉淀。尿沉渣肾小管细胞内外可见直径 $1\sim3\mu m$ 的蓝色颗粒。

(2)结果:阴性。

(3)临床意义:慢性血管内溶血时阳性。

4. 红细胞渗透脆性试验

(1)原理:检测红细胞对不同浓度低渗盐溶液的免疫力。红细胞在低渗盐溶液中,当水渗透其内部达一定程度时,红细胞发生膨胀破裂。根据不同浓度的低渗盐溶液中,红细胞溶血的情况,通过红细胞表面积与容积的比值,反映其对低渗盐溶液的免疫力。比值愈小,红细胞免疫力愈小,渗透脆性增加,反之免疫力增大。

(2)参考值:开始溶血 $0.44\%\sim0.42\%$(NaCl 液),完全溶血 $0.34\%\sim0.32\%$(NaCl 液)。

临床意义:脆性增高见于遗传性球形细胞增多症、椭圆形细胞增多症等;降低见于阻塞性黄疸、珠蛋白生成障碍性贫血、缺铁性贫血等。

5. 蔗糖溶血试验

蔗糖溶血试验为 PNH 简易重要的筛查试验。

(1)原理:根据 PNH 患者的红细胞在低离子强度的蔗糖溶液中对补体敏感性增强,经孵育,补体与红细胞膜结合加强,蔗糖溶液进入红细胞内,导致渗透性溶血而设计的。

(2)参考值:定性试验:正常为阴性;定量试验:正常溶血率<5%。

(3)临床意义:PNH 患者为阳性或溶血率增加,可作为 PNH 的筛选试验。自免溶贫有的可为阳性;白血病、骨髓硬化时可出现假阳性。

6. 酸化血清溶血试验(Ham 试验)

(1)原理:红细胞在酸性(pH 值 6.4～6.5)的正常血清中孵育,补体被激活,PNH 红细胞破坏而产生溶血。而正常红细胞不被溶解,无溶血现象。

(2)参考值:正常结果为阴性。

(3)临床意义:阳性主要见于 PNH,某些自身免疫性溶血性贫血发作严重时可呈阳性。

7. 冷凝集素试验

(1)原理:冷凝集素为 IgM 类完全抗体,在低温时可使自身红细胞、O 型红细胞或与受检者血型相同的红细胞发生凝集。凝集反应的高峰在 0～4℃,当温度回升到 37℃ 时凝集消失。

(2)参考值:正常人血清抗红细胞抗原的 IgM 冷凝集素效价小于 $1:32$(4℃)。

(3)临床意义:阳性见于冷凝集素综合征(>1:1000),支原体肺炎、传染性单核细胞增多症、疟疾、肝硬化、淋巴瘤及多发性骨髓瘤者亦可增高,但不超过 $1:1000$。

8. 抗人球蛋白试验

(1)原理:抗人球蛋白试验是检测自身免疫性溶血性贫血(AIHA)自身抗体(IgG,不完全抗体)的常用方法。AIAH 患者体内的这种自身抗体,能与表面有相应抗原的红细胞结合,使红细胞致敏但不凝集。试验分为检测红细胞表面有无不完全抗体的直接抗人球蛋白试验(DAGT)和检测血清中有无不全抗体的间接抗人球蛋白试验(IAGT)。直接试验应用抗人球蛋白试剂如抗 IgG、IgM、IgA 和(或)抗 C3 与红细胞表面的 IgG 分子结合,若红细胞表面存在自身抗体,可出现凝集反应。间接试验应用 Rh(D)阳性 O 型红细胞与受检血清混合孵育,若血清中存在不完全抗体,可使红细胞致敏,再加入抗人球蛋白血清,可出现凝集。

(2)参考范围:阴性。

(3)临床意义:①自身免疫性溶血性贫血、冷凝集素综合征、阵发性血红蛋白尿症、药物性免疫性溶血、新生儿同种免疫性溶血、溶血性输血反应等直接抗人球蛋白试验阳性,当抗体与红细胞结合后,有过剩抗体时直接和间接试验均为阳性。②系统性红斑狼疮、传染性单核细胞增多症、类风湿关节炎、淋巴细胞增殖性疾病、恶性肿瘤及某些慢性肝肾疾病等,直接试验亦见阳性。

五、血细胞染色体检验

Tjio 于 1956 年确定人类细胞染色体数目为 23 对,即 46 条,22 对为常染色体,男性和女性共同拥有;而一对与性别有关的称为性染色体,男性为 XY,女性为 XX。

Hungerford 和 Nowell 于 1960 年发现了 Ph 染色体,也就是慢性粒细胞白细胞特异性染色体异常,这一发现推动了血液肿瘤分子生物学的迅速发展。

血细胞染色体检验包含了姐妹染色单体互换技术、染色体显带技术、染色体非显带技术、染色体高分辨技术等,20 世纪 80 年代发展起来的染色体原位杂交技术(FISH),将分子探针与染色体杂交,不仅可检测分裂中期细胞,而且可检测分裂间期细胞,拓展了检测范围,提高了检测的灵敏度。

(一)染色体非显带技术

1.非显带染色体的制备方法

显带染色体的基础为非显带染色体。制备常规染色体的方法有培养法和直接法,培养法大部分用于外周血淋巴细胞的体外培养,直接法则用于人体增殖细胞如骨髓细胞培养。

(1)直接法将抗凝骨髓标本用 PBS 稀释后加入秋水仙素干扰有丝分裂纺锤体形成,使细胞"滞留"在分裂中期,增加中期细胞数目,低渗液处理使染色体分散、铺展开来,利于分析,再经预固定、固定后即可制片、染色、镜检。

(2)短期培养法抗凝骨髓标本在含小牛血清的培养液中于 37℃ 培养 24 小时或 48 小时左右,加入秋水仙素"阻留"中期细胞。其他同直接法。

2.非显带染色体的识别和命名

中期染色体,每条染色体上有一收缩成极小的部分,称为着丝粒,该处为染色体的缩窄处。在染色体上着丝粒的位置各不相同,可将染色体分为两部分,染色体的长臂用 q 表示;染色体的短臂用 p 表示。每条染色体的短臂和长臂末端称为端粒。在染色体上亦可见其他的收缩凹陷处,称为次缢痕。有些染色体一端还有球形小体,称随体,多见于近端着丝粒染色体。

(二)显带染色体技术

1.显带染色体技术定义

显带染色体技术是借助特殊的处理程序,使染色体的特定部位显示出深浅不同的染色体带纹。这些带纹具有物种及染色体的特异性,可更有效地研究染色体和鉴别染色体的结构和功能。

2.原理与方法

常见的显带染色体技术有 G 带、R 带、Q 带和 C 带。不同的显带方法其原理有不同,本篇仅简单介绍一下 G 与 R 显带法。

(1)G 显带:标本先经某种处理,再以吉姆萨染色后使染色体显带的方法。G 显带的机制复杂,多认为,富含 A-T 碱基对的 DNA 和组蛋白结合紧密,和染料亲和力较强,胰酶处理时不易抽提,呈深带;而富含 G-C 碱基对的区段结合的蛋白质,和染料亲和力较低,容易被胰酶抽提,呈浅带。

(2)R 显带:R 带带纹与 G 带、Q 带正好相反,即前者的阴性带则相当于后者的阳性带,而阳性带相当于后者的阴性带。R 带按制备方法不同分为两种类型即荧光 R 带和吉姆萨 R 带。其显带机制尚未明确,可能为 DNA 受热变性,使富含 A-T 碱基对的区段单链化而不易为被吉姆萨染色,呈浅带;而富含 G-C 碱基对的区段相对稳定仍保持正常的双链结构,易于染色,故呈深带。

(三)常见染色体数目和结构异常的有关概念及表示方法

1.染色体数目异常

染色体数目异常的主要原因是减数分裂或有丝分裂时染色体不分离。常见的有整倍体、非整倍体和嵌合体 3 种。

(1)整倍体:所有的同源染色体在生殖细胞成熟分裂时全部归于一个细胞,其染色体数目为二倍体,当其细胞和正常的生殖细胞结合就会形成三倍体,两个相同该类生殖细胞结合就会形成四倍体这些均属整倍体。

(2)非整倍体:非整倍体指受精卵中染色体数目不是染色体单体的倍数,为生殖细胞在成熟分裂时有个别染色体不分离导致。个别染色体增加至染色体总数超过二倍体者,称为超二倍体;少于二倍体者,称为低二倍体。如果染色体数目仍然是二倍体,但不是 23 对,而是个别染色体增加合并,个别染色体缺失,则称为假二倍。

(3)嵌合体:是指一个个体具有几个不同核型的细胞系,多为受精卵在卵裂过程及胚胎发育早期的细胞分裂过程中出现染色体不分离现象,导致胚胎的部分细胞发生染色体数目异常而形成嵌合体。

2.染色体结构异常

常见的染色体结构异常有如下几种(表 1-2)。

(1)缺失:指染色体臂的部分丢失,用 del 表示。

(2)重复:一般用 dup 表示,指同源染色体中一条断裂后,其断片连接到另一条同源染色体的相对应部位或为同源染色体间的不等交换,使一条同源染色体上部分基因发生重复,而另一条同源染色体相应缺失。

(3)倒位:常用 inv 表示,是染色体中的某一片段断裂下来,颠倒后重新连接,造成原来基因顺序的颠倒。

(4)易位:常用 t(A;B)来表示,A、B 分别表示发生易位的两条不同染色体。是指染色体的节段位置发生改变,即一条染色体断裂后,其片段接到同一条染色体的另一处或接到另一条染色体上去。易位分相互易位和非相互易位两种。相互易位指发生易位的两条染色体都发生断裂,断片相互交换;非相互易位指仅一条染色体发生断裂,断片插入到另一条染色体中或接在另一条染色体的末端。易位后主要的遗传物质没有丢失,个体表型正常的,称为平衡易位。而易位后丢失了部分遗传物质,造成个体表型异常的,称为不平衡易位。

3.异常核型的描述

对异常染色体有简式和繁式两种描述,临床多用简式描述。异常核型举例见表1-2,常用的缩合符号见表1-3。

表 1-2 非显带染色体和显带染色体异常核型举例

异常核型	意义
46,XY,del 6q	6 号染色体长臂部分缺失
47,XY,+8	多一条 8 号染色体
45,X,−Y	少一条 Y 染色体
46,XY,i(17q)	17 号染色体长臂等臂染色体
46,XY,3p−	3 号染色体短臂部分缺失
47,XX,? +21	染色体数 47,性染色体 XX,可能第 21 号染色体多一条染色体
46,XY,+18,−21	染色体数 46,性染色体 XY,多一条第 18 号,少一条第 21 号染色体
46,X,dic(Y)	性染色体一条为 X,一条 Y 染色体为双着丝粒染色体
45,X/46,XY	2 个细胞株的嵌合
49,XXY	染色体数 69,性染色体 XXY,三倍体
46,XY,t(9;11)(p21;q23)	第 9 染色体短臂 2 区 1 带断裂,其远端易位至 11 号染色体长臂 2 区 3 带,而 11 号染色体长臂 2 区 3 带断裂,其远端易位至 9 号染色体
46,XY,inv(3)(q21;q26)	臂内倒位,断裂点发生在 3 号染色体长臂 2 区 1 带和长臂的 2 区 6 带
46,XY,inv(16)(p13;q22)	臂间倒位,断裂点发生在 16 号染色体短臂 1 区 3 带和长臂的 2 区 2 带
46,XY,del(6q)(q15)	中间缺失,6 号染色体长臂 1 区 5 带断裂,其中间部分缺失
46,XY,del(6)(q21)	末端缺失,6 号染色体长臂 2 区 1 带断裂,其远端缺失

表 1-3 染色体核型描述中常用的缩写符号

缩写符号	意义
+,−	在染色体编号和性染色体前代表整个染色体增减,在其后代表染色体长度增减
→	从…到…
:	断裂
:;	断裂并连接
=	总数
?	不能肯定识别的染色体或染色体结构
A-G	常染色体分组号

31

缩写符号	意义
1～22	常染色体编号
ace	无着丝粒碎片
cen	着丝粒
del	缺失
dup	重复
i	等臂染色体
cs	染色体
mat	来自母体
rcp	相互易位
Inv	倒位
Mos 或"/"	嵌合体
p	染色体短臂
q	染色体长臂
r	环形染色体
rob	罗伯逊易位
t	易位
ter	末端
tri	三着丝粒染色体
X,Y	性染色体
dic	双着丝粒染色体
H	次缢痕
ms	插入
ct	染色单体
pat	来自父体
rec	重组染色体

（四）染色体分析在临床血液学中的应用

1.在白血病中的应用

（1）在白血病诊断和分型中的应用：在多种白血病和其他血液系统疾病中可发现特异性的和非特异性的染色体异常。异常染色体的检出在血液系统疾病的诊断和鉴别诊断等起着越来越重要的作用。

如 CML 患者中费城（Ph）染色体发生率可达 95％以上，成为慢性粒细胞白血病的细胞遗传学标志，该染色体异常是 9 号染色体长臂 3 区 4 带（9q34）和 22 号染色体长臂 1 区 1 带

(22q11)相互易位所致,对 CML 的诊断具有重要意义。急性髓细胞白血病(AML)中可发现克隆性染色体异常的占 50%～80%。由于特异性染色体异常对疾病诊断有标志和分类的意义,故被 MIC 协作组列为急性白血病 MIC(形态学、免疫学和细胞遗传学)分型的主要指标之一。

(2)在白血病预后判断、指导治疗中的作用

①AML 中具有 t(15;17),Inv(16),t(8;21)异常的患者预后良好,缓解期较长,而具有 -5、-7、+8 及 t(9;22)的 AML 患者则预后较差。在 ALL 中,治疗效果好的为染色体数超过 50 的超二倍体者对治疗的反应良好,而 t(9;22)、t(4;11)及 t(8;14)者则预后很差。

②慢性粒细胞白血病(CML)患者出现双倍 Ph,+8,i17q 等新的异常克隆时,往往预示着急变,核型异常对慢性淋巴细胞白血病(CLL)的预后判断具有重要意义。

(3)鉴别白血病微小残留病灶:微小残留白血病(MRL)是指白血病经化疗或骨髓移植后应用形态学方法已不能检出体内残存微量白血病细胞,这些残留的白血病细胞是导致白血病患者存活时间短的原因,也正是疾病复发的原因。当临床及形态学还没有复发的证据时,检测到原已消失的克隆性染色体异常和(或)新的克隆性染色体异常时,往往预示疾病将复发。

2.在骨髓增生异常综合征中的应用

临床上,40%～80%的 MDS 患者伴有染色体的异常,通常表现为染色体的丢失、缺失或染色体增加和结构异常,如 -7、-17、-Y、5q-、7q- 及 +8、+11 和 t(3;3)(q21;q26),t(5;17)(q32;q12)等。染色体分析技术对 MDS 与再障、PNH 等疾病的鉴别有十分重要的作用。染色体分析也有利于观察判断 MDS 的转归及预后。

3.在淋巴瘤中的应用

近年来临床数据显示大多数 Burkitt 淋巴瘤具有 t(8;14),少数为 t(2;8)和 t(8;22)。染色体异常对淋巴瘤的预后判断有重要意义,约 85%的滤泡性淋巴瘤有 t(14;18)。仅该染色体单独存在则代表预后良好,而与其他异常一起存在则说明预后差。

4.在其他血液病中的应用

(1)真性红细胞增多症(PV):约有 40%会伴有 del(2v)(q11),+8 和 +9 等染色体异常,可见于 PV 的病程始终,存在克隆性染色体异常,是真性红细胞增多症的主要诊断条件之一。

(2)原发性骨髓纤维化染色体异常:核型检出率约占为 30%,最常见的染色体异常多为 -7、-9,+8、+2 或 1q、13q 等,结构异常。由于许多情况可伴继发性骨髓纤维化,而单纯骨髓和外周血检查又难以确诊,须依靠排除性诊断。核型分析有助于原发性骨髓纤维化的诊断和鉴别诊断。

5.在骨髓移植中的应用

染色体检查是验证骨髓移植是否成功的常用方法。不同性别的患者成功的骨髓移植称为完全移植,在供、受者性别不合时,如男性受者接受了女性骨髓植入,移植后造血细胞中 Y 染色体消失,而女性受者接受了男性骨髓植入,造血细胞中出现了 Y 染色体,均表示完全的植入。染色体的转换常发生于移植后 1 个月内。

同性别移植成功与否可用常染色体多态性进行标志进行鉴别。如受者的随体在骨髓移植后出现移植前相反的变化时则代表植入成功。具有核型异常的白血病受者移植后原有的异常核型为正常核型所代替,也可证明移植成功。

六、血液分子生物学检验

近年来,血液分子生物学发展迅速,在白血病的诊断、鉴别诊断、分型、指导治疗、判断预后和微小残留病检测等方面发挥着重要作用。血液分子生物学检验技术主要包括 PCR 技术、DNA 测序技术、限制性片段长度多态性(RFLP)、转基因技术及基因芯片(DNA-chip)技术等。

(一)核酸分子杂交技术

1.Southern 印迹杂交

Southern 印迹杂交是一种常用的核酸分子杂交技术。其原理是将待测的基因组 DNA 经限制性核酸内切酶消化后,琼脂糖凝胶电泳分离 DNA 片段,凝胶经碱处理使 DNA 变性,再将其从凝胶中印迹到硝酸纤维素滤膜或尼龙膜上,以放射性或非放射性标记的 DNA 探针与固相支持体上的 DNA 杂交,根据探针的标记特性用相应方法显示杂交条带,对待测 DNA 进行分析。

2.Northerm 印迹杂交

Northerm 印迹杂交和 Southern 印迹杂交的过程基本相同,区别在于靶核酸是 RNA 而不是 DNA。待测 RNA 经变性及琼脂糖电泳分离后,按大小不同分开后,转移至硝酸纤维素滤膜上,然后用 DNA 或 RNA 探针杂交,按探针的标记特性对杂交信号进行检测,对待测 RNA 进行分析。

3.Western 印迹杂交

Western 印迹杂交又称蛋白免疫印迹杂交(WB)是将蛋白样本通过聚丙烯酰胺电泳按分子量大小分离,再转移到杂交膜上,然后通过一抗/二抗复合物对靶蛋白进行特异性检测的方法。WB 是进行蛋白质分析最流行和成熟的技术之一。

4.核酸原位杂交

核酸原位杂交是以放射性或非放射性标记的 DNA 或 RNA 探针在组织、细胞及染色体上与其相关的核酸序列杂交,简称原位杂交。其原理是应用核酸探针与组织或细胞中的核酸按碱基配对原则进行特异性结合形成杂交体,然后应用组织化学或免疫组织化学方法,在显微镜下进行细胞内定位或基因表达的检测技术。此项技术是在保持细胞,甚至单个染色体形态的情况下完成的,因此通常用于检测染色体的异常改变、肿瘤致病基因和肿瘤微小残留病的检测等。

(二)聚合酶链反应技术

聚合酶链反应(PCR)是一种对特定的 DNA 片段在体外进行快速扩增的新方法。1985 年美国 PE-Cetus 公司人类遗传研究室的 Mullis 等发明了具有划时代意义的聚合酶链反应,使人们能够在几个小时内从试管中获得大量具有特异性的核酸片段,大大提高了 DNA 的获得率。目前已广泛应用到分子生物学研究的各个领域,也成为血液分子生物学一项不可缺少的工具。

PCR 技术是在酶的作用下,依照碱基按互补配对原则(即腺嘌呤 A 对胸腺嘧啶 T,鸟嘌呤 G 对胞嘧啶 C)在体外合成大量所需的特异的 DNA 片段的技术,主要由高温变性、低温退火和适温延伸 3 个步骤反复的热循环构成:即在高温(95℃)下,待扩增的靶 DNA 双链受热变性成为 2 条单链 DNA 模板;而后在低温(37～55℃)情况下,2 条人工合成的寡核苷酸引物与互补的单链 DNA 模板结合,形成部分双链;在 Taq 酶的最适温度(72℃)下,以引物 3'端为合成的起点,以单核苷酸为原料,沿模板以 5'→3'方向延伸,合成 DNA 新链(因其反应过程有高温,所以反应所用的聚合酶必须为热稳定 DNA 聚合酶)。这样,每一双链的 DNA 模板,经过一次解链、退火、延伸 3 个步骤的热循环后就成了 2 条双链 DNA 分子。如此反复进行,每一次循环所产生的 DNA 均能成为下一次循环的模板,每一次循环都使 2 条人工合成的引物间的 DNA 特异区拷贝数扩增一倍,PCR 产物得以指数的形式迅速扩增,从而达到体外扩增 DNA 的目的。通过对 PCR 产物的检测分析,完成血液疾病在分子生物水平的诊断。以下介绍几种常用的 PCR 产物检测方法。

1.琼脂糖凝胶电泳

琼脂糖凝胶电泳是一种简便易行的分离 DNA 片段的方法。在 pH 值 8.0 时,DNA 分子带负电荷,在电场中向阳极移动,其移动速率同分子大小呈反比,分子越大,在凝胶孔中受到的阻力越大,相反分子越小,在凝胶中移动越快。待分离的 PCR 产物中要加入溴化乙啶,在紫外灯下观察电泳条带时,溴化乙啶与 DNA 结合,发出棕红色的荧光。

2.Southern 印迹杂交

Southern 印迹杂交是基因诊断常用技术之一。将琼脂糖凝胶电泳分离的 PCR 产物在原位变性,并将变性产物转移到硝酸纤维素膜或尼龙膜上,然后用生物素等标记的探针检测该产物。

3.斑点杂交法

当扩增产物是多条带纹时,可用斑点杂交法分析 PCR 产物。首先将扩增的片段固定在硝酸纤维素膜或尼龙膜上,用生物素等标记的探针杂交或将不同的探针固定在同一尼龙膜上,用标记的 PCR 产物做探针杂交,根据杂交点的位置即可判断产物序列变异的种类。斑点杂交有助于检测突变 DNA 的突变类型,有助于遗传病的基因诊断,还可用于基因多态性分析,如 HLA 基因多态性分析。

4.PCR-ELISA 法

待测 PCR 产物需携带有生物素等固定集团和地高辛等检测集团。PCR 反应物中带生物素标记的引物延伸链与带地高辛标记引物延伸链形成双链,生物素等固定集团可与微孔板上包被的亲和素结合,向微孔板中加入酶标记地高辛抗体和生色底物,即可对 PCR 产物进行 EUSA 检测。

5.原位杂交法

PCR 产物也可用原位杂交法检测,所用探针可用生物素、地高辛或荧光标记。

(三)基因芯片技术

基因芯片又称 DNA 芯片(DNA chip)或 DNA 微阵列。其原理是采用光导原位合成或显微印刷等方法将大量特定序列的探针分子密集、有序地固定于经过相应处理的硅片、玻片、硝酸纤维素膜等载体上,然后加入标记的待测样品,进行多元杂交,通过杂交信号的强弱及分布,来分析分子的有无、数量及序列,从而获得受检样品的遗传信息。

1994年在美国能源部防御研究计划署、俄国科学院和俄国人类基因组计划1000多万美元的资助下研制出了一种生物芯片,用于检测β-珠蛋白生成障碍性贫血患者血样的基因突变。1998年Gulop在Scierzce杂志上发表论文用基因芯片进行白血病分型,显示其快速、准确、高效等特点。目前,基因芯片技术广泛应用于基因表达水平的检测,基因点突变及多态性检测,DNA序列测定,寻找可能的致病基因和疾病相关基因,蛋白质作图,基因组文库作图等方面,是一种发展前景良好的新兴检测手段。

(四)分子生物学检查在血液学中的应用

1.恶性血液病融合基因的检测

恶性血液病为多基因肿瘤。白血病细胞染色体相互易位发生重排,其在分子水平上即形成融合基因,重组产生的融合基因是血液病的特异性标志,对恶性血液病的诊断、分型、治疗方案的选择、预后判断及微小残留病的检测都有重要的意义。例如,慢性粒细胞白血病(CML)Ph染色体易位的后果是使位于9q34上的ABL原癌基因易位至22q11的BCR基因上,形成BCR-ABL融合基因,表达一个具有高酪氨酸激酶活性的BCR-ABL融合蛋白,后者是CML发病的分子基础。而急性早幼粒细胞白血病(APL)特异性染色体易位是t(15;17)(q22;q21),易位的结果使15号染色体的PML原癌基因与17号染色体上的维甲酸受体a(RARa)基因融合产生PML-RARa融合基因。临床上M3b、M3v与急性粒细胞白血病部分分化型(M2)较难鉴别,M2的t(8;21)可产生一种融合基因AML1-ETO,这种融合基因在M2中的发生率为20%～40%,在M2b中可达90%,通过融合基因的检测可准确鉴别这两种白血病。融合基因的检测对治疗方案的选择有明确的指导作用,在ATRA和化疗达到完全缓解(CR)的M3、PML-RARa融合基因阳性者极易在10个月内复发,而融合基因阴性者,复发率低。

2.免疫球蛋白重链(IgH)基因和T细胞受体(TCR)基因重排的检测

IgH和TCR的编码基因具有多态性。IgH基因重排是产生个体多样性和独特性的主要原因。白血病细胞来源于造血干细胞,是单克隆性的。用PCR方法对重排基因进行扩增,正常白细胞的扩增产物大小不等,呈模糊的阶梯状,而白血病细胞扩增产物有特异的单一条带。约80%的B淋巴细胞白血病可检测到IgH基因重排。因此检测IgH和TCR基因重排,对急性淋巴细胞白血病的分型及微量残留的检测有重要意义。

3.遗传性血液病的诊断

常见的遗传性血液病,如血红蛋白病、血友病等,都是基因缺陷导致的。基因缺陷包括基因缺失、点突变、插入、倒位等。对于基因重排,可通过RT-PCR进行检测;对于点突变则可用PCR结合酶切位点分析,对于与限制性内切酶点无连锁的点突变,则可采用PCR结合特异寡核苷酸探针(ASO)斑点杂交法进行诊断。

4.HLA基因多态性检测

对PCR扩增产物的反相杂交(斑点杂交)是一种十分简便、有效的方法。将每个位点的所有寡核苷酸探针固定在固相支持物上,引物先经生物素化后,进行待测DNA的基因扩增,从而得到生物素化的DNA放大产物。用此产物与膜上的探针杂交,然后进行显色或化学发光。这样每个样本只需杂交一次即可完成。此方法适合骨髓移植的HLA基因配型及HLA基因与疾病相关性分析等。

5.肿瘤细胞多药耐药基因的检测

多药耐药性(MDR)是指肿瘤细胞接触了一种药物以后,不但对该药产生耐药性,而且对其他结构的作用机制不同的药物也产生耐药性。研究发现,MDR 的出现常与多药耐药基因(MDR1)过度表达有关,目前已建立 Northern 印迹法、斑点和狭缝印迹法、RT-PCR 法及原位杂交法,从 mRNA 水平对患者进行测定,了解肿瘤细胞的耐药特性。有研究表明,急性髓细胞白血病 MDR1 的表达与预后有密切相关,即 MDR1 阳性者 CR 率低,生存期短,且易早期复发。

6.基因治疗

基因治疗的目的是应用 DNA 重组技术和基因转移技术,把野生型的基因导入患者体细胞内,成为正常的基因产物,来补偿缺陷基因的功能,从而使疾病得到纠正。目前认为基因治疗的靶细胞是造血干细胞或间质干细胞等。常用的载体是反转录病毒和腺病毒。采用含人因子Ⅸ基因反转录病毒载体转染血友病 B 患者的原代皮肤成纤维细胞,使其表达一定浓度的因子Ⅸ,这将为血友病 B 治疗提供新的方法。

七、流式细胞术

流式细胞术(FCM)是一种可以同时检测单个细胞的多项特性,并加以定量的技术,具有速度快、精度高、准确性好等优点。它可以快速定量细胞内 DNA,用于测定白血病细胞的 DNA 倍体类型和生长分数,为白血病的诊断提供依据。FCM 还可应用于细胞的免疫分型,对血液病的诊断与研究起到重要作用。

(一)工作原理

流式细胞仪安装有一根或多根激光器,绝大多数流式细胞仪都配有发射波长为 488nm 的氩离子气态激光器作为第一根激光。血液或骨髓液与荧光素标记的单克隆抗体(McAb)或与某些分子有特殊亲和力的荧光染料结合后制成一定浓度的细胞悬液并放入流式细胞仪的样品管中,细胞在气体的压力下进入流动室。在激光照射区域,细胞上标记的荧光染料激光的激发,并产生荧光信号。根据细胞标记的荧光素不同,在不同波长的激光激发下,发射出不同波长的荧光,这些荧光信号可以反映不同的细胞生物学特性。这些光信号被相应接收器(光电倍增管)接受并放大,转换为与光强度相关的电子信号,然后经计算机储存和处理分析,以图形形式(如直方图、点图、密度图等)直观地显示出细胞的分布情况。将图形和数据直接输入联机专用的计算机,计算机快速而准确地将所测数据进行统计计算,结合多参数分析,从而实现了细胞定量分析。

一般情况下,以 CD45/SSC 双参数散点图设门,利于观察到各种正常细胞群及异常细胞群的分布特点,对异常细胞群的免疫表型,包括细胞膜、细胞内的各种抗原、受体、酶等成分的表达水平进行分析,从而判断其细胞系列、分化程度等,为血液病的免疫分型、诊断与鉴别诊断、疗效观察和预后判断等提供重要依据。

(二)流式细胞仪的结构组成

1.激光器

激光器能提供单波长,高强度及稳定性高的光照,在单位面积内输出功率大,且沿直线传播,发散角小,易聚焦到细胞通过位置,每个细胞经过光照区的时间仅为 $1\mu s$ 左右,每个细胞被激发出的荧光信号强弱与被照射的时间和激发光的强度有关,因此细胞能否达到足够的光照强度对细胞的检测十分重要。

氩离子激光器是目前流式细胞仪中最常使用的光源,许多不同的染料都可以被 488nm 激光激发,如 FITC、PE、PerCP 等。

2.流动室和液流系统

流动室由样品管、鞘液管和喷嘴等组成,常用光学玻璃、石英等透明、稳定的材料制作。设计和制作均很精细,是液流系统的心脏。单个细胞悬液在液流压力作用下从样品管射出,鞘液由鞘液管从四周流向喷孔,包围在样品外周后从喷嘴射出。为了保证液流是稳液,一般限制液流速度 $v<10\text{m/s}$。由于鞘液的作用,被检测细胞被限制在液流的轴线上,常使用的鞘液流为磷酸盐缓冲液。流动室上装有压电晶体,受到振荡信号可发生振动。细胞以单一状态沿液流轴线方向依次通过测量区域,与激发光相会,每个细胞通过激光照射的时间相等,从而对细胞进行检测,得到准确的细胞信号。

3.流式细胞仪中的光信号收集系统

流式细胞仪中的光信号收集系统包括透镜、光栅、滤片等。原理是细胞在受激光激发后,产生散射光和荧光信号,由光信号收集系统在激光检测区收集信号,并由将这些不同波长的光信号传递给相应的检测器。流式细胞仪多采用光电二极管或光电倍增管接收这些光信号。流式细胞仪中的光学滤片包括带通滤片、短通滤片和长通滤片 3 种。在光电倍增管前面放置带通滤片,其所允许通过的波长接近于荧光染料发射荧光的波长。长通滤片只允许大于或等于所规定波长如 $\geqslant 500\text{nm}$ 的光通过,而短通滤片则允许小于或等于规定波长如 $\leqslant 500\text{nm}$ 的光通过。

4.流式细胞仪的电子系统

流式细胞仪的电子系统的功能是将光信号呈比例地转变为电信号,以脉冲高度、宽度和积分面积显示,并传入计算机。流式细胞仪常用硅晶二级管和光电倍增管为探测器,其作用是将光学信号转换成电子信号。输出信号常采用线性(LIN)与对数(LOG)两种方式。线性输出是指输入与输出的信号呈线性关系,对数输出是指输出与输入信号呈对数关系。目前,流式细胞仪在检测前向散射光时使用光电二极管,在检测荧光与侧向散射光时,须使用光电倍增管。

电压脉冲分析是以微秒(μs)为横坐标,电压为纵坐标。脉冲宽度、脉冲高度和脉冲面积是脉冲定量分析的三要素。一般情况下,对抗凝标本如血液、骨髓液易采用脉冲高度分析,而对于经处理过的组织标本常选用脉冲宽度和脉冲面积进行分析。

样本中的细胞经流式细胞仪主机的光学液流和电子系统检测后产生脉冲信号,电压脉冲经模拟数字转换,使 $0\sim10\text{V}$ 电压代表 $0\sim1000$ 道(channel),即 0.01V/channel。经通用输入/输出接口电缆传输至计算机并以直方图等显示。

(三)流式细胞仪荧光染色原理

1.免疫荧光染色

细胞膜或细胞内的抗原分子与相应的荧光素标记 McAb 作用一定时间后形成带有荧光色素的抗原抗体复合物,经激光激发后发出特定波长的荧光,其荧光强度与被测定抗原分子含量呈比例关系。常用的荧光染料有异硫氰酸荧光素(FITC)、藻红蛋白(PE)、别藻青蛋白(APC)和 Perdinin 叶绿素蛋白(PerCP)等,它们经 488nm 激光激发后产生的荧光光谱不同,可标记不同的 McAb,然后将标记不同的 McAb 进行单色或多色免疫荧光染色。

(1)直接免疫荧光法用一种(单色)或多种(多色)荧光素标记的 McAb 染色细胞后测量其荧光强度和阳性细胞数。

(2)间接免疫荧光法用一种 McAb 与细胞作用后,洗去未结合 McAb,再加入荧光素标记的二抗(如羊抗鼠 IgG-FITC),染色后测量其荧光强度及阳性细胞数。

2.核酸染色

多种荧光染料可与 DNA 分子结合,如碘化丙啶(PI)、赫斯特(HO)、色霉素 A3(CA3)等,其中最为常用的是碘化丙啶。它可以选择性地嵌入 DNA 分子双螺旋的碱基之间,经激光激发后发出橙红色荧光,其荧光强度与细胞 DNA 分子含量呈比例关系,因而可用于 DNA 倍体及细胞周期分析。

(四)流式细胞仪分析参数

1.光散射参数

细胞在流动中通过流式细胞仪测量区时,经激光照射,细胞向空间360°立体角的所有方向散射光线,光散射的强弱与细胞的大小、形状、质膜、内部结构等有关。对细胞分析有重要意义的是前向角散射(FSC)和侧向角散射(SSC)两种光散射信号。前向角散射与被测细胞的大小有关,侧向角散射光可提供细胞内精细结构和颗粒性质的信息。

2.荧光参数

当检测细胞表面抗原分子时,结合了标记荧光素的单克隆抗体(McAb)的细胞经激光照射,荧光素分子吸收激光能量后,一部分以分子震动或热能消耗,另一部分则使荧光色素分子发射比吸收光波长更长的光子而产生荧光,不同荧光素发射的荧光波长不同。通过荧光信号的检测和定量分析,能了解所研究细胞的性质和数量。

目前,流式细胞术有单色或双色、三色、四色和五色荧光分析,对细胞的分析更加精密、深入、荧光测量的精密度(CV 值)常<2%,荧光灵敏度可达 500～1000 个荧光素(FITC)分子。

(五)流式细胞仪结果分析

将制备好的样本在流式细胞仪上测量其光散射和荧光强度。测定样本之前,需用荧光标准微球仪进行校准,校准后测量每个细胞的光散射及荧光测量数据,储存于计算机中,然后进行数据的分析、处理。

1.数据的显示

储存的数据文据信息量较大,缺乏直观性,故将数据用图形显示。FCM 数据通常有一维直方图、二维散点图、密度图、等高图、三维图等几种。

(1)一维直方图:一维直方图又称为单参数直方图。细胞每一个单参数的测量数据以直方图来显示。在图中,横坐标表示荧光信号或散射光信号相对强度的值,其单位是道数,横坐标可以线性的,也可以是对数的,纵坐标表示是细胞数量。在直方图中,每个峰表示某些性质相同的一群细胞,若用"标尺"把各峰分开成区间,即可统计分析出各个区间中具有相同性质细胞的数量,占总收获细胞的百分比及光散射或荧光强度的峰值、平均值、标准差、变异系数等结果。

(2)双参数显示:一般做多参数分析时建议使用双参数分析散点图,可以获得比直方图更多的信息。常用的方法有二维散点图,它可显示出同一细胞两个参数与细胞数量间的关系。在二维点图中,X坐标为该细胞一参数的相对含量,而Y坐标为该细胞另一参数的含量,从双参数图形中可以将各细胞亚群分开,同时可获得细胞相关的重要信息。在二维散点图上,每个点代表一个细胞信号,若2个细胞在同一位置则相互重叠,用十字线可以将散点图分成4个象限,可以计数阴性、单阳性和双阳性细胞的百分比。

2.数据的分析

(1)散射光分析:不同类别、不同大小的细胞在经过流式细胞仪测量区时,激光照射后产生的散射特点均有差别。用FSC/SSC二维图形分析,即可区分不同种类的细胞。

(2)荧光分析:荧光染料标记的单克隆抗体特异地与细胞表面的抗原、受体或膜糖蛋白结合,在激光的激发之下,发出一定波长的荧光。收集荧光信号即可对细胞亚群进行分析。DNA染料通过一定的方式与DNA链结合,在激光的激发下,染料发出荧光,测定荧光的强度,就可以得出相对的DNA含量。

由于细胞的分子结构不同,所产生的荧光激发谱和发射谱也不同。所以选择荧光染料必须考虑染料的激发光谱。仪器激光的激发光波长应尽可能接近荧光染料的激发光谱峰值。

在进行流式细胞仪多色分析时,选择荧光抗体应注意根据不同型号仪器选择适当的荧光抗体、染色细胞的抗原表达的相对密度、阴性细胞上的Fc受体情况。做多色分析,要尽量选择荧光波谱间的光谱重叠较小的荧光染料进行组合。

(3)单核细胞抗原分子数测定

①定量抗体微球法:在特制的微球上包被已知分子数的羊抗鼠IgG分子,与包被不同分子数的微球混合,形成含不同羊抗鼠IgG分子数的混合微球。此微球与待测血液或骨髓标本在相同条件下与荧光素标记的单克隆抗体(McAb)反应后在流式细胞仪上测定其荧光强度,根据微球上所包被的羊抗鼠IgG分子数和与之对应的对数荧光强度计算回归方程,再将待测样本中阳性细胞的对数荧光强度代入方程即可求得其每个细胞上的平均抗原分子数(抗原结合位点数)。

②定量荧光素分子微球法:在特制的微球上直接包被荧光素分子,再将包被不同分子数的微球混合,形成含不同数量荧光素分子的混合微球。在流式细胞仪仪器状况相同的条件下测定此微球及待测血液或骨髓标本中阳性细胞的荧光强度,根据微球上所包被的荧光素分子数和与之对应的对数荧光强度计算回归方程,再将待测样本阳性细胞的对数荧光强度代入方程,可求得每个细胞上的平均荧光素分子数,根据所用于样本测定的单克隆抗体(McAb)与荧光素结合的分子比例,计算每个细胞上的平均抗原分子数。

(4)绝对细胞计数:CD4阳性T淋巴细胞绝对计数是获得性免疫缺陷综合征(AIDS)的常规检查项目。CD4阳性T淋巴细胞绝对计数时,需要在定量的血液中加入已知数量的标准荧光微球并对淋巴细胞进行免疫荧光染色,在流式细胞仪上测定CD3/CD4双阳性细胞和标准荧光微球的数量,由此计算出每微升中CD4阳性T淋巴细胞绝对数量。此外,CD34阳性细胞计数、网织红细胞计数等也早已在临床常规应用。

（六）流式细胞仪的主要分析技术指标

1.荧光灵敏度

流式细胞仪能检测到的最少荧光分子数，即为荧光灵敏度。通常用能检测到的最少的异硫氰酸荧光素（FITC）分子来表示。一般仪器的荧光灵敏度为3000个FITC分子。

2.仪器分辨率

表示仪器所能达到的最大精度，通常用变异系数，即CV值来表示。目前，仪器的荧光分辨率都在2%以下。

3.前向散射光灵敏度

以前向散射光能检测到的最小颗粒直径表示。目前一般商品化的FCM可以测量到0.2～0.5μm。

4.细胞分析速度

细胞分析速度以每秒可分析的细胞数来表示，一般分析型仪器的细胞分析速度为10000个/s，高速分选型仪器的细胞分析速度可达到10万/s个细胞。

（七）流式细胞仪的临床应用

1.血液淋巴细胞免疫表型分

分析原理：血液经荧光素标记单克隆抗体（McAb）免疫荧光染色后，FCM分析淋巴细胞膜上白细胞分化抗原（CD分子）的表达，由此计算淋巴细胞各亚群的百分比。目前常用的有双色和三色免疫荧光分析法，三色或四色免疫荧光分析更为准确，但对仪器的配置、校准和试剂要求更高。

正常人淋巴细胞免疫表型：双色免疫荧光染色，总T淋巴细胞76%（参考值50%～84%），总B淋巴细胞12%（参考值5%～18%），T辅助细胞49%（参考值27%～51%），T抑制细胞26%（参考值15%～44%），NK细胞11%（参考值7%～40%），T+B+NK99a/o（参考值95%～105%），$CD3^+CD4^+/CD3^+CD8^+$比值1.88（参考值0.7～2.8）。

2.白血病免疫表型分析

（1）免疫分型原理：流式细胞术白血病免疫分型是利用荧光素标记的单克隆抗体（McAb）做分子探针，多参数分析白血病细胞的细胞膜、细胞质和细胞核的免疫表型，由此了解被测的白血病细胞所属细胞系列及其分化程度。FCM分析白血病免疫表型时，测量细胞数量一般在1万～5万个细胞之间，具备快速、特异、准确、重复性好等特点。

（2）白血病免疫分型抗原：正常血细胞多能干细胞分化、发育而来，细胞膜、细胞质或细胞核抗原的出现、增多、减少或消失与血细胞所属系列和分化程度密切相关。白血病细胞可以表达正常血细胞所具有的抗原，但由于白血病细胞属于恶性肿瘤细胞的特征，常可出现某些抗原缺乏、过度表达、系列交叉表达或表达某一系列或阶段不应有的抗原，根据表达特点进行白血病免疫分型。

①常用白血病细胞系列与分化阶段抗原（见表1-4）。

表 1-4 常用白血病细胞系列与分化阶段抗原

系列抗原	分化阶段抗原	白血病细胞
CD3、CD5、CD7	CD4、CD8	T 淋巴细胞白血病
CD10、CD19、CD22、CD79a	CD20、CD38、Cylg、Cyμ、Smlg	B 淋巴细胞白血病
CD16、CD56、CD57		NK 细胞白血病
CD13、CD33、MPO	CD14、CD15	髓系白血病
GLyA(血型糖蛋白 A)		红白血病
CD41/CD42、CD61		巨核细胞白血病

注:Cyμ(胞质 μ 链);cylg(胞质免疫球蛋白);MPO(髓过氧化物);CD7 可在部分髓系白血病细胞表达

②白血病细胞系列非特异性抗原:CD34 和 HLA-DR 为早期细胞抗原,无系列特异性,可与 CD38 联合运用于免疫分型。一般而言,干/祖细胞 CD34$^+$、HLA-DR$^+$、CD38$^-$,原始细胞 CD34$^+$、HIA-DR$^+$、CD38$^+$,而幼稚细胞(如早幼粒细胞)CD34$^-$、HLA-DR$^-$、CD38$^+$,这有利于确定白血病细胞的分化程度。

③白血病共同抗原:CD45 为白细胞共同抗原、在细胞表面的表达量与细胞的分化程度有关。原始细胞表达量比成熟细胞低,幼红细胞不表达。用 2 个系列或分化阶段特异性 McAb 加 CD45 进行三色免疫荧光染色后,根据细胞的颗粒性与 CD45 表达量的不同,用 SSC/CD45 双参考设门,可将骨髓和血液中的原始或成熟细胞区分开来。

3.淋巴系肿瘤的免疫表型分析

B 细胞肿瘤是成熟和未成熟 B 细胞的克隆性肿瘤,T 细胞和 NK 细胞肿瘤是分化阶段变异的克隆性肿瘤,由于 T 细胞和 NK 细胞肿瘤密切相关,免疫表型有相同特点,所以这两类肿瘤的分类被归为一大类。

(1)成熟 B 淋巴细胞肿瘤:肿瘤性的 B 淋巴细胞主要通过免疫球蛋白轻链的限制性和抗原缺乏表达的异常区分。免疫球蛋白轻链的限制性是指同正常和反应性群体相比,肿瘤性的成熟 B 淋巴细胞通常表达单克隆的免疫球蛋白轻链(Kappa 或 Lamda),多为异常的 Kappa/Lamda 比值。

异常 B 细胞抗原表达是指表达了正常 B 细胞不出现的抗原,如 CD13 或 CD33。ALL 时这种现象更为多见。CD5 错译表达最常见于 CLL 及套细胞淋巴瘤(MCL)。CD5$^+$B 淋巴细胞在外周血中多于淋巴结,在一些自身免疫性疾病患者可存在少量 CD5$^+$B 淋巴细胞。正常生发中心 B 淋巴细胞显示 CD10$^+$Bcl-2$^-$,而滤泡淋巴瘤及滤泡来源的大 B 细胞淋巴瘤出现异常 Bcl-2 表达。

(2)成熟 T、NK 淋巴细胞肿瘤:T、NK 细胞肿瘤的诊断和分类较 B 淋巴细胞肿瘤难。

①抗原错译表达:缺失一或多种 T 细胞抗原表达是最常见的 T-LPD/NHL 的表型特点,最常见的是 CD5、CD7 抗原缺失。T 细胞肿瘤常见 CD3、CD5 强度改变,NK 细胞肿瘤常见 CD2、CD7、CD56、CD8、CD16 的改变。

②确定限制性 T 细胞群:在肿瘤性 T 细胞增殖中,往往存在限定的一群 T 细胞增殖。在外周血标本中,正常 CD4$^+$细胞 70% 以上,表达 CD26,而在 CD4$^+$肿瘤性疾病,通常 CD26 降低

且 CD7⁻。CD4/CD8 改变不代表克隆性。正常 CD4/CD8＝0.5～4。CD4/CD8 改变可见于NHL、HL 和反应性淋巴增殖性疾病。CD4/CD8 双阳/双阴细胞在 T-ALULBL 更常见。

TCRαβ/TCRγδ 异常：多数 T 细胞表达 TCRαβ(TCRαβ⁺/TCRγδ⁻)，故淋巴细胞群出现以 TCRαβ⁻/TCRγδ⁺或 TCRαβ⁻/TCRγδ⁻为主，提示肿瘤性增殖。

（3）浆细胞肿瘤：恶性克隆性浆细胞具有与正常浆细胞不同的抗原表达。恶性浆细胞的免疫表型常表现为：①CD19、CD27、CD38、CD45 和 CD138 的表达下调；②CD28、CD33 和 CD56过表达；③CD20、CD117 和表面免疫球蛋白不同步表达。其中，CD38 骨髓瘤细胞的设门分析，CD138 为浆细胞特异性标志，绝大多数 MM 患者 CD138 表达阳性。CD19 是 B 细胞标志，MM 患者异常浆细胞不表达。CD56 是 NK 细胞的标志，正常浆细胞不表态 CD56，但胸水和腹水中的骨髓瘤细胞表达，故 CD56 通常在 MM 患者骨髓中过表达，但髓外很少表达。正常和异常浆细胞基本不表达膜的免疫球蛋白，正常浆细胞为多克隆，而恶性浆细胞多为单克隆。

总之，正常浆细胞的表型为 CD38ˢᵗʳ⁺ CD138ˢᵗʳ⁺ CD45⁺ CD19⁺ CD56⁻，而绝大多数恶性浆细胞为单克隆，免疫表型为 CD38ˢᵗʳ⁺ CD138ˢᵗʳ⁺ CD45⁻ CD19⁻ CD56⁺。

4.B 淋巴母细胞肿瘤

（1）早 B 前体-ALL(Pro-B-ALL)：早 B 前体细胞表达干/祖细胞标志 CD34 及不成熟标志TdT，CD19 阳性，而 CD10 为阴性，其他标志有 HLA:DR、CD9、CD22、CD24。婴儿 CD10 阴性者预后较差，多数患者常涉及 11q23 易位，累及 MLL 基因，预后较差。2008 版世界卫生组织分类将累及 MLL 基因的 ALL 进行单独分类。

（2）普通:B-ALL(Com:B-ALL)：表达干/祖细胞标志 CD34 及不成熟标志 TdT 和 CD10、CD19 阳性，其他标志有 HLA-DR、CD9、CD22、CD24。cμ 阴性，CD20 不常见。具有 t(q;22)易位和 t(12;21)易位的 ALL 患者，其免疫表型经常表现为 Com-B-ALL，因此当出现这类ALL 表型时，应注意进行基因或染色体检查以确定诊断。

（3）前体 B-ALL(Pre-B-ALL)：其特征为表达 cμ，而 slg 阴性。占儿童 ALL 的 25%，成人中少见。细胞表达强的 CD19、CD24、HLA-DR、CD10、CD22。TdT 和 CD20 表达不定，CD34一般为阴性。此型患者预后比早 B 前体-ALL 差。现在发现这种差的预后与存在 t(1;19)(q23;p13)有直接关系。2008 版世界卫生组织分类已经将此类白血病进行单独分类。

5.T 淋巴细胞肿瘤

T 淋巴细胞肿瘤是 T 系定向前体细胞肿瘤。原始细胞表达 TdT，不定表达 CD1a、CD2、CD3、CD4、CD5 和 CD8。这些抗原中，CD7 和胞内 CD3 是阳性率最高的。但只有 CD3 是系列特异性的。CD4 和 CD8 经常双阳性，CD10 也可能阳性。但也不是 T-ALL 特异性的，CD4 和CD8 双阳性可见于 T-PLL(幼淋细胞)，CD10 阳性见于周围型的血管免疫母细胞 T 细胞淋巴瘤。除 TdT 外，鉴别 T 淋巴母细胞白血病最特异性的标志是 CD99、CD34 和 CD14。

6.急性系列不明型白血病的免疫表型

由于白血病细胞经常出现异常的抗原表达方式，即丧失系列规律性，表现为表达交叉系列抗原，如 CD33、CD13 与 B 或 T 系标准同时阳性；CD7 和(或)CD2 与髓标志同时阳性；CD19/CD10 与髓系标志同时阳性；CD7 与 CD10 同时表达。双克隆型白血病：为同时存在两种异常细胞，分别表达髓系或淋巴系列标志。双表型白血病：是一群白血病细胞同时表达两个或两个系列以上的标志。可以为 B-M、T-M、T-B 或 M-T-B。

世界卫生组织对确定原始细胞系列特异性的免疫表型提出了明确的判断标准。①髓细胞系:MPO(通过 FCM 免疫组化或细胞化学染色);CD13、CD33 和 CD117 不特异;或者单核系分化抗原 NSE、CD11c、CD14、CD64 和溶菌酶,至少两项阳性。②T 细胞系:CD3epsilon 链单克隆抗体结合 FCM 检测胞质 CD3(cCD3)阳性,免疫组化染色结合 CD3 多克隆抗体,但 CD3zeta 链抗体不定 T 细胞特异;或者膜 CD3(mCD3)阳性,虽然双表型白血病比较少见,但也可确认 T 细胞系列特异性。③B 细胞系:需要多种抗原确认。分为两种情况,CD19 高表达伴至少 CD79a、cCD22 和 CD10 两项高表达。

7.造血干/祖细胞计数

由于造血干/祖细胞缺乏形态上可辨认的标志,可以采用骨髓培养方法对其进行分析。目前,流式细胞仪已成为鉴别和计数造血干/祖细胞的重要方法。CD34 在骨髓和外周血的造血干/祖细胞及其具有造血潜能的各种集落形成细胞上表达。造血干细胞应该是各个系列分化抗原阴性(lin 代表 CD19、CD14、CD16、CD7、CD33、CD56、GlycophorinA 等分化抗原)及 CD38、HLA-DR 等亦为阴性的细胞,表达 CD34 抗原。

CD34$^+$ 细胞不论是在骨髓(BM)、脐带血(CB)或动员外周血(MPB)中,含量均很低,正常骨髓在中占 $1\%\sim4\%$。流式细胞仪在进行 CD34$^+$ 细胞计数由于非特异性黏附及标本中的碎片影响,测定结果的重复性及准确性较差。国际目前比较一致的建议如下。

(1)标本制备过程中选用全血标记及免洗方法:即不分离单个核细胞(MNC),而采用全血经直接免疫荧光标记可减少因洗涤造成的 CD34$^+$ 细胞的丢失。

(2)选用Ⅲ类 CD34 抗体:根据 CD34 抗体对神经氨酸酶及糖蛋白酶的敏感性不同而分为 3 类:Ⅰ类抗体,对两种酶均敏感,这种抗体需要与 CD34 分子的碳水化合物部分及末端唾液酸结合,而这种结构只存在于部分 CD34 分子中,因此会造成结果的差异。

Ⅱ类抗体,只对糖蛋白酶敏感;Ⅲ类抗体,对两种酶均不敏感。Ⅱ类抗体在与 FITC 结合时,会产生静电而影响结合特性,因此目前多采用Ⅲ类抗体,如抗 HPCA-2、581 和 Birma-k3 等克隆。

(3)选用荧光强度高的荧光素连接的 CD34 抗体:MFCM 最常用的两种荧光素为 PE(藻红蛋白)和 FITC(异硫氰酸荧光素),因为:①PE 的发射荧光强;②PE 的发射光峰值在 580nm 与细胞的自发荧光相互干扰小;③与 Fc 受体结合少;④与死细胞非特异结合少。所以,多采用 PE 标记的 CD34 抗体,而不选用 FITC 标记的抗体。另外 PE-Cy5 和别藻兰蛋白(APC)发射荧光亦较强,也可用于 CD34$^+$ 细胞计数。

(4)至少获取 6 万以上细胞,以 CD45$^+$ 细胞或有核细胞作为细胞总数计算 CD34$^+$ 细胞的数量:利用流式细胞仪准确计数 CD34$^+$ 细胞数量,可以判断外周血造血干细胞的动员效果,把握采集时机。单纯应用 G-CSF 或 GM-CSF 动员,第 5 天达到高峰,第 8 天后即使持续给予 G-CSF 或 GM-CSF,外周血中 CD34$^+$ 数量也显著下降,所以常在动员第 5、6、7 天进行采集。近年来一般建议外周血 CD34$^+$ 细胞达到 $(20\sim40)\times10^6$/L 时开始外周血造血干细胞采集。研究表明,为保证外周血造血干细胞移植后获得快速造血重建的 CD34$^+$ 细胞低阈值为 $(1.0\sim2.5)\times10^6$/kg。

（八）流式红细胞分析

1.网织红细胞计数

网织红细胞是未完全成熟的年轻红细胞,胞质中残留有不同含量的 RNA。RNA 含量越高,网织红细胞越年轻,反之,则接近于成熟红细胞。网织红细胞是骨髓红细胞系统造血兴衰的指针。用荧光染料噻唑橙可使活体网织红细胞中 RNA 染色,用 488nm 激光激发后可发射绿色荧光,FCM 分析其荧光强度的大小即可测定网织红细胞的数量和 RNA 含量。

流式细胞仪不仅能够快速准确地计数网织红细胞,而且可以根据不同荧光强度网织红细胞的比例计算网织红细胞成熟指数(RMI)。网织红细胞荧光强度可被分成低(LFR)、中(MFR)、高(HFR)3 个强度区域,每个区域内网织红细胞的百分率 LFR、MFR、HFR 的范围是根据血液学检测正常的健康成人网织红细胞平均荧光强度 95% 可信区间定义,一般以 HFR%(HFR 网织红细胞数/总网织红细胞数)来表示 RMI。RMI 对判断骨髓红系细胞造血功能有重要意义。

在骨髓移植过程中,RMI 与中性粒细胞同时计数,可更早反映红细胞生成情况,而网织红细胞计数升高相对较晚。在癌症化疗过程中,RMI 是反映骨髓抑制和恢复的一项非常敏感的指标。另外,RMI 和网织红细胞计数是评价红细胞生成性质变化的两个重要指标,当红细胞生成活性增强时,外周血中网织红细胞计数增高,RMI 也增高,如溶血性贫血、急性失血等。当无效造血或红细胞生成障碍时,网织红细胞计数常正常或略低,RMI 常升高或在参考范围的上限,如急性白血病、难治性贫血、再生障碍性贫血、营养性贫血等。

2.红细胞 CD55、CD59 表达水平分析

阵发性睡眠性血红蛋白尿症(PNH)是一种获得性基因突变所致的克隆性疾病,其异常的血细胞膜糖化肌醇磷脂-锚连接蛋白使 CD55、CD59 等表达明显减低或缺乏,导致对补体的敏感性增强而产生溶血性贫血。

目前,用流式细胞仪检测外周血红细胞膜、网织红细胞膜及白细胞膜上 GPI 锚蛋白缺失可以诊断 PNH,其特异性和灵敏度均优于以往的溶血试验。通过流式细胞分析,发现健康人外周血细胞膜上 CD55 和 CD59 的表达分成 3 型(以 CD59 为例)。Ⅰ型:CD59 表达完全阳性,其荧光强度与健康人 CD59 阳性峰所在荧光道数相近;Ⅱ型:CD59 表达部分阳性,其荧光强度处于Ⅰ型及Ⅲ型之间;Ⅲ型:CD59 表达完全阴性。

3.嗜水气单胞菌溶素变异体检测

近年国内外有应用 FLAER 技术辅助诊断 PNH。1998 年,Diep 等报道嗜水气单胞菌(HEC)毒素能特异地与细胞膜上的 GPI 锚连蛋白结合,随后立即聚合成多聚体,插入细胞膜的脂质双层,在膜上形成孔洞使细胞渗透压改变而溶破。PNH 细胞则由于缺乏 GPI 蛋白,使其具免疫毒素作用而终保持细胞完好,毒素作用后的细胞留存率与 CD59⁻率一致。经过工艺的改进,形成 FLAER 技术,FLAER 是 Alexa-488 标记的无活性嗜水气单胞菌溶素前体的变异体,它同野生型嗜水气单胞菌溶素相似,可特异地结合于 GPI 锚连蛋白,但并不形成细胞通道,不引起细胞的溶血,因此不会导致细胞死亡。该标记类似于荧光素,可在一定条件下被激发出荧光,可以通过流式细胞仪进行检测,并区分 GPI⁻ 和 GPI⁺ 细胞。

4.红细胞表面相关免疫球蛋白测定

红细胞表面相关免疫球蛋白(如 IgG、IgM、IgA 等)的检测对于诊断溶血性贫血和监测新生儿溶血性疾病起着重要作用。用荧光素标记的抗不同免疫球蛋白亚型的抗体染色红细胞,流式细胞仪可以准确计数其阳性细胞百分率。

(九)流式血小板分析

血小板是从骨髓成熟的巨核细胞胞质脱落下来的小块胞质。血小板在生理止血过程中有黏附、聚集、分泌、促凝血、血块回缩的作用。FCM 已经成为当前临床研究血小板不可缺少的工具,对临床遗传性与获得性血小板功能缺陷病诊断与治疗,血小板减少性紫癜,血栓前状态与血栓性疾病的诊断、治疗、预防,抗血小板活性药物的研究、评价及治疗监测等有重要的临床意义和研究价值。

1.血小板膜糖蛋白表达的分析

如 GP Ⅰ b/Ⅸ/Ⅴ复合物、GP Ⅱ b/Ⅲ a 复合物、GP Ⅰ a 等的定性与定量分析。

2.网织血小板计数

用 RNA 染料使血小板染色,测定血小板内 RNA 的含量,计数含 RNA 的血小板(网织血小板)数量。

3.血小板自身抗体测定

血小板自身抗体测定包括特异性血小板抗体、血小板相关免疫球蛋白(PAIg)、血小板同种抗体、药物相关血小板抗体等。

4.免疫血小板计数

以 CD41 或 CD61 设定血小板门,计数单位体积血液中血小板的绝对数量,尤其是血小板减少症患者血小板的计数。

5.抗血小板药物治疗监测

用血小板 GP Ⅱ b/Ⅲ a 的拮抗剂,如 McAb、肽类等治疗后,监测循环血小板膜表面游离的 GP Ⅱ b/Ⅲ a 占总量比例变化,使药物达到最佳剂量而又不使患者出血。

6.临床意义

在恶性肿瘤放疗、化疗、免疫治疗、骨髓移植后、骨髓造血功能的检测、骨髓造血功能障碍引起的血小板极度减少的精确计数。免疫血小板计数法作为参考方法,校准自动血细胞分析仪的血小板计数。

第二章 红细胞疾病

第一节 缺铁性贫血

缺铁性贫血(IDA)是由于体内铁储存不足,不能满足正常红细胞生成的需要而发生的贫血。贫血特点是骨髓、肝、脾及其他组织中缺乏可染色铁,血清铁浓度和血清转铁蛋白饱和度均降低。IDA是铁缺乏的最终阶段,表现为小细胞低色素性贫血。本病属贫血中的常见类型,发病率较高,女性(尤其是孕妇)高于男性,治愈率约为80%。缺铁性贫血的发病原因是铁摄入量不足、吸收量减少、需要量增加、铁利用障碍或丢失过多所致。IDA在中医中属于"虚劳""虚损""黄肿""萎黄"等。

一、病因病机

(一)西医研究

1.流行病学

缺铁性贫血在生育年龄的妇女和婴幼儿中发病较多。据世界卫生组织1985年报道,全球约30%的人患有贫血,其中至少半数为缺铁性贫血。在大多数发展中国家里约2/3的儿童和育龄妇女缺铁,其中1/3为缺铁性贫血。在发达国家亦有20%的育龄妇女及40%的妊娠妇女患缺铁性贫血。据世界卫生组织1997年报道,IDA患者占世界总人口的10%~30%,在发达国家可高达50%以上,美国数据显示,育龄非妊娠妇女的铁缺乏患病率为9%~11%,略高于其他年龄组妇女,其缺铁性贫血的患病率为2%~5%。在我国城市儿童IDA为8%,农村儿童为13%。

2.发病机制

铁是人体必需的微量元素,存在于所有生存的细胞内。铁除参与血红蛋白合成外,还参与体内一些生物化学过程,如铁缺乏,将影响细胞的氧化还原功能,造成多方面的功能紊乱。

含铁酶的活性下降,影响细胞线粒体的氧化酶解循环。使更新代谢快的上皮细胞角化变性,消化系统黏膜萎缩,胃酸分泌减少。缺铁时,骨骼肌中的2,3-磷酸甘油脱氢酶减少,易引起运动后乳酸堆积增多,使肌肉功能及体力下降。含铁的单胺氧化酶对一些神经传导剂(如多巴胺、去甲肾上腺素及5-羟色胺等)的合成、分解起着重要的作用。缺铁时,单胺氧化酶的活性降低,可使神经发育及智力受到影响。缺铁时过氧化氢酶和谷胱甘肽过氧化物酶活性降低,易致细胞膜氧化损伤,红细胞的变形性差,寿命缩短。此外,缺铁时血小板的黏附功能降低,抗凝血酶和纤维蛋白裂解物增加,严重时可影响止血功能。发育中的红细胞需要铁、原卟啉和珠蛋白以合成血红蛋白。血红蛋白合成不足将造成低色素性贫血。

人体内的铁是呈封闭式循环的。正常情况下,铁的吸收和排泄保持着动态平衡,人体一般不会缺铁,只在铁需要增加、摄入不足及慢性失血等情况下造成长期铁的负平衡才致缺铁。造成缺铁的病因可分为铁摄入不足和铁丢失过多两大类。

(1)铁摄入不足:成年男人及绝经后妇女每天铁的需要量为1mg,生育年龄的妇女(2~3mg)及生长发育的青少年(1.5~2mg)铁的需要量增多。如膳食充足,常见的原因是食物中铁的含量不足、偏食或吸收不良。食物中的血红素铁容易被吸收,且不受食物组成及胃酸的影响。非血红素铁则需要先变成Fe^{2+}才能被吸收。蔬菜、谷类、茶叶中的磷酸盐、植酸、丹宁酸等可影响铁的吸收,如膳食中的结构不合理,容易造成铁摄入不足。

造成铁摄入不足的其他原因是药物或胃肠疾病影响了铁的吸收,某些金属如钾、镁的摄入,制酸剂中的碳酸钙和硫酸镁,溃疡病时服用的H_2受体抑制剂等,均可抑制铁的吸收。萎缩性胃炎、胃及十二指肠手术后胃酸减少影响铁的吸收等,均是造成铁摄入不足的原因。

(2)铁丢失过多:正常人每天从胃肠道、泌尿道及皮肤上皮细胞中丢失的铁约为1mg,妇女在月经期,分娩和哺乳时有较多的铁丢失,临床上铁丢失过多在男性常是由于胃肠道出血,而女性常是月经过多。

胃肠道出血常见于膈疝,食管静脉曲张、胃炎、胃溃疡、溃疡性结肠炎,内、外痔、息肉,肠道肿瘤、肠道寄生虫。酗酒,药物如阿司匹林及类固醇和非类固醇抗炎药物等。

其他系统出血,见于泌尿系肿瘤,子宫肌瘤,反复发作的阵发性血红蛋白尿症和咯血,止血、凝血疾病或服用抗凝药物。

(二)中医认识

古代医家认为,本病的形成多由于先天禀赋不足,饮食不节,长期失血,疲倦过度,妊娠失养等。终致气少色衰,气血亏虚。病位在中焦脾胃。"血者水谷之精气也,生化于脾""中焦受气取汁,变化而赤是为血",脾为后天之本,胃乃水谷之海,脾胃为气血生化之源。由于饮食不节,损伤脾胃,胃不受纳腐熟,脾不能运化吸收,导致水谷精微不足,气血生化无源,导致本病。

二、临床诊断

(一)辨病诊断

1.临床诊断

有引起缺铁的病史,如慢性失血(常见于月经过多、溃疡病、胃肠道肿瘤、钩虫病及痔),吸收障碍(如萎缩性胃炎、胃肠道术后),营养不良和铁需要量增加(如偏食、妊娠、哺乳及儿童生长期)等。

患者常表现为头晕、头痛、怠倦乏力、心悸、面色萎黄及组织缺铁的各种表现,如毛发干枯、平甲、反甲等。临床上将缺铁及缺铁性贫血分为缺铁、缺铁性红细胞生成及缺铁性贫血3个阶段。其诊断标准分别如下。

(1)缺铁或潜在缺铁:此时仅有体内储存铁的消耗。符合以下诊断:①有明确的铁病因和临床表现。②血清铁蛋白<14μg/L。③骨髓铁染色显示铁粒幼细胞<10%或消失,细胞外铁缺如。

(2)缺铁性红细胞生成:指红细胞摄入铁较正常时为少,但细胞内血红蛋白的减少尚不明显。符合缺铁的诊断标准,同时有以下任何一条即可诊断:①转铁蛋白饱和度<15%。②红细胞游离卟啉>0.91μmol/L或>4.5Vg/gHb。

缺铁性贫血时红细胞内血红蛋白减少明显,呈现小细胞低色素性贫血。

(3)诊断标准:①血象:轻度贫血为正细胞正色素性贫血。重度贫血为典型小细胞低色素性贫血,红细胞平均体积(MCV)<80fL,红细胞平均血红蛋白含量(MCH)<28pg,红细胞平均血红蛋白浓度MCHC<30%。血片中红细胞大小不一,小者多见,形态不规则,出现少数椭圆形、靶形和不规则形红细胞,红细胞中心淡染区扩大,甚至变成狭窄环状,网织红细胞多数正常,急性失血时可暂时升高。②骨髓象:骨髓显示细胞增生活跃,主要为幼红细胞增多,幼红细胞体积较小、胞质发育不平衡。③血清铁明显降低。④红细胞原卟啉:因缺铁而血红素合成减少,缺铁性贫血的红细胞游离原卟啉500μg/L(正常200~400μg/L)。⑤小细胞低色素性贫血:血红蛋白(Hb)男性<120g/L,女性<110g/L;MCV<80fL,MCH<26pg,MCHC<0.31。⑥有明确的缺铁病因及临床表现。⑦血清铁<10.7μmol/L(60μg/dL),总铁结合力>64.44μgmol/L(360g/dL)。⑧运铁蛋白饱和度<15%。⑨骨髓细胞外铁消失,细胞内铁<15%。⑩胞游离原卟啉(FEB)>0.9μmol/L(50g/dL)。

(4)诊断依据①符合缺铁及缺铁性红细胞生成的诊断。②小细胞低色素性贫血。③铁剂治疗有效。

2.实验室诊断

(1)血象:早期或轻度缺铁可以没有贫血或仅极轻度贫血。晚期或严重缺铁有典型的小细胞低色素性贫血。还可见少量靶形、椭圆形或其他不规则形态的红细胞。网织红细胞计数大多正常,白细胞计数正常或轻度减低。血小板计数在儿童多偏低,成人有出血者常偏高。

(2)骨髓象:骨髓增生活跃,粒红比例降低,红细胞系统增生明显活跃。中幼红细胞比例增多,体积比一般的中幼红细胞略小,边缘不整齐,胞质少,染色偏蓝,核固缩似晚幼红细胞,表明胞浆发育落后于核,粒系细胞和巨核细胞数量和形态均正常。

(3)骨髓铁染色:用普鲁士蓝染色可见骨髓含铁血黄素阴性(正常为+~++),铁粒幼细胞阴性或减少(正常为20%~90%)。

(4)血清铁蛋白:铁蛋白是体内储存铁的一种形式,血清铁蛋白也可以起到运铁的作用,通常1μg/L代表体内有储存铁8mg,故血清铁蛋白的测定是估计骨髓铁储存状态的一种敏感的方法,血清铁蛋白正常值为100±60ng/mL,缺铁性贫血时小于15μg/L。

(5)其他:缺铁性贫血时血清铁常低于10.74μmol/L,总铁结合力增高,高于64.44μmol/L,血清铁饱和度减少,低于15%。

(二)辨证诊断

1.辨病因病位

由脾虚者多有食少、纳呆、腹胀、便溏等症状。由失血引起者多有呕血、便血、月经过多等病史。由虫积引起者,多有面黄肌瘦、善食易肌或有嗜异表现。由肾虚引起者多有腰膝酸软、阳痿遗精等,肾阳虚者多见形寒肢冷、腹泻便溏;肾阴虚者可见潮热盗汗、五心烦热等症。

2.辨虚实轻重

缺铁性贫血多属虚证,但由虫积引起者,则为虚中夹实证。病轻者病变损及脾胃,常见食少便溏、腹胀不适、心悸气短、倦怠乏力等症。病重者多损及心肾,出现心悸气短、头晕耳鸣、形寒肢冷、阳痿闭经,甚则周身水肿等症。临床上常从以下几个方面辨证。

(1)脾虚型

主证:面色萎黄或苍白,神疲乏力。兼证:食少,便溏,脘腹胀满。舌象:舌质淡,苔薄腻。脉象:脉沉细。

辨证分析:本证属脾胃气虚,饮食劳倦,损伤脾胃,脾虚不运,脾纳呆滞,清阳不升,浊阴不降,故食少便溏,气血生化不足,血不上荣于面,四肢肌肉无所禀受,故面色萎黄或苍白,神疲乏力。脾胃气虚,运化无力,水湿内停,故苔薄腻。气血两虚,故见脉沉细。

(2)心脾两虚型

主证:面色苍白,怠倦乏力,头晕,心悸,失眠,少气懒言。兼证:食欲不振,毛发干脱,爪甲裂脆。舌象:舌质淡,苔薄。脉象:脉濡细。

辨证分析:脾主思而统血,思虑过度,则劳伤心脾,脾胃气虚,运化无力,化源不足,故倦怠乏力,食欲不振,面色苍白或萎黄,舌淡胖,脉濡细。气虚血衰,心失所养故心悸失眠。发为血余,营血不足,故见皮毛枯萎之症。

(3)脾肾阳虚型

主证:面色萎黄或苍白,形寒肢冷,唇甲淡白,周身水肿,甚则可有腹水,心悸气短,耳鸣眩晕,神疲肢软,大便溏薄。兼证:五更泄,小便清长,男子阳痿,女子闭经等。舌象:舌质淡或有齿痕。脉象:脉沉细。

辨证分析:脾肾阳虚,气化失常,水邪内停故见周身水肿,甚则可有腹水;脾主四肢,阳气虚弱,不得温煦,故形寒肢冷;脾肾阳虚,命门火衰,水湿内停,故见男子阳痿,大便溏薄或有五更泻,小便清长。脾为后天之本,为气血生化之源,肾为先天之本,主肾,生髓,藏精,精可化血,脾肾阳虚,则气虚血少,故见面色萎黄或苍白无华,唇甲淡白,心悸气短,耳鸣眩晕,神疲肢软,女子经闭,舌质淡有齿痕,脉沉细。

(4)虫积型

主证:除有贫血症状外,尚有腹胀或嗜食生米、泥土等,善食易饥,恶心呕吐,大便干结或溏薄有奇臭。兼证:神疲肢软及其他虫积见证。舌象:苔淡苔薄白。脉象:脉虚弱。

辨证分析:本证为脾虚虫积之证,虫积日久,损害脾胃,以致神疲肢软,嗜食生米、茶叶、泥土等异物,善食易肌,脾虚气滞,故腹胀,肠中积热故大便干结有奇臭。脾虚则大便溏薄。

三、鉴别诊断

(一)西医鉴别诊断

缺铁性贫血主要与其他小细胞低色素性贫血相鉴别。

(1)珠蛋白生成障碍性贫血(地中海贫血):常有家族史,外周血片中可见多数靶形红细胞,血红蛋白电泳中可见胎儿血红蛋白或血红蛋白 A_2 增加。患者血清铁及转铁蛋白饱和度、骨髓铁增多。

(2)慢性病性贫血:血清铁虽然降低,但总铁结合力不会增加或降低,故转铁蛋白饱和度正常或稍增高。骨髓中铁幼粒细胞数量减少,巨噬细胞内铁粒及含铁血黄素颗粒明显增多。转铁蛋白正常或减少。

(3)铁粒幼细胞性贫血:临床上少见。好发于老年人。主要是由于铁利用障碍。常为小细胞正色素性贫血。血清铁增高而总铁结合力正常,故转铁蛋白饱和度增高。骨髓中铁颗粒及铁粒幼细胞明显增高,可见多数环状铁粒幼细胞。血清铁蛋白水平也增高。

(4)维生素 B_6 反应性贫血:是铁粒幼红细胞贫血的一种类型。由于体内维生素 B_6 代谢异常,铁失利用,影响血红素合成所致。多呈小细胞低色素性贫血,但血清铁和骨髓铁均增高,色氨酸代谢异常,用维生素 B_6 治疗有一定疗效。

(二)中医鉴别诊断

气虚类疾病:此类疾病可见面色㿠白,气短懒言,语声低微,头昏神疲,肢体无力,舌苔淡白,脉软细弱。而血虚类疾病则可见肌肤枯燥、筋脉拘挛、肢体麻木等表现。

四、临床治疗

(一)提高临床疗效的基本要素

去除病因,以慢性失血较为常见:痔疮、消化道溃疡、息肉、肠道寄生虫、胃肠道肿瘤。女性月经过多,常见于子宫肌瘤、放置避孕环、妇科疾病、妇科肿瘤等。对婴幼儿、儿童、孕妇及哺乳期妇女应给予含铁较丰富食物。

(二)辨病治疗

1.病因治疗

病因治疗对纠正贫血的效果、速度及防止其复发均有重要意义,因此必须重视,否则,贫血的治疗可能完全无效或疗效不明显,另一方面则可能忽略严重的原发病,例如早期癌肿等,将延误治疗时机。

2.铁剂治疗

(1)口服铁剂:最常用的制剂为硫酸亚铁,成人剂量为每日 3 次,每次 0.2~0.3g。富马酸亚铁每次 1~2 片,每日 3 次。右旋糖酐铁,每次 50mg,每日 3 次。进餐时或饭后服,可以减少胃肠道刺激,如仍有不适,可先将剂量减半,至不发生反应时逐渐增加剂量。服药时忌茶,以免铁被鞣酸沉淀而不能被吸收。

(2)注射铁剂:常用的铁注射剂有右旋糖酐铁及山梨醇枸橼酸铁。这两种制剂各含铁 50mg/mL。给铁的总剂量应准确计算,不应超量,以免引起急性铁中毒。计算方法:每提高血红蛋白 10g/L(1g·dL),需用右旋糖酐铁或山梨醇枸橼酸铁 300mg,如果拟达到血红蛋白 150g/L(15g/dL)及补充储存铁 500mg 计算,铁的总剂量(mg)=300×(15−患者的血红蛋白 g/dL)+500。首次给药量为 50mg,如无不良反应,第 2 天可增至 100mg,如仍无不良反应,以后每日 100mg,直至总剂量给完。给药途径是深部肌内注射。

(3)加强营养:增加含铁丰富的食品。血红蛋白低于50g/L时可输血或红细胞悬液;若有心功能不全时,宜多次少量输血,且速度要慢,以防引起不良反应。

(三)辨证治疗

1.辨证施治

(1)脾气虚

治法:益气健脾。

方药:香砂六君子汤合当归补血汤加减。党参15g,白术10g,茯苓15g,半夏10g,当归10g,鸡内金10g,木香10g,砂仁6g,黄芪15g。腹泻便溏加薏苡仁15g,山药15g。

方中以党参甘温,入脾肺二经,补气健脾,白术甘苦温,健脾燥湿,益胃和中,茯苓甘淡而平,渗湿健脾,助白术使湿从小便而去,加强健脾除湿之功,炙甘草甘温益气,调和诸药;半夏燥湿化痰;木香、砂仁理气醒脾。黄芪当归为当归补血汤,为补气生血的代表方剂。根据"有形之血,生于无形之气"的道理,方中以黄芪大补脾肺之气,固护肌表,以防气脱,补益中焦,资助化源,取其"阳生阴长"益气而生血,当归养血和营,使气有所附,气旺血生。炙鸡内金,六曲消食健脾。全方共奏补气生血,健脾燥湿助运之功效。

(2)心脾两虚

治法:益气补血,养血安神。

方药:归脾汤或八珍汤加减。党参15g,黄芪30g,熟地15g,当归15g,白术10g,炒枣仁15g,炙甘草6g,大枣10g。贫血严重者加阿胶10g,黄精20g。心悸失眠可加夜交藤15g,合欢皮15g,生龙牡20g。

本方重在益气生血,以黄芪、党参补中益气,化生气血;酸枣仁、当归、熟地补血和营,养心安神;白术、陈皮健脾理气,以防滋腻滞气,大枣健脾和胃,甘草益气和中,调和诸药。

(3)脾肾阳虚

治法:温补脾肾。

方药:实脾饮合四神丸加减。黄芪15g,白术10g,茯苓15g,甘草10g,附子10g,大腹皮10g,厚朴10g,补骨脂10g,菟丝子15g,肉桂6g,鹿角胶10g,当归10g。腹泻加炒山药12g,炒扁豆10g,以健脾补中;水肿明显加猪苓10g,泽泻10g以利水消肿。

方中以黄芪补气健脾,白术健脾燥湿,茯苓淡渗利湿,使水湿小便而去,附子、肉桂、补骨脂、菟丝子、鹿角胶温补肾阳;大腹皮、厚朴行气利水,甘草调和诸药。全方共奏温补脾肾,行气利水之功效。

(4)虫积

治法:杀虫消积。

方药:方用化虫丸加减。榧子10g,槟榔10g,红藤15g,百部10g,雄黄0.5g。若腹痛重加白芍15g,延胡索12g。

方中榧子、槟榔、百部、雄黄均有杀虫之功效,槟榔、红藤理气、化瘀、止痛。一般若患者全身情况差,则宜先补益气血,纠正贫血,待全身情况好转后,再行驱虫,驱虫后,贫血仍显著者,亦应给予积极治疗。

2.中成药

(1)小温中丸:每次 3g,每日 3 次口服。用于脾胃虚寒证。

(2)归脾丸口服:每次 8～10 丸,每日 3 次口服,用于心脾两虚者。

(3)复方阿胶浆:20mL/次,1 日 2～3 次口服。

五、预防

缺铁性贫血大多是可以预防的。主要是重视营养知识教育及妇幼保健工作,如改进婴儿的喂养,提倡母乳喂养和及时添加辅食,妊娠及哺乳期妇女适当补充铁剂等;在钩虫流行区应进行大规模的寄生虫防治工作;及时根治各种慢性消化道出血的疾病等。

六、预后

缺铁性贫血的预后取决于原发病是否能治疗。治疗原发病、纠正饮食习惯及制止出血后,补充铁剂治疗可使血红蛋白较快地恢复正常。如治疗不满意,失败的原因常为:①诊断错误:贫血不是由缺铁所致;②合并慢性疾病(如感染、炎症、肿瘤或尿毒症等)干扰了铁剂的治疗;③造成缺铁的病因未消除,铁剂的治疗未能补偿丢失的铁量;④同时合并有叶酸或维生素 B_{12} 缺乏影响血红蛋白的恢复;⑤铁剂治疗中的不恰当(包括每天剂量不足,疗程不够,未注意食物或其他药物对铁吸收的影响等)。

第二节 巨幼细胞贫血

巨幼细胞贫血(MA)是由叶酸、维生素 B_{12} 缺乏而引起的以贫血为主要临床表现的疾病。其骨髓红系及粒系、巨核系均呈巨幼样变,血象特征为红细胞及血红蛋白减少,成熟红细胞大小不一,形态异常,以大而卵圆形者多见。本病主要病理是各种原因引起叶酸、维生素 B_{12} 缺乏从而导致 DNA 合成受到阻碍。由于细胞分裂所必需的核内 DNA 量倍增能力明显下降,核的成熟迟缓,故骨髓内的幼红细胞在形态上出现核大、染色质疏松、核浆发育不平衡的巨大的幼红细胞。这种巨幼改变亦见于粒系和巨核系。本病无论任何年龄均可发生,尤见于婴幼儿和妊娠期妇女。

中医古籍中并没有"巨幼细胞贫血"一词记载,但根据其表现中医学在古代医籍中所论述,MA 属中医"虚劳"范畴。某种病证的症状特点与本病临床表现相似,如宋代《圣济总录·虚劳门》中记载:"面色萎黄,饮食不化,心腹痞满,呕吐吞酸,大肠泄痢。"其表现既有似贫血及消化系统症状的描述,又有"手足逆冷,骨节酸痛"等似周围神经功能失调的表现。《灵枢·经脉》中说:"是主脾所生病者,舌本痛。"《医学摘粹·杂证要法》中说:"舌之疼痛热肿……"等表明该病变与脾相关,描述均与本病症状相似,皆属本病辨证施治的参考范畴。

一、病因病机

(一)饮食失调

气血由水谷精微而化,由于长期饮食偏嗜或不足致水谷精微摄入不足或影响脾胃功能导致气血化源不足,气血两亏,五脏六腑、四肢百骸失养而见乏力、心悸、头晕、耳鸣、爪甲色淡、面色苍白等症。

(二)脾胃虚弱

脾主运化,胃主受纳,脾胃功能正常则气血化源充足而维持机体正常的生理功能。脾胃素弱之人,加之饮食、情志等因素影响,使脾胃失于运化转输,气血化源不足而出现身倦乏力、食少便溏、心悸怔忡等症。

(三)肝肾不足

由于久病失于治疗或年老体弱,肝肾渐亏,加之饮食失调,水谷精微失于化生,日久成肝肾阴虚之候。

二、临床表现

(一)气血亏虚

1.证候

身倦乏力,面色萎黄或苍白,唇甲色淡,头晕目眩,心悸怔忡,耳鸣,肢体麻木,舌淡,苔白,脉细无力。

2.证候分析

五脏六腑、四肢百骸之正常功能均赖气血之濡润。气血亏虚,肌肤四肢失养则见身倦乏力、面色萎黄或苍白、爪甲口唇色淡、肢体麻木不仁之症;血虚不能上濡于脑及耳目,则见头晕、目眩、耳鸣等症;心血不足,心神失养而见心悸怔忡。舌淡,苔白,脉细弱均为气血亏虚之象。

(二)脾胃虚弱

1.证候

面色苍白或萎黄,身倦乏力,食少纳呆,食后腹胀,便溏,心悸怔忡,少寐多梦,舌痛,舌质红而干,苔少,脉濡缓。

2.证候分析

脾主四肢肌肉,脾胃虚弱,气血生化不足,则气血亏虚,四肢肌肉失养而见身倦乏力;血虚不能上荣于面则面色苍白或萎黄;心血不足,心失所养,心神不安则见心悸怔忡、少寐多梦;脾胃虚弱,失于运化腐熟,则见食少纳呆、食后腹胀便溏;舌痛,舌红而干,苔少与脾胃虚证并见为本病之特征;脉濡缓为脾胃虚弱之象。

(三)肝肾阴虚

1.证候

乏力头晕,眩晕,耳鸣,腰膝酸软,肢体麻木不仁或见痿证,五心烦热,盗汗,失眠,舌红,无苔,脉细数。

2.证候分析

年老或久病,日久伤及肝肾,肾精不足,肝血亏虚,四肢百骸失于濡养则见乏力、倦怠;肝肾阴虚,髓海腰府失于濡养则见眩晕,耳鸣,腰膝酸软,肢体痿软;阴虚内热,虚火内扰,则见五心烦热,盗汗,失眠;舌脉均为肝肾阴虚,精血亏虚之象。

三、中医诊断与鉴别诊断

(一)诊断

1.发病特点

本病的发生多由饮食不节所致,如偏食、饮食缺乏、婴幼儿喂养不当等导致水谷精微摄入不足,气血亏虚;初期可由各种原因导致脾胃虚弱,运化功能失调,气血化生不足所致;日久不治或老年肝肾不足者可出现肝肾亏损之象,舌痛,舌光少苔,肢麻不仁为本病特殊临床表现。

2.证候特点

本病初起多见舌红、少苔、舌痛等症或同时伴有食少纳呆、腹胀便溏等症,应及时调整饮食、调理脾胃;病程日久或失治误治,则出现气血亏虚之证,如身倦乏力,面色苍白或萎黄,口唇爪甲色淡,心悸怔忡等。心悸气促、下肢肿胀或麻木不仁是病久及肾,为本病之重证。

(二)鉴别诊断

1.黄疸

本病因血虚肌肤失于濡养可见面色、肌肤发黄,但这种黄与黄疸有本质区别。前者周身皮肤发黄呈萎黄,伴有乏力、心悸等血虚症状,但白睛、小便色正常;而黄疸则身目、小便俱黄,甚则肤如橘皮色,小便呈酱油色。

2.内科其他病证的虚证证型

本病主要以一系列血虚失荣症状为主,多无其他严重伴随症状,经积极治疗后很快好转;而内科其他病证的虚证则各以其病证的主要症状为突出表现,如眩晕的气血亏虚型是以眩晕为最基本最突出的表现。

四、西医诊断与鉴别诊断

(一)诊断

1.临床表现

(1)贫血及相关症状:贫血为 MA 最常见的表现,大多起病隐伏,特别是维生素 B_{12} 缺乏者常需数月。而叶酸由于体内储存量少,可较快出现缺乏。某些接触氧化亚氮者、ICU 病房或血液透析的患者,以及妊娠妇女可在短期内出现叶酸缺乏。临床上一般表现为中度至重度贫血,除贫血的症状如乏力、头晕、活动后气短心悸外,严重贫血者可有轻度黄疸,部分患者可同时有白细胞和血小板减少,患者偶有感染及出血倾向。

(2)胃肠道症状:胃肠道症状表现为反复发作的舌炎,舌面光滑,乳突及味觉消失,食欲不振,腹胀、腹泻及便秘偶见。

(3)神经系统症状:维生素 B_{12} 缺乏特别是恶性贫血的患者常有神经系统症状,主要是由于脊髓后、侧索和周围神经受损所致。表现为乏力、手足对称性麻木、感觉障碍、下肢步态不稳、行走困难。小儿及老年人常表现脑神经受损的精神异常,如无欲、抑郁、嗜睡或精神错乱。部分巨幼细胞贫血患者的神经系统症状可发生于贫血之前。

上述三组症状在巨幼细胞贫血患者中可同时存在,也可单独发生,同时存在时其严重程度也可不一致。

2.实验室检查

(1)血象:呈大细胞性贫血,MCV、MCH 均增高,MCHC 正常。网织红细胞计数可正常。重者全血细胞减少。血片中可见红细胞大小不等,中央淡染区消失,有大椭圆形红细胞、点彩红细胞等;中性粒细胞核分叶过多(5 叶核占 5% 以上或出现 6 叶以上的细胞核),亦可见巨杆状核粒细胞。

(2)骨髓象:增生活跃或明显活跃,骨髓铁染色常增多。造血细胞出现巨幼变:红系增生显著,胞体大,核大,核染色质疏松细致,胞浆较胞核成熟,呈"核幼浆老";粒系可见巨中、晚幼粒细胞,巨杆状核粒细胞,成熟粒细胞分叶过多;巨核细胞体积增大,分叶过多。

(3)血清叶酸和维生素 B_{12} 水平测定:两者均可用放射免疫法测定。血清叶酸的正常范围约为 5.7～45.4nmol/L(2.5～20ng/mL),血清维生素 B_{12} 的正常范围为 150～666pmol/L(200～900pg/mL)。由于部分正常人中可有血清维生素 B_{12} 低于 150pmol/L(200pg/mL);又因为这两类维生素的作用均在细胞内,而不是在血浆中,故此项测定仅可作为初筛试验。单纯的血清叶酸或维生素 B_{12} 测定不能作为确定叶酸或维生素 B_{12} 缺乏的诊断依据。

(4)红细胞叶酸测定:可用微生物法或放射免疫法测定。正常范围是 317.8～567.5nmol/L(140～250ng/mL)。红细胞叶酸不受短期内叶酸摄入的影响能较准确地反映体内叶酸的储备量。小于 227nmol/L(100ng/mL)时表示有叶酸缺乏。

(5)血清高半胱氨酸和甲基丙二酸水平测定:用以诊断及鉴别叶酸缺乏或维生素 B_{12} 缺乏,血清高半胱氨酸(正常值为 5～16μmol/L)水平在叶酸缺乏及维生素 B_{12} 缺乏时均升高,可达 50～70μmol/L。而血清甲基丙二酸水平升高(正常值为 70～270nmol/L)仅见于维生素 B_{12} 缺乏时,可达 3500nmol/L。

(6)脱氧尿嘧啶核苷抑制试验:取患者的骨髓细胞(或 PHA 激活的淋巴细胞)加入脱氧尿嘧啶核苷(dU)孵育后,再加入 3H 标记的胸腺嘧啶核苷(3H-TdR)一定时间后,测定掺入细胞核中 DNA 的 3H-TdR 量。当叶酸或(及)维生素 B_{12} 缺乏时,dU 利用减少,3H-TdR 的掺入量较正常人(<10%)明显增多(>20%)。还可加入叶酸或维生素 B_{12} 以纠正。3H-TdR 的掺入来判断患者是缺乏叶酸抑或维生素 B_{12}。此试验较为敏感,可在血清甲基丙二酸及高半胱氨酸水平升高之前的早期阶段出现异常。

(7)内因子抗体测定:在恶性贫血患者的血清中内因子阻断抗体(Ⅰ型抗体)的检出率在 50% 以上,故内因子阻断抗体测定为恶性贫血的筛选方法之一。如阳性应做维生素 B_{12} 吸收试验。

(8)维生素 B_{12} 吸收试验:主要用来判断维生素 B_{12} 缺乏的病因。方法是:给患者肌内注射维生素 B_{12}1000μg,同时 1 小时后口服 57CO 标记的维生素 B_{12}0.5μg。收集 24 小时尿,测定尿中 57CO 维生素 B_{12} 的含量,正常人应>8%,巨幼细胞贫血患者及维生素 B_{12} 吸收不良者<7%,恶性贫血患者<5%。如在 5 天后重复此项试验,同时口服内因子 60mg,尿中 57CO 维生素 B_{12} 的排出量恢复正常,表示患者的维生素 B_{12} 缺乏是由于内因子缺乏,否则是其他原因所致。如果给患者服用抗生素 7～10 天后试验得到纠正,表示维生素 B_{12} 的吸收障碍是由于肠道细菌过量繁殖所致。此试验结果与尿量有关,准确收集 24 小时的尿量及事先了解试验者的肾

功能是否正常非常重要。

3.诊断标准

(1)叶酸缺乏性巨幼细胞贫血

①临床表现:有贫血症状,常伴有消化道症状,如食欲不振、恶心、腹泻及腹胀等。舌质红、乳头萎缩、表面光滑。

②实验室检查:大细胞性贫血。MCV>100fl,多数红细胞大卵圆形;白细胞和血小板亦常减少,中性粒细胞核分叶过多(5叶核占5%以上或出现6叶以上的细胞核);骨髓明显增生,红系呈典型巨幼红细胞生成。巨幼红细胞>10%。粒细胞系统及巨核细胞系统亦有巨型变,特别是晚幼粒细胞改变明显,核质疏松、肿胀,巨核细胞有核分叶过多、血小板生成障碍。也可进行以下特殊检查:血清叶酸测定(放射免疫法)<6.91nmol/L(<3ng/mL);红细胞叶酸测定(放射免疫法)<227nmol/L(<100ng/mL)。

具备上述实验室检查中的特殊检查者,即可诊断为叶酸缺乏。这类患者可能同时具有临床表现的第二项。如加上贫血的临床表现及实验室检查第一及第三(或第二)项者,即可诊断为叶酸缺乏的巨幼细胞贫血。

(2)维生素 B_{12} 缺乏性巨幼细胞贫血

①临床表现:有贫血症状和消化道症状及舌痛、色红、乳头消失、表面光滑;也可有神经系统症状,如脊髓后侧束变性,表现为下肢对称性深部感觉及振动感消失。严重的可有平衡失调及步行障碍。亦可同时出现周围神经病变及精神忧郁。儿童患者可表现为精神障碍和智力低下。

②实验室检查:呈大细胞性贫血,MCV>100fl,红细胞呈大卵圆形;其白细胞和血小板亦常减少。中性粒细胞核分叶过多(5叶核占5%以上或出现6叶以上的细胞核)。其骨髓呈典型的巨幼红细胞生成,巨幼红细胞>10%,粒细胞系统及巨核细胞系统亦有巨型变。在特殊检查方面,如血清维生素 B_{12} 测定(放射免疫法)<74~103pmol/L(<100~140ng/mL)。红细胞叶酸测定(放射免疫法)<227nmol/L(<100ng/mL)。

具备上述特殊检查者,诊断为维生素 B_{12} 缺乏,这种患者可能同时伴有临床表现的第二、第三项(或仅有第三项)。如加上贫血症状及实验室检查第一及第三(或第二)项,诊断为维生素 B_{12} 缺乏的巨幼细胞贫血。

(二)鉴别诊断

1.造血系统肿瘤性疾病

如急性非淋巴细胞白血病 M6 型、红血病、骨髓增生异常综合征,其骨髓均可见幼红细胞巨幼样改变等病态造血现象,但叶酸、维生素 B_{12} 水平不低,且补充治疗无效。

2.有红细胞自身抗体的疾病

如温抗体型自身免疫性溶血性贫血、Evans 综合征等因不同阶段的红细胞有抗体附着,MCV 变大,又有间接胆红素增高,少数患者尚合并内因子抗体,故极易与单纯叶酸、维生素 B_{12} 缺乏引起的 MA 混淆。其鉴别点是此类患者有自身免疫病的特征,应用免疫抑制剂治疗后方能显著纠正贫血,单纯补充叶酸、维生素 B_{12} 无效。

3.合并高黏滞血症的贫血

如多发性骨髓瘤,因 M 蛋白成分黏附红细胞而使之呈"缗钱状",血细胞自动计数仪测出的 MCV 偏大,但骨髓瘤的特异表现是 MA 患者所没有的。

五、治疗

(一)西医治疗

1.治疗基础疾病

去除病因。

2.营养知识教育

纠正偏食及不良的烹调习惯。

3.补充叶酸或维生素 B_{12}

(1)叶酸缺乏:口服叶酸 5～10mg,每天 3 次。胃肠道不能吸收者可肌内注射四氢叶酸钙 5～10mg,每天 1 次。直至血红蛋白恢复正常。一般不需维持治疗。

(2)维生素 B_{12}缺乏:肌内注射维生素 B_{12}100μg 每天 1 次(或 200μg 隔日 1 次),直至血红蛋白恢复正常。恶性贫血或胃全部切除者需终生采用维持治疗,每月注射 100μg1 次。维生素 B_{12}缺乏伴有神经症状者对治疗的反应不一,有时需大剂量[500～1000μg/(次•周)]长时间(半年以上)的治疗。对于单纯维生素 B_{12}缺乏的患者,不宜单用叶酸治疗,否则会加重维生素 B_{12}的缺乏,特别是要警惕会有神经系统症状的发生和加重。

(3)严重的巨幼细胞贫血患者在补充治疗后,要警惕低血钾症的发生。因为在贫血恢复的过程中,大量血钾进行新生成的细胞内,会突然出现低血钾,对老年患者和有心血管疾病、食欲缺乏者应特别注意及时补充钾盐。

(二)辨证治疗

1.辨证要点

(1)首辨病因:该病患者血虚为其共同见症,但其病因却不尽相同,在辨证时宜审因求治,以分其类。本病有一般气血亏虚之见证,如面色苍白、头晕乏力、心悸气短、失眠多梦等;若伴有食后腹胀、便溏者则属脾胃虚弱;若伴有五心烦热、舌痛、舌红少苔则属胃阴不足;若伴有肢体麻木不仁、痿软无力者则属肝肾阴虚;若心悸气短、肢体浮肿则为脾肾阳虚。

(2)次辨深浅:本病初起多由于偏食、少食造血原料不足或需要量增加所致,初起即有舌象的变化,如舌红、舌光等,重则舌痛或呈镜面舌,尚伴有腹胀、便溏等症,如及时改变饮食习惯,调理脾胃补充缺乏之营养,则可很快自愈。否则,病情进一步发展,即出现气血两虚之症,如面色苍白,皮肤干燥,头晕乏力等。如见气促心悸、下肢肿胀,则为病势加重;如伴有下肢麻木不仁或站立不能或呈痿证之象,则为本病之重症。如疾病进一步加重出现阴虚火旺、虚火扰络或气虚失摄又可导致血证、发热等变证,临证时应详细辨别。

2.治疗原则

因本病病因病机主要为脾胃虚弱、正常运化功能失调所致,所以调理脾胃应贯穿于疾病治疗过程始终。另外因其属本虚之证,故以补虚为基本治疗原则,健脾益气养血为治疗大法;在治疗时应根据相兼病变脏腑进行调理,如滋补肝肾之阴或温补脾肾。

3.分证治疗

(1)心脾两虚

治法:健脾益气,养血安神。

方药:归脾汤(《济生方》)加减。党参、黄芪、白术、甘草、茯苓、远志、酸枣仁、木香、龙眼肉、生姜、大枣。方中黄芪、党参、白术、甘草甘温健脾益气;当归、白芍、熟地、龙眼肉滋阴养血;枣仁养血安神;五味子酸甘化阴。阴虚火旺明显如心烦、失眠、低热,可加丹皮、白薇、生地,以凉血熄火;脾虚不运、食少便溏、腹胀明显者,可加砂仁、陈皮、木香、焦三仙,以健脾理气。

(2)气血两虚

治法:补气养血。

方药:八珍汤(《正体类要》)加减。当归、川芎、熟地、白芍、党参、白术、茯苓、甘草。方中党参、白术、茯苓、甘草、陈皮,益气补脾;当归、熟地、白芍,补血养血;大枣健脾补血调和营卫。若血虚明显而现阴虚证者,可酌加生地、枸杞子,以滋阴生血;气虚明显者,可加黄芪。

(3)脾肾两虚

治法:健脾益肾。

方药:十四味建中汤(《局方》)加减。当归、白芍、白术、甘草、党参、麦冬、川芎、肉桂、附子、肉苁蓉、半夏、黄芪、茯苓、熟地黄。方中党参、黄芪、白术、茯苓、甘草、半夏、麦冬健脾补中,益气生血;熟地、白芍、肉桂、肉苁蓉、附子补肾壮阳,填精生髓。腰痛、下肢不仁者,可加川牛膝、鸡血藤,以活血通络;腹胀便溏者,可加补骨脂、吴茱萸以补阳温中。

(4)肝肾阴虚

治法:滋阴补肾,养血柔肝。

方药:轻症者选用左归丸(《景岳全书》)合一贯煎(《柳州医话》)加减:熟地黄、山萸肉、山药、枸杞子、川牛膝、菟丝子、鹿角胶、龟板胶、沙参、麦门冬、五味子、川楝子。左归丸补肝肾,一贯煎滋阴柔肝。对于重症肢体痿软,腰膝酸软者可用虎潜丸。本证型需及时治疗,否则易成残疾难愈。病情恢复后宜调理脾肾,巩固疗效。

(三)其他疗法

1.中成药

(1)十全大补丸:用于气血亏虚型巨幼细胞贫血。每次1~2丸,每日3次,口服。

(2)参苓白术散:用于巨幼细胞贫血脾虚夹湿之证。每次2小袋,每日3次,口服。

2.气功疗法

气功是一种独特的自我锻炼方法,是医疗与体育相结合的健身活动,可增强体质,提高抗病能力,不仅可以改善脾胃功能,而且可以改变一些不良的饮食习惯,对本病有较好的治疗和预防作用,动功和静功都可以练,如自控气功、智能气功等。

3.按摩疗法

取穴可根据临床症状不同而加减,主要用穴有足穴、肾上腺、肾、输尿管、膀胱、心、脾、大脑、垂体、小肠、脊椎各反射区及足三里等,宜使用补法,选择以上穴位之3~5个交替针刺。

六、转归与预后

MA 的预后与原发疾病有关。一般患者在进行适当的治疗后可得到很快的反应,临床症状迅速改善,神经系统症状恢复较慢或不恢复。网织红细胞一般于治疗后 5～7 天开始升高,以后血细胞比容和血红蛋白逐渐增高,血红蛋白可在 1～2 个月内恢复正常。粒细胞和血小板计数及其他实验室异常一般在 7～10 天内恢复正常。如果血液学指标不能完全被纠正,应寻找是否同时存在缺铁或其他基础疾病。

七、调护

巨幼细胞贫血患者需要注意饮食及精神调护。除偏食等不良习惯外,有些食物的不当烹调也可以引起叶酸、维生素 B_{12} 破坏,食用日久导致巨幼细胞贫血的出现。过度劳累、精神紧张等因素亦可影响脾胃功能,日久导致本病的发生。贫血严重者在治疗过程中应密切观察病情,尤其注意有无心血管合并症,以免发生突然死亡。

八、预防

(1)加强营养知识教育,纠正偏食及不良的烹调习惯。

(2)不酗酒。

(3)血液透析及胃肠手术患者应加强营养,补充叶酸、维生素 B_{12}。

(4)服用影响叶酸、维生素 B_{12} 吸收和(或)利用的药物时应及时补充叶酸、维生素 B_{12}。

(5)婴儿应提倡母乳喂养,合理喂养,及时添加辅食。

(6)孕妇应多食新鲜蔬菜和动物蛋白质,妊娠后期可补充叶酸。

第三节 再生障碍性贫血

再生障碍性贫血(AA)简称再障,是一组由化学、物理、生物因素及其他不明原因引起的骨髓造血干细胞(HSC)及造血微环境(HIM)损伤,以致红骨髓被脂肪髓代替,全血细胞减少的难治性疾病。临床表现为贫血、出血、感染等症状的一组综合征,是造血系统比较常见的疾病。

AA 属于获得性骨髓衰竭性疾病(BMF)。有重型再障(SAA)Ⅰ型(又称急性再障)、非重型再障(又称慢性再障 CAA)之分。重型再障呈进行性加重,常伴有严重感染、内脏出血。非重型再障的贫血、感染及出血等症状相对较轻,但少数患者可转变为重型再障,即重型再障Ⅱ型。在中医学中,慢性再障属于"慢髓劳""虚劳"范畴,急性再障属于"急髓劳""热劳""血证"等范畴。

一、病因病机

(一)西医研究

再生障碍性贫血在各年龄组均可发病,但以青壮年多见,且男性多于女性,北方多于南方。

在我国年发病率 0.74/10 万,其中急性再障为 0.14/10 万,慢性再障为 0.6/10 万。再障的病因分先天性和后天获得性两种,先天性再障占 2.5%,多在 10 岁内发病。后天获得性再障,原因不明者,称为原发性再障,占 70.3%;能找到原因者称为继发性再障,占 16.9%。

(二)发病机制

再障是代表骨髓造血功能衰竭的一组综合征。原发性再障是指未能查明原因的再障,继发性再障的病因包括药物、化学物品、电离辐射、病毒等。再障的发病机制复杂,因素众多,大多数再障往往是多种因素共同参与的结果。目前认为,发病机制主要是 HSC 缺乏,HIM 缺陷只占很少数,而相当一部分患者的发病与免疫机制有关。

1.造血干细胞量和质的异常

绝大多数再障患者骨髓细胞培养时 CFU-GM 产率为 0 或仅为正常人的 1/10 以下,BFU-E、CFU-E 亦相似的减少,大多数再障患者的 CFU-TL 明显减少,加之全血细胞减少,均可说明发病机制涉及 HSC,为 CFU-S 量的减少或质的缺陷。由于急性再障的 T 细胞和 B 细胞绝对值明显减低,慢性再障 T 细胞绝对值略偏低,B 细胞绝对值降低不如急性再障显著,说明急性再障 T 细胞及 B 细胞均受累,慢性再障主要是 B 细胞受累。故我们推测急性再障可能主要是全能 HSC 受损,表现为红、粒、巨核、T 及 B 淋巴细胞减少;慢性再障主要是骨髓系干细胞受损,淋巴细胞干细胞常属正常,故淋巴细胞总数偏低及 T 细胞数正常,其 B 细胞减少是由于人类 B 细胞可能在骨髓中生产,因再障的 HIM 改变,缺乏诱导产生前 B 细胞的条件引起。从骨髓的细胞成分分析亦说明,急性再障主要障碍在于 HSC 不能向原始血细胞分化;慢性再障骨髓增生良好的部分红系代偿性增生,晚幼红细胞比例增多尤为明显,可能有脱核障碍,骨髓与外周血网织红细胞比例增高提示红细胞释放障碍。

2.造血微环境的缺陷

骨髓的微环境包括微循环和基质,骨髓造血和骨髓微环境有密切关系。再障患者骨髓活检的组织切片中可见毛细血管较少,血流量降低,间质有水肿,造血微环境有病变。骨髓细胞体外长期培养需要骨髓基质细胞和细胞外基质构成的网络,为造血干细胞提供适宜的生长微环境。大多数再障患者 CFU-F 培养正常,只有少数病例不生长,说明 HIM 缺陷者占少数。已生长 CFU-F 的再障患者,其 CFU-F 做支持层时,对正常骨髓的造血有良好的支持作用。

3.造血调控因子的变化

虽然多数再障患者血清对正常人骨髓细胞培养有促进生长的作用,但少部分患者可产生抑制作用,这可能与干扰素(IFN)、白介素-2(IL-2)及前列腺素 E(PGE)的变化有关。它们都是造血的负调控因子。约半数再障患者的 IL-2 释放量增高,经大剂量免疫抑制剂治疗达缓解后,IL-2 可降至低水平。T 细胞使 IL-2 分泌增加,很可能与再障时 T 细胞调节功能紊乱有关。前列腺素(PG)由花生四烯酸经环氧化酶代谢途径生成,是造血的生理性负调控因子。有人发现地塞米松(PG 合成的抑制剂)可使一部分再障的 CFU-GM 明显增加。此外,正常人及再障患者血清均有集落形成的刺激和抑制因子,以及促集落刺激活性释放的因子,它们在不同的再障病例中亦有差异。

4.T 淋巴细胞的异常

T 细胞经抗原或致有丝分裂原激活后能产生多种造血刺激因子,如 GSF-GM、BPA、IL-3

等,及造血抑制因子,如 r-IFN 等。辅助性 T 细胞(Th 或 T4⁺、Tr⁺、CD4⁺)和抑制性 T 细胞(Ts 或 T8⁺、Tr⁺、CD8⁺)对造血分别有促进和抑制作用。一部分再障外周血抑制性 T 细胞可抑制正常骨髓培养时的 CFU-GM 和 CFU-E 增殖,用 ATG 处理抑制性 T 细胞可解除抑制,说明患者的造血存在 T 细胞介导的免疫抑制。一部分再障患者 CD4/CD8 细胞的比值低于正常,治疗缓解后比值恢复正常。部分再障患者血清中可溶性 T₈ 抗原增高;ATG 和环孢素 A 对 T₈ 抗原增高者治疗有效。用大剂量免疫抑制剂如 ATG 等处理骨髓移植前的再障患者后发现,部分患者移植骨髓并未成活,但自身造血却得到恢复。免疫抑制剂或 ATG 主要作用于淋巴细胞。说明淋巴细胞功能被抑制后骨髓造血功能得以恢复。

5.单核细胞

有人发现 1/3～1/2 的再障外周血单核细胞与碳基铁孵育使后者被吞噬,然后用磁石将单核细胞除去;或用单克隆抗体将单核细胞除去,再做培养,CFU-GM 及 CFU-E 的生成明显增加。

(三)中医认识

在中医上,其病因不外先天不足、烦劳过度、脾胃虚弱、肾精亏虚及外感邪毒等伤及气血、脏腑,尤其是影响肾、脾、肝及骨髓。肾为先天之本,主藏精生髓,且精血同源;脾为后天之本,气血生化之源;肝主藏血,三脏受损而致虚劳血虚诸证,三脏在生理上互为关联,在病理上常相互影响:肾为人体阴阳之根,水火之宅,五脏之本,虚损伤及肾,必涉及肝、脾之阴血、阳气,而致肝肾阴虚或脾肾阳虚,反之亦然。

(1)先天禀赋不足,肾经亏虚,精血同源,故血虚不足,而成虚劳。

(2)烦劳过度,房事不节,形神过耗,损及五脏,五脏功能失调,阴精气血亏损,遂成虚劳。

(3)瘀血内结或外感邪毒或内伤情志或久病不愈,均致气血不畅,瘀血阻滞,而新血不生,遂成虚劳血虚之证。

(4)饮食不节,饥饱无常,损及脾胃之气,不能化生精液,生长气血。气血来源不足,内不能调和五脏六腑,外不能洒陈于营卫经脉,渐至表里俱虚。

(5)外邪入侵,病邪内蕴,伤及气血,损及肝肾,形成虚劳。

(6)药毒内伤,骨髓造血之源肾经匮乏,遂成虚劳血虚之证。

总之,本病之根在肾,生髓无力,则化血乏权。而肾虚火衰,温养他脏失职,累及心、肝、脾,其主血、藏血、统血功能亦相继受损。

对于再障并发热及出血的论述,发热之因,不外内伤及外感,外感温热及湿热,伤及卫气营血或五脏六腑,则正邪相争而发热或郁而发热;内伤发热则系肝肾阴虚,阴虚生内热或脾肾阳虚,虚阳外浮亦发热或仅为脾气虚发热。出血症状常见于阴虚内热或外感实热,均伤及血分,迫血妄行,溢于脉外;脾气虚失于统摄,瘀血内阻,血不归经,溢于脉外。上述因素均可致各种出血病证。

二、临床诊断

(一)辨病诊断

再障的临床表现为贫血、感染及出血等症状,无特异性。

1.诊断标准

（1）全血细胞减少,网织红细胞绝对值减少。

（2）一般无脾大。

（3）骨髓检查显示至少一部分增生降低或重度降低(如增生活跃,须有巨核细胞明显减少),骨髓小粒成分中应见非造血细胞增多,有条件者应做骨髓活检等检查。

（4）能除外其他引起全血细胞减少的疾病,如阵发性睡眠性血红蛋白尿症,骨髓增生异常综合征中的难治性贫血、急性造血功能停滞、骨髓纤维化、急性白血病、恶性组织细胞病等。

（5）一般抗贫血治疗无效。

2.AA严重程度确定(Camitta标准)

重型AA诊断标准：①骨髓细胞增生程度＜正常的25％;如≥正常的25％但＜50％,则残存的造血细胞应＜30％。②血常规:需具备下列三项中的两项：ANC＜$0.5×10^9$/L;网织红细胞绝对值＜$20×10^9$/L;PLT＜$20×10^9$/L。③若ANC＜$0.2×10^9$/L为极重型AA。

非重型AA诊断标准：未达到重型标准的AA。

本病之诊断主要依据症状、体征、血象、骨髓象,实验室检查尤为重要,必要时需多部位多次骨穿,并结合活检及流式细胞术等进行诊断。

（二）辨证诊断

本病的临床症状常为疲乏无力、头晕、气短、心悸、鼻出血、牙龈出血、手脚心热、怕冷、便溏、腰酸、腿软、食欲减退等,舌质淡,苔白或有舌面瘀斑,脉细数或滑数。中医辨证为气血不足、脾肾两虚、阴阳两虚。疾病早期只有气血两虚证候,重型患者常有严重阴虚证候,晚期患者常有严重阳虚证候。常见再障分为以下几个方面进行辨证。

1.慢髓劳(慢性再障CAA)

（1）肾阴虚型

主证:面色苍白无华,唇甲色淡,心悸,气短,周身乏力,低热盗汗,手脚心热。兼证:鼻衄,口渴思饮,出血明显,大便干结。舌象:舌质淡有舌尖红,少苔。脉象:脉细稍数。

辨证分析:病位在肾,其性属阴虚。血属阴,阴虚生内热,热迫阴液而盗汗,伤津液而口渴,热伤血络而出血。血虚失养,血不荣脑而头晕,不荣肌肤则苍白,血不养心而心悸。腰膝酸软,其病在肾,便干尿黄为热象,脉细数,舌质淡边尖红为阴虚内热之象。本证多见于慢性再障之初,伴有造血功能减退和全血细胞减少而出现代偿性功能亢进的不同程度的阴虚表现。

（2）肾阳虚型

主证:面色苍白症、心悸、气短、周身乏力。伴有怕冷喜暖、手脚冷凉。兼证:腰酸、夜尿频、大便稀溏、面浮肢肿,多无出血或轻度出血。舌象:舌体胖嫩,舌质淡,舌苔薄白。脉象:脉沉细无力。

辨证分析:本证多系脾肾素虚或久病伤及脾肾之阳所致。病位在肾,其性属阳虚,脾肾不足,气血失养,故见面色苍白。阳虚不能温暖全身,故畏寒肢冷,腰为肾之府,肾虚则腰酸,肾关不则夜尿多,肾虚阳痿不举,性功能减退;肾虚不能温养脾土,运化失职,则饭后腹胀,水水湿停滞,故面浮肢肿;舌淡为血虚,苔白为寒;脉细无力乃心阳虚之象。此证多见于慢性再障之中后期。

（3）肾阴阳两虚型

主证：面色苍白，怠倦乏力，腰膝酸软，头晕耳鸣。兼证：自汗、盗汗，时有畏寒肢冷或五心烦热。舌象：舌质淡。脉象：脉细弱或细数。

辨证分析：慢性病例，阴虚内热与阳虚恶寒，两者互相掩盖，但其他阴虚及阳虚证候均可出现，故可与单纯气血两虚相鉴别。（气血两虚各型均有，故补气养血各型不可少）

2.急髓劳（急性再障 SAA）

主证：起病急骤，面色苍白，壮热不退或低热持续，头晕目眩，心悸气短，全身泛发紫癜。兼证：齿、鼻衄血，尿血，便血，妇女月经过多或淋漓不断，甚则神昏谵语。舌象：舌红绛，苔黄或黄腻。脉象：脉洪大数疾。

辨证分析：邪毒入血伤髓。邪毒伤及气血、脏腑，尤其影响到肝、心、脾、肾及骨髓，"正气存内，邪不可干"。气虚不能摄血，阴虚生内热，以及外感发热，热伤血络或迫血妄行。血液渗于脉络之外，留著于肌肤之间，则发为紫癜。邪毒蕴结于内，血随火升，上出清窍而吐衄，移热下焦，灼伤阴络，而且便血、尿血。舌红绛，苔黄或黄腻，脉洪大数疾均为热盛之象。此证重型再障之初，本虚标热，表现为发热和各种出血。病情稳定后按慢再辨证。

三、鉴别诊断

（一）西医鉴别诊断

1.阵发性睡眠性血红蛋白尿（PNH）

PNH 患者中有的表现为全血细胞减少，骨髓增生低下，易与再障混淆。但不同的是 PNH 网织红细胞常高于正常，出血少见，常有黄疸，酸化血清溶血试验（Ham 试验）、糖水试验、尿含铁血黄素试验均阳性，再障则为阴性。另外，外周血细胞 CD55 和 CD59 检测可资区别。再障与 PNH 有时可同时存在或互相转化。

（2）骨髓增生异常综合征（MDS）

MDS 以病态造血为特征的骨髓克隆性疾病，骨髓涂片中至少有一系 10% 发育异常，伴有原始细胞增多（5%～19%）和环形铁粒幼红细胞增多，染色体异常。

3.低增生性白血病

本病常有贫血、出血、发热和肝脾大症状。血象显示全血细胞减少，骨髓增生降低，这点易与再障混淆，但不同的是本病血中可见幼稚细胞，骨髓中原始或幼稚细胞增多，可与再障区别。

4.恶性组织细胞病

本病全血细胞减少，往往有高热，但不能用感染解释。本病出血严重，颇似再障，但有时肝、脾、淋巴结肿大。骨髓检查有异常的组织细胞，后两者可与再障区别。

5.急性造血功能停滞

急性造血功能停滞亦称急性纯红再障。多数为慢性溶血性疾病突然加重伴发热，血象三系细胞骤降，网织红细胞减少或消失，早期骨髓有核红细胞减少，数日后可见巨型原红、早幼红、中幼红细胞，1～2 周后各阶段有核红细胞恢复正常，与再障危象相似。

6.骨髓纤维化

慢性骨髓纤维化早期无贫血表现，不易与再障误诊，晚期可见明显贫血，急性型起病急骤，有明显发热、出血及贫血,肝脾常不能触及,且骨髓穿刺涂片造血细胞减少,急性型即使无肝脾大,其血象也与再障不同,血片常见成熟红细胞大小不一及畸形,可见泪滴样红细胞,可见幼红、幼粒细胞,多数病例白细胞升高或正常,血小板高低不一。骨髓穿刺时,骨质坚硬,多部位穿刺骨髓干抽或是稀释,为本病典型性表现。骨髓活检有网状纤维增生,与再障不同。

此外,引起全血细胞减少的疾病尚有骨髓转移癌、多发性骨髓瘤、恶性淋巴瘤、肝性贫血、肾性贫血等,诸病均有特征性改变,不难与再障鉴别。

(二)中医鉴别诊断

再生障碍性贫血在中医学中属"虚劳""髓劳""热劳""血证"等范畴。

1.肺痨

肺痨系正气不足而被痨虫侵袭所致,主要病位在肺,具有传染性,以阴虚火旺为其病理特点,以咳嗽、咯痰、咯血、潮热、盗汗、消瘦为主要临床症状,治疗以养阴清热、补肺杀虫(抗结核)为主要治则;而虚劳则由多种原因所导致,久虚不复,病程较长,无传染性,以脏腑气、血、阴、阳亏虚为其基本病机,分别出现五脏气、血、阴、阳亏虚的多种症状,以补虚扶正为基本治则,根据病情的不同而采用益气、养血、滋阴、温阳等法。

2.其他病证中的虚证类型

虚劳与内科其他病证中的虚证在临床表现、治疗方药方面有类似之处,但两者是有区别的。其主要的区别有二:①虚劳的各种证候,均以精气亏虚的症状为特征,而其他病证的虚证则各以其病证的主要症状为突出表现。例如,眩晕一证的气血亏虚型,虽有气血亏虚的症状,但以眩晕为最突出、最基本的表现;水肿一证的脾阳不振型,虽有脾阳亏虚的症状,但以水肿为最突出、最基本的表现。②虚劳一般病程较长,病势缠绵。其他病证中的虚证类型虽然也以久病属虚者为多,但亦有病程较短而呈现虚证者。例如泄泻一证的脾胃虚弱型,以泄泻伴有脾胃亏虚的症状为主要表现,临床病例中有病程长者,但亦有病程短者。

四、临床治疗

(一)提高临床疗效的基本要素

中医认为再障多属于"虚劳"范畴。虚劳分为心、肝、脾、肾脏虚损,再障与其中的脾、肾两脏关系最为密切,气血的生成赖于先后天之本。其病因为:先天不足、烦劳过多、脾胃虚弱、肾精亏虚。现代中医治疗再障主要按肾虚辨证。再障在临床变化中,证候危重,错综复杂,在疾病发生发展过程中可出现多种并发症,此时应"急则治其标",若出现出血情况,根据出血部位及临床表现辨证用药,可予独参汤、参附汤、黄土汤、归脾汤、茜根散、小蓟饮子等方药随证加减;若出现发热情况,同理区分外感内伤,可随证予银翘散、白虎汤、麻杏石甘汤、千金苇茎汤、补中益气汤等方药加减;若出现尿路感染情况,可随证予八正散、导赤散等方药加减;若并发败血症,根据病情轻重,可予清瘟败毒散随证加减;还可以随证使用复方皂矾丸、升血灵、叶绿素铜钠片、养血饮口服液、益血生等中成药。

(二)辨病治疗

1.一般疗法

再生障碍性贫血的治疗原则,主要包括:①早期诊断与治疗;②加强支持疗法,包括防止出血和感染的多种措施和必要时候的输血及血小板;③采用改善骨髓造血功能的药物;④分型治疗,对急慢性再障治疗上应区别对待;⑤联合治疗,中西医结合治疗;⑥坚持治疗,治疗慢性再障,一般应坚持用药半年以上;⑦维持治疗,病情缓解后相对长时间内需维持巩固治疗;⑧脱离病因接触;⑨考虑有无脾切除的适应证;⑩骨髓移植的可能性。

(1)去除病因禁止使用影响造血功能的药物;除必须检查外,避免与放射线接触;有病毒性肝炎者,积极治疗肝炎;因妊娠引起再障,可根据情况,终止妊娠。

(2)支持治疗严重贫血时应当输血,其适应证:①血红蛋白过低,通常低于60g/L时;②血红蛋白虽不太低,但由于下降过快,患者不能适应者;③有心功能代偿不全症状者;④有严重出血趋势者;⑤有严重感染者。对贫血严重,特别是有贫血性心脏病患者,一次输血量不宜过多,速度宜慢。根据血液有形成分缺少及出血、感染等情况,采用相应的成分输血。

(3)对症处理

①出血的治疗:出血倾向明显,可用止血敏、氨甲环酸、止血芳酸、维生素C;非胃肠道出血还可加用地塞米松或氢化可的松静脉滴注;阴道出血可肌内注射丙酸睾酮或口服甲睾酮片,如还无效,可加用催产素静脉滴注,配合输注血小板。

②感染:因中性粒细胞减少所致,粒缺时感染往往不可避免。病原体多来自皮肤、黏膜、呼吸道,也可来自胃肠道、胆管、泌尿道的条件致病菌。病原体以G^-杆菌及真菌为主。凡重型患者需采取隔离或住层流室;注意皮肤、口腔、肛门卫生及饮食卫生。口服庆大霉素、新霉素、万古霉素等有关肠道消毒剂;避免污染各种穿刺和插管。

患者持续发热、体温超过38.5℃,临床又有感染征象时,应立即取可疑部位标本,如咽拭子、血、尿、粪做细菌或真菌培养。早期使用广谱抗生素,用药1周无效,可停用抗生素,追查有无真菌感染。肠道真菌感染可用制霉菌素,深部真菌感染可用氟康唑、伏立康唑及两性霉素B静脉滴注。粒缺患者,可用粒细胞刺激因子及丙种球蛋白。

2.一线治疗

(1)慢性再障的治疗

①雄激素类药物:此类药物的作用机制是增加促红细胞生成素(EPO)的产生,加强EPO对造血干细胞的刺激作用,驱使休止期(G0期)干细胞进入增殖周期,促进其增殖分化,产生红系细胞。常用的药物有:司坦唑醇,每次2～4mg,每日3次口服;丙酸睾酮,每次50～100mg,每日肌内注射1次;安雄,40mg/次,每日2～3次口服;达那唑,0.2g/次,每日3次口服。

②骨髓兴奋剂:a.硝酸士的宁,方法为肌内注射5天,间隔2天,重复进行,直到病情缓解,每日剂量为1、2、3、3、4mg,15岁以下儿童每日剂量为1、1、2、2、3mg。b.一叶萩碱,成人每日8～16mg,肌内注射,连用1～2个月。

③莨菪类药物:主要是解除骨髓造血微环境的血管痉挛,调整其血流灌注,从而改善造血微环境,使造血组织有丰富的血液供给,恢复其造血功能。山莨菪碱:肌内注射,儿童0.2～0.5mg/kg,成人每次5～10mg,每日1～2次;静脉滴注,0.5～2.0mg/kg,加入5%～10%葡萄糖注射液250～500mL,每日1次,疗程3个月以上,治疗中有口干,视力模糊和排尿费力,一般不需处理。用药1～2个月后出现网织红细胞和血红蛋白上升。

④免疫调节剂:主要药物为左旋咪唑,每次50mg,每日3次口服,每周连续服用3天,间隔

4天,疗程3个月以上,其他药物如胸腺肽。

⑤肾上腺皮质激素:这类药物仅能降低毛细血管通透性,减少出血,无刺激造血干细胞增殖和分化的作用,也不能改善造血微环境,而且不良反应大,故一般不主张用于治疗再障。在下列情况时可用此药:a.出血严重,特别体表出血明显者;b.合并溶血者;c.小儿再障用雄激素时,易使患儿骨骼提前钙化,影响生长发育,此时加用肾上腺皮质激素,可对抗此不良反应。常用泼尼松每日5～10mg,为治疗出血,可用氢化可的松或地塞米松静脉滴注。

(2)急性再障的治疗

①免疫抑制剂:分为以下几种。

抗淋巴细胞球蛋白(ALG)、抗胸腺细胞球蛋白(ATG):本品具有针对免疫活性T抑制细胞介导免疫的功能,它们能诱发T细胞增殖,刺激产生更多的IL-2和IL-2受体,通过体内造血因子生成增多,促进G0期造血干细胞进入增殖周期,使造血恢复。

治疗方法:ALG或ATG治疗前需做皮肤试验,皮试阴性时,按兔ALG(或ATG)5～10mg/(kg·d),猪ALG(或ATG)15～20mg/(kg·d),马ALG(或ATG)15～40mg/(kg·d)加氢化可的松100～200mg,加入生理盐水或5%葡萄糖注射液500mL中静脉滴注,疗程4～5天,上述剂量也可适当减量,疗程5～9天。

环孢菌素A(CSA):是一种Ts细胞和Tc细胞克隆的杀伤剂,同时可封闭IL-2受体,抑制T细胞产生干扰素,纠正再障患者的免疫紊乱,促使重症再障的骨髓造血功能恢复。一般剂量为5～8mg/(kg·d),分2次口服,连用2～3个月以上,并应长期应用维持血清药物浓度在200～400ng/mL,有效后改为维持量1～5mg/(kg·d),服用数月至1年以上。

大剂量甲基强的松龙(HDMP):甲基强的松龙为一强有力的免疫抑制剂,其免疫抑制效应可能与抑制Ts细胞分化增殖及NK细胞活性有关。一般给药途径为静脉滴注,治疗第1～3天20mg/(kg·d),第4～7天10mg/(kg·d),第8～11天5mg/(kg·d),第12～20天2mg/(kg·d),第21～30天1mg/(kg·d),然后以0.1～0.2mg/(kg·d)长期维持。由于药物的不良作用,股骨头坏死,诱发真菌感染,现已少用。

大剂量丙种球蛋白:本品有封闭免疫活性细胞和抗病毒作用,0.4mg/(kg·d),连用5天;或每次1g/kg的大剂量静脉滴注,每4周1次,连续3～6周(略差于5天1个疗程)。

②其他免疫抑制剂:有以下几种。

大剂量环磷酰胺:由于大剂量环磷酰胺45mg/(kg·d)×4天的高致死率和严重毒性,不推荐其用于不进行造血干细胞移植的初诊患者或ATG/ALG联合CsA治疗失败的AA患者。

霉酚酸酯(MMF):对于该药的研究主要集中于治疗难治性AA,但多个中心研究表明MMF对难治性AA无效。普乐可复(FK506):与CsA抑制T细胞活化的信号通路相同但作用更强、肾毒性更小,且无齿龈增生,因此被用来替换CsA用于AA的治疗,初步效果令人鼓舞,值得临床探索。

雷帕霉素:在抑制T细胞免疫方面与CsA有协同作用,但最新研究显示,在ATG/ALG联合CsA基础上加用雷帕霉素不能提高患者的治疗反应率。雷帕霉素联合CsA治疗难治、复发 AA 的临床研究正在进行。

抗 CD52 单抗:已有部分学者应用 CD52 单抗治疗复发 SAA,但仍缺乏大样本的临床研究来肯定该药物疗效,故目前仅推荐考虑作为二线方案,应用于治疗复发 SAA。

③造血生长因子:这些造血生长因子有促进细胞生成的作用,是基因工程发展的产物,如重组粒-巨噬细胞集落刺激因子每次 3~5μg/kg,重组人粒细胞集落刺激因子每次 2μg/kg,皮下注射,每日 1 次。促红细胞生成素(EPO),6000U 皮下注射,每周 3 次。

重组人白介素-11 针每次 50μg/kg 皮下,注射连用 14 天。

3.二线治疗

(1)脾切除:切脾的机制是去除红细胞的扣押场所,消除产生抗体,破坏白细胞、血小板和抑制骨髓造血的作用。其适应证为:①骨髓增生活跃,红系增生活跃,网织红细胞大于 2%;②出血较严重,各种内科治疗方法失败且危及生命时,手术的死亡率小于 4%。疗效出现最快在术后 1 个月,最慢达 3 年,约 2/3 患者在 1 年内起效。

(2)骨髓移植:在国外已取得许多经验,应严格选择适应证:①重症再障(老年人除外),粒细胞在 $0.S\times10^9$/L 以下,血小板在 20×10^9/L 以下,骨髓内淋巴细胞在 75% 以上;②最好在确诊后 3 个月内进行;③年龄在 45 岁以下;④移植前输血次数少者(最好未输过血);⑤HLA配型相同;⑥一线免疫抑制剂治疗无效者。

(3)TPO 受体激动剂:重组 TPO 剂量 1.0mg/(kg·d),连用 14 天,不良作用轻微,患者可以接受。血小板生成素受体激动剂是近年出现的治疗 ITP 的新药,在国外有艾曲波帕和罗米司亭两种制剂。艾曲波帕对于难治性 ITP 是安全有效的二线或三线治疗选择。

(三)辨证治疗

1.慢髓劳的辨证施治

(1)肾阴虚

治法:滋阴益肾,填精益髓。

方药:左归丸加减。熟地黄 20g,生地 15g,山茱萸 15g,怀山药 15g,龟甲 10g,知母 10g,黄柏 10g,制首乌 20g,女贞子 20g,墨旱莲 20g,菟丝子 20g,补骨脂 15g,仙鹤草 30g 等。

方中用熟地黄、龟甲滋阴补肾,壮水制火为君药,黄柏、知母相须为用,苦寒降火,存阴抑阳,均为辅药,除菟丝子、补骨脂为补肾阳外,余者为滋阴补肾之品,加两味补肾阳药,意在阳生则阴长。旱莲草、仙鹤草还有凉血止血作用。出血重者加白茅根、土大黄;气虚者加太子参或党参、黄芪以补气。

(2)肾阳虚

治法:温肾助阳,填精益髓。

方药:右归丸加减。熟地黄 20g,山药 15g,山茱萸 15g,制何首乌 20g,茯苓 10g,黄精 10g,杜仲 15g,菟丝子 20g,补骨脂 20g,仙灵脾 15g,锁阳 15g,鹿胶 10g,肉桂 5g,黄芪 30g,当归 15g,枸杞子 20g。

方中用肉桂、鹿胶、锁阳温补肾阳为主药,熟地黄、山药、山茱萸、枸杞子、黄精滋补肝肾,填精益髓为辅,以从阴引阳;菟丝子、杜仲为佐药以益肝肾,强腰膝,仙灵脾阴阳双补,使以黄芪、当归以补养精血,茯苓健脾。诸药相配,共奏温肾壮阳、滋补肝肾,填精益髓之功效。气虚明显者加人参或党参,黄芪,补益元气;脾虚甚者加炒白术,砂仁健脾和胃;出血者加仙鹤草,三七粉以凉血活血止血;虚胖水肿者加泽泻,桂枝温阳利水等。

（3）肾阴阳两虚

治法:滋阴壮阳,填精益髓。

方药:左归丸合右归丸加减。熟地黄 25g,山茱萸 10g,制何首乌 20g,女贞子 20g,墨旱莲 20g,补骨脂 20g,鹿胶 10g,肉苁蓉 15g,仙灵脾 15g,山药 15g,茯苓 15g,仙鹤草 30g,黄芪 30g,当归 30g,山楂 10g 等。

方中重用熟地补肾滋阴为主药,辅以山茱萸、山药以补肝脾,益精血,女贞子、墨旱莲补肝肾,鹿胶、肉苁蓉、仙灵脾、壮阳益火,主辅相伍,以滋阴壮阳;佐以茯苓、健脾利湿,山楂使滋而不腻,黄芪、当归补气血,仙鹤草收敛止血;诸药相配,并奏肾阴阳双补,填精益髓之功效。阴虚内热加知母、黄柏滋阴清热;阳虚明显者加制附子,巴戟天温肾助阳;纳差者加人参或党参;出血者加茜草、藕节收敛止血;瘀血者加桃仁、葛根、丹参、鸡血藤,活血化瘀等。

上述分型论治,主要适宜于慢性再障及重型再障稳定期的治疗。重型再障初期与慢性再障转化为重型再障者按下文辨治。

2.急髓劳的辨证施治

治法:清热解毒,凉血止血。

方药:清瘟败毒饮加减。羚羊角粉(山羊角粉代)1g,丹皮 15g,赤芍 10g,生地黄 15g,小蓟 15g,生石膏 20g,知母 12g,大黄 6g,三七粉 3g,金银花 15g,连翘 15g,蒲公英 30g,黄芩 10g,太子参 15g,麦冬 15g,甘草 10g,每日 1 剂,分早晚水煎服。

方中羚羊角粉(山羊角粉代)清热凉血为主药,辅以丹皮、赤芍、生地黄、小蓟清热凉血活血,生石膏、知母、黄芩、金银花、连翘、蒲公英等清热泻火解毒,大黄通腑泻热、引火下行,三七活血止血,使血止而不留瘀,太子参、麦冬等益气养阴、扶正补虚,甘草调和诸药。全方合用,共奏清热凉血解毒功效。若血热迫血妄行者,加茜草,仙鹤草,墨旱莲等凉血收敛止血;热盛者,加栀子清热泻火;神昏谵语者,加用安宫牛黄丸以清热开窍,豁痰解毒治疗。

3.并发症治疗

贫血、感染发热及各种出血症状是再障的主要表现,同时又是与病情轻重、缓急及急慢性等方面密切相关的并发症,此之处理及时妥当与否,关系者疾病治疗的成败。

（1）出血

①阴虚内热

主证:各种出血症状兼或有无,伴五心烦热,盗汗少寐,头晕耳鸣,舌质淡红,苔薄黄,少苔而干,脉弦细。

治法:滋阴清热,凉血止血。

方药:知柏地黄丸。知母 10g,黄柏 10g,生地黄 15g,山茱萸 15g,山药 15g,泽泻 15g,丹皮 15g,茯苓 15g,女贞子 12g,每日 1 剂分早晚水煎服。

方中加知母、黄柏以清降虚热。生地黄、山茱萸、山药滋补肝肾,泽泻、茯苓健脾利湿助运化,丹皮清热凉血,女贞子滋阴补肾。口腔血泡明显者加大黄 10g,代赭石 20g,甘草 6g 降逆止血;便秘者加大黄 10g,芒硝 10g 泻腑通便;气虚者加太子参 15g,黄芪 30g;高热神昏者加服安宫牛黄丸清热开窍。

②湿热迫血证

主证:发热后血热妄行之各种出血症状,出血突出,量多色鲜红,每伴高热,口渴,汗出,尿赤便干。舌质红,苔黄燥,脉数有力。

治法:清热解毒,凉血止血。

方药:犀角地黄汤并黄连解毒汤加减。犀牛角(水牛角代)20g,赤芍15g,丹皮15g,黄连10g,生地黄20g,黄芩10g,黄柏10g,栀子10g,玄参15g,麦冬15g,每日1剂,分早晚水煎服。

以苦寒之黄连、黄芩、黄柏、栀子以清热解毒,辅佐以生地黄、丹皮、赤芍、水牛角以凉血止血,玄参、麦冬养阴生津;上二方合用,共奏清热解毒,凉血止血之功效。

③气虚失摄

主证:各种出血症状兼或有无,尤以下部出血常见,伴面黄乏力,气短倦怠,自汗出,心悸失眠。舌质淡胖,边有齿痕,苔薄白,脉沉细无力。

治法:健脾益气,养血和血。

方药:归脾汤加减。黄芪20g,白术10g,人参10g,茯神10g,龙眼肉12g,酸枣仁12g,广木香6g,当归10g,远志10g,甘草6g,每日1剂,分早晚水煎服。

方中黄芪、白术、人参健脾益气,以复统摄之权为主要;辅以龙眼肉、酸枣仁、茯神以养血安神,木香理气醒脾,与补气养血药合用,使之补不碍胃,补而不滞,用于脾虚失于统摄而致的各种血证。出血症状明显者加仙鹤草18g,大小蓟各12g,侧柏叶15g,蒲黄炭10g等以收敛、凉血,散瘀止血。

④瘀血内阻

主证:各种出血症状,经久不愈或是急性血证后期表现,伴血色紫暗,皮肤紫癜。舌质紫暗,脉涩。

治法:活血散瘀止血。

方药:桃红四物汤加减。桃仁10g,红花10g,当归10g,川芎10g,赤芍15g,三七粉3g,每日1剂,分早晚水煎服。方中桃仁、红花、当归、川芎、赤芍、三七粉等活血化瘀,畅通血脉,使血可归经,而达止血目的。出血症状明显者,加用仙鹤草18g,茜草12g,大黄炭10g,乌贼骨10g等加强凉血收敛止血之效。上述出血诸证型,辨证论治时,因出血部位不同而加减,上部出血者加大黄10g,代赭石20g,生甘草10g以清降火热,引血下行而归经。下部出血加补气升提之葛根12g,黄芪20g及收敛的仙鹤草15g,乌贼骨10g等。对于重症出血者,加用安宫牛黄丸;上消化道出血,用四味止血散以藕粉调服。

(2)发热

①外感发热

主证:恶寒发热,口干咽痛,干咳或咳而有痰,口舌生疮。舌质淡红,苔薄白,脉浮数,

治法:辛凉解表,清热解毒。

方药:银翘散加减。金银花15g,连翘15g,桔梗10g,薄荷6g,淡竹叶6g,淡豆豉10g,荆芥12g,牛蒡子10g,每日1剂分早晚水煎服。方中重用金银花、连翘以辛凉透表,清热解毒;辅以薄荷、牛蒡子、荆芥、淡豆豉可助主药疏散温热而解表,又可清利咽喉;淡竹叶、桔梗以清热生

津,宣肺止咳为佐药,使以甘草调和诸药。咽痛显著者加射干清咽止痛;咳嗽甚者配麻杏石甘汤并鱼腥草 30g,款冬花 10g,紫苑 10g 等清泻肺热,止咳化痰;口舌生疮者以锡类散、冰硼散加入盐水中漱口兼外涂。

②外感实热

主证:发热,无汗,口渴心烦,伴腹痛腹泻,泻下不爽或尿有淋漓或肠痈腹痛或肛周肿痛。舌质红,苔黄腻,脉滑数。

治法:清热利湿解毒。

方药:黄连解毒汤。黄连 10g,黄芩 10g,黄柏 10g,栀子 10g,每日 1 剂分早晚水煎服。方中以黄连苦寒清热燥湿为主,辅以黄芩、黄柏、栀子清泄三焦之湿热毒邪。偏于腹泻痢疾者,加葛根 12g,茯苓 15g,泽泻 10g,木香 6g 或白头翁汤加味以清热利湿止泻;偏于肠痈腹痛者配大黄牡丹汤以泄热祛湿,破痈消肿;偏于尿赤、淋漓不尽者,配八正散加味以清热利湿通淋。

③热毒炽盛

主证:高热不退,神昏谵语,口渴不欲饮。舌质红,少苔,脉数。

治法:清热泻火,凉血解毒。

方药:犀角地黄汤。羚羊角粉(山羊角粉代)1g,生地黄 20g,赤芍 12g,丹皮 10g,每日 1 剂分早晚水煎服。此证系气血两燔,邪热内陷心包之证,方用山羊角代犀角、生地黄、赤芍、丹皮以清热解毒凉血。配安宫牛黄丸以协同清热解毒开窍,共奏清热泻火,凉血解毒以气血两清。

④阴虚内热

主证:低热盗汗,夜寐多梦,五心烦热,腰膝酸软。舌质红,少苔,脉细数。

治法:滋阴清热。

方药:知柏地黄丸。知母 15g,黄柏 10g,熟地黄 25g,山茱萸 12g,山药 20g,泽泻 10g,丹皮 15g,茯苓 10g,每日 1 剂分早晚水煎服。

上方由六味地黄丸加知母、黄柏而成,方中熟地黄、山茱萸、山药为主药以滋补肝肾之阴,辅以泽泻、丹皮、茯苓以淡渗湿浊,清虚热,防滋补有过,加知母、黄柏则使全方偏于滋阴降火,清退虚热。骨蒸潮热,加青蒿、银柴胡清虚热。

⑤气虚发热

主证:身热伴倦怠乏力,嗜睡,自汗,面色无华。舌质淡,苔白,脉虚无力。

治法:补中益气,甘温除热。

方药:补中益气汤。黄芪 20g,人参 10g,当归 15g,陈皮 15g,升麻 12g,柴胡 10g,白术 15g,甘草 6g,每日 1 剂,分早晚水煎服。方中以黄芪甘温补中益气为主,辅以人参、炙甘草、白术补气健脾,当归补血活血,以气血双补,陈皮理气和胃,再以少量升麻、柴胡升举阳气,共为佐使,共奏补中益气,甘温除热之功效。纳呆腹胀者,加山楂 15g,木香 6g,理气消食。

3.中成药

(1)参归生血丸:每次 6g,每日 3 次。

(2)参茸升血胶囊:每次 1g,每日 3 次。

(3)利可君:每次 20mg,每日 3 次。

(4)六味地黄丸:6 粒,每日 3 次。

（5）知柏地黄丸：6粒，每日3次。

（6）金贵肾气丸：6粒，每日3次。

（7）参麦针：50mL静脉滴注，每日1次。

（8）清开灵：40mL静脉滴注，每日1～2次。

4.中医特色技术

（1）针灸疗法

①体针：再生障碍性贫血发病多责之于脾肾，有的兼夹血瘀，故针灸取穴以补脾肾、益气血，兼活血化瘀为主。健脾和胃、益气生血：取足三里、上巨虚、丰隆、曲池、肘髎、手五里、手上廉区；健脾利湿、行气消肿：取水分、下脘、滑肉门、天枢、膏肓俞、气海、大椎等；疏肝健脾、益气生血：选督俞、肝俞、胆俞、脾俞、肾俞等穴。每穴每次7状，每组穴连灸2天，8天为一个疗程，共6个疗程，前4个疗程每完成1次停14天，后2个疗程每完成1次停22天，6个疗程后症状和体征均可减轻或消失。对急性再生障碍性贫血的急劳髓枯而见血热妄行者可起到急救作用，一般根据出血部位选穴：咯血取肺俞、鱼际、尺泽、行间，针刺用泻法；鼻衄取神庭、天府、合谷、内迎香，针刺用泻法；便血取长强、上巨虚、承山、合谷，针刺用泻法。

②电针：采取循经取穴的方法，运用电针，选大椎、肾俞、足三里及大椎、膏肓、合谷、血海两组穴位，每日交替一组，15天为一个疗程，疗程间隔3天，一般2、3个疗程。

（2）穴位注射：取肝俞、脾俞、血海、足三里、曲池等穴位，药用维生素B_{12}当归注射液等，每次取4穴，每穴注射0.5mL，7～10天为一个疗程，休息7～10天重复下一个疗程。

（3）推拿疗法：膻中为诸气之海，按摩膻中可补气；足三里为强壮穴，揉按足三里可强身，按摩中脘可健脾胃，补中气助运化。

五、预后转归

CAA起病相对缓和，并发感染出血症状不严重，但治疗显效时间较长，予以补肾活血等中药和雄激素治疗，大部分患者可使病情缓解，有效率在80%左右，预后良好，但若耽误治疗，可迁延不愈，甚至可转为重型再障，严重影响患者的生存。SAA是一组发病急、进展快的骨髓衰竭性疾病，常伴内脏出血、严重感染，常危及生命，预后不良。在治疗上予以清热凉血解毒中药，积极配合西医的成分输血、广谱抗生素、丙种球蛋白、造血因子等支持治疗或可配合免疫抑制剂治疗，可挽救相当一部分患者生命。

第四节　单纯红细胞再生障碍性贫血

单纯红细胞再生障碍性贫血（PRCA，简称纯红再障）是一种以正细胞正色素贫血、网织红细胞计数减低和骨髓幼红细胞显著减少或缺如为特征的综合征，是AA的一种特殊类型，与自身免疫和胸腺瘤有密切的关系。现PRCA用来指本病成人患者，而Diamond-Blackfan综合征（DBA）和儿童一过性幼红细胞减少症多用于指先天性和获得性婴儿和儿童本病患者。临床上以面色苍白、心悸、气短等贫血症状为主，无出血、发热及肝脾淋巴结肿大，若继发于其他疾病则可见相应的临床表现。骨髓各阶段红系细胞均明显减少，而粒系与巨核系正常；周围血中红细胞、血红蛋白减少,网织红细胞减少甚至消失,白细胞及血小板的计数及形态在正常范围。目前认为本病为一种自身免疫性疾病,在临床上可分为急性型和慢性型。急性型一般由感染、药物、营养不良等因素诱发、有或无溶血性贫血等原发病。慢性型又分为先天性和获得性两类:先天性单纯红细胞再生障碍性贫血多在1岁内发病,如DBA、CDA,PRCA按病因学分类分为先天性和获得性。先天性PRCA有Diamond-Blackfan综合征(DBA)以及先天性红细胞生成异常性贫血(CDA)。获得性PRCA可见于一过性,如一过性原始红细胞缺乏症或称急性造血停滞;另如病毒感染(B19病毒)、溶血性贫血的再生障碍危象;而长期性则可见于胸腺瘤、多发实体瘤、慢性淋巴增殖疾患(如恶性淋巴瘤、慢性淋巴细胞白血病、T-大颗粒淋巴细胞增多症等)、ABO血型不合的造血干细胞移植后、药物及自身免疫性疾病等情况。各年龄均可发病,而以成人为多。

纯红再障主要是由于各种因素引起的红系祖细胞障碍而导致红系各个阶段细胞数量减少,包括病毒、胸腺瘤、药物、淋巴细胞增殖性疾病和一些非血液系统的自身免疫性疾病,有少数患者为原发性,找不到明确的病因。一般认为本病是通过B淋巴细胞和(或)T淋巴细胞异常免疫所致。PRCA与胸腺瘤和CLL等淋巴细胞增殖性疾病关系密切,20%~50%患者合并胸腺瘤,6%患者并发CLL及自身免疫性疾病,行胸腺瘤切除术及应用抗T淋巴细胞的免疫抑制剂治疗PRCA有效,故有人认为T淋巴细胞介导的SFU-E及CFU-E免疫损伤亦有重要地位。NK细胞也可介导本病的发生。感染中最常见的是微小病毒B19,肝炎病毒和EB病毒等多种病毒和细菌感染也可能引起PRCA。异烟肼、氯霉素及α甲基多巴是最常见的与PRCA有关的药物,实体瘤、感染、妊娠、严重营养不良和肾功能不全等也可继发PRCA。少数病因不明者,可能与红系造血祖细胞或造血微环境的获得性缺陷有关。

根据纯红再障的临床特点,现代中医认为其归属于"虚劳"、"血虚"等范畴,晚期伴有血色病时,则属于"血瘀"范畴。中医认为,脾为后天之本,主运化,为气血生化之源。肾为先天之本,主骨、生髓、藏精,精血同源。所以认为纯红再障的发生与脾肾关系最密切。在古代医籍中虽无"单纯红细胞再生障碍性贫血"这一病名,但有些关于虚劳的论述与本病相似。明代绮石在《理虚元鉴》中认为:"虚证有六因,有先天之因,有后天之因,有痘疹及病后之因,有外感之因,有境遇之因,有医药之因"。本病的发生既有先天之因,又有后天之因,与肾脏关系密切。肾为先天之本,先天禀赋不足,精血不充则可发为本病。何嗣忠在《虚劳心传》中说:"有童子患此者,则由于先天禀赋不足,而禀于母气者尤",故一般称为"童子劳",其所述与先天性单纯红细胞再生障碍性贫血相似。烦劳过度、大病久病、误治失治等后天之因损伤肾之精气,久虚不复亦可酿成本病。《素问·通评虚实论》中说:"精气夺则虚",明代张景岳进一步阐明:"病之虚损,变化不同,气虚者,即阳虚也;精虚者,即阴虚也"。另外纯红再障常有舌质紫黯或有瘀斑瘀点,肌肤甲错,有的合并胸腺瘤,肝脾大等瘀血证候,中医又有"瘀血不去,则新血不生"之说,所以说纯红再障以脾肾两虚、气血亏损为本,瘀血内停为标,属本虚标实之证。同时,血瘀在本病的发病中也占有重要地位。

一、病因病机

(一)先天禀赋不足

小儿可见虚劳,《订补明医指掌》曰:"小儿之劳,得于母胎",何嗣忠在《虚劳心传》中亦说:

"有童子患此者,则由于先天禀赋不足,肾精亏虚,精血不足,而见一系列虚证证候"。

(二)久病劳损

病程日久,迁延不愈,久病及肾,肾精亏损;劳倦过度,伤及五脏,引起脏腑功能失调,影响气血生化而见虚损之证。如思虑过度,饮食不节,损伤脾胃,脾主运化,胃主受纳腐熟水谷,脾胃功能失常,则气血化源不足而见气血亏虚之证;若房劳过度,使肾之阴阳亏损,肾精不足,精血亏虚而见虚劳。久病入络,故本病日久可出现血瘀之象,而见积聚、肌肤甲错、舌质紫黯或有瘀点瘀斑等症。

(三)感受外邪

六淫之邪常为本病发生和加重的诱因,六淫之邪可直中脏腑而导致脏腑功能失调。本虚之人更易感受外邪,如脾虚之人脾失健运而见气血亏虚之证,若又感受湿邪,湿邪伤脾,脾不能运,肠胃不和,水谷不分而见泄泻,则本虚之证更加严重。

二、临床表现

(一)肾阴虚

1.证候

发病较急,乏力头晕,心悸,耳鸣,面色无华,唇甲色淡,五心烦热,盗汗,精神萎靡,舌质淡,苔白,脉细数。

2.证候分析

肾藏精,主骨生髓,精血同源。肾之阴精不足,则血亦不足,血虚失养,故见乏力、心悸、头晕、耳鸣、面白无华及唇甲色淡、精神萎靡;阴虚生内热,虚热内扰则五心烦热、盗汗;舌淡苔少,脉细数均为肾阴虚证。

(二)肾阳虚

1.证候

发病较慢,面色苍白无华,唇甲色淡,形寒肢冷,身倦乏力,腰膝酸软,纳呆腹泻,夜尿频多,舌质淡胖或有齿痕,苔薄白,脉沉细。

2.证候分析

肾主一身之阳气,由于各种原因导致肾阳不足,命门火衰,失于温煦,则除形寒肢冷等症外,可并见脾阳不振,脾肾阳虚,气血化源不足,故见面色苍白少华,唇甲色淡,身倦乏力等气血亏虚的表现;腰为肾之府,肾虚腰府失养故见腰膝酸软;肾阳虚膀胱气化不利则见夜尿频多;脾阳不振,脾失运化,纳谷不化,而见纳呆腹泻。舌质淡胖或有齿痕,苔薄白,脉沉细均为肾阳不足之象。

(三)肾阴阳两虚

1.证候

乏力心悸,头晕耳鸣,唇甲色淡,面白少华,夜尿频多,五心烦热,舌淡,苔薄白,脉沉细或细数。

2.证候分析

肾之阴阳俱虚,则肾精亦不足,精血同源,精不足,血亦亏,故见面白少华,头晕耳鸣,乏力心悸,唇甲色淡之症;肾阳不足,膀胱气化不利则见夜尿频多;肾阳虚生内热,虚热内扰则见五心烦热。舌淡,苔薄白,脉沉细或细数均为肾虚不足之象。

(四)肾虚血瘀

1.证候

乏力心悸,头晕耳鸣,唇甲色淡,面白少华,肌肤甲错,腹部积块,夜尿频多,五心烦热,潮热盗汗,舌质紫黯或有瘀斑瘀点,脉弦细数。

2.证候分析

久病肾精亏虚,百骸失养,髓海空虚则乏力心悸,头晕耳鸣,精血亏虚则唇甲色淡,面白少华;瘀阻日久,肌肤失于精血的濡养,故见肌肤甲错;瘀阻于腹中可见腹部积块;瘀血阻滞可致膀胱气化不利可见小便不利;阴虚生内热则见五心烦热,潮热盗汗;舌脉为瘀血之征。

三、中医诊断与鉴别诊断

(一)诊断

1.发病特点

本病肾阴虚型一般发病较急,症状较重,而其他三型均为慢性过程。本病临床以血虚之证如乏力、心悸、面白、唇甲色淡、腰酸为主症,主要病变脏腑在肾脏。

2.证候特点

(1)肾阴虚型:患者发病急,腰膝酸软,乏力、心悸、面白、唇甲色淡之症较重,伴五心烦热、失眠多梦等症,一般预后良好。

(2)肾阳虚、肾阴阳两虚型:临床较多见,发病缓,呈慢性过程,除血虚症状外,兼见夜尿频多、形寒肢冷、手足心热之肾阳虚或肾阴虚的表现。

(3)正虚血瘀型:一般见于本病末期,病情迁延,久治不愈,瘀血内生,伴见腹部积块,肌肤甲错,舌瘀点瘀斑。本证预后不良。

(二)鉴别诊断

1.内科虚证

以单一脏器虚损症状为主,而本病则多见多脏器、多系列虚损表现。

2.积证

因气滞血瘀所致腹部积块为主证,末期正虚瘀停类似本证。

3.瘀证

初起即为面色紫红,疼痛部位固定,舌质紫黯,脉涩等证。

四、西医诊断与鉴别诊断

(一)西医诊断

1.临床表现

临床上以贫血为主的症状和体征,一般无出血及发热。表现为乏力,心悸,气短,贫血外观,肝脾淋巴结无肿大。继发性者可有原发疾病的表现,合并胸腺瘤者,一般查体不能发现肿物。

2.实验室检查

(1)血象:血红蛋白低于正常值,呈正色素正细胞性贫血,网织红细胞数<0.1%,白细胞计数及血小板均正常,白细胞分类正常,红细胞及血小板形态正常。

(2)骨髓象:有核细胞增生,而红细胞系统各阶段均显著减少,甚至缺如。粒细胞、巨核细胞系统无特殊变化。

(3)血清铁增多,铁利用率减低,胎儿血红蛋白升高。

(4)X线检查:可确定有无胸腺瘤的存在。

(5)免疫学检查:有的γ蛋白增加,可出现嗜异性抗体、冷凝集素、冷溶血素、抗核抗体等。

3.诊断标准

(1)临床表现:①有贫血症状如苍白、心悸、气短等;②无出血;③无发热;④无肝脾大。

(2)实验室检查:外周血呈正细胞正色素性贫血,网织红细胞减少或缺如,白细胞和血小板正常,偶可出现轻度白细胞减少、淋巴细胞增多或嗜酸性粒细胞增多。血小板计数正常,也可轻度减少或反应性增高。特征性骨髓表现为骨髓增生良好,但红系明显减少甚至缺如,但粒系细胞和巨核细胞不减少,偶有嗜酸性粒细胞增多,各系细胞形态大致正常。BFU-E和CFU-E体外培养集落数减少,血清铁和铁蛋白增多,铁饱和度增高,但铁利用率低下。血清蛋白电泳一般正常,部分PRCA可有γ球蛋白增多,出现嗜异性抗体、抗核抗体及红斑狼疮因子等自身抗体。Hams和Coombs试验均阴性。

(3)其他检查:拍X片以确定有无胸腺瘤(不少PRCA系继发于胸腺瘤)。需查免疫球蛋白(有些患者IgG增高)。注意病史中发病年龄、有无先天异常(先天性者)、发病前用药及毒物接触史(有些继发者系因药物如氯霉素或毒物如苯所致)、有无恶性肿瘤及胶原病或其他血液病(如某些肉瘤或红斑性狼疮或慢性淋巴细胞白血病可并发PRCA)。须除外MDS(有少数MDS以PRCA形式出现),如条件许可,可查染色体(少数PRCA有核形异常)。

(二)鉴别诊断

1.再生障碍性贫血

再障血象特点为全血细胞减少,淋巴细胞相对增多,骨髓增生低下,可见非造血细胞团,巨核细胞减少或缺如;而纯红再障则以贫血为特点,骨髓增生活跃,仅以红系增生低下。

2.营养不良性贫血

如缺铁性贫血临床亦以贫血为主要表现,但成熟红细胞可见中心浅染区扩大,MCH、MCV、MCHC降低,血清铁降低、总铁结合力增加,血清铁蛋白及运铁蛋白饱和度均减少。巨幼细胞贫血临床亦表现为贫血,但常伴消化道症状,贫血呈大细胞高色素性,白细胞及血小板常轻度减少,中性粒细胞核分叶过多,骨髓红系增生明显,可见巨幼样变,血清叶酸和(或)维生素B_{12}测定常减少;纯红再障为正细胞正色素性贫血;无缺铁及叶酸、维生素B_{12}缺乏证据。

3.溶血性贫血

溶贫血象亦为单纯红细胞减少,但网织红细胞增高,并可出现黄疸,溶血象检查呈阳性。

4.骨髓增生异常综合征

MDS有时以一系(红系)细胞减少为主要表现,但可有巨大血小板、巨大红细胞,外周血出现有核红细胞,骨髓有两系以上病态造血,骨髓病理可见病态造血及 ALIP 现象;纯红再障骨髓无明显形态变化,另 MDS 可存在异常染色体。

五、辨证治疗

(一)辨证要点

纯红再障分为肾阴虚型、肾阳虚性、肾阴阳两虚型和肾虚血瘀型。其中肾阴虚型一般发病较急,症状较重,而其他三型为慢性过程,临床上以血虚之证如乏力、心悸、面色苍白、唇甲色淡、腰膝酸软为主症,主要病变脏腑在肾脏。肾阴虚型患者发病急、腰膝乏力、心悸、面色苍白、唇甲色淡之症较重,伴五心烦热、精神萎靡等症,一般预后良好;肾阳虚型和肾阴阳两虚型临床较多见,发病缓,呈慢性过程,除血虚症状外,兼见夜尿频多、形寒肢冷、手足心热之肾阴虚或肾阳虚等表现;肾虚血瘀型一般见于本病晚期,久病迁延不愈,反复输血并发血色病,瘀血内生,见腹部积块,肌肤甲错,舌瘀点、瘀斑。本证预后不良。

(二)治疗原则

本病治疗以扶正为本,祛瘀解毒为标。临证时根据证候不同分别采用温肾、滋肾、双补肾阴肾阳及祛瘀解毒之法。

(三)分证治疗

1.肾阴虚

治法:填精补肾,益气养血。

方药:左归丸(《景岳全书》)加减。熟地黄、山药、枸杞子、山茱萸、牛膝、菟丝子、鹿角胶、龟板胶。方中山茱萸、熟地、当归、枸杞子、菟丝子、何首乌滋阴补血以养肝肾;龟板胶、鹿角胶大补精血;山药、焦山楂健脾胃助消化,以防滋腻补药碍滞脾运之弊;神疲乏力加太子参、黄芪益气;血虚明显加紫河车、阿胶滋阴补血。出血明显者可加生地榆、水牛角、三七、鸡血藤、丹参、仙鹤草、白茅根等凉血活血以止血;低热者可加地骨皮、青蒿、鳖甲、银柴胡等退虚热。

2.肾阳虚

治法:温肾健脾,补益气血。

方药:十四味建中汤(《局方》)加减。方中肉桂、附子、肉苁蓉温肾壮阳;黄芪、党参、熟地益气养血;白芍、麦冬滋补阴液,阴中求阳;半夏、茯苓、白术健脾利湿,以助后天之源;川芎行气活血、使补而不滞;甘草调和诸药。若脾肾阳虚,湿浊内生,患者症见浮肿,苔腻者加猪苓、茯苓、陈皮、砂仁。

3.肾阴阳两虚

治法:滋阴壮阳,益气生髓。

方药:肾气丸(《金匮要略》)加减。方中生地滋阴补肾;山茱萸、山药补益精血;附子、桂枝温肾助阳;阴虚明显者可加枸杞子、五味子、桑葚子;夜尿频多者可加益智仁;浮肿明显者可加茯苓、猪苓;血虚者可加何首乌、阿胶;五心烦热者可加知母、黄柏。

4.肾虚血瘀

治法:益肾补血、活血化瘀。

方药:龟鹿二仙胶(《杂病源流犀烛》)合化积丸(《杂病源流犀烛》)加减。方中有鹿角胶、龟板胶、人参、枸杞子、三棱、莪术、阿魏、苏木、香附、槟榔、海浮石、瓦楞子、雄黄等。可去槟榔、雄黄等杀虫之品,酌加何首乌、女贞子、菟丝子、阿胶、熟地黄等补肾养血之品,再根据其他症状随症加减。

六、西医治疗

(一)治本治疗

1.免疫抑制治疗

(1)皮质激素(CS):是目前治疗获得性 PRCA 的首选药物,特别是对于年轻患者,有效率为 $30\%\sim62\%$。常用剂量为泼尼松 $0.5\sim1.0g/(kg\cdot d)$,至血细胞比客达到 35% 后逐渐减量至停用。约 40% 的患者 4 周见效,80% 的患者在停药 24 个月内复发,但多数复发患者再次应用 CS 治疗仍然有效。单用 CS 治疗的获得性 PRCA 中位生存期为 14 年。该药常见的不良反应包括肌病、感染、高血糖、骨质疏松、消化道出血。

(2)环孢素(CsA):目前被认为是获得性 PRCA(特别是特发性 PRCA)的一线治疗。CsA 可以提高 CS 治疗的缓解率,降低复发率,延长无病生存期,减少成分血输注(降低铁过载、溶血、输血相关感染的发生率)。其有效率为 $65\%\sim87\%$。由于 CsA 存在肾毒性,应用时应监测药物浓度和肾功能,剂量原则应个体化。

(3)细胞毒免疫抑制剂:常用的细胞毒免疫抑制剂如环磷酰胺(CTX),用于 CsA 禁忌或无效患者、继发于大颗粒淋巴细胞性白血病(LGLL)的 PRCA,单用有效率为 $7\%\sim20\%$,一般与 CS 联用。在白细胞、血小板允许的情况下,剂量可从小剂量开始,逐渐加量至起效或骨髓抑制发生。起效后开始减量,至血细胞比容恢复正常后 $3\sim4$ 个月停用。其常见的不良反应包括骨髓抑制、脱发、消化道症状、出血性膀胱炎、性腺毒性、肝功能损害、第二肿瘤。

(4)抗人胸腺/淋巴细胞球蛋白(ATG/ALG):对部分获得性 PRCA 有效,但价格较贵,可酌情应用。

2.丙种球蛋白

丙种球蛋白有免疫调节、中和抗体、抗感染的功效,可用于 HIV、细小病毒 B19 等病毒感染后继发 PRCA 患者,也可用于应用利妥昔单抗、阿伦单抗、FK506、器官移植治疗后细小病毒 B19 感染的 PRCA 患者。大剂量丙种球蛋白冲击治疗可取得较好的疗效,但大多需要反复多疗程输注直至病毒清除。

3.单克隆抗体

常用的单克隆抗体包括利妥昔单抗、达利珠单抗、阿伦单抗。利妥昔单抗为抗 CD20 单克隆抗体,可选择性地杀灭 B 细胞,已广泛应用于 B 细胞淋巴瘤及自身免疫性疾病的治疗。有文献报道该药用于其他药物治疗无效的 PRCA、继发于淋巴系统恶性肿瘤的 PRCA、ABO 血型不合异基因造血干细胞移植后继发 PRCA 有效,剂量为 $375mg/m^2$,疗程 4 周。达利珠单抗为抗 IL-2 受体的单克隆抗体。IL-2 受体表达在活化 T 细胞上,阻断 IL-2 受体可降低 T 细胞的活化与增殖。其优点为毒性小,患者耐受性好。阿伦单抗为抗 CD52 单克隆抗体(CD52 表达在 T 和 B 淋巴细胞表面,抑制后可显著降低淋巴细胞活性),可应用于 CS 或 CsA 效果不佳者。

4.其他治疗

(1)雄激素:可以刺激骨髓红系造血,是治疗获得性 PRCA 的基础用药,可与其他药物联合应用。

(2)脾切除、血浆置换、骨髓移植:有报道提出脾切除、血浆置换、骨髓移植对治疗获得性 PRCA 有效,但目前应用很少,仅用于其他各种治疗失败的患者。

5.EPO 相关 PRCA 的治疗

本病一经确诊应立即停用 thEPO,给予输血支持治疗及免疫抑制治疗。首选方案为泼尼松 $1mg/(kg \cdot d)$ 联合口服 CTX,其次为 CsA,持续至抗体转阴。有条件者可行肾移植。

Hematide 是一种合成多肽,它是一种 EPO 受体激动剂,可刺激红系造血,目前用来治疗慢性肾衰竭和肿瘤性贫血。Hematide 与抗 EPO 抗体无交叉反应,因此,有可能用来治疗由抗 thEPO 抗体或抗内源性 EPO 抗体导致的 PRCA。

(二)病因治疗

1.胸腺切除术

胸腺肿瘤患者获得性 PRCA 的发生率为 5%～15%,是继发性 PRCA 的最常见病因。但对于继发于胸腺瘤的 PRCA 患者,仅仅切除胸腺是不够的,需要同时进行免疫抑制治疗。常用的药物包括 CS、CsA、CTX,其中最佳方案为胸腺切除联合 CsA 治疗。

2.其他

对于继发性 PRCA,要注意去除病因。药物引起的 PRCA,应立即停用可疑药物;病毒感染导致的 PRCA,应给予抗病毒治疗;恶性肿瘤引起的 PRCA,应积极治疗原发病。

(三)对症及支持治疗

1.输血

根据报道,12% 的获得性 PRCA 具有自限性,因此,在发病最初的 1 个月,可以治疗原发病同时予输血支持治疗,监测血常规变化,观察患者红系造血是否有恢复趋势。此外,输血也是获得性 PRCA 治疗期间的重要支持治疗手段。

2.抗感染治疗

获得性 PRCA 患者长期贫血,长期应用免疫抑制剂,如 CS、CsA、CTX 等,容易合并感染:尤其是真菌及机会致病菌感染,应根据细菌学证据及药敏结果选择有效的抗生素。应特别注意肺孢子菌肺炎,可预防性使用磺胺类药物。

3.祛铁治疗

获得性 PRCA 患者长期输血导致血清铁蛋白 $>1000\mu g/L$ 时,应给予祛铁治疗。

七、预防与调护

(一)护理

本病患者应注意饮食调理及起居休息。肾阴虚型忌食辛辣,防止感受风热之邪,以免重伤阴津;肾阳虚和肾阴阳两虚患者,宜食富于营养,利于造血的食品,还应注意休息。肾虚血瘀患者注意调畅情志,避免受邪,以防气滞寒凝加重瘀血。避免过度劳累和服用诱发本病的药品。

(二)康复

患者要适宜地进行体育锻炼,使筋骨柔韧,血脉通利,增加机体的防病和抗病能力。还要注意调畅情志,修身养性,使内心平和,精神愉悦,气血流畅,促使疾病恢复。

第五节 自身免疫性溶血性贫血

自身免疫性溶血性贫血(AIHA)是一种获得性溶血性疾患,由于免疫功能紊乱产生抗自身红细胞抗体,与红细胞表面抗原结合或激活补体使红细胞加速破坏而致溶血性贫血。根据致病抗体作用于红细胞所需温度的不同,AIHA可分为温抗体型和冷抗体型,其中温抗体型约占80%。当机体既产生抗自身红细胞抗体,又产生抗自身血小板抗体(甚至白细胞抗体),进而同时出现溶血性贫血和血小板减少时,称之为Evans综合征。

AIHA中医尚无统一病名,在中医中属于"黄疸""虚劳""积聚"等范畴。现在许多专家认为"血疸"更为符合本病。

一、病因病机

(一)西医研究

1.流行病学

国外报道本病约占溶血性贫血患者总数的1/3。国内AIHA的防病率仅次于PNH,占获得性溶血性贫血的第2位,女性患者多于男性,以青壮年为多。其中温抗体型约占80%。

2.发病机制

原发性温抗体AIHA病因不明,约占60%;继发性者伴发于淋巴系统恶性增殖性疾病及与免疫有关的疾病,如淋巴瘤、慢性淋巴细胞白血病、多发性骨髓瘤等及系统性红斑狼疮、类风湿关节炎、某些细菌和病毒感染等。继发性患者约占40%。冷凝集素病多数为原发性,继发性多发生于淋巴系统恶性肿瘤型疾病;某些感染,如支原体肺炎、传染性单核细胞增多症血清中冷凝集素效价增高,但一般效价较低不产生临床症状。阵发性冷性血红蛋白尿多数为继发性,继发于梅毒者多见,亦有继发于其他自身免疫性疾病及病毒感染,如麻疹、流行性腮腺炎等。

(1)自身抗体产生机制

①红细胞膜抗原改变:正常情况下,人体免疫系统表现为"自身耐受",即能够识别自身组织而不产生针对自身组织或细胞的抗体。外来抗原或半抗原(如药物、微生物等)与红细胞膜作用,使其抗原性改变或暴露出隐蔽抗原或使原来的半抗原变为全抗原。免疫系统针对抗原性改变了的"非我"红细胞膜产生抗体。

②免疫细胞异常:免疫系统本身的改变极易改变抗体的性质,B淋巴细胞本身的变异,如淋巴瘤、淋巴细胞白血病等,变异的B细胞直接产生抗自身红细胞抗体。辅助T细胞(Th)功

能异常,可能由于 T 细胞数量的改变或 T 细胞特定亚群的活化。一般认为"自身耐受"是由于 B 细胞缺乏必要的 Th 某亚群的辅助而丧失了对自身抗原刺激的反应。Th 某特定亚群的活化可"唤醒"B 细胞的这种潜在功能而产生自身抗体。抑制 T 细胞(Ts)数量减少或功能障碍,被抑制的 B 细胞"释放",如果此群 B 细胞正好具有形成针对红细胞的自身抗体的潜能,则其结果不难预见,已有一些学者证实,AIHA 患者 T 细胞数量减少与功能降低(如淋巴细胞转化率降低),并发现 Ts 细胞数量减少。

③交叉抗体学说:某些外来物质,如病毒、细菌的某些抗原可能与人红细胞膜抗原有共同或类似的抗原决定簇,机体产生的针对这些外来物质的抗体,同时与自身红细胞发生反应。被怀疑为此种机制的有支原体肺炎、传染性单核细胞增多症等伴发的 AIHA。

④遗传因素:同一家族中数人患 AIHA 或类似自身免疫疾病。一种与人类 AIHA 极其酷似的动物模型可世代遗传,提示人类 AIHA 具有遗传倾向。

(2)自身抗体破坏红细胞机制

①自身抗体的分类:一般认为,温抗体是 IgG 或 IgG＋补体(C)或单独补体(C),冷凝集素是 IgM,冷溶血素是 IgG。

②温抗体 IgG 结合到红细胞膜上的数量与临床表现有密切关系:a.只有当每个红细胞膜结合的 IgG 量达到 80～120 个分子时,直接 Coomb's(抗人体球蛋白试验 Coomb'stest)试验才呈现阳性反应;b.红细胞结合 IgG 的量是溶血严重程度的一个重要因素,它与红细胞寿命负相关而与网织红细胞正相关。此外,红细胞的破坏程度还与结合 IgG 的亚类密切相关。IgG2～IgG4 少见,溶血作用也极弱。IgG1 与 IgG3 是最常见类型,其中 IgG1 溶血作用弱,IgG3 溶血作用强。由于 IgG 激活补体作用弱,通过补体介导的溶血少见。IgG 主要通过其 Fc 段巨噬细胞 Fc 受体结合,结合 IgG 的红细胞被巨噬细胞吞噬与破坏,同时巨噬细胞与 IgG 结合后可释放溶酶体酶溶解红细胞,造成主要发生在脾脏的血管外溶血。致敏 RBC 与巨噬细胞的结合受血浆中游离 IgG 的抑制,因为游离 IgG 与 RBC 上附着的自身抗体 IgG 竞争巨噬细胞的 Fc 受体。IgG 加补体致敏红细胞分别于巨噬细胞的 Fc 与 C 受体结合,两者协同作用,血浆中游离 IgG 对此种结合无竞争性抑制作用,因此 IgG 加补体致敏红细胞的溶解常很重,是温抗体型溶血性贫血最常见也是最主要的机制。溶血主要发生在肝脏和骨髓。单纯补体型 AIHA 红细胞破坏也是由单核巨噬细胞介导的,主要通过巨噬细胞释放的溶酶体酶在细胞外溶解红细胞,破坏红细胞的场所主要在肝脏。

冷凝集素 IgM 在低于 32℃温度下与红细胞结合并激活补体,经过经典反应最终形成攻膜复合物(C5b-9)破坏红细胞膜,导致急性血管内溶血。

冷凝集素(又称双相溶血素),属 IgG,在低于 15℃下补体存在时与红细胞结合,温度升高至 37℃时,在补体作用下发生血管内溶血。可能由于低温时补体经典途径的激活不能完成,当温度升高时才能完成补体激活顺序发生溶血。冷溶血素与红细胞血型抗原 P 有特异性。

(二)中医病因病机

1.病因

(1)起始病因

①湿热内蕴:素体禀赋不足或过劳伤脾,脾胃虚弱,湿浊内生,日久化热;或外感寒邪,入里

化热;或直接感受湿热邪毒,阻于肝胆,胆汁外溢发为黄疸;湿热交蒸伤及营血,引起血败气亏,出现气血不足之象。

②脾肾两虚:脾为后天之本,主运化,脾胃虚弱,运化失常,则气血生化不足;肾为先天之本,主骨藏精生髓,肾虚不能生精化血。脾肾两虚,则可致气血亏虚。

③气滞血瘀:病久气血不足,运行受碍,复因湿热邪毒,相搏瘀阻于腹,则见腹部积块或卫气虚弱,感受寒邪入里,血受寒则凝,致气滞血瘀,日久,可结成癥积。

(2)继发病因:本病常继发于失荣、痿证、积证、泄泻、痹证等沉疴宿疾,因其久病,累及脾肾而发病;或外感温热邪毒,湿热交蒸伤及营血,引起"血气衰败"而发病。

2.病机

(1)发病:本病病因虽各不相同,但总因正气不足,易为湿热毒邪或寒邪损伤而致病。湿热毒邪或寒邪侵袭某些肾虚患者后,可损气耗血而致血败,使气血亏虚;败血随胆汁外溢发为黄疸;败血下注膀胱,而见尿色呈酱油色。

(2)病位:本病主要病位在脾肾两脏,涉及心肝,以肾为主。气血亏虚,五脏不足,损于形质,总属阴虚,其病归属于肾。肾精不足,可直接导致气血亏虚;肾之精气不足,脾失其温煦、濡养,亦可因气血生化乏源而致气血亏虚,反之亦可加重肾虚;肝肾同源,肾精不足,肝阴也亏;气血亏虚,心失所养,可出现心神不宁,甚至心气衰败。

(3)病性:本病起病缓慢者,日久不愈,以正虚为主,兼见标实,常为本虚标实之证。肾虚为本,湿热、寒邪及瘀血为标,标可进一步损伤其本。本病急暴者,标实常为湿热、寒邪,致使血败、气血速亏。

(4)病势:本病慢性者居多,脾肾两虚,气血不足者,病情较为缠绵;复感湿热毒邪或痰湿内生,日久化热,速耗气血,正虚邪实,病情急重;寒邪致病者,多在得温后,明显缓解或减轻;病久瘀血内结,更损脾肾及气血,标本虚实错综复杂,治之更加不易。

(5)病机转化:本病慢性者,因禀赋不足,劳倦过度,损伤脾肾,出现气血亏虚之象,总属正虚,且以肾亏为主;湿浊化热或湿毒之邪入侵或感受寒邪,终致气血进一步受损,则气血亏虚,表现为虚实夹杂之证,随祛邪扶正治疗后,邪去,正难速复,又以气血亏虚,脾肾两虚为主;如湿毒过盛,有可能使脾肾虚极,气血速亏,而成急劳。病久,复因湿热邪毒相搏;或血受寒则凝,致血瘀成积,为虚实夹杂之证。且病情常反复,常多表现虚中夹实,本虚标实的特点。本病总以虚为本,气血双亏,甚则脾肾俱虚,而以肾虚为主。

二、临床诊断

(一)辨病诊断

1.温抗体型自身免疫性溶血性贫血(AIHA)

(1)临床表现:原发性 AIHA 者多为女性,年龄不限。临床表现除溶血性贫血外,无典型症状。半数有脾大,1/3 有黄疸及肝大。继发性 AIHA 者常伴有原发疾病的临床表现。

(2)实验室检查:①贫血程度不一,有时很严重,可暴发急性溶血危象。血片上可见多量球形细胞及数量不等的幼红细胞与少量铁粒幼细胞。偶见红细胞被吞噬现象。网织红细胞增多。②骨髓呈增生象,以幼红细胞增生为主,偶见轻度巨幼红样变。③再障危象时,网织红细胞极度减少,骨髓象呈再生障碍。④广谱抗人球蛋白直接试验阳性,主要为 C3 或 IgG 型。

(3)诊断标准:①近 4 个月内无输血或特殊药物服用史,如直接 Coombs 试验阳性,结合临床表现和实验室检查,可考虑温抗体自身免疫性溶血性贫血。②如 Coombs 试验阴性,但临床表现较符合,肾上腺皮质激素或切脾有效,除外其他溶血性贫血可能,可考虑 Coombs 阴性的自身免疫性溶血性贫血。

2.冷凝集素综合征

(1)临床表现:以中老年患者为多,寒冷环境有耳郭、鼻尖、手指发绀,但一经加温立即消失。除贫血和黄疸外,其他体征很少。

(2)实验室检查:①慢性轻至中度贫血,外周血中无红细胞畸形及大小不一,可有轻度高胆红素血症,及发作时有含铁血黄素尿。②冷凝集素试验阳性 4℃ 效价可高至 1∶1000 甚至 1∶16000,30℃ 时,在白蛋白或生理盐水内,如凝集素效价仍然较高,则有诊断意义。③抗人球蛋白试验直接阳性,几乎均为 C3 型。

(3)诊断标准冷凝集素阳性效价较高,结合临床表现和其他实验室检查,可诊断为冷凝集素综合征。

(二)辨证诊断

本病临床表现多样,温抗体型 AIHA 多位慢性起病,易于反复,部分患者有急性发作史,发作期间可见畏寒、发热、黄疸、腰背酸痛等。血红蛋白尿常见于阵发性冷性血红蛋白尿,少见于冷凝集素病,温抗体型 AIHA 极罕见;病情常反复,常多表现虚中夹实,本虚标实的特点。本病以虚为本,气血双亏,甚则脾肾俱虚,病久易见面白、气短、懒言、纳少便溏、腰膝酸软等症。脏腑辨证与肾、脾二脏关系最为密切。标实火为湿热之邪或为寒邪;久病入络致气滞血瘀,晚期常有积块形成。本病早期治疗应清利湿热瘀补虚相结合,有血红蛋白尿发作。黄疸重时,宜应用西药激素迅速控制溶血为主,常用药为肾上腺皮质激素和低分子右旋糖酐等。辅以中药清利湿热,利疸除黄,如茵陈五苓散等,一旦溶血得到满意控制后,应减量直至停用肾上腺皮质激素,用中药辨证论治巩固疗效。后期有积块形成时,加用活血化瘀及软坚药物。少见的冷凝集素综合征和阵发性冷性血红蛋白尿症患者多有发病时四肢寒冷,口唇、肢端发白或青紫等症,其人阳气本虚,易被寒湿侵袭,治疗时当活血温阳、固表补肾。

1.湿热内蕴

主证:白睛黄染、皮肤发黄,尿色如茶或有发热,口渴而不思饮,便黏。兼证:气短、乏力、头晕、心悸、唇白。舌象:舌质红或淡红,苔黄腻。脉象:脉濡数。

辨证分析:由于湿邪侵袭或饮食不当或七情内伤所致湿浊内停,郁久化热,湿热交蒸,迫胆汁不循常道而外溢,浸渍肌肤则见身黄,上溢于目则见目睛黄染,下注膀胱则见尿如茶色;湿热蕴结可见发热;热邪耗伤津液,然湿浊内蕴,故口渴而不思饮;湿热下注大肠,则见便黏;舌质红,苔黄腻,脉濡数皆为湿热蕴结之象。此型多见于急性发作期,黄疸明显,多为湿热。

2.气血两虚

主证:面色㿠白或萎黄,气短乏力,心悸头晕。兼证:兼有湿热者,白睛可有轻度发黄,自汗神疲懒言,唇淡。舌象:舌体胖,舌质淡,苔薄白或微黄腻。脉象:脉细弱。

辨证分析：气血耗伤，阴血不能上荣于面、充于脑脉，则见面色㿠白或萎黄及唇淡；心脉失养，则见心悸；正气匮乏，故体倦乏力、气短懒言；气虚不能顾护卫表而见自汗；舌质淡、苔薄白，脉细均为气血两虚之象。此型多见于急性溶血刚控制，气血亏虚之象或慢性期。

3.脾肾阳虚

主证：面色㿠白，头晕耳鸣，纳少便溏，腰酸腿软，怯寒肢冷。兼证：兼有阴虚者，可见五心烦热。舌象：舌质淡，舌体胖，边有齿痕，苔白。脉象：脉沉细。

辨证分析：《医宗必读》谓："夫人之虚，不属于气即属于血，五脏六腑莫能外焉，而独举脾肾者，水为万物之源，土为万物之母，两脏安和一身皆和，百病不生。"肾为先天之本，脾为后天之本，脾肾阳虚，则五脏六腑不能"安和"而见诸多症状。脾主运化，脾阳虚，运化失司，而见纳少便溏；气血生化无源，不能上荣于面、充于脑脉而见面色㿠白、头晕耳鸣；腰为肾之府，肾虚，则见腰膝酸软；阳虚失于温煦，故怯寒肢凉。阴阳互根互用，久病迁延不愈，阳损及阴，肾阴不足，阴虚生内热，则可见低热盗汗、五心烦热。舌质淡、苔白，脉沉细皆为脾肾阳虚之象。此型多见于慢性期，恢复期，治疗周期长。

4.气滞血瘀

主证：除气血两虚证外，尚可见腹中癥积或肢体疼痛或腹痛，固定不移，胁肋作胀。舌象：舌质暗或有瘀斑。脉象：脉细涩。

辨证分析：气血运行不畅，不能上荣于面、充于脑脉，则可见面色萎黄；心脉失养，则见心悸；血瘀脉中，脉络痹阻，不通则痛，且疼痛固定不移；肝气不舒，则胁肋胀痛不适；瘀血沉积不去，则见腹中症积；舌质暗，有瘀斑，脉细涩均为气滞血瘀之象。

三、鉴别诊断

（一）西医鉴别诊断

1.温抗体型自身免疫性溶血性贫血

部分患者外周血球形红细胞增多，而球形红细胞增多症患者为遗传性疾病，有家族遗传倾向，Coomb's试验阴性；同种免疫性溶血性贫血和药物性免疫溶血性贫血Coomb's试验虽也呈阳性反应，但前者有输血史或是新生儿溶血病，经输血血清学检查可鉴别，后者有服药时，停药一段时间即可恢复；少数具备典型症状而反复Coomb's试验阴性、高度怀疑AIHA者，应力争在使用肾上腺皮质激素之前采用更敏感的检测方法确诊。

2.冷凝集素病

本病与雷诺征均可见"手足发绀"，但前者以遇冷部位为著，溶血相关症状较突出，后者多为对称性，有向心性和进行性加重的特点。

3.阵发性冷性血红蛋白尿

注意与PNH、冷凝集素病、行军性血红蛋白尿症相鉴别。

（二）中医鉴别诊断

1.黄疸与萎黄相鉴别

黄疸主因外邪侵袭或饮食劳倦，湿邪困脾，而致肝胆失于疏泄，胆汁外溢。以身黄、目黄、小便黄为主要临床表现。而萎黄主因饥饱劳倦、食滞虫积及失血,脾胃虚弱,气血不足,肌肤失养。以肌肤萎黄不泽,常伴头晕、心悸,倦怠乏力,纳少便溏等症,而目睛及小便不黄。

2.虚劳与肺痨相鉴别

虚劳可由多种原因所导致,久虚不复,病程较长,无传染性,以脏腑气、血、阴、阳亏虚为基本病机,可分别出现五脏气、血、阴、阳亏虚的多种症状。肺痨系正气不足痨虫侵袭所致,主要病位在肺,具有传染性,以阴虚火旺为病理特点,临床以咳嗽、咯痰、咯血、潮热、盗汗、消瘦为主要表现。

3.积聚与痞满相鉴别

积聚是指腹内结块或痛或胀,不仅有自觉症状,而且有结块可扪及。而痞满则是指脘腹部痞塞胀满,系自觉症状,而无块状物可扪及。

四、临床治疗

(一)提高临床疗效的基本要素

1.调护得当,未病先防

自身免疫性溶血性贫血属后天获得性溶血性贫血,在种种诱因的诱发下,极易导致反复发生溶血,因此,去除诱因是防止溶血发作的关键。教育患者平素注意饮食起居,避风寒,畅情志,适度运动以顾护正气,防止外邪侵袭,引起溶血发生。在"未病先防""既病防变"治未病思想的指导下,依中药偏性以调和阴阳,衰其过盛,补其不足,着重调补脾肾,以固正气,"正气存内,邪不可干"从而减少疾病发作。

2.注意分期,辨证论治

疾病发作期表现为起病急骤,尿色深黄或酱油色,高热、口渴甚则尿闭,苔黄腻,脉弦数者,病性属实,病在营分、血分,为外感毒邪搏击营血之阳黄热盛,以清热利湿、凉血解毒法治之。若因脾胃虚弱,运化失常,湿浊内生,日久化为湿热,阻于中焦,湿热交蒸,伤及肝胆,肝失疏泄,而致胆汁外溢者,宜扶正祛邪,健脾利湿、清肝解毒。

恢复期以面色无华或萎黄,心悸气短,头晕耳鸣,腰酸腿软,舌淡苔白,脉细数或沉细为辨证要点,病位在气分,病性属虚,为毒邪入营,热毒相搏致气伤血败,加之热毒损伤脾胃,则气血生化乏源,而见气血两虚之象,予益气养阴、利湿退黄之剂促进疾病向愈。

3.中西合璧,标本兼治

自身免疫性溶血性贫血急性发作期,根据急则治其标的原则,对于湿热发黄者,应清热利湿、退疸除黄,可给予茵陈五苓散、茵陈蒿汤等施治,但单用中药药缓效微,宜同时应用激素以快速控制溶血,常予肾上腺皮质激素和低分子右旋糖酐等。在溶血得到控制后,可在辨证论治施用中药的基础上,肾上腺皮质激素逐渐减量。使用肾上腺皮质激素期间应以养血滋阴为主,以利于肾上腺皮质激素的撤减并降低其不良反应。而肾上腺皮质激素减量期间应温阳益气,以恢复肾上腺皮质功能促进造血功能。在平稳阶段应调补阴阳气血,巩固疗效。中西结合,以发挥优势,规避弊端。

(二)辨病治疗

1.温抗体型 AIHA 治疗

(1)肾上腺皮质激素:为首选药物。一般剂量泼尼松 $1mg/(kg \cdot d)$ 口服,急重患者可用地塞米松 $10\sim15mg/d$ 静脉滴注。至血红蛋白上升,无明显溶血时,逐渐减量,然后以泼尼松维持量($5\sim10mg/d$)维持相当长一段时间(一般 3 个月左右)。口服泼尼松或静脉滴注地塞米松疗效不理想病例可试用大剂量甲基强的松龙;一般以 $800\sim1200mg/$次,静脉滴注,1 周 $1\sim2$次,间隔期及收效后改用泼尼松口服维持;用皮质激素治疗时应注意不良反应的发生,及时采取相应措施,必要时减量甚或停用。

(2)达纳唑(炔睾醇,DNZ):是一种缓和的雄性激素,长期使用患者容易接受。有人主张在肾上腺皮质激素减量过程中,可用达纳唑 0.2mg,每日 2 次或 3 次,不仅可以减少激素的用量,甚至可以单独治疗,但应注意肝脏损害,孕妇禁用。

(3)免疫抑制剂:对肾上腺皮质激素治疗无效或需大量维持时,应考虑加用或改用免疫抑制剂。常用的免疫抑制剂有硫唑嘌呤、环磷酰胺,苯丁酸氮芥、6-巯基嘌呤、氨基喋呤、甲基苄肼等。一般硫唑嘌呤 $100\sim150mg/d$,环磷酰胺 $50\sim100mg/d$,连续用药数月,用药期间定期检查外周血象,以免发生骨髓抑制。

其他免疫抑制剂:包括利妥昔单抗和阿仑珠单抗。

利妥昔单抗:利妥昔单抗是人鼠嵌合型抗 CD20 的 IgG1/K 单克隆抗体,可有效地清除 CD20 阳性的 B 淋巴细胞,作用可维持 $6\sim9$ 个月。其作用机制包括补体依赖性细胞毒作用、抗体依赖性细胞毒作用,以及抑制 B 细胞增殖并诱导凋亡。

阿仑珠单抗:阿仑珠单抗是一种人源性抗 CD52 的单克隆抗体。CD52 大量表达在 B 系慢性淋巴细胞白血病(CLL)细胞上,其次为正常 B 细胞和 T 细胞表面。目前主要用于慢性淋巴细胞增殖性疾病所继发的难治性自身免疫性溶血性贫血。

(4)脾切除:脾切除对温抗体有效率为 $50\%\sim75\%$。本法适用于激素无效或长期依赖者,也适用于经泼尼松或与免疫抑制剂合用疗效不显著者。长期应用激素者,与手术前后短期内应增加泼尼松剂量,单纯 IgG 温抗体型 AIHA 红细胞的主要破坏场所是脾,脾切除疗效好。IgG 加补体或单纯补体型红细胞破坏场所主要是骨髓和肝脏,脾切除疗效不佳。脾内栓塞的远期疗效不如脾切除。临床实践中一般脾切除的适应证为:①皮质激素治疗无效或有禁忌证者;②需大剂量皮质激素维持者;③溶血常复发者;④皮质激素+免疫抑制剂治疗无效者。

(5)其他治疗:①大剂量丙种球蛋白(IgG):游离 IgG 与红细胞上自身抗体 IgG 竞争吞噬细胞上的 Fc 受体,因此大剂量 IgG 可抑制巨噬细胞与致敏红细胞的结合,阻止红细胞被破坏。一般常用剂量 IgG $200\sim400mg/(kg \cdot d)$ 静脉注射,隔日 1 次,连用数周至数月。②脾区照射:对有脾切除适应证而不宜做脾切除手术者可行脾区照射 $1500\sim2500rds$,有类似脾切除效果,但缓解时间较脾切除短。③血浆置换:当血液中有大量自身抗体时采用血浆置换疗法常可明显减低自身抗体量,中止溶血。④胸腺摘除疗法对小儿 AIHA 的少数病例有效。⑤环孢菌素 A:近年来用于自身免疫病治疗的报道日益增多。⑥造血干细胞移植:国外试用 HSCT治疗 17 例免疫性血细胞减少症患者,其中免疫性血小板减少性紫癜 10 例、单纯红细胞再生障碍性贫血 4 例、AIHA2 例、Even's 综合征 1 例,移植后 8 例获得缓解,2 例出现移植相关死亡,1

例因原发疾病死亡。亦有自体纯化 CD34$^+$ 细胞移植有效地治疗继发于 SLE 的难治性重度 AIHA 的病例报道。

（6）输血：能不输血尽量不输，必要时应予输注洗涤红细胞。因为 AIHA 自身抗体对血型抗原有相对特异性，因此增加了交叉配血难度，应仔细鉴定。

（7）治疗原发病：部分继发性 AIHA 患者往往在原发病得到控制后溶血可完全溶解。

总之，AIHA 的一线治疗是肾上腺皮质激素和脾切除，而二线方案的用药目前尚无统一意见。二线药物中没有哪种药物的单药治疗较其他药物显示出明显的优势。

2.冷凝集素病治疗

最好的治疗方法是注意保暖，预防其发生。肾上腺皮质激素、脾切除疗效均不佳，免疫抑制剂常用瘤可宁 2mg/d，持续数月。

（三）辨证治疗

1.辨证施治

（1）湿热内蕴

治法：清利湿热，佐以活血。

方药：茵陈五苓散加味。茵陈蒿 20g，茯苓 15g，泽泻 10g，猪苓 10g，白术 10g，栀子 10g，大黄 10g，木通 10g，丹参 10g，鸡血藤 15g，桂枝 10g，夏枯草 10g。

方中茵陈蒿清湿热退黄疸，泽泻、茯苓、猪苓、木通渗湿利水，佐以白术健脾以助运化水湿之力；更佐以桂枝，温化膀胱之气，使水行气化，大黄、栀子清热利湿，丹参、鸡血藤活血行气，夏枯草软坚散结。全方配伍，共收清热利湿，活血之功效。气血两虚者，加党参 15g，黄芪 30g，当归 10g，白芍 10g 以补气养血。

（2）气血两虚

治法：益气养血。

方药：八珍汤加味，药选党参 15g，白术 15g，茯苓 15g，当归 10g，白芍 15g，熟地黄 25g，川芎 10g，甘草 10g，黄芪 30g，阿胶（烊化）10g。

方用党参、熟地黄为主，甘温益气养血，辅以茯苓、白术健脾燥湿，当归、白芍养血和营，甘草和中益气，川芎活血行气，重用黄芪大补脾肺之气，以资生血之源，阿胶养血活血，合以气血双补，则诸症可除。兼有脾虚者，暂去阿胶，湿热未清，加茵陈蒿 10g，泽泻 12g 以清热利湿。

（3）脾肾阳虚

治法：补益脾肾。

方药：四君子汤合六味地黄汤加减，药选党参 15g，白术 12g，茯苓 15g，甘草 10g，熟地黄 20g，山药 15g，山茱萸 10g。

方用党参甘温益气补中，脾喜燥恶湿，脾虚不运，则每易生湿，辅以白术甘苦温健脾燥湿，配以茯苓渗湿健脾为佐，使以甘草甘缓和中，同用熟地黄滋肾填精，山茱萸养肝肾，山药补益脾阴而固精。诸药合用，达到补益脾肾之功。阳虚明显者，加制附子、淫羊藿。兼有阴虚之象者，予何首乌、女贞子、玄参。

（4）气滞血瘀

治法：理气行瘀，辅以养血。

方药:膈下逐瘀汤加减,选用黄芪 25g,枳壳 15g,当归 15g,赤芍 10g,生地黄 10g,桃仁 10g,红花 10g,川芎 10g,香附 10g,莪术 10g,鳖甲 10g。

方用黄芪补气,枳壳行气,使气行则血行,当归养血,生地黄、川芎、桃仁、红花、赤芍活血祛瘀,莪术、鳖甲软坚散结,香附疏肝行气。全方共收理气行瘀之功。发黄者,加茵陈蒿、泽泻、茯苓以清热利湿。

2.中成药

(1)清开灵注射液:40mL,静脉滴注,每日 1 次。

(2)茵栀黄注射液:20mL,静脉滴注,每日 1 次。

(3)参附注射液:20mL,静脉滴注,每日 1 次。

(4)参麦注射液:50mL,静脉滴注,每日 1 次

(5)参苓白术丸:6g,每日 3 次,口服。

(6)人参归脾丸:6g,每日 3 次,口服。

(7)金贵肾气丸:6g,每日 3 次,口服。

五、预后转归

多数患者病程较长,溶血反复发作。应用肾上腺皮质激素、免疫抑制剂、脾切除后,病死率明显下降,常见死亡原因有心力衰竭、急性肾功能衰竭、严重感染等。继发性患者继发于各种感染者预后良好,继发于各类恶性疾患,如淋巴瘤等,大部分死于原发病。

第六节　珠蛋白生成障碍性贫血

一、概述

珠蛋白生成障碍性贫血原名地中海贫血,又称海洋性贫血,是一组遗传性溶血性贫血疾病,是由于遗传的基因缺陷致使血红蛋白中一种或一种以上珠蛋白链合缺如或不足所导致的贫血或病理状态。缘于基因缺陷的复杂性与多样性,使缺乏的珠蛋白链类型、数量及临床症状变异性较大。根据所缺乏的珠蛋白链种类及缺乏程度予以命名和分类。本病具有低色素小红细胞和靶形红细胞,并有血红蛋白成分的各种改变。本病广泛分布于世界许多地区,东南亚即为高发区之一。我国广东、广西、四川多见,长江以南各省区有散发病例,北方则少见。

珠蛋白生成障碍性贫血属于中医"虚劳""黄疸"等范畴,伴有肝脾肿大者属于"积聚"范畴。自幼贫血,中焦受气,化血不足,更兼禀赋薄弱,阳不生阴,精血匮乏,水谷不能克消,精微反作水湿,阻遏胆液,浸渍肌肤为虚劳发黄之证,若气血阴阳不足,又见外邪客表,则可见虚实夹杂之征。本病临床既有肾精亏虚、气血不足,又有黄疸、积聚,以虚实并存为特点。本病大多婴儿时即发病,表现为贫血、虚弱、腹内结块、发育迟滞等。

二、病因病机

（一）病因

1.起始病因

（1）禀赋不足，先天遗传：禀赋不足，其根在肾，源于父母。肾为先天之本，主藏精，主骨，生髓。先天肾精不充，则生化无源。先天之精来自父母，若父母本身禀赋有缺，子女必然先天不足、肾精不充。

（2）环境影响，脾胃虚弱：本病多发生于海洋地带，海洋地处潮湿，湿邪极易中伤脾胃，导致脾胃虚弱。脾为后天之本，主运化，为气血生化之源。脾气不足，后天失养，则见贫血乏力。脾胃虚弱，水湿运化障碍，郁久化热，湿热内蕴，则见黄疸，黄疸日久，阻滞气机，气滞血瘀，易成积聚之证。

2.继发病因

（1）饮食不节，中伤脾胃，运化失司，导致气血亏虚。由于湿热内蕴，久则败伤气血，而出现黄疸、积聚等，形成虚实错杂之证。

（2）治疗失宜：在先天气血虚损基础上，又有药毒所伤，可直接伤及气血，损及阴阳，出现气血阴阳俱虚证候，同时中伤脾胃，气血阴阳化生不足，可使病情进一步加重。

（二）病机

本病发生的起始部位在肾，关键病位在于骨髓，因肾主骨，生髓，髓生血。患者首先出现肾脏虚损证候，而在疾病发生与发展过程中可由肾脏转化到其他脏腑。首先转化的脏腑为脾脏，肾主先天，脾主后天，后天之疾，必损后天之本；其次可出现肝胆疏泄功能失常，加重黄疸症状；疾病严重阶段，受损脏腑为心肺两脏，可见心前区疼痛，活动后心悸、气短等症状。从气血阴阳来看，患者首发证候多为气血两虚或肾阴虚，但到疾病晚期，可转化为阴阳两虚或病程日久，气血耗伤，又可见血瘀内阻。故早期主要为虚证，疾病晚期见有虚实夹杂证候。

三、辨病

（一）症状

幼年发病，发育迟缓或落后，以及持续存在慢性溶血性贫血是疾病的主要临床表现。贫血程度差别很大，轻者可无明显的临床症状，重者血红蛋白严重低下，常影响正常生活及发育过程。

（二）体征

在发育迟缓的同时，患者可有不同程度肝脾肿大，部分患者有轻度黄疸，脾脏持续肿大可合并脾功能亢进，使贫血加重，并可能有出血倾向和反复感染。重症患者因骨髓极度增生而导致骨骼变形，表现为头颅增大，额部隆起，长骨骨髓腔增宽，皮质变薄，可发生病理性骨折。

（三）并发症

本病可并发黄疸、肝脾肿大、胆石；可并发溶血危象、水肿、腹水、贫血、骨骼改变、生长发育停滞；常并发支气管或肺炎，并发含铁血黄素沉着症，造成脏器损害，并发心力衰竭、肝纤维化、肝衰竭等。

(四)辅助检查

1.实验室检查

(1)血象：由于血红蛋白合成下降而呈小细胞低色素性贫血，外周血涂片可见红细胞大小不等，中央浅染区扩大，红细胞形态改变明显出现异形(梨形、泪滴状、小球形、三角形或靶形)、碎片红细胞和有核红细胞、嗜碱性点彩现象等、嗜多染性红细胞等，网织红细胞正常或增多，通常≤10%。

(2)红细胞渗透脆性试验：减低，0.40%～0.38%NaCl溶液开始溶血，在0.20%或更低的低渗盐水中才完全溶血，轻型病例可正常。

(3)HbF测定：这是诊断重型β珠蛋白生成障碍性贫血的重要依据。HbF含量轻度升高(<5%)或明显增高(20%～99.6%)；HbA2常降低、正常或中度增高(HbA2正常值为3.5%～8.0%)。

(4)血红蛋白电泳：分离出HbH或HbBart是确诊α珠蛋白生成障碍性贫血的重要依据。

(5)肽链分析：采用高效液相层析分析法可测定α、βγ、δ肽链的含量，Cooley贫血时，β/α比值<0.1(正常值为1.0～1.1)。

(6)异丙醇试验：呈阳性。如同热不稳定试验一样，可鉴别不稳定血红蛋白和α海洋性贫血。

(7)包涵体生成试验：红细胞包涵体和Heinz小体可呈阳性。

(8)骨髓象红系增生明显活跃，以中、晚幼红细胞占多数，成熟红细胞形态改变与外周血相同。但α珠蛋白生成障碍性贫血静止型骨髓象可正常。

(9)核酸分析：测定血红蛋白肽键的mRNA含量或通过DNA分子杂交及限制性内切酶技术鉴定患者的珠蛋白基因是否缺失。近年来，应用限制性片段长度多态性(RFLP)连续分析人工合成的寡核苷酸探针杂交及基因体外扩增(PCR)技术间接或直接进行基因诊断，可检测和鉴定突变基因。

2.其他辅助检查

常规做X线、B超、心电图等检查。骨骼X线检查，骨髓腔增宽，皮质变薄和骨质疏松，颅骨的内外板变薄，颅骨骨髓腔增大，板障加宽，骨皮质间髓梁有垂直条纹呈短发状改变。短骨由于骨小梁变薄而成花边或嵌花样间隔，以指骨及掌骨出现较早，长骨骨质变薄而髓腔变宽，以股骨端较明显。

(五)诊断

1.β地中海贫血

(1)重型β地中海贫血：临床表现为自出生后3～6个月起出现贫血，肝脾肿大，颧骨隆起、眼距增宽、鼻梁低平等骨骼改变，呈现特殊的"地中海贫血"面容，X线检查可见外板骨小梁条纹清晰呈直立的毛发样；发育滞后。实验室检查：血红蛋白<60g/L，呈小细胞低血色素性贫血，红细胞形态不一、大小不均，有靶形红细胞(10%以上)和红细胞碎片，网织红细胞增多，外周血出现较多有核红细胞。骨髓中红细胞系统极度增生。首诊HbF达30%～90%。遗传学：父母均为β地中海贫血。符合上述条件者可做出临床诊断，进一步诊断需进行α和β珠蛋

白链的合成比率测定和基因分析。

(2)中间型β地中海贫血:临床表现为多在2～5岁时出现贫血,症状和体征较重型轻,可有"地中海贫血"面容。实验室检查:血红蛋白60～100g/L,成熟红细胞形态与重型相似,网织红细胞增多,偶见有核红细胞,HbF>3.5%。遗传学:父母均为β地中海贫血。符合上述条件者可做出临床诊断,进一步诊断需进行基因分析和血红蛋白结构分析的结果做出区分。

(3)轻型β地中海贫血:临床表现为无症状或有轻度贫血症状,偶见轻度脾大。实验室检查:血红蛋白稍降低但>100g/L,末梢血中可有少量靶形红细胞,红细胞轻度大小不均。MCV<79fl,MCH<27pg,红细胞脆性试验阳性,HbA2>3.5%或正常,HbF正常或轻度增加(不超过5%)。遗传学:父母至少一方为β地中海贫血。除外其他地中海贫血和缺铁性贫血。符合上述条件者可做出临床诊断,进一步诊断需进行基因分析。

(4)静止型β地中海贫血基因携带者:无症状。实验室检查:血红蛋白正常,MCV、MCH和红细胞脆性试验常降低,网织红细胞正常。HbA2>3.5%或正常,HbF正常或轻度增加(不超过5%)。遗传学:父母至少一方为β地中海贫血。确定诊断需做基因分析。

2.α地中海贫血

(1)重型α地中海贫血(血红蛋白Bart's胎儿水肿综合征):临床表现为胎儿在宫内死亡或早产后数小时内死亡。胎儿苍白、皮肤剥脱,全身水肿,轻度黄疸,肝脾肿大,体腔积液,巨大胎盘。孕妇可有妊娠高血压综合征。实验室检查:脐血血红蛋白明显降低,红细胞中心浅染、形态不一、大小不均,有核红细胞显著增多,靶形红细胞增多。血红蛋白电泳:血红蛋白Bart's成分>70%,少量血红蛋白Portland,可出现微量HbH。遗传学:父母双方均为α地中海贫血。符合上述条件者可做出临床诊断,进一步诊断需进行基因分析。

(2)血红蛋白H病(中间型α地中海贫血):临床表现为轻度至中度贫血(少数患者血红蛋白可<60g/L或>100g/L),可有肝脾肿大和黄疸,可有"地中海贫血"面容。实验室检查:红细胞形态基本同重型β地中海贫血所见,红细胞内可见包涵体。骨髓中红细胞系统增生极度活跃。血红蛋白电泳出现HbH区带,HbH成分占5%～30%(个别患者HbH成分可<5%或高达40%),也可出现少量血红蛋白Bart's(出生时血红蛋白Bart's可达15%以上)。非缺失型血红蛋白H病可出现微量血红蛋白Constant Spring。遗传学:父母双方均为α地中海贫血。符合上述条件者可做出临床诊断,进一步诊断需进行α和β珠蛋白链的合成比率测定和基因分析。

(3)轻型α地中海贫血:临床表现为无症状或有轻度贫血症状,肝脾无肿大。实验室检查:出生时血红蛋白Bart's可占5%～15%,几个月后消失,红细胞有轻度形态改变,可见靶形红细胞,血红蛋白稍降低或正常,MCV<79fl,MCH<27pg,红细胞脆性试验阳性,血红蛋白电泳正常。遗传学:父母一方或双方为α地中海贫血。除外其他地中海贫血、缺铁性贫血和慢性疾病。符合上述条件可做出临床初步诊断,确定诊断需做基因分析。

(4)静止型α地中海贫血基因携带者:出生时血红蛋白Bart's为1%～2%,随后很快消失,无贫血,血红蛋白电泳正常,红细胞形态常正常(少部分可见MCV<79fl,MCH<27pg,红细胞脆性试验阳性)。父母中至少一方为α地中海贫血。确定诊断需做基因分析。

3.遗传性胎儿血红蛋白持续存在综合征

遗传性胎儿血红蛋白持续存在综合征(HPFH)临床无症状。血象正常,红细胞内有高浓度的 HbF 持续存在至成年,血红蛋白电泳;杂合子者 HbF>15%,纯合子者血红蛋白均为HbF。酸洗脱试验示,红细胞内均有 HbF,HbF 分布于全部红细胞中。父或母为 HPFH 纯合子或杂合子。

四、类病辨别

根据临床特点和实验室检查,结合阳性家族史,一般可做出诊断。有条件时可作基因诊断。本病须与下列疾病鉴别。

(1)缺铁性贫血:轻型地中海贫血的临床表现和红细胞的形态改变与缺铁性贫血有相似之处,故易被误诊。但缺铁性贫血常有缺铁诱因,血清铁蛋白含量减低,骨髓外铁粒幼红细胞减少,红细胞游离原卟啉升高,铁剂治疗有效等可资鉴别。

(2)传染性肝炎或肝硬化:因 HbH 病贫血较轻,还伴有肝脾肿大、黄疸,少数病例还可有肝功能损害,故易被误诊为黄疸型肝炎或肝硬化。但通过病史询问、家族调查及红细胞形态观察、血红蛋白电泳检查即可鉴别。

五、中医论治

(一)治疗原则

总的治疗原则是补益肾精。而在治疗过程中,又可根据脏腑相关变化灵活运用滋肾养肝、补肾健脾、补肾益肺、心肾双补等中医治疗法则,并适当佐以不同药物以治疗。

(二)分证论治

1.肾精亏虚证

证候:疲乏无力,腰膝酸软,精神不振,面白血少,气息低微,五心烦热,形体瘦弱,体重不足,头颅大,智力差,舌红少苔,脉细弱。

治法:补肾填精。

方药:左归丸加减。常用药物:熟地黄、山药、山茱萸、菟丝子、枸杞子、川牛膝、鹿角胶、龟板。

加减:潮热盗汗者,加地骨皮、青蒿等;口舌生疮者,加黄柏、知母等;遗精者,加桑螵蛸、金樱子等;食欲不振者,加炒白术、焦三仙、陈皮等。

2.肝肾两虚证

证候:腰膝酸软,潮热盗汗,口干咽燥,头目眩晕,肢体麻木,五心烦热,体消瘦,肌肤不泽,舌红少苔,脉细数。

治法:滋补肝肾。

方药:一贯煎加减。常用药物:生地黄、沙参、麦冬、当归、枸杞子、川楝子。

加减:在应用本方时,若口苦烦躁者,加炒川连、炒黄芩等;若大便秘结者,加瓜蒌、火麻仁等;有虚热盗汗者,加地骨皮、青蒿等;口干少津者,加石斛、沙参等;胸胁胀满,胁下硬积者,加鳖甲、龟板等。

3.脾肾两虚证

证候:腰膝酸软,疲乏无力,食欲不振,潮热汗出,脘腹胀满,面目虚浮,面黄肌瘦,肢体浮肿,舌淡苔薄,脉象细弱。

治法:补肾健脾。

方药:济生肾气丸加减。常用药物:山茱萸、山药、熟地黄、白茯苓、泽泻、牡丹皮、车前子(包煎)、附子、肉桂(后下)、牛膝。

加减:食欲不振明显者,加炒白术、党参等;纳食不馨者,加石菖蒲、砂仁、陈皮等;脘腹胀满者,加枳实、大腹皮、焦槟榔等;痰湿较重者,加半夏、南星等;湿热较重,全身黄疸者,加茵陈蒿、桂枝、草薢等。

临证事宜:本证候多由疾病日久引起脾阳受损。虽有脾虚生湿之症,故治疗时勿用寒凉之药,也慎用滋腻大补之品,以免导致脾胃气机阻滞,影响脾胃受纳与运化功能。

4.心肾两虚证

证候:腰膝酸软,疲乏无力,心悸气短,腰背酸痛,失眠多梦,胸胁满闷,形体消瘦,舌淡苔薄,脉象结代。

治法:补益心肾。

方药:天王补心丹加减。常用药物:生地黄、五味子、当归、天门冬、麦冬、柏子仁、酸枣仁、人参、玄参、丹参、茯苓、远志、桔梗。

加减:若心悸怔忡者,可加龙眼肉、夜交藤等;若遗精滑泄者,加金樱子、芡实等;心肾两虚,血脉瘀阻者,可加川芎、桃仁、红花等;心肾阳虚者,可加泽泻、车前子、防己、益母草等。

(三)中医治疗特色

1.专方专药

(1)河车大造丸:用于虚证之脾虚明显者,每次1丸,每日2～3次。

(2)五子衍宗丸:用于虚证之肾虚明显者,每次1丸,每日2～3次。

(3)大黄䗪虫儿:用于实证瘀血积块明显者,每次1～2袋,每日2～3次。

2.名老中医经验

周霭祥、麻柔认为,本病属中医"虚劳""积聚""瘤症"范畴,辨证分为肝肾阴虚、脾肾阳虚、湿热血瘀三个类型。但治疗时以补肾贯穿各型治疗的始终,肾虚是本病的根本。周氏补肾喜用大菟丝子饮为主,加减化裁,补肾阴常用熟地12g,枸杞子15g,山萸肉15g,何首乌15g,女贞子12g,旱莲草15g,阿胶20g,菟丝子15g,补骨脂12g;补肾阳常用巴戟天12g,淫羊藿12g,仙茅10g,肉苁蓉12g,锁阳12g,菟丝子12g,补骨脂12g;阴阳双亏者用以上两方合方;兼以气血虚者,周氏常合用当归补血汤:黄芪30g,当归15g。

六、辨病治疗

(一)一般治疗

注意休息和营养,积极预防感染。适当补充叶酸和维生素 B_{12}。

（二）输血

多数重型患者需出生后早期定期输血治疗。输血指征为血红蛋白经常低于 60g/L，生长发育落后，骨骼、面型改变或病理性骨折等。一般均主张高量输血，维持血红蛋白 100g/L 左右。高量输血仅在疗程开始时较"低量输血"增加 30% 血量，因"低量输血"患者，脾大明显，输入红细胞破坏增多，且因贫血时食物中铁吸收量高，伴内铁储积量并不低于高量输血者。

（三）去铁治疗

反复输血，血清铁蛋白（SF）＞1000μg/L 患者，应给予铁螯合剂治疗，如去铁胺儿童每次 20~40mg/kg，成人每次 50mg/kg，每周 5~6 次，晚间进行，8~12 小时皮下滴注（或溶于 2~4mL 注射用水内肌内注射），同时服用维生素 C 每日 2~3mg/kg，促进铁排出，对严重铁过多 [SF＞2500μg/L 每克肝（干重）铁＞15mg] 和严重心律不齐、心功能不全患者，可每日给去铁胺 50mg/kg 持续静脉滴注；近年进入临床应用的口服铁螯合剂去铁酮国内已有供应。3 分子的去铁酮能结合 1 个铁原子，药物通过铁结合位点的葡萄糖醛酸化在肝内快速代谢灭活，通过尿排出，剂量每日 75mg/kg，分 3 次口服，不推荐与维生素 C 同用。药物不良反应为中性粒细胞减少，发生率＜1%。

（四）脾切除

对输血需求量不断增高，有明显脾功能亢进，铁储存增高患者，应予脾切除。为预防脾切除后爆发性感染。应尽量避免 5 岁前切脾；脾切除前 2 周接种肺炎链球菌疫苗，术后 3~5 年复种 1 次，＜2 岁儿童对上述多糖疫苗反应差，如 2 岁前曾接种，应于 2 岁时复种。对小于 5 岁儿童脾切除者应预防性应用抗生素（如口服青霉素等）。对脾切除患者及其家属进行健康教育，患者如有发热应及时就医。

（五）异基因造血干细胞移植

近年报道对重型患者早期（＜16 岁，无体内铁储存过多并发症）进行异基因骨髓移植。80% 以上患者获无病生存，国内已有同胞脐血移植治疗成功报道。

（六）药物

调控珠蛋白基因，诱导 HbF 合成增加（如羟基脲，苯丁酸钠），已临床试用于珠蛋白生成障碍性贫血及镰形细胞贫血，并已应用于临床，如羟基脲每日 25~50μg/kg，每疗程 5~7 天。

（七）对症治疗

对患者心、肝、肾及各种内分泌障碍，如心包炎、心律不齐、心力衰竭、肝肾功能异常、性腺、甲状腺功能减退、糖代谢异常、骨质疏松、胆结石及慢性下肢溃疡感染等均应对症处理。

七、转归与预后

本病为遗传性疾病，在疾病发生与发展过程中，随着疾病进展，其由疾病始发部位肾脏可发展到其他脏腑，临床多见肝肾两虚、脾肾两虚与心肾两虚证候。从外在表现分析，本病可由单纯肾精亏损而发展到气血阴阳俱虚或阴竭阳微证候；也可以由脏腑亏虚或气虚阴阳亏虚而导致其他变生疾病或证候，如湿热证候、痰湿证候、血瘀证候等。临床上，证候简单者，临床转归较好，证候复杂多变者，临床转归较差。本病预后决定疾病发生的时间与严重程度。幼年发病,临床症状(证候)及并发症状多者预后较差;老年患者机体功能减低,疾病恶化较快,病死率较高;成年发病,临床证候较少,且并发症少者,预后较好。

八、预防与调护

(一)预防

球蛋白生成障碍性贫血为一组常染色体不完全显性遗传性慢性溶血性贫血,可以通过遗传咨询,禁止男女双方基因携带者结婚;对于已婚的基因携带者在妊娠期间可以通过羊水细胞基因或胎血肽链分析,对产前重型珠蛋白生成障碍性贫血诊断提供帮助,以决定是否中止妊娠。对于父母有遗传危险因素的新生儿或幼童应进行及早检查,发现患有珠蛋白生成障碍性贫血应及时治疗,以防疾病加重。

(二)调护

因本病主要为溶血导致的贫血,因此,其主要措施应围绕贫血症状加强护理,包括起居生活规律、适当高营养、节制房事、心理调节、情志护理等。康复包括多方面,如对于临床无症状患者应加强锻炼,增强体质,预防疾病进展;针对心理状况,进行适当康复指导,以及轻度贫血的药物治疗与康复等措施。

第七节　阵发性睡眠性血红蛋白尿症

一、概述

阵发性睡眠性血红蛋白尿症(PNH)是一种后天获得性造血干细胞基因突变引起的溶血性疾病。异常血细胞缺乏一种通过糖肌醇磷脂连接在细胞表面的膜蛋白,对激活补体异常敏感的一种慢性血管内溶血,临床表现以与睡眠有关的、间歇发作的血红蛋白尿为特征,可有全血细胞减少或反复血栓形成。

PNH 在世界许多国家都有成组的病例报告,Crosby 曾估计美国的 PNH 发病率可能约为0.2/10 万人。我国牡丹江地区 1994 年报告的发病率为 0.27/10 万人。中国医科大学 1980—1991 年所见 341 例溶血性贫血中,PNH 占 94 例(27.6%),男女均可发病。欧美女性患者比男性稍多,男女之比为 0.6~1.1:1,而在亚洲则男性患者明显比女性多。我国与其他亚洲国家相似,综合国内 14 个不同地区报告的 651 例中男女之比为 2.4:1,患者多为青壮年,20~40岁者约占 77%。

本病的病因尚不清楚。目前认为患者的骨髓因受到某种有害因素的损伤,造血干细胞发生 X 连锁的 PIG-A 基因突变,并在某些情况下呈克隆性增殖,导致血细胞膜糖肌醇磷脂(GPI)锚连蛋白缺失,主要为补体调节蛋白 CD55、CD59,此类红细胞对补体敏感而发生溶血。

中医无 PNH 相应病名,但按照本病的证候及其演变的特点,有不同的归属。起病缓慢,病程较长,以气血亏虚为主要症状,久虚难复,渐至脏腑元气虚损为主要病机特征,属于"虚劳"范畴;也有腹中积块,日久不移,谓"虚劳癥积"。急性发病,以黄疸为主要症状,湿热交蒸,肝胆失疏,胆汁外溢,浸淫肌肤为主要病机特征,属于"黄疸"范畴。亦有因小便黄或红而归为"尿血"范畴。亦有因气滞血瘀,痹阻经络,而腰背疼痛,而诊为"痹证"的。

二、病因病机

(一)病因

1.起始病因

(1)气血亏虚:脾胃虚弱或外感湿邪,困阻脾胃,脾不健运,气血生化无源,而致气血亏虚,气虚不能生血,血虚不养气,如此恶性循环,而成本病。

(2)肾精亏虚:先天禀赋不足,肾精亏虚或房劳过度,生育不节,耗伤肾精,肾精不足,不能充养骨髓,化生精血,而致血虚。先天之精不足,后天之血亏虚,精血俱虚,久而不复,而成虚劳之疾。

(3)气虚血瘀:脾肾亏虚,气血不足,气虚则推动血脉运行无力,瘀血内停,阻滞血脉,瘀血日久,着而成积,而见肝脾肿大。瘀血不去,新血不生,进一步加重血虚,形成瘀血、血虚的恶性循环。

(4)湿热内蕴夹瘀:外感湿热之邪或素体脾虚,脾失健运,湿浊内生,郁久化热而成湿热;或因情志所伤,肝失疏泄,肝脾不和,脾失健运,水湿不化,日久化热。湿热交蒸,肝胆失疏,胆汁外溢,浸淫肌肤,而发生黄疸。湿为阴邪,易阻滞气机,气滞血瘀,胆汁瘀毒下注膀胱而见小便"赤黑",即酱油样尿。

2.继发病因

素体肾虚,复感湿热外邪;或由于过劳或饮酒过多或过食酸性食品及药品等,损伤脾胃,而致湿浊内生,郁而化热,湿热相搏,伤及营血致血败,湿热败血随胆汁外溢发为黄疸。脾肾两虚,气血生化乏源,精不化血,复因湿热败血,致气血愈虚。病久不愈,正气日衰,气虚则无以行血,甚则阳衰,脉失温煦而血滞为瘀,阻于脉络,瘀血湿热互结于胁下,发为积症,逐损气血,耗伤阴精,正气愈虚,疲结愈甚,经久难愈。

(二)病机

1.发病

虽病因各异,但因禀赋不足,正气不足,易为病邪所损,以致精不化气,阳不化阴,渐见气血亏虚;亦因后天失调,劳倦过度,情志抑郁,饮食不节所致者,损及脾胃或先伤其气,后及于血或先损其血,血病累气,以致气血不调,营卫不和,易为病邪侵入机体,属正虚受邪。无论阳邪损气,阴邪伤血,均可导致气血亏损,然气血之病本于阴阳,阴阳失调,偏盛偏衰,一旦邪气侵入,邪正交争,乃致脏腑气血功能失调而发病。

2.病位

本病有气血亏虚及多脏器功能失调改变,但主要病变在肾。气血亏虚,五脏不足,损于形质,总属阴虚,无论阴损及阳或阳虚及阴,其病归属于肾,肾为真阴所居,藏精生髓,髓为血海,本病为肾阴亏虚致使髓枯血虚,心火不降,更耗肾阴,故病主脏在肾,虚损及肝或心肾失交;肾阳虚则脾失温煦,气血精髓失其化源,常见脾肾俱损,气血亏虚。凡辨气血虚实者,无论气实血虚或气虚血瘀,多为血病于肝,其损在脾或血结于心,故为肝脾同病或心病系脾,病本于肾。

3.病性

本病起病缓慢者,日久不愈,以正虚为主,兼见标实,常为标本虚窦错杂互见,形质受损,气血不足,多以肾精亏虚为本或偏于阳盛阴亏,精不化血或偏于阴盛阳衰,气不化精或为阴阳俱虚,血失滋化;也有因正虚邪干于内,以致湿热、瘀血为标,更损其本。若本病急暴者,以标实者常见,湿热蕴结,则以阳邪居多,精耗血败,气血速亏。

4.病势

本病慢性者居多,因劳倦过度,饮食失节或药物之毒损伤脾胃,中焦运化失司,导致摄入的水谷之物不能受气于脾以化生精微为血,血亏则心失所养,心脾两亏;若因肝郁、血瘀或湿热内蕴,日久不愈,致使脾胃受损,气血生化乏源,邪结越深,脾虚越甚,脾虚及肾,气虚不能化精,精失所藏。也有因禀赋不足,素体亏虚,复由后天失调,脾失健运以致脾肾俱虚,若偏于肾阴亏,则肝失滋养,而为肝脾肾俱虚,心肾失交而为心脾肾俱损;肾阴亏虚,年久不复,损及肾阳,由肾及脾,阴阳俱虚;因先损其阳者,肾阳虚则脾失温煦,而为脾肾阳虚。急性者多见湿热邪毒乘虚侵入,常直入营血,瘀热内结,深入骨髓,肝肾受损,甚则脾肾衰败,耗竭精气。

5.病机转化

本病慢性者,因由劳倦、饮食及毒物伤脾,则以脾虚为主或由房劳伤肾,则以肾虚为主或始为湿热,伏邪瘀毒,病久不愈,邪实伤正,则转化为虚实夹杂,遂致以正虚为主,损及脾肾,因此本病转化重点在于脾胃失调、阴阳盛衰及正虚邪实之间的相互关系;脾虚及肾者,先伤脾土,血亏火旺或温热伏邪引动相火,以致阴精亏虚不能化血;肾虚及脾,先见伤肾,后因饮食不节,损其脾胃以致气血生化乏源或阴损及阳,命门火衰,脾失温煦,气阳虚衰无以化精,遂见脾肾、气血、阴阳俱损。凡病久不愈,皆可导致正虚血瘀,但总以正虚为主。本病发作期多见温热邪毒内侵,其病机转化取决于邪正盛衰,若毒损骨髓,耗竭精气,以致阴阳离决而死亡,若精虚不衰,邪热未得深陷,且有外达之机,则热势消退,正气渐充;也有邪气渐衰,正气不复者,取决于阴阳气血胜衰而转化,有素体阴亏,又因邪耗精血,正虚不易骤复,但邪热已除,便转化为肝肾阴虚为主,有先损脾胃之气,更见邪热伤阴,然祛邪之后转化为气阴亏虚,在病机转化中正虚虽有偏于气虚或阴虚之不同,但终至气阴不足或气阳虚衰,脾肾俱损。

三、辨病

(一)症状

本病起病大多数缓慢,主要的首发症状为贫血。部分血红蛋白尿发作频繁的患者,起病可以较急,这种病例起病时的主要表现常常是血红蛋白尿,其次为发热。

(1)贫血:是最主要也是最早出现的症状。98.3%的患者有贫血。大多PNH起病缓慢,首发症状贫血为早期表现者占60.3%(也有少部分患者起病较急,因急性溶血,而突然出现酱油色尿,即以血红蛋白尿为首发症状者占20.1%),贫血常为中、重度贫血。最常见慢性贫血症状,如乏力头晕、面色萎黄、心悸气急、耳鸣眼花;口唇色淡、耳郭苍白及甲床色淡等。由于贫血大多是缓慢发生的,患者常有较好的适应能力,所以往往血红蛋白虽低,但活动无明显受限,甚至能够工作。此外,由于长期血管内溶血,部分患者皮肤有含铁血黄素沉着,呈苍白带暗褐色,病程长者更为明显。

(2)血红蛋白尿:阵发性加重或发作性血红蛋白尿是本病最典型的症状。典型的血红蛋白尿呈酱油色或葡萄酒色或浓茶色。35%的患者血红蛋白尿与睡眠有关。发作严重时,少数患者可有腰酸、四肢酸痛、食欲减退、发热、恶心呕吐、排尿困难、尿不尽感、尿道刺痛、膀胱区刺痛。不同病例血红蛋白尿的发病情况不同。多数病例先有贫血症状,1~2年才有血红蛋白尿发作,最长可达27年。血红蛋白尿发作的轻重程度不同,少数病例无血红蛋白尿发生。有的患者血红蛋白尿持续1~2个月或更长时间,有的时发时止,每隔5~6日、10余日或数月发作1次,每次1~3日。一些学者将血红蛋白尿2个月以上发作一次称为偶发型,间隔不足2个月者为频发型,长期观察未见血红蛋白尿发作者为不发型。发作轻重与睡眠关系不明显。血红蛋白尿的发作常有多种诱因,如上呼吸道感染、发热、输血、酸性食物、剧烈运动、疲劳、紧张、手术、铁剂治疗及月经前期等。

(3)黄疸:由于溶血,47.6%的患者在病程中有黄疸,而以黄疸为首发表现者占4.1%,黄疸多为轻度或中度。

(4)出血:约1/3的患者有出血倾向,以出血为最初表现者占12.6%,表现为牙龈渗血、鼻腔渗血及皮肤出血点等轻中度出血。女性患者也可表现为月经过多。个别患者可有大量鼻衄、非局部原因能解释的术后出血、人工流产后出血、柏油样便血及眼底出血等。

(5)肝脾肿大:25.1%有肝大,13%有脾大,肝脾均肿大者占12.5%。

(6)其他:长期贫血者心脏可见代偿性扩大,各瓣膜区可闻及吹风样杂音。部分患者有杵状指。血红蛋白尿发作期可有肾区叩击痛及膀胱区压痛。

(二)实验室和其他辅助检查

1.血象

98.3%的患者有贫血,1/5为单纯贫血,血红蛋白多为50~70g/L。最严重患者血红蛋白可低至10g/L左右,血红蛋白尿发作可使血红蛋白下降,一次血红蛋白尿发作可使血红蛋白下降4~46g/L。网织红细胞计数高时,MCV可增高,但有缺铁时MCV及MCHC可降低。可出现红细胞大小不匀和异形,但没有特异性改变。网织红细胞计数大多轻度增高,少数可以正常。血红蛋白尿发作频繁,网织红细胞计数可高达15%以上。约半数患者白细胞减少,无血红蛋白尿发作的病例尤为显著。中性粒细胞减少,碱性磷酸酶积分低,淋巴细胞相对增多,多数病例血小板减少,血小板多在20×10^9/L以上,少数病例可见白细胞、血小板增高,全血细胞减少者占半数。少数患者外周血可见有核红细胞,个别患者血涂片中可见中晚幼粒细胞。

2.骨髓象

大多数患者骨髓增生活跃或明显活跃,以红系增生明显,易见核分裂、双核和多核红细胞,呈增生性贫血象,15.9%的患者红系有巨幼样改变;少数不典型病例开始可有骨髓增生不良。血小板减少者可有巨核细胞减少,巨核细胞系可出现病态造血而见小巨核细胞、巨大血小板及血小板生成不良,也有巨核细胞减少甚或全片无巨核细胞者。骨髓铁染色常呈阴性,但经多次输血者可正常或增多。值得提出的是,虽然PNH的骨髓增生情况良好,但做骨髓细胞培养可发现 CFU-E、CFU-GM 等的集落数比正常骨髓少,说明 PNH 骨髓造血干、祖细胞的数量和生长能力可能不足,与再生障碍性贫血(AA)有某种程度的相似。在 PNH-AA 综合征患者中骨髓增生低下。

3.血管内溶血试验

(1)尿潜血:血红蛋白尿发作时呈阳性,但需镜检除外血尿,从尿液中查到血红蛋白是血红蛋白尿的直接证据。

(2)尿含铁血黄素试验:血红蛋白在肾小管可发生分解,被释放出来的铁以含铁血黄素的形式储存在肾小管细胞内。当肾小管的细胞脱落时,含铁血黄素颗粒可随同细胞从尿中排出,称为含铁血黄素尿,尿的沉渣经亚铁氰化钾染色后,可见到细胞内和细胞外的蓝色圆形铁颗粒。本试验阳性反映近期内曾有血红蛋白尿,阳性率约为 70%,可疑病例需多次重复检查。

(3)血浆游离血红蛋白测定:血浆游离血红蛋白可增高(正常值为 0.3～3.1mol/L)。

(4)血浆结合珠蛋白(HP)测定:溶血患者血浆结合珠蛋白因与血浆内游离血红蛋白结合而被消耗,浓度明显低于正常,血浆结合珠蛋白的减少,即使对轻度的溶血也是一个很有价值的指标。不过,血浆结合珠蛋白也可因肝功能障碍合成减少而降低,无论血管内溶血或血管外溶血,血浆结合珠蛋白均减少或降低。

(5)血结素测定:血结素是一种血浆蛋白,能与血红蛋白结合(正常值为 0.5～1.0g/L)。血结素降低程度与溶血程度成正比,但对轻度溶血不敏感,它是严重血管内溶血的良好指标。

4.与补体溶血有关的试验

(1)糖水溶血试验(蔗糖溶血试验):PNH 患者红细胞在等渗低离子强度下易遭补体破坏,通常用蔗糖溶液与血清一起孵育则溶血。本试验对 PNH 的敏感性最高,但特异性稍差。

(2)蛇毒因子溶血试验(CoF 试验):蛇毒因子是从眼镜蛇毒中提取出的一种物质,本身无溶血作用,但可在血清成分的协同下,经旁路途径激活补体。在 CoF 加正常血清的试验体系中,PNH 患者红细胞溶破,而正常红细胞无溶破。本试验有较强的特异性。

(3)酸化血清溶解试验(Ham 试验):在 pH6.4 的条件下,经旁路途径激活补体。正常红细胞在这种体系中不发生溶血,PNH 患者红细胞则被溶解。本试验有较强的特性,被国内外公认为诊断 PNH 的依据。

(4)红细胞补体敏感试验:以抗体抗原反应激活补体,看需多少补体(以血清稀释倍数计算)致使溶血,可将 PNH 患者的红细胞按补体敏感性分为接近正常红细胞的(Ⅰ型)、中等敏感的(Ⅱ型)、高度敏感的(Ⅲ型)三个类型,并可计算出各种类型所占百分数和各型的补体敏感程度。绝大多数患者的红细胞由 2 或 3 个类型红细胞组成,我国患者中同时包含Ⅰ、Ⅱ、Ⅲ型三种细胞者最多,由Ⅰ及Ⅲ细胞组成者次之。临床溶血程度主要取决于Ⅲ型细胞的多少。

(5)红细胞和粒细胞膜 CD59 测定:细胞膜 CD59 是一种被称为反应性溶血膜抑制物(MIRL)的补体调解蛋白,目前多用流式细胞仪检测,PNH 患者多缺失此蛋白,即 CD59(－)红细胞或粒细胞显著增多[正常参考值:CD59(－)细胞<5%],这是目前最敏感、最特异也是能最早期诊断 PNH 的方法,可以对 Ham 试验阴性的患者做出诊断,减少漏诊。

四、类病鉴别

本病有典型血红蛋白尿发作者诊断不难。但要与阵发性寒冷性血红蛋白尿及行军性血红蛋白尿鉴别。对不发组全血细胞减少、骨髓增生低下者注意与再生障碍性贫血鉴别。对有病态造血者与骨髓增生异常综合征（MDS）鉴别。

五、中医论治

（一）治疗原则

据患者有无血红蛋白尿发作，可将 PNH 分为发作期与非发作期。血红蛋白尿发作期，分为气血两虚、湿热蕴结和湿热夹瘀三型；血红蛋白尿非发作期，分为脾肾气虚、肝肾阴虚和气虚血瘀三型。治疗用药，发作期注意补虚与祛邪（湿）兼顾，非发作期则重在补虚。

（二）分证论治

1.血红蛋白尿发作期

（1）气血两虚证

证候：周身乏力，面色苍白，尿如酱油色，睡醒后明显，少气懒言，心慌气短，活动尤甚或有腰腹酸痛，自汗，纳差，舌质淡或舌体胖大，舌苔薄白，脉象皆虚滑或数或沉细。

治法：益气养血。

方药：归脾汤加减。常用药物：黄芪、当归、党参、茯苓、甘草、龙眼肉、木香、阿胶、白术、茵陈蒿、郁金、丹参。

加减：纳呆明显者，加砂仁、麦芽、神曲，以运脾消食；若湿热明显，去党参，加茵陈蒿、石韦以清利湿热；若阴虚明显，加鳖甲、枸杞子、制首乌以填精补肾；若兼低热，加银柴胡、知母以清虚热；出血明显者，加小蓟、石韦、三七末以凉血清热止血；盗汗明显者，加浮小麦、地骨皮、煅牡蛎以益气退热止汗。

（2）湿热蕴结证

证候：目黄身黄，周身乏力，尿如酱油色，睡醒后明显，活动后心慌气短或有腰腹酸痛或有发热自汗，腹胀纳差，大便不爽，面色苍白，舌质淡，舌苔白或白腻，脉象滑或弦数。

治法：清热利湿，佐以益气养血。

方药：茵陈五苓散加减。常用药物：茵陈蒿、茯苓、猪苓、白术、泽泻、栀子、丹参、夏枯草、甘草、黄芪、当归、郁金、大黄。

加减：发热甚者，加黄芩、败酱草、板蓝根以增清热解毒之效；若腹胀腹痛明显，加延胡索、九香虫以理气止痛；若热邪已去，湿邪轻微，舌苔转白，加党参、阿胶以增补养气血之功。

（3）湿热夹瘀证

证候：周身乏力，尿如酱油色，睡醒后明显，活动后心慌气短，发热自汗或有腰胀腹痛，腹胀纳差，大便不爽，面色苍白或晦暗，腹部积块，舌质淡可见瘀斑，舌苔白腻或黄腻，脉象弦滑成沉弦。

治法：清热化湿，活血化瘀。

方药:黄连解毒汤合四物汤加减。常用药物:黄连、黄芩、黄柏、大黄、栀子、当归、川芎、赤芍、丹参、紫草、郁金、甘草。

加减:热象不明显者,去黄连、大黄,加茯苓、车前子以健脾利湿;湿邪不著者,去黄柏,加知母、金银花、连翘清热解毒;腰痛腹痛者,加延胡索、牛膝、香附活血祛瘀止痛。

2.非发作期

(1)脾肾气虚证

证候:神疲乏力,腰膝酸软,头晕耳鸣,纳差,滑精,少气懒言,心慌气短,活动尤甚。面色苍白,舌质淡或舌体胖大有齿痕,舌苔白或水滑苔,脉象虚滑或沉细,右脉更甚。

治法:温补脾肾。

方药:右归丸加减。常用药物:熟地黄、山药、山茱萸、枸杞子、菟丝子、鹿角胶、杜仲、肉桂、当归、制附子。

加减:肾阳虚甚见畏寒肢冷,小便清长者,加炮附子、肉苁蓉、杜仲、仙茅以益其温肾壮阳之功;便溏纳呆明显者,去当归,加白扁豆、焦三仙、茯苓以健脾消食;兼血瘀者,加丹参、川芎、鸡血藤以活血祛瘀。

(2)肝肾阴虚证

证候:周身乏力,五心烦热,潮热盗汗明显,腰膝酸软,心慌气短,活动尤甚或有多梦遗精或有视物昏花,面色苍白,舌质红或淡红,少苔或薄白苔,脉象细数或沉细。

治法:滋补肝肾,益气养血。

方药:左归丸加减。常用药物:枸杞子、龟甲、菟丝子、熟地黄、淮山药、山茱萸、女贞子、旱莲草、黄芪、牡丹皮、当归。

加减:盗汗明显者,加地骨皮、浮小麦、煅牡蛎以清热止汗;出血明显者,加蒲黄炭、茜草、侧柏叶以凉血止血;若心悸失眠,加合欢皮、远志、煅龙骨以养血安神;阴虚内热明显者,加地骨皮、知母以滋阴清热。

(3)气虚血瘀证

证候:周身乏力,腹部积块,活动后心慌气短,自汗或有腰胀腹痛,腹胀纳差或有肌肤甲错,面色苍白或晦暗,舌质淡可见瘀斑,舌苔白,脉象弦滑或沉弦。

治法:补气活血。

方药:补阳还五汤加减。常用药物:黄芪、当归、川芎、熟地黄、人参、白术、丹参、赤芍、桃仁、地龙、鸡血藤、红花。

加减:若腹胀明显,加大腹皮、郁金以行气除胀;兼阴虚者,去人参加枸杞子、天门冬、制首乌以填补肾精,化生血液;便溏者去当归、桃仁、地龙、白术,加茯苓、炒白术以健脾渗湿。

(三)中医特色治疗

1.专方专药

(1)防溶灵(杨梅科植物杨梅根皮提取物):每次 0.5～1.5g,每日 3～4 次,口服。

(2)归脾丸:每次 6g,每日 3 次,口服。用于气血两虚的患者。

(3)知柏地黄丸:每次 12g,每日 3 次,口服。用于发作期偏阴虚的患者。

(4)乌鸡白凤丸:每次 6g,每日 3 次,口服。用于气血两虚和气虚血瘀的患者。

(5)金匮肾气丸或肾气丸：每次 6g，每日 3 次，口服。用于发作期和非发作期偏阳虚的患者。

(6)复方阿胶浆口服液：每次 1～2 支，每日 4 次，口服。可用于气血两虚的患者。

(7)生脉饮：每次 1 支，每日 3 次，口服。用于气阴两虚的患者。

2.饮食疗法

(1)枸杞大枣小米粥：枸杞子 20g，大枣 50g，山药 20g，花生米 20g，小米 50g，加水 150mL，煮粥食用。治疗 PNH 发作期、间歇期血虚而见面色苍白，乏力纳差者。

(2)生地炖黄鳝肉：生地黄 50g，甘草 20g，黄鳝肉 200g，龙眼肉 20g，加水适量，加盐油调味，文火炖 2 小时左右，饮汤食肉。治疗 PNH 发作期、间歇期气血虚损而见面色苍白，乏力，腰膝酸软诸症。阴虚火旺者勿用。

(3)蜜肾丸：将黄狗肾、紫河车按 2:1 的比例共研细末，炼蜜为丸，每丸 10g，每次 1 丸，每日 2 次，口服。用于 PNH 间歇期气血虚见面色无华，乏力，腰痛膝软者。阴虚火旺者勿用。

(4)乌龙汤：乌鸡 1 只，龙眼肉 50g，砂仁 15g，加水适量，加盐油调味，文火炖 2 小时，饮汤食肉。具有补气生血作用。

(5)鲜芹菜适量，冷开水洗净，捣烂绞汁服，每次 100～200mL，每日 2 次，有较好的清热利湿止血作用。

(6)藕粥：鲜藕 200g，洗净切小块，加糯米 50～100g，红糖适量，放入砂锅内，加水 500mL，煮成稠粥，每日 2～3 次温服，有调和血脉，和胃止血之功。

3.针灸治疗

(1)体针治疗：主穴取命门、肾俞、关元。配穴取阴谷、太溪、大敦，补肾益精，清肝止血；加足三里、阳陵泉、脾俞、至阳、三阴交，健脾除湿，利胆退黄。每次各选 1～2 穴，交替进行。虚证则灸治。

(2)耳针治疗：针脾、胆、肾、输尿管、膀胱、外生殖器、骶椎、腰椎、神门、交感、肾上腺、脑、皮质下，每次取 2～4 穴，留针 10～20 分钟，每日 1 次。

4.推拿疗法

患者坐位，医者一手握患者腕部，另手施揉拿手三阴法，点按劳宫、少府、大陵、神门，以泻心火；再以拇指点按小肠俞、膀胱俞，清利下焦湿热；复施提拿足三阴法，点按阴陵泉、三阴交、中极，清利湿热，凉血止血。脾肾阳虚者医者双拇指点按脾俞、膈俞、胃俞、中脘，补脾健胃，补血生血；点按阳陵泉、三阴交，调理脾肾，益气止血。肝肾阴虚者，取仰卧位，采揉拿手三阴法，点按三阴交、血海、复溜、太溪，壮水制火，补益肝肾，清热滋阴，凉血止血。

六、治疗

PNH 的治疗手段仍是以肾上腺皮质激素为代表的传统方法，对激素无效或依赖的难治性或复发性 PNH 如何治疗，一直是临床上较为棘手的难题，且血栓栓塞在国内发病率呈上升趋势，病死率高，如何防治亟待解决。

(一)支持治疗

一些因素可诱发或加重血红蛋白尿，因此，患者应注意避免感染，尤其是上呼吸道感染，避免过分劳累或精神紧张,避免滥用药物等。

(二)抗凝治疗

由于一次静脉血栓发生就可以对PNH患者的预后产生极大影响,已有建议在PNH患者中常规抗凝治疗。回顾性研究分析表明,华法林能显著降低血栓的形成,推荐中性粒细胞中PNH克隆超过50%,血小板>10万/dL,无其他华法林禁忌证者使用。

(三)减轻贫血

(1)红细胞输注:严重贫血,血红蛋白迅速下降致明显贫血或需外科手术时。输血可作为对症治疗或术前准备。

(2)雄激素:雄激素可刺激红细胞生成,而且可以减少溶血,使贫血症状改善,输血减少。

(四)减少溶血发作

(1)糖皮质激素:泼尼松$0.25\sim1$mg/(kg·d),多数患者能减缓溶血发作,小剂量皮质激素持续治疗可减少慢性溶血。

(2)抗氧化药物:对细胞膜有保护作用,常用大量的维生素E及叶酸,有报道维生素E每日肌内注射100ng,连用3周,溶血可减轻,血红蛋白及红细胞亦随之上升。

(3)化疗药物:对于激素原发耐药、继发耐药或激素依赖的"难治或复发"患者为有效地减少PNH异常克隆,最大限度地控制溶血,PNH患者体内正常克隆与异常克隆并存,通过化疗杀灭相当数量的PNH克隆,利用正常克隆较PNH克隆耐受补体能力强,对造血生长因子反应好,正常造血恢复快的优势,使正常克隆逐步取代PNH克隆而达到治疗目的。可采用减低剂量的DA(柔红霉素+阿糖胞苷)或HA(高三尖杉酯碱+阿糖胞苷)方案之后,加造血刺激因子(G-CSF和EPO),实践证明化疗能够有效地减少PNH克隆负荷,控制溶血,改善贫血,而且大大减少了激素的用量,是一种较有应用前景的治疗手段。但为避免出现化疗后骨髓抑制期的严重并发症(贫血、出血和严重感染),化疗采用的剂量应偏小,疗程亦应缩短;应加强隔离和保护,预防感染;应重用造血因子促进正常克隆恢复。

(五)免疫抑制治疗

骨髓衰竭是低增生PNH患者发病和致死的主要原因,所以应该主要恢复血细胞减少。PNH与再生障碍性贫血关系密切,免疫介导的骨髓损害可能是两者共同的发病机制,免疫抑制治疗可以减少T细胞对正常细胞凋亡的促进作用,使正常细胞再生。免疫抑制治疗对骨髓低增生型PNH患者疗效较好,而对典型的血红蛋白尿发作的PNH患者疗效欠佳,治疗有效的患者也易复发,而且治疗有效后溶血指标并无明显改善,说明免疫抑制药治疗并不能清除PNH克隆。

(六)重组人源型抗补体蛋白C5单克隆抗体

PNH红细胞的破坏是由于补体在红细胞外激活形成05b-7,然后结合到红细胞膜上再与C8及C9作用形成C5b-9(即膜攻击复合体),由于红细胞表面缺乏某些锚蛋白,即C3转化酶衰变加速因子(DAF),DAF能阻止C3转化酶的形成,PNH细胞缺乏DAF因而大量C3转化为C3b形成C5b,结合在红细胞膜上以致C5b-9破坏红细胞膜导致溶血。

Eeulizumab是抑制末端补体成分活化的重组人源型单克隆抗体,能特异性地结合到人末端补体蛋白C5,通过抑制人补体C5向C5a和C5b的裂解以阻断炎症因子C5a的释放及5b-9

的形成,研究表明该抗体对 C5 有高度亲和力,能阻断 C5a 和 C5b-9 的形成,并保护哺乳动物细胞不受 C5b-9 介导的损伤。由于该单抗抑制机体的免疫系统功能,从而增加了患者对某些严重感染的易感性,据统计服药期间易出现细菌性脑膜炎,阻断补体末端增加了奈瑟链球菌感染的风险,所有患者都需要在接受试验药物前 2 周接种疫苗预防脑膜炎。临床试验证实 Eeulizumab 治疗 PNH 患者显著的减轻了血管内溶血的发作,减少了红细胞的输注,明显改善 PNH 患者贫血,疲劳等症状,延长生存期。该药安全,耐受性良好,除了脑膜炎球菌感染没有明显的不良反应。Eeulizumab 于 2007 年 3 月 16 日被美国 FDA 批准用于治疗 PNH,推荐剂量每周 600mg,用 4 次,第 5 周 900mg,以后每 2 周 900mg,可成功控制补体依赖性溶血。

因此,对于典型 PNH eculizumab 能非常有效减少血管内溶血,提高生活质量,减少并脱离输血。目前人们的担忧是,Eculizumab 的使用保护了大量 PNH 细胞,使之避免被破坏,停药后易出现疾病复发和血象波动。但是,再次使用 Eculizumab 仍然有效,且反复多次使用 Eculizumab 后患者的网织红细胞、结合珠蛋白能逐渐恢复正常,Eculizumab 似乎可以完全终止溶血。如何设计合理有效的 Eculizumab 使用临床方案,避免治疗中出现的波动,良好控制病情值得期待。

(七)骨髓移植

根治 PNH 在于重建正常造血组织功能,消除异常造血干/祖细胞,目前认为骨髓移植是去除异常造血干细胞的根治方法。PNH 是一个慢性的临床过程,其中位生存期为 10 年,PNH 患者有一部分会自发缓解,且经常规治疗的患者生存时间很可能超过 10 年,因此,一般 BMT 治疗一般仅限于那些难治性,耐肾上腺皮质激素或有激素禁忌证的 PNH 患者。

(八)基因治疗

用反转录病毒载体将编码一种跨膜 CD59 的基因转入 PNH 病态细胞,结果跨膜 CD59 得以表达,可代替所缺的需 GPI 连接在膜上的 CD59,使细胞减轻对补体的敏感性。NishimuraJ 等 2001 年报道,以反转录病毒为载体,可将含 PIG-A 基因有效并稳定地转入来自 PNH 患者的缺失 PIG-A 基因的多种细胞株和外周血及骨髓的单个核细胞,使其恢复 GPI 连接蛋白的表达,另外也可转入外周血中的 $CD34^+$ 细胞提示通过基因治疗使病态细胞恢复是有可能的。目前,基因治疗 PNH 尚处于初级实验阶段,深入研究 PIG-A 基因突变及 PNH 发病机制将有助于 PNH 基因治疗的突破。

(九)其他

也有设计应用人工的糖化脂质(Prodaptin)重新将 CD59 锚接于细胞膜上,现已有初步的体外实验和小鼠动物实验结果,发现 Prodaptin 可以将 CD59 锚连接于细胞膜,并且能够让细胞恢复对补体的免疫力。

七、转归与预后

综合国内 PNH 报道资料,患者约有 1/4 在病程中死亡。主要死亡原因是感染、贫血性心脏病、中枢神经系统出血,其中尤以感染为多。欧美国家中本病死亡原因占首位的是血栓形成,在我国,本病患者在病程中有血栓形成者比欧美少,尤其是发生在脑、肝、肠等脏器,且多发的或反复发生的、严重病例而以发生在肢体血管者为多，因此，很少造成死亡。近年来由于注意对症治疗和改善一般状况，死于贫血及出血者减少，但感染仍是主要威胁。大部分患者虽仍贫血但可长期生存，少部分患者可完全缓解或痊愈，起病后 20～30 年的估算生存率可达 50% 以上。日本报道的 20～30 年生存率也超过 50%。因此，进一步减少并发症，加强对症和支持治疗，提高生存质量，则有可能长期生存。

国内 PNH 病例中约有 10% 是从再生障碍性贫血转化而来的。但从 PNH 转为再生障碍性贫血（不再有 PNH 特点）者则不足 1%，再生障碍性贫血经 ATG 治疗后发生 PNH 者在国外已屡有报道，国内报道很少。用检测 PI 连接蛋白的方法发现：约 20% 小儿再生障碍性贫血患者的血中可查到缺失膜蛋白的异常细胞。这些观察都说明其与 PNH 关系密切，有导致转化的内在联系。PNH 转化为急性白血病的报道在国外不稀少，日本 1989 年报告 160 例，其中 4 例（2.5%）转为急性白血病，但北京协和医院长期观察的 182 例中没有一例能确定转为白血病。美国学者 Hards 复习总结了有关文献报道的 1760 例 PNH 患者的长期观察结果，16 例（1%）发生急性白血病。另外，墨西哥学者 Ongora-Biachi 等对 117 例 PNH 患者长期生存率 Cox 模型分析表明，成人 10 年生存率为 81%，儿童为 55%，成人 5 年生存率为 64%，儿童为 55%，差异明显（P=0.045）。表明儿童 PNH 预后不如成人，并发现儿童 PNH 患者，因血小板减少导致脑出血的危险性高。

关于 PNH 患者的妊娠转归，国内外学者看法不一。有人认为 PNH 患者妊娠对母婴都不利，会造成严重不良后果。但总的来看，妊娠虽可带来一些危险，但注意观察，适当处理，多数仍可求得母婴安全，仅少数发生自然流产、胎死宫内。

八、预防与调护

(1)生活上应注意生活起居、个人卫生和饮食卫生。注意保持室内卫生，避风寒，节劳作，积极预防呼吸道感染、肠道感染及其他感染，避免这些诱发因素，减少溶血的发生。少食辛辣食品，以免耗气伤阴，不可过食油腻，以防湿热内生。戒烟酒，烟酒中的某些化学物质可影响造血，有些可诱发突变。尽量不用可疑有诱发溶血发作的酸性过高的食品、药物及西药中某些解热镇痛药物等。节房事，勿房劳过度，应少生少育，以免耗损肾精。

(2)注意心理调摄：情志失调的各种不良刺激因素，可损及不同脏腑功能，因此正确对待疾病，保持乐观情绪，避免精神紧张、激动及悲观失望，对疾病的康复是非常重要的。应该让患者了解本病的证候特点，认识情志的调摄对疾病转归的重要性，以良好的心态接受，并积极配合治疗。

第三章　白细胞疾病

第一节　急性髓细胞白血病

急性髓系白血病是一种起源于骨髓髓系造血干细胞的恶性克隆性增殖性疾病,表现为骨髓中异常髓系原始细胞及幼稚细胞(白血病细胞)大量增殖,蓄积于骨髓和其他造血组织,同时抑制正常造血,并广泛浸润肝、脾、淋巴结等脏器,导致出血、贫血、感染和浸润等临床表现。在中医中属于急劳、热劳、虚劳、血证、温病的范畴。

一、病因病机

(一)西医研究

1.流行病学

全世界范围内,急性白血病年发病率约为 4/10 万,其中 70% 为 AML,我国 AML 的发病率约为 1.62/10 万,AML 主要发生于成人,中位年龄为 60 岁,60 岁以上者年发病率为 10/10 万。

2.发病机制

白血病是一组造血细胞恶性克隆性疾病,恶性克隆的产生可能有多种因素,其中反转录病毒感染使原癌基因激活可能是主要的原因,而放射线、烷化剂及遗传因素导致的染色体异常和免疫功能降低等促使恶性克隆产生和发展,但大多自发白血病缺乏上述因素。目前多认为"二次打击"学说有意义,分为两个阶段,首先是各种原因导致单个细胞内基因决定性突变,激活某种信号通路,导致克隆性异常造血细胞生成和凋亡受阻,进而恶性增殖,随后进一步遗传学改变(如某种特殊融合基因形成),可能会涉及某些关键转录因子,导致分化阻滞、紊乱,最终导致白血病发生。

急性髓系白血病的病因目前尚未完全清楚,主要有以下几种原因。

(1)生物因素:病毒可能是最主要因素,已证实 C 型 RNA 肿瘤病毒或称反转录病毒是哺乳类动物(如小鼠、猫、牛、绵阳)和灵长类动物自发性白血病的病因。

(2)物理因素:电离辐射及放射线可导致白血病发生,如接受放射治疗的患者,广岛、长崎原子弹爆炸幸存者中,AML 的发病率较正常人群明显增高。发病率的高低与放射线剂量、时间和年龄等相关。

(3)化学因素:能引起骨髓不增生性的化学物质都有导致白血病可能。职业性苯接触、接受美法仑和亚硝基脲等烷化剂治疗的患者发生率明显增高。治疗银屑病药物乙双吗啉证实与急性早幼粒细胞白血病的发病相关。另外也有报道服用保泰松、苯妥英钠、氯喹等与白血病发生有关。吸烟也可能与白血病发病相关。

（4）遗传因素：遗传因素与白血病发病相关。约 7‰ 患者表现为家族性，同卵双胎中，如一人发生白血病，另一人的发病可高达 20％，较异卵双生者高 12 倍。先天愚型（Down 综合征）、先天性再生障碍性贫血（Fanconi 贫血）、先天性血管扩张红斑病（Bloom 综合征）及先天性免疫球蛋白缺乏症等遗传性疾病其白血病发生率高。

（二）中医认识

中医学虽然没有"白血病"病名。但根据古典医籍中有关证候的描述，急性白血病可归属于中医学中"温毒""热劳""血证"的范畴。古典医籍中对该病的发病学说，病理机制、治疗法则，方药的应用，预后巩固等都有精深的论述。如《素问·评热病论篇》之"有病温者，汗出辄复热，而脉躁疾。不为汗衰，狂言不能食……病名阴阳交，交者死也。"颇似急性白血病高热或败血症的症状。《灵枢·热病》云："热病已，得汗而脉尚躁盛，此阴脉之极也，死。"得汗未能脉静身和，却脉疾快浮洪无根，精气衰竭，邪气盛，阴阳离决之象，白血病因感染或致败血症，高热不退者，证之临床，实有此候。《慎柔五书》载："热劳由心肺壅热，伤于气血，以致心神烦躁、颊赤、头痛、眼涩、唇干、口舌生疮、神思困倦、四肢壮热、饮食无味、肢体酸痛、怔忡盗汗、肌肤作痛或寒热往来。"《圣济总录》载"热劳之证，心神烦躁，面赤，头痛，眼涩，唇焦，身体壮热，烦渴不止，口舌生疮，食饮无味，肢节酸痛，多卧少起或时盗汗，日渐羸瘦者是也。"并明确指出急劳与热劳相似，说："急劳之病，其证与热劳相似，而得之差暴也。缘禀受不足，忧思气结，荣卫俱虚，心肺壅热，金火相刑，脏气传克或感外邪，故烦躁体热，颊赤心忪，头痛盗汗，咳嗽咽干，骨节酸痛，久则肌肤销铄，咯涎唾血，皆其候也。"急劳与热劳的临床表现基本相似，但起病更急，发展更快，可见急劳和急性白血病急骤起病部分，更为合拍。《普济方》指出："夫急劳之病，其微与热劳相似而得之差暴也，血气俱盛，积热内于心肺，脏腑壅滞，热毒不除而致之。缘禀受不足，忧思气细，营卫俱损，心肺壅热，金火相刑，脏气传克或应外邪，故烦躁体热、颊赤、心悸、头痛、盗汗、咳嗽、咽干、骨节酸痛、萎黄羸瘦，久则肌肤失铄，咯涎唾血者，皆其候也。"现代的急性白血病与古代医家所记录的证候相符合。

二、临床诊断

（一）辨病诊断

1.临床诊断

起病急缓不一，可起病隐匿，数周至数月内逐渐进展，也可急骤起病。临床表现可由于正常造血细胞生成减少，导致贫血、出血、感染、发热，也可由于白血病细胞浸润导致肝、脾、淋巴结肿大及其他器官病变。症状的缓急与白血病细胞在体内的蓄积增长速度和程度相关。

（1）AML 的 FAB 分型

①M0：急性髓细胞白血病微分化型。骨髓原始细胞大于等于 90％（NEC），胞质大多透亮或中度嗜碱，无嗜天青颗粒和 Auer 小体，核仁明显；细胞化学髓过氧化物酶（MPO）及苏丹黑

B 染色小于 3%；免疫表型髓系标志 CD33 及（或）CD13 可呈阳性，淋系抗原通常为阴性，但可有 CD7、TdT 阳性；电镜髓过氧化物酶（MPO）阳性。

②M1：急性粒细胞白血病不成熟型。骨髓原粒细胞（Ⅰ型＋Ⅱ型）占骨髓非红系有核细胞大于等于 90%，其中至少 3% 以上原粒细胞为细胞化学髓过氧化物酶（MPO）及苏丹黑 B 阳性。早幼粒以下的各阶段粒细胞或单核细胞小于 10%。

③M2：急性粒细胞白血病成熟型。原粒细胞（Ⅰ型＋Ⅱ型）占骨髓非红系有核细胞的 30%～90%，早幼粒细胞以下至中性分叶核粒细胞大于 10%，单核细胞小于 20%。如有的早期粒细胞形态特点和原粒细胞Ⅰ型或Ⅱ型以及早幼粒细胞（正常的或多颗粒型）都不像，核染色质很细，核仁有 1～2 个，胞质丰富，嗜碱性，有不等量的颗粒或颗粒聚集，这类细胞大于 10% 时，也属此类。

我国将 M2 分 2 个亚型：M2a 骨髓中原粒细胞（Ⅰ型＋Ⅱ型）为 30%～90%，单核细胞＜20%，早幼以下各阶段＞10%。M2b 骨髓中粒系明显增生，异常的原始及早幼粒细胞增多，以异常的中性中幼粒细胞增多为主，常＞30%，这类中幼粒细胞有核仁 1～2 个，核质发育不平衡。有的晚幼粒亦见有核仁。有核凹陷处常有淡染区，胞质可见空泡。

④M3：急性早幼粒细胞白血病。骨髓中以颗粒增多的早幼粒细胞为主，此类细胞占骨髓非红系有核细胞总数大于 30%。胞体呈椭圆形，核可偏向一边，大小不一，另一端为大小不等的异常颗粒，胞质可见束状 Auer 小体，也可逸出胞体之外。

⑤M4：急性粒单核细胞白血病。骨髓中原始细胞占骨髓非红系有核细胞的 30% 以上，各阶段粒细胞占 30%～80%，单核细胞总数大于 20%，骨髓象如上，外周血单核细胞大于等于 5×10⁹/L 或外周血单核细胞小于 5×10⁹/L，但血清溶菌酶及细胞化学支持单核系细胞数显著者。骨髓象类似 M2，单核细胞系大于 20% 或血清或尿溶菌酶超过正常 3 倍或外周血单核细胞大于等于 5×10⁹/L。骨髓增生极度活跃或明显活跃，粒、单核两系同时增生，红系、巨核系受抑制。根据原始粒和单核细胞的比例、形态不同及嗜酸细胞的数量，分为下列 4 个亚型：

M4a：以原始及早幼粒细胞增生为主。幼单核细胞≥20%。

M4b：以原、幼单核细胞增生为主。原粒和早幼粒＞20%。

M4c：原始细胞具有粒细胞系和单核细胞系共同的形态特征者＞30%。

M4Eo（急性粒单核细胞白血病伴嗜酸粒细胞增多）：除急性粒单核细胞白血病的特点外，还有嗜酸性粒细胞，在骨髓非红系有核细胞中占 5%～30%。

⑥M5：急性单核细胞白血病。骨髓非红系有核细胞中原始单核细胞、幼稚单核细胞大于等于 20%，M5 分为 M5a 型和 M5b 型，其中，M5a 型的原始单核细胞总数大于等于 80%，小于 80% 的即为 M5b 型。

⑦M6：红白血病。骨髓中幼红细胞系大于等于 50%，骨髓非红系有核细胞总数中原始细胞总数大于等于 30%，CD36、CD71 表达阳性。白血病细胞形态特点：体积小，不规则，质多有伪胞质，有空泡和吞噬的细胞。

⑧M7：急性巨核细胞白血病。骨髓中原始巨核细胞大于等于 30%，血小板抗原阳性，血小板过氧化物酶阳性，光镜下苏丹黑 B 染色阴性，患者可出现明显的骨髓纤维化。CD41、CD71 表达阳性。骨髓增生极度活跃或明显活跃，红系增生为主，原红、早幼红多见，常有中幼

红细胞阶段缺如的红血病裂孔现象,且有形态学异常。后期发展为急性髓性细胞白血病,白细胞系统明显增生,原始细胞占优势,大于 30%(ANC)也可见 Auer 小体,巨核细胞显著减少。

(2)AML 的世界卫生组织分型 2008 年世界卫生组织分型是基于 FAB 分型,是结合形态学、免疫学、细胞遗传学和分子生物学制定而成的,即 MICM 分型,更能适合现代白血病治疗策略的制定。

AML 主要分 4 类:①伴有重现性遗传学异常的 AML;②伴有多系病态造血的 AML;③治疗相关性 AML;④MDS 被确认为独特的 AML 亚群。

①伴有重现性遗传学异常的 AML

a.AML 伴 t(8;21)(q22;q22);RUNX1-RUNXIT1。

b.AML 伴 inv(16)(p13.1q22)或 t(16;16)(p13;q22);(CBF/3/MYHII)。

c.APL 伴 t(15;17)(q22;q12),(PML/RARa)及其变异型。

d.AML 伴 t(9;11)(p22;q23);MLL-MLLT3。

e.AML 伴 t(6;9)(p23;q34);DEK-NUP214。

f.AML 伴 inv(3)(q21;q26.2)或 t(3;3)(q21;q26.2);GATA2,MECOM。

g.AML(原始巨核细胞性)伴 t(1;22)(p13;q13);RBM15-MKL1。

h.AML 伴 BCR-ABL1(暂命名)。

i.AML 伴 NPM1 突变。

j.AML 伴 CEBPA 双突变(暂命名)发育异常 AML。

k.AML 伴 RUNX1 突变(暂命名)。

②继发于 MDS 或 MDS/MPD:无先期 MDS 或 MDS/MPD,但髓系的 2 个或 2 个以上系别中发育异常的细胞至少占该系的 50%。

③治疗相关性 AML、MDS 和 MDS/MPD

a.烷化剂相关型。

b.拓扑异构酶 2 抑制剂相关型(某些可为淋巴细胞型)。

④不另做分类的 AML

a.微分化 AML(M0)。

b.不成熟型 AML(M1)。

c.成熟型 AML(M2)。

d.急性粒单核细胞白血病(M4)。

e.急性原始单核细胞/急性单核细胞白血病(M5)。

f.纯红白血病(M6)。

g.急性巨核细胞白血病(M7)。

h.急性嗜碱粒细胞白血病(ABL)。

i.急性全髓增殖症伴有骨髓纤维化(APMF)。

j.髓系肉瘤。

k.Down 综合征相关的髓系增殖症。

l.短暂髓系造血异常(TAM)。

m.Down 综合征相关的髓系白血病。

n.系列不明的急性白血病。

o.急性未分化细胞白血病。

p.混合表型急性白血病伴 t(9;12)(q34;q11.2);BCR-ABL1。

q.混合表型急性白血病伴 t(v;11q23);KMI2A。

r.混合表型急性白血病,B/髓系型,不另做分类。

s.混合表型急性白血病,T/髓系型,不另做分类。

2.实验室诊断

(1)血象:半数 AML 患者白细胞数增高,多在 $10×10^9 \sim 100×10^9/L$ 之间,20％的病例甚至 $>100×10^9/L$。部分患者白细胞数可正常,少数患者(常为 M3 型或老年病例)白细胞数 $<4.0×10^9/L$。白细胞数 $<1.0×10^9/L$,称为白细胞不增多性白血病,白细胞数 $>10×10^9/L$,称为白细胞增多性白血病,白细胞数 $>100×10^9/L$,称为高白细胞性白血病。外周血涂片检查常可见原始和(或)幼稚细胞,但白细胞不增多性患者可能缺如。80％患者血红蛋白低于正常值,甚至出现严重贫血,网织红细胞常减少。血小板数多数患者减少,少数正常或轻度增高。

(2)骨髓象:骨髓增生多明显活跃或极度活跃,约 10％患者增生低下,称为低增生性白血病,但需要骨髓活检证实。原始细胞占全部有核细胞 ≥ 30％(FAB 分型标准)或 ≥ 20％(世界卫生组织分型标准)。大部分患者骨髓象中原始、幼稚细胞显著增多,而较成熟阶段的中间阶段细胞(如中晚幼粒细胞)缺如,并残留少量成熟粒细胞,形成"裂孔"现象。正常巨核细胞和幼红细胞减少。如胞质内发现 Auer 小体,更有助于排除 ALL 而确诊为 AML。

(3)细胞化学(见表 3-1)。

表 3-1　髓系白血病常用细胞化学染色

项目	AML	AMML/AMOL
过氧化酶(POX)	分化差的原始细胞(－)～(＋)	(－)～(＋)
	分化好的原始细胞(＋)～(＋＋＋)	
糖原反应(PAS)	弥漫性淡红色或细颗粒状	弥漫性淡红色或细颗粒状(－)/(＋)
非特异性酯酶(NSE)	NAF 抑制 <50％(－)～(＋)	NAF 抑制 >50％(＋)
碱性磷酸酶(NAP)	减少或(－)	正常或增加

(4)免疫学:根据白血病细胞表达的系列相关抗原确定其来源,如淋巴系 T/B、粒-单系、红系、巨核系,后三者统称为髓系。白血病免疫分型欧洲组(EGIL)提出了免疫学积分系统,可将 AL 分为以下 4 型。

①急性未分化型白血病(AUL),髓系和 T 或 B 系抗原积分 ≤ 2。

②急性混合细胞白血病或急性双表型(白血病细胞同时表达髓系和淋巴系抗原)或双克隆(两群来源于各自干细胞的白血病细胞分别表达髓系和淋巴系抗原)或双系列(除白血病细胞来自同一多能干细胞余同双克隆型)白血病,髓系和 T 或 B 系抗原积分 >2。

③伴有髓系抗原表达的 ALL(My＋ALL),T 或 B 淋巴系抗原积分 >2 同时髓系抗原表达,但积分 ≤ 2,和伴有淋巴系抗原表达的 AML(Ly＋AML)髓系积分 >2 同时淋巴系抗原表

达,但积分≤2。

④单表型 AL,表达淋巴系(T 或 B)者髓系积分为 0,表达髓系者淋巴系积分为 0。

(5)细胞遗传学和分子生物学:AML 最常见染色体改变及形成的融合基因改变。

①M2 t(8;21)(q22;q22);AML1-ETO。

②M3(APL)t(15;17)(q22;q12);(PMURARα)及其变异型。

③M4Eo inv(16)(p13;1q22)t(16;16)(p13;q22);(CBFβ/MYHII)。

④M5 t(9;11)(p22;q23);MLL-MLLT3。

⑤M2 M4 t(6;9)(p23;q34);DEK-NUP214。

⑥M1 M4 inv(3)(q21;q26.2)t(3;30)(q21;q26.2);RPN1-EVI1。

⑦M14 M5 伴 t(6;11)(q27;q23);MLL-AF6。

(6)凝血象及生化改变

①凝血异常:出现 DIC 时可出现血小板减少,凝血酶原和部分凝血活酶时间延长,血浆纤维蛋白原减少,纤维蛋白降解产物增加和凝血因子Ⅴ、Ⅶ、Ⅷ、Ⅹ等的缺乏。

②代谢异常:高尿酸血症常见于白细胞数增高和诱导化疗期患者,且与肿瘤溶解有关,但 AML 的高尿酸血症发生率比 ALL 低;血清乳酸脱氢酶(LDH)可升高,尤其是 M4 和 M5 亚型,其增高程度一般也轻于 ALL;血清溶菌酶增高也以 M4 和 M5 型多见。

(二)辨证诊断

本病辨证首先宜分清虚、实、寒、热及气、血、阴、阳几个方面。根据具体症状表现、年龄及全身情况等几个方面综合分析,以做到准确辨证。中医学认为本病的发生多是内伤与外感相互作用所致,证多虚实夹杂,起病急、发展快、来势凶猛,多有发热、出血、感染等症状。中医临床上常从以下几个方面进行辨证。

1.气阴两虚型

发病急,乏力气短,腰膝酸软,自汗盗汗,反复低热,食少纳呆,皮肤时有紫癜。脉细数,舌淡少苔。

辨证分析:正虚邪实,伤及营阴,骨髓受损,内热伤津,则舌淡少苔,热伤血脉,迫血妄行,则皮下出血,可见紫癜。治以养阴、清热、止血。

2.热毒炽盛型

发病急、高热、头痛、烦闷、口干、出血症状显著、神昏谵语、脉弦数洪大,舌绛或灰黑少津。发病急,壮热口渴,皮肤紫癜,齿鼻衄血,血色鲜红,黑便。

辨证分析:热毒之邪深入营血,内窜心包,逼乱神明,闭塞脉络,精液耗竭,迫血妄行,多见温邪病的营血症状,治当清营凉血,解热镇痉。

3.瘀毒内蕴型

形体消瘦,面色黯滞,颈有瘰疬,胁下痞块,按之坚硬,舌质黯紫或有瘀斑瘀点,苔薄白,脉细涩而数。

辨证分析:正气不足,热毒之邪乘虚内侵骨髓,髓热熏蒸,煎熬阴液,日渐成瘀,瘀毒居于经脉之间,既碍周身之营养,又阻新血之化生,故见形体消瘦,面色晦暗。治当活血化瘀,清热凉血。

4.痰热内蕴型

发热、头痛、体倦、喉痛、出血症状、肝脾轻度肿大、脉滑数、舌红苔腻，白细胞大致偏高。

辨证分析：痰热内蕴，阻于窍络，耗伤津液，可见发热、头痛、体倦，舌红苔腻等。治以清热化痰。

三、鉴别诊断

（一）西医鉴别诊断

1.骨髓增生异常综合征

该病的 RAEB-Ⅰ及 RAEB-Ⅱ型除病态造血外，外周血和骨髓中有原始和幼稚细胞，全血细胞减少和染色体异常，易与白血病相混淆。但骨髓中原始细胞小于20%。

2.某些感染引起的白细胞异常

如传染性单核细胞增多症，血象中出现异型淋巴细胞，但形态与原始细胞不同，血清中嗜异性抗体效价逐步上升，病程短，可自愈，可检测到 EB 病毒标志物。百日咳、传染性淋巴细胞增多症、风疹等病毒感染时，血象中淋巴细胞增多，但淋巴细胞形态正常，病程良性，多可自愈。

3.巨幼细胞贫血

巨幼细胞贫血有时可与急性红白血病混淆。但前者骨髓中原始细胞不增多，幼红细胞 PAS 反应常为阴性。

4.再生障碍性贫血及特发性血小板减少性紫癜

血象与白细胞不增多性白血病可能混淆，但骨髓象检查和 AML 的临床浸润征象可明确鉴别。

5.急性粒细胞缺乏症恢复期

在药物或某些感染引起的粒细胞缺乏症的恢复期，骨髓中早幼粒细胞明显增加。但该症多有明确病因，血小板正常，早幼粒细胞中无 Auer 小体。短期内骨髓成熟粒细胞恢复正常。

6.类白血病反应

类白血病反应是指患者在某些情况下出现外周血白细胞明显增高，可出现中晚幼粒细胞，骨髓粒系左移，有时原始细胞会增多。但类白血病是正常骨髓对某些刺激信号做出的一种反应，有明确的原发病，血液学异常指标随原发病好转而恢复，NAP 活力显著增高，无 Auer 小体。常见于各种感染、中毒、恶性肿瘤、变态反应性疾病及急性失血、溶血性贫血、组织损伤等。

（二）中医学鉴别诊断

肺痨：肺痨系正气不足而被痨虫侵袭所致，主要病位在肺，具有传染性，以阴虚火旺为其病理特点，以咳嗽、咯痰、咯血、潮热、盗汗、消瘦为主要临床症状；而急劳则由多种原因所导致，可累及多个脏器，发病急，病情进展迅速，多见高热、出血、乏力等症，无传染性。

四、临床治疗

（一）提高临床疗效的要素

1.注意结合相关检查

急劳是气血津液病证甚至是整个中医内科病证中涉及脏腑及表现证候较多的一种病证，

涉及西医学的多种疾病。由于病种的不同,其病情演变、治疗效果、发展预后等有较大的区别,有必要结合临床实际情况,进行相关的检查,以便全面地掌握病情,加强治疗的针对性,提高疗效。

2.急劳的辨证

既应以气血阴阳为纲,五脏虚候为目,提纲挈领,但由于气血同源,阴阳互根,五脏相关,在病理情况下,往往互相影响,由一虚而渐至多虚,由一脏而累及他脏,使证候趋于复杂,临证必须有机联系,方能灵活应用。如气阴耗伤,肺肾气虚,心脾(气血)两虚,肝肾阴虚,脾肾阳虚,心肾阳虚,阴阳两虚等。

3.中西合璧,标本兼治

中西医结合治疗白血病具有起效快、缓解率高、维持疗效时间长等特点。中药能保肝、提高机体免疫力、减轻西药不良反应,可提高本病的缓解率,减少复发,并有良好的辅助效应。临床中注意中西合璧,互取长短。

4.充分重视食补

白血病病程一般比较长,科学合理的饮食对治疗白血病十分重要的意义。其中,应高度重视发挥饮食的补益作用,进食富于营养而易于消化的食物,以保证气血的化生。阳虚患者忌食寒凉,宜温补类食物;阴虚患者忌食燥热,宜淡薄滋润类食物。

5.保持乐观的心态

积极乐观的心态有助于疾病的好转和治愈,特别是在恶性肿瘤类疾病的治疗中显得尤为重要;情志因素受到我国古代众多医家所推崇,也越来越受到当代众多医家的重视。

6.严密观察,重在防护

对可疑药物或存在其他致病因素立即停止服用或停止接触。急性白血病患者由于疾病本身及治疗的特点发生医院感染的风险居高不下,据报道急性白血病患者医院感染率高达46.3%～69.7%,且致病死率明显增高。如何较好控制医院感染成为急性白血病治疗临床研究新的重要课题。不管是在白血病的治疗过程中,还是治疗过后,都应该加强对白血病患者的防护,患者的家属应该多向医生请教相关知识,患者回到家里的时候要做好患者的防护工作,尽量防止患者发生感冒、感染等各种情况。

(二)辨病治疗

AML确诊后即应尽量完善MICM检查,根据结果进行预后分层,白血病的治疗追求个体化,根据每个患者的具体情况(包括年龄、病情、身体状况、是否有其他系统疾病、经济条件、患者和家属的意愿)结合经治医院的条件和医护人员的技术水平,制订适合该患者的总体治疗策略和具体治疗方案,过程中酌情做相应调整。尽早开始治疗。拟进行造血干细胞移植的患者应尽早进行HLA配型。

1.抗白血病治疗策略

(1)诱导缓解治疗:为白血病治疗的第一阶段,目的是应用联合化疗使患者迅速获得完全缓解(CR)。完全缓解即为白血病的症状和体征消失,外周血中性粒细胞绝对值$\geq 1.5 \times 10^9/L$,血小板$\geq 100 \times 10^9/L$,无白血病细胞;骨髓中原粒细胞(原单＋幼单)$\leq 5\%$,M3中则要求原粒＋早幼粒细胞$\leq 5\%$,且无Auer小体,同时红细胞及巨核细胞系正常;无髓外白血病。最理想的 CR 状态为白血病免疫学、细胞遗传学和分子生物学异常均消失。

（2）缓解后治疗：包括巩固、强化和维持治疗。目标是为争取患者长期无病生存（DFS）和痊愈。初治时患者体内的白血病细胞总量为 $10^{10}\sim10^{12}$ 个，诱导缓解达 CR 时，体内仍残留部分白血病细胞，称为微量残留病（MRD），其数量为 $10^{8}\sim10^{9}$ 个，所以 CR 后治疗必须进行，防止复发。

2.AML 治疗

（1）诱导缓解治疗（APL 除外）：最常用是蒽环类药物联合阿糖胞苷组成的"3＋7"方案。以下几个方案可作为一线诱导缓解方案。

①DA：柔红霉素 $60\sim90mg/(m^2\cdot d)$ 静脉滴注，第 1～3 天，阿糖胞苷 $100\sim200mg/(m^2\cdot d)$ 静脉滴注，第 1～7 天。

②IA：去甲氧柔红霉素 $12mg/(m^2\cdot d)$ 静脉滴注，第 1～3 天，阿糖胞苷 $100\sim200mg/(m^2\cdot d)$ 静脉滴注，第 1～7 天。

③HA：高三尖杉酯碱 $3\sim5mg/d$ 静脉滴注，第 1～7 天，阿糖胞苷 $100\sim200mg/(m^2\cdot d)$ 静脉滴注，第 1～7 天。

④DAE：DA 方案加依托泊苷 $100mg/d$ 静脉滴注，第 1～5 天。

⑤MAE：米托蒽醌 $8\sim10mg/(m^2\cdot d)$ 静脉滴注，第 1～3 天，阿糖胞苷 $150\sim200mg/(m^2\cdot d)$ 静脉滴注，第 1～7 天，依托泊苷 $100mg/(m^2\cdot d)$ 静脉滴注，第 1～5 天。

含中大剂量阿糖胞苷的诱导治疗方案：蒽环（包括去甲柔红霉素、柔红霉素等）类药物联合大剂量阿糖胞苷，阿糖胞苷用量为 $[1.0\sim1.2g/(m^2\cdot q)，12$ 小时$]\times(3\sim5)d$（第 1、3、5 天或 1～5 天）。HAD：高三尖酯碱 $2mg/m^2$，7 天，柔红霉素 $40mg/m^2$，3 天，阿糖胞苷前 4 天为 $100mg/(m^2\cdot d)$，第 5、6、7 天为 $1.0\sim1.5g/(m^2\cdot q)$，12 小时。

诱导化疗后第 7～14 天应复查骨髓象，了解残留白血病水平和骨髓增生程度，根据结果及时调整治疗强度，可有效提高诱导缓解率。

a.对于应用标准剂量阿糖胞苷诱导患者，如有明显白血病残留（≥10％），可考虑重复上述方案化疗（双诱导化疗），对于骨髓增生低下者，可等待观察；如白血病残留＜10％，而无骨髓增生低下者，可考虑蒽环类药物联合标准剂量阿糖胞苷化疗或者等待恢复；如白血病残留＜10％且骨髓增生低下者，则应选择等待恢复。

b.对于应用中剂量阿糖胞苷诱导患者，如白血病残留≥10％，按诱导失败对待；如白血病残留＜10％，而无骨髓增生低下者，可考虑小剂量阿糖胞苷预激化疗或者等待恢复；如白血病残留＜10％且骨髓增生低下者，则应选择等待恢复。

1 个疗程即获得 CR 的 DES 较 2 个疗程才达 CR 者高，如 2 个标准疗程仍未达 CR，提示原发耐药，需要及时更换化疗方案，一旦缓解即应早期选择异基因造血干细胞移植治疗。

（2）缓解后治疗 CR 后 2 周，用原诱导方案 2～3 个疗程巩固化疗。其后需进行维持治疗，需坚持 2～3 年。巩固疗程结束，血常规：血红蛋白 $90\sim100g/L$，中性粒细胞绝对值（ANC）≥ $1.5\times10^9/L$，血小板≥ $100\times10^9/L$，可进行维持治疗。可选用上述数种诱导化疗方案轮换治疗，间以中、大剂量阿糖胞苷 $1\sim3g/(m^2\cdot d)$，静脉滴注，1～3 小时，第 3～5 天。原则上，第 1 年每 1 个月为 1 疗程，第 2 年每 2 个月为 1 疗程，第 3 年每 3 个月为 1 疗程。每疗程结束后，待血常规中血红蛋白 90～100g/L,ANC≥1.5×10^9/L,血小板≥100×10^9/L,及时进行下一疗程化疗。

(3)急性早幼粒细胞白血病治疗

①诱导治疗:诱导治疗按危险度(WBC、PLT)分层。

低/中危组:诱导治疗前外周血 WBC<10×10^9/L,低危组:PLT>40×10^9/L,中危组:PLT<40×10^9/L。方案主要为:ATRA+砷剂(亚砷酸或复方黄黛片)双诱导化疗。

高危组:诱导前外周血 WBC>10×10^9/L。方案包括:a.ATRA+砷剂(亚砷酸或复方黄黛片)双诱导化疗+DNR 或 IDA;b.ATRA(1～36 天)+亚砷酸(9～36 天)+DNR。

药物使用剂量(根据患者具体情况适当调整)。a.ATRA:25mg/(m^2·d)口服至完全缓解(CR);b.亚砷酸:0.16mg/(kg·d)静脉滴注至 CR(第 28～35 天);c.口服砷剂:60mg/(kg·d)服至 CR;d.IDA:6～12mg/(m^2·d)静脉注射,第 2、4、6、8 天;e.DNR:45mg/(m^2·d),第 1～3 天;f.Ara-C 100mg/(m^2·d)静脉注射,第 1～7 天。

诱导阶段评估:ATRA 的诱导分化作用可以维持较长时间,在诱导治疗后较早行骨髓评价可能不能反映实际情况。因此,骨髓评价一般在第 4～6 周、血细胞计数恢复后进行,此时,细胞遗传学一般恢复正常,分子学反应一般在巩固 2 个疗程后进行判断。

②APL 缓解后巩固治疗:根据危险度分层进行治疗。

低中危组:诱导治疗达完全缓解者,有以下治疗方案。

方案 1:ARTA25mg/(m^2·d)×14 天,间歇 14 天,共 7 个疗程。亚砷酸 0.16mg/(kg·d)或复方黄黛片 60mg/(m^2·d)×28 天,间歇 28 天,共 4 个疗程。维持治疗可用可不用。

方案 2:蒽环类药物×3 天+Ara-C 100mg/(m^2·d)×5 天,共 2～3 个疗程。巩固治疗结束后进行患者骨髓融合基因的定性或定量 PCR 检测,未转阴者可加用 IDA[8mg/(m^2·d)×3 天]和阿糖胞苷[1.0g/(m^2·q),12 小时×3 天]。融合基因阴性者进入维持治疗。

高危组:有以下治疗方案。

方案 1:ATRA+砷剂(亚砷酸或复方黄黛片)+DNR 或 IDA 达完全缓解者

蒽环类药物×3 天+Ara-C 100mg/(m^2·d)×5 天,共 3 个疗程。巩固治疗结束后进行患者骨髓融合基因的定性或定量 PCR 检测,未转阴者可加用 IDA[8mg/(m^2·d)×3 天]和阿糖胞苷[1.0g/(m^2·q),12 小时×3 天]。融合基因阴性者进入维持治疗。

方案 2:ATRA+砷剂(亚砷酸或复方黄黛片)+DNR 或 IDA 达完全缓解者

ARTA25mg/(m^2·d),第 1～28 天 + 亚砷酸 0.16mg/(kg·d),第 1～28 天;ARTA25mg/(m^2·d),第 1～7、15～21、29～35 天+亚砷酸 0.16mg/(kg·d),第 1～5、8～12、15～19、22～26、29～33 天。共 2 个疗程。

③APL 化疗方案:CR 患者的维持治疗,根据危险分层进行治疗。

低/中危组:ATRA25mg/(m^2·d)×14 天,间歇 14 天(第 1 个月);亚砷酸 0.16mg/(kg·d)或复方黄黛片 60mg/(kg·d)×14 天,间歇 14 天后同等剂量再用 14 天(第 2～3 个月)。完成 8 个循环周期(2 年)。

高危组:ATRA25mg/(m^2·d)×14 天,间歇 14 天(第 1 个月);亚砷酸 0.16mg/(kg·d)或复方黄黛片 60mg/(kg·d)×14 天,间歇 14 天后同等剂量再用 14 天(第 2～3 个月)。完成

8个循环周期(2年)。ATRA:25mg/(m²·d),第1～14天,6-MP50～90mg/(m²·d),第15～90天,MTX5～15mg/m²,每周1次,共11次。完成8个循环周期(2年)。

2年内每3个月应用PCR检测融合基因,融合基因持续阴性者继续维持治疗,融合基因阳性者4周内复查,复查阴性者继续维持治疗,确实阳性者按复发处理。

(4)初治低增生AML的药物治疗:绝大多数AML骨髓有核细胞增生明显活跃至极度活跃,但5%～10%AML骨髓象增生减低,无明显白血病细胞浸润表现,肝、脾、淋巴结不肿大,全血细胞减少,偶见或不见原始细胞,骨髓象虽增生减低,白血病细胞≥20%。多见于>50岁男性。诱导缓解可采用以下方法之一:先用粒(巨噬)细胞集落刺激因子(G-CSF,GM-CSF)300μg/d,待白细胞数上升>2×10⁹/L,加小剂量化疗药;上升至4×10⁹/L可给予标准剂量化疗。

小剂量化疗,单用阿糖胞苷20mg/d,静脉滴注,14～21天,高三尖杉酯碱1mg/d静脉滴注14～21天,依托泊苷50mg/d静脉滴注,10天;阿克拉霉素10mg/d缓慢静脉注射,10天,也可两种联合。

大剂量皮质激素可刺激白细胞数上升,介导白血病细胞分化和凋亡。用甲基强的松龙500～1000mg/d静脉滴注,3～5天或地塞米松40mg/d静脉滴注,4天,再按白细胞数进行药物治疗。低增生AML取得CR1(第1次完全缓解)后,骨髓增生正常,缓解后治疗可与非APL型AML相同。对骨髓低增生的AML,化疗后骨髓增生减低,但仍为白血病性,可按此方案处理。

(5)初治高白细胞性AML的药物治疗:高白细胞性AML指初治时外周血白细胞数≥100×10⁹/L,发生白细胞淤滞综合征概率很高,化疗时易发生急性肿瘤溶解综合征(ATLS)和弥散性血管内凝血(DIC)等危及生命的并发症。诱导缓解前应查血尿酸、肌酐、尿素氮、钾、钠、钙、磷和DIC常规,有异常应给予纠正治疗。可以先选用温和化疗方案:如羟基脲(2g/d)、小剂量阿糖胞苷(50mg/d),有条件可做白细胞单采,使白细胞数降至<50×10⁹/L再给标准剂量化疗;同时加用抑制尿酸生成药物,如别嘌醇(300mg/d)、碱化尿液、补液利尿等,以预防或减轻ATLS的发生和危险程度。并监测DIC常规,有凝血象异常无严重出血应适当用抗凝药物,取得CR后,缓解后治疗与非APL型AML相同。应注意APL患者65%合并DIC,但也有<12%发生原发性纤维蛋白溶解亢进,应加以鉴别诊断,前者主要给予抗凝治疗,后者主要给予抗纤溶药物;原发性纤维蛋白溶解亢进与DIC不同点在于:3P试验阴性,D-二聚体不增高,纤维蛋白原明显减低,外周血红细胞碎片不增多。

(6)初治Ph⁺/BCR/ABL＋的AML药物治疗:Ph⁺/BCR/ABL＋为慢性粒细胞白血病(CML、CGL)的标志性改变。2%～4%AML也表达,而不是CML急变。除按非APL型AML治疗外,应加靶向BCR/ABL融合基因的药物伊马替尼(格列卫、STI 571)400～600mg/d,28天。伊马替尼无效可用新一代BCR/ABL抑制药达沙替尼(100～200mg/d)。缓解后治疗最佳是AlloHSCT。

(7)复发AML的药物治疗

①诊断复发,指失去CR状态。国内标准凡有下列之一为复发:a.骨髓象原始细胞大于5%小于等于20%;经有效抗白血病治疗1疗程未达到骨髓CR;b.骨髓原始细胞>20%;c.髓

外白血病细胞浸润。国外以 CR 后骨髓原始细胞＞5％即为复发。

②化疗、支持治疗及 HSCT 合理应用使 AML 转归有明显改善，但是仍有不少复发，Allo-HSCT 也有相关毒性和复发。近 10 年来，对 AML 细胞和分子生物学研究进展，开发了有针对性新药靶向治疗，同时对 Allo-HSCT 预处理强度减弱，HLA 配型要求放宽，使更多复发 AML 能够接受 HSCT，但药物治疗仍为主导。CR1 持续时间及细胞遗传学对复发 AML 选择治疗及预后评价起重要作用。t(15;17)、t(8;21)、Inv(16) 为细胞遗传学预后良好组；复杂核型异常及 3、5、7、8 号染色体异常、t(9;22)、11q23 等异常为预后不良组；核型正常及其他染色体异常为预后中间组。预后良好组 AML 复发约 90％可再次 CR（CR2），而预后不良组仅 36％可 CR2。为此，初治及复发 AML 均应查细胞遗传学。复发 AML 有的核型有所演变。CR1＜6 个月复发 AML，仅 10％可 CR2；＞18～24 个月复发者，＞50％可 CR2。

③诱导缓解，根据 CR1 期、细胞遗传学变化，采取不同诱导缓解方案。CR1＞12 个月可选用方案。a.CR1 原诱导缓解方案；b.大剂量阿糖胞苷为基础的诱导方案，取得 CR2 后有合适供者＜45 岁行清髓性 AllOHSCT，＞45 岁行非清髓性 AllOHSCT 或自体 HSCT；c.无合适供者可行自体 HSCT，＜30 岁可行单倍体半相合 AllOHSCT。CR1＜6 个月，不论其细胞遗传学预后分型，以及 CR1＞6 个月而＜24 个月，应以大剂量阿糖胞苷为基础的诱导方案，取得 CR2 后进行 HSCT 者适应证选择与上述相同。

④阿糖胞苷要经过脱氧胞苷激酶（DCK）转化为三磷酸阿糖胞苷才能参加细胞抑制 DNA 合成，介导凋亡。酶动力学研究发现输入阿糖胞苷 0.5～1g/(m^2·d) 所达血药浓度已使 DCK 活性饱和，再增加阿糖胞苷剂量也不能增加三磷酸阿糖胞苷，反而增加药物对中枢神经系统的毒性。大剂量阿糖胞苷 2～3g/(m^2·d) 与中剂量阿糖胞苷 1g/(m^2·d) 相比并不能增加 CR 率和总生存率。使用标准剂量联合化疗也可取得不错的疗效。可选用以下方案：a.原 CR1 诱导缓解方案。b.MEA 方案：米托蒽醌 10mg/(m^2·d) 缓慢静脉注射，第 1～3 天；依托泊苷 100mg/(m^2·d) 静脉滴注，第 1～4 天；阿糖胞苷 200mg/(m^2·d) 静脉滴注，第 1～7 天或 1g/(m^2·d)，第 1～5 天。c.FLAG 方案：氟达拉滨 30mg/(m^2·d) 静脉滴注，第 1～5 天；阿糖胞苷 1～2g/(m^2·d)，静脉滴注，第 1～5 天；G-CSF5μg/(kg·d)，皮下注射，至 ANC＞1.0×10^9/L。d.靶向药物：如地西他滨、国外已经上市的 IDH 抑制剂 enasidenib，CD33 的免疫毒素 GO 单抗等。e.对复发 APL 应首选 ATO 10mg/d，静脉滴注，直至 CR2 或与蒽环类抗白血病药物和或 ATRA 联合应用。

⑤联合化疗、抗血管生长、促凋亡、逆转耐药的四联方法，初治 AML 也可应用。经过上述策略治疗仍达不到 CR2，可行姑息治疗，用羟基脲、依托、白苷或其他药物以控制白细胞数，对症治疗与支持治疗使血红蛋白＞60g/L，血小板＞20×10^9/L，使患者终末期有较好的生活质量。

⑥HSCT 后复发 AML 的药物治疗发生率＜20％，多为原有 AML 复发，极少数为供体细胞白血病转化，提示受体内致白血病因素持续存在。一般于 HSCT 后 5 个月至 3 年内复发（＜2 个月至＞10 年），亦可单表现为髓外复发（乳房、肠道、睾丸、皮肤、胸壁、脑、脊椎旁）。治疗可联合化疗、输供体淋巴细胞、再次 HSCT。对孤立性髓外病灶可手术或放疗。多灶性及系统性复发需系统强化疗。APL 移植后复发，可用 ATO 与 ATRA 联合。Ph$^+$ AML 移植后复

发应以伊马替尼为基础的联合化疗。

⑦难治性 AML 指一线诱导缓解方案,2 个疗程未 CR;CR1 后 1 年内复发;2 次或多次复发;还应加上 HSCT 后复发。在初治前识别难治复发可能,加强诱导缓解和缓解后治疗减少复发。

将一些高危因素列为难治:a.原发耐药指化疗能使骨髓抑制,但白血病细胞≥20%或外周血白细胞数已降至<1×10⁹/L 而骨髓象增生仍活跃以上,白血病细胞未减或更多;b.再生耐药指化疗能使骨髓完全抑制,白血病细胞为≤5%,停止化疗,骨髓造血恢复期白血病细胞很快增生≥20%;c.高白细胞性白血病,白细胞数≥100×10⁹/L;d.继发性白血病,继发于 MDS、MPD 或治疗相关性;e.低增生 AML;f.老年人 AML(≥60 岁);g.AML 有预后不良细胞遗传学异常;h.三系病态 AML;i.混合细胞性白血病或淋系抗原阳性 AML;j.NK 细胞标志(CD56)阳性 AML;k.髓外白血病;l.多药耐药基因 mdrl/Pgp 或抗凋亡基因 Bcl-2、Bcl-XL 或凋亡抑制蛋白(lAP)和生存素或血管内皮生长因子(VEGF)等高表达的 AML。治疗可参照复发 AML 的四联综合治疗。原发或再生耐药 AML 选用 HSCT。如各种治疗仍不能达 CR,可姑息、支持、对症治疗。

(8)中枢神经系统(CNS)白血病(CNSL):CNSL 为常见白血病细胞髓外病变,常为脑膜白血病细胞浸润,为脑膜白血病或白血病性脑膜炎,而颅内肿物形成少见。可发生在白血病前、病程中,缓解期出现应为白血病复发,可为骨髓复发前先兆甚可为复发唯一部位。CNSL 诊断条件:①有 CNSL 症状和体征,尤其是颅内压增高的症状和体征。②有脑脊液(CSF)的改变:压力增高(>200mmH₂O 或>0.02kPa)或>60 滴/mm。白细胞数>0.01×10⁹/L,涂片有白血病细胞,蛋白>450mg/L 或潘氏试验阳性。③排除其他原因引起 CNS 或 CSF 的相似改变,其中以沉降沉渣涂片有白血病细胞最为重要。

符合以上诊断条件为典型 CNSL,临床实践中有下列情况均应考虑 CNSL:①无 CNS 临床表现,只有 CSF 改变;②仅有 CSF 压力持续增高,按 CNSL 治疗而恢复;③有 CNS 症状而 CSF 无改变,又能排除其他原因所致,经抗 CNSL 治疗好转;④CSF 中 β₂ 微球蛋白、铁蛋白、乳酸脱氢酶、末端脱氧核苷转移酶增高及脑电图变化亦有助于 CNSL 的诊断;⑤白血病患者有/无 CNS 症状,CSF 呈血性能除外脑室出血、蛛网膜下腔出血等也应按 CNSL 处理;⑥只在临床上可疑 CNSL,不必等待完全符合 CNSL 诊断条件,应即按 CNSL 处理。一经确诊 AML 应做 CSF 检查并注入甲氨蝶呤 10mg、阿糖胞苷 25～50mg 和地塞米松 5mg。如 CSF 检查无 CNSL,则于 CR 后做预防性鞘内注射,每次巩固强化疗程中再做。如有 CNSL 则每周注射上药 2～3 次,直至脑部症状好转或消失,CSF 恢复正常,改为每周 1 次,4～8 次。原则上维持次数多,复发少。疗效不佳可加放疗。有的经多次 CSF 注射药物可致化学性脑膜炎,CSF 主要为蛋白增高。

(9)髓系肉瘤:为髓系组织原始细胞或幼稚髓系细胞肿瘤,可与 AML 同时、病程中或缓解后出现,髓系肉瘤发生在 AML 前,骨髓象和血象无异常,如同时发生,骨髓象和血象为白血病性,发生于 CR 期,骨髓象和血象仍为 CR,是为髓外复发。为髓外白血病细胞浸润,好发部位为颅骨、鼻旁窦、胸骨、肋骨、脊椎、骨盆、淋巴结、眼眶、皮肤、肺、腹腔。细胞形态幼稚容易误诊为未分化细胞癌、神经母细胞瘤、横纹肌肉瘤、淋巴瘤等。髓系肉瘤最常见类型为粒细胞肉瘤,少见为原单核细胞肉瘤,如含大量髓过氧化物酶,浸润处呈墨绿色称绿色瘤。细胞免疫表型:$CD13^+$、$CD33^+$、$CD117^+$、MPO^+;如为单核系则可 $CD14^+$、$CD11c^+$、$CD68^+$、溶菌酶$^+$。AML 亚型(M2b)[t(8;21)阳性]、M4、M5 易发生髓系肉瘤。病变局限单发可手术或放疗,病变多发应系统性化疗,方案同 AML。

(10)难治或复发髓系白血病在药物无效及无条件进行干细胞移植的情况下可进行 CAR-T 的临床研究。

3.并发症治疗

(1)感染:AML 患者的医院感染率明显高于全院住院患者平均医院感染发病率。这是由于 AML 患者本身白细胞质量差,导致自身免疫力下降造成的。而诱导阶段医院感染率明显增高,除了自身免疫力低下外,主要是由于高强度细胞毒性化疗药物的应用造成骨髓抑制,导致正常粒细胞数量进一步减少甚至缺乏。糖皮质激素的应用使免疫功能受到进一步损伤,加之广谱抗生素的广泛使用影响肠道合成 B 族维生素和人体蛋白代谢失常,减弱了组织免疫力,导致体内微生态失衡等因素所致。

医院感染发生时间以住院 10 天以上为常见,特别是化疗后 2～3 周多见,要特别注意患者的体温改变;咳嗽咯痰的性质;口腔黏膜有无充血、溃疡;肺部体征的变化和血培养、痰培养、胸片的检查及排便性状、肛周有无脓肿等。给予肠道消毒包括口服抗菌药物、低菌饮食、加强口腔和肛周护理、严格无菌操作等对预防医院感染有一定的作用。

病原菌以细菌感染为主,真菌感染次之,尚有部分疑似真菌感染或合并真菌感染的病例无病原学诊断依据,而临床治疗有效。AML 患者由于疾病本身、化疗、免疫抑制剂及抗菌药物的使用,导致体内微生态失衡,极易并发真菌感染,特别是深部真菌感染,一旦发生深部真菌感染,预后也较差。真菌感染常继发于细菌感染及广谱抗生素应用后,且临床表现缺乏明显的致病特征,易被漏诊、误诊,考虑合并真菌感染应早期、足量使用抗真菌药物,同时参照细菌培养及药敏试验结果,将广谱抗生素改为窄谱抗生素,在病情许可的情况下,应适当延长化疗间歇及减少化疗剂量。应用丙种球蛋白可提高机体的非特异性免疫,亦有助于提高抗感染的作用。

提高医护人员素质,把好消毒灭菌关,加强病室内清洁消毒,保持病房干燥,改善室内空气洁净度,做好患者及家属的基本卫生、清洁、消毒、隔离知识的宣教,对预防和控制患者的医院感染也能起到事半功倍的作用。

(2)出血及贫血:出血常见部位为皮肤黏膜(鼻、口腔及牙龈),眼底、球结膜出血,女性可有月经增多,血尿较少见,但镜下血尿不易被发现,严重的胃肠、呼吸道和颅内出血常是致死的原因。对于有出血倾向的患者无论有无凝血功能异常或者有无血小板减少均可使用止血敏和(或)安络血(卡络磺钠);饮食减少、使用广谱抗生素者应加用维生素 K_1;血小板输注:血小板计数小于 $10×10^9/L$ 者必须输注,$(10～20)×10^9/L$ 者有出血症状时必须输注,$20×10^9/L$ 以上一般不需要输注。贫血严重者可输注悬浮红细胞予以纠正。

五、辨证论治

1.热毒炽盛证

(1)抓主症:皮肤紫斑,壮热口渴,烦躁不安,甚则精神狂躁,神昏谵语。

（2）察次症：骨痛，常伴有吐血、衄血、便血或尿血。

（3）审舌脉：舌红苔黄，脉弦数。

（4）择治法：清热解毒，凉血止血，佐以扶正。

（5）选方用药思路：因本证为热毒炽盛，热迫血之妄行，血溢于肌肤脉络之外，皮肤出现紫斑，时有鼻衄、齿衄、吐血、尿血、便血，故选方为犀角地黄汤（《外台秘要》）加减（方中犀角以水牛角代替）。方中水牛角凉血清心而解热毒，使火平热降，毒解血平。生地黄凉血滋阴生津，一以助水牛角清热凉血又能止血；二以复已失之阴血。赤芍、牡丹皮清热凉血，活血化瘀，可收化斑之功。

（6）据兼症化裁：出血重者加茜草、白茅根、仙鹤草、紫草、三七等；咽喉肿痛者，加山豆根、射干；皮肤痒肿者，加蒲公英、野菊花、紫花地丁；咳嗽、黄痰者，加鱼腥草、瓜蒌；兼有阴虚者，宜加入养阴生津药物如沙参、麦冬、石斛、天花粉。在此基础上可加用抗肿瘤中草药如苦参、山豆根、半枝莲、白花蛇舌草、龙葵、山慈姑等；淋巴结肿大，加贝母、连翘、牡蛎、夏枯草等；肝大者，加郁金、龙胆草、连翘；脾大者，加鸡内金、王不留行、三棱、莪术、青黛等。

2.气阴两虚证

（1）抓主症：面色无华，乏力倦怠，少气懒言，五心烦热。

（2）察次症：口干咽燥，潮热盗汗，食少纳呆或兼有鼻衄、齿衄等。

（3）审舌脉：舌淡苔薄白或少苔无苔，脉细数。

（4）择治法：益气补血，滋阴，佐以祛邪。

（5）选方用药思路：本证为气阴两虚，气为血之帅，气虚失摄，血溢脉外，而见鼻衄、齿衄，故选方为三才封髓丹（《卫生宝鉴》）合六味地黄丸（《小儿药证直诀》）加减。方中人参、黄芪、五味子健脾益气；当归、熟地黄、黄精、阿胶、何首乌补血养血；生地黄、山药、山茱萸、天冬、麦冬滋阴补肾；仙鹤草收敛止血；半枝莲、白花蛇舌草清热解毒。两方合用，益气、补血、滋阴、祛邪具备，共奏益气滋阴、补血祛邪之功。

（6）据兼症化裁：汗多者，加浮小麦；腹胀纳呆者，加焦三仙、莱菔子、砂仁；阴虚火旺者，加龟板、鳖甲、青蒿；肝肾阴虚甚者，加枸杞子、女贞子、旱莲草；皮肤有瘀点、瘀斑者，可加紫草、茜草；鼻衄者，加白茅根、侧柏叶；尿血者，加大蓟、小蓟；便血者则加地榆炭、大黄炭、棕榈炭等凉血止血。

3.血瘀痰凝证

（1）抓主症：胁下、颔下、颈旁癥瘕积聚，固定不移，隐痛或刺痛。

（2）察次症：胸脘痞闷，食少纳呆，倦怠无力，面色晦暗黧黑。

（3）审舌脉：舌红苔黄腻，脉滑数。

（4）择治法：健脾化痰，活血化瘀。

（5）选方用药思路：邪毒与痰血互结，络脉瘀阻，瘀结日盛，而见积块，故选方为二陈汤（《太平惠民和剂局方》）合桃红四物汤（《玉机微义》）加减。方中半夏辛温性燥，善能燥湿化痰，且又和胃降逆，橘红既可理气行滞，又能燥湿化痰。半夏、橘红、茯苓健脾渗湿，渗湿以助化痰之力，健脾以助生痰之源；生姜既能制半夏之毒，又能协助半夏化痰降逆、和胃止呕；复用少许乌梅，收敛肺气，与半夏、橘红相伍，散中兼收，防其燥散伤正之虞。加用甘草健脾和中、调和诸药。

(6)据兼症化裁:痰瘀互结、苔白腻者,可加白芥子、天南星、苍术等化痰散结药物。食少纳呆者,加山楂、神曲、鸡内金助胃消食;头痛重者,加延胡索、白芷;呕吐重者,加半夏、竹茹;抽搐者,加止痉散;昏迷者,加安宫牛黄丸。可根据病情选加半枝莲、龙葵等清热解毒。

4.气血不足证

(1)抓主症:心悸怔忡,彻夜难眠,食少腹胀,倦怠乏力,面色萎黄。

(2)察次症:头晕,大便溏薄,皮肤紫斑,齿衄,鼻衄。

(3)审舌脉:舌质淡嫩,脉细弱。

(4)择治法:补养心脾,以生气血。

(5)选方用药思路:本证为长期病损耗伤所致气血不足,又生化乏力,而致脏腑失养,心血不足,脾气虚弱,脾气不足失其统摄,故选用归脾汤(《济生方》)加减。方中黄芪、人参、白术补气养脾;当归补血养血,龙眼既能补脾气又能养心血;茯神、酸枣仁、远志宁心安神;木香理气醒脾,甘草补气和中。

(6)据兼症化裁:若便溏者,加山药、薏苡仁、砂仁以健脾益气止泻;肌肤紫斑、鼻衄、齿衄者,加仙鹤草、藕节、参三七以止血;也可加用抗肿瘤的清热解毒药,如白花蛇舌草、半枝莲、山豆根、山慈姑、金银花、野菊花等。

5.脾肾亏虚证

(1)抓主症:体虚劳倦,畏寒肢冷,腰膝酸软或脘腹冷痛或见面浮肢肿。

(2)察次症:面色苍白,形神衰惫,食少便溏,小便不利。

(3)审舌脉:舌质淡胖有齿痕,苔白滑,脉细弱或沉缓无力。

(4)择治法:补肾健脾,填精益髓。

(5)选方用药思路:脾肾阳气虚衰,运化失健,膀胱气化失司,故见以上诸症,故选用四君子汤(《太平惠民和剂局方》)合右归丸(《景岳全书》)加减。方中人参甘温益气,健脾养胃。以苦温之白术,健脾燥湿,加强益气助运之力;加以甘淡茯苓,健脾渗水,苓术相配,则健脾祛湿之功益著,以炙甘草益气和中。右归丸方中附子、肉桂、鹿角胶配伍,补肾之元阳,温里祛寒;熟地黄、山茱萸、枸杞子、山药滋阴益肾,养肝补脾,填精补髓,意在"阴中求阳"。佐以菟丝子、杜仲、补肝肾,强腰膝;当归补血和血。两方合用共奏补肾健脾、填精益髓之功。

(6)据兼症化裁:阴虚火旺者可加牡丹皮泻火;如下肢浮肿,小便短少者,加川牛膝、车前子;久泻久痢者,可加党参、薏苡仁、扁豆、砂仁、罂粟壳、草豆蔻、乌梅、诃子以健脾渗湿,固肠止泻;如阳虚鼓动无力,以致血行不畅,症见舌质紫暗,加红花、丹参、泽兰。

六、中成药选用

(1)六神丸:适用于热毒壅盛证,由牛黄、冰片、麝香、雄黄、蟾酥、珍珠粉组成,每次30～50粒,每日3次。

(2)安宫牛黄丸:适用于热毒炽盛证,由牛黄、郁金、水牛角、黄芩、黄连、朱砂、麝香、山栀子、金箔衣、雄黄、梅片组成,每次1丸,每日1～2次。

(3)云南白药:适用于正虚血瘀证,由人参等组成,每次0.2g,每日3次。

七、单方验方

(1)红色野苋菜(连根)、野车前草各 50g,加水 500mL,煎后加白糖适量,做茶饮,每日数次,连服数日,用于尿血证。

(2)金橘 200g,白豆仁 20g,白糖适量,将金橘加水煮 5 分钟,再加入白豆仁、白糖,可用于胃痛。

(3)郁金(醋制)10g,炙甘草 5g,绿茶 2g,蜂蜜 25g,上四味加水 1000mL 煮 30 分钟,取汁饮用,可治疗臌胀证。

八、中医特色技术

(1)体针:肾虚明显者,可针灸肾俞、阳陵泉、腰阳关、志室、三阴交、太溪、命门等穴位,留针 30 分钟,每隔 5～10 分钟捻针一次或用艾条灸;若出现肝、脾疼痛,可用强刺激手法针刺阳陵泉,得气后留针 10～20 分钟,捻转出针或中药足浴。

(2)耳穴压籽:按患者中医辨证分型选择穴位,每 3 日 1 次,平时注意适度按压;急性期可选穴以缓解疼痛为主,关节骨痛为主可选取肘、膝、肾上腺等穴位;腹痛者可选用胃、腹、肾上腺等穴位;也可选穴以补益脾肾为原则,选取脾、胃、肾等穴位。

九、预防调护

(1)合理饮食:饮食上避免高脂、高糖饮食,少食油炸肥腻之品,多吃新鲜水果蔬菜,少吃腌菜、熏烤之品。能去皮的蔬菜和水果一定要尽量去皮,最大限度地去除残留农药化肥的污染,还应粗细搭配,营养丰富。

(2)避免毒害物质:放射性物质如放射源、X 线、家装材料(房屋装修过程中的化学物质如苯、二甲苯等)、油漆和皮革加工材料、汽车尾气、工业废水、残留农药等,应设法与它们隔离。

(3)避免药源性伤害:研究表明某些解热镇痛、抗风湿、抗肿瘤等药物均可导致白血病的发生,所以平时一旦生了病,一定要去看医生,在医生的指导下服用药物,临床上常可见到因滥服解热镇痛药物或某些抗生素而引发白血病的患者。

(4)增强自身免疫力:人体免疫力的增强,一靠增强体质,即通过日常的体育锻炼,如气功、太极拳、跑步、登山等运动,使体质、体力健康旺盛,增强抗病能力;二靠乐观的情绪、积极的生活态度。

第二节　急性淋巴细胞白血病

急性淋巴细胞白血病(ALL)是一种起源于 B 系或 T 系淋巴祖细胞的肿瘤性疾病,原始及幼稚淋巴细胞在骨髓异常增生和聚集并抑制正常造血,导致贫血、血小板减少和中性粒细胞减少,原始及幼稚淋巴细胞也可侵及髓外组织,如脑膜、性腺、胸腺、肝、脾或淋巴结等,引起相应病变,导致出血、贫血、感染和浸润等临床表现。在中医中属于急劳、热劳、虚劳、血证、温病的范畴。

一、病因病机

1.流行病学

急性淋巴细胞白血病占全部白血病的 15%，占急性白血病的 30%～40%。全世界范围内，急性白血病年发病率约为 4/10 万，我国 ALL 的发病率为约 0.69/10 万，儿童 ALL 多见，高发年龄在 3～7 岁，10 岁以后，随着年龄的增长，发病率逐渐下降。

2.发病机制

白血病发生通常有两种机制，一种依赖于原癌基因或者具有原癌基因特性的混合基因的激活，由此产生的蛋白产物影响细胞功能，另一个机制是一种或多种抑癌基因的失活，如 P53 和 INK4a，编码 P16 和 P19ARF，P53 作为一种抑癌基因，使 DNA 受损后无法修复的细胞走向凋亡，MDM-2 原癌基因是 P63 基因的拮抗剂，其过度表达能够阻止野生型 P53 的功能，在白血病中已发现有这两种基因的异常，P16 和 P19ARF 负性调节细胞周期，减少进入 S 期细胞的比例，因此，不能阻止白血病细胞增殖或是能阻止其程序化死亡，则失去肿瘤抑制功能，P15 和 P16 同源性缺失在 20%～30%的 B 细胞前体 ALL 及 60%～80%的 T-ALL 中能被测到，研究证实，P15/P16 缺失在 ALL 复发时经常可以见到，提示这种缺失基因编码的蛋白在疾病发展中作用。

白血病细胞的发生和发展起源于不同造血祖细胞或干细胞的恶性变，特定的 ALL 亚型可能具有特定阶段的标志，病因及发病机制尚未完全明了，但与下列危险因素有关。

(1)生物因素病毒可能是最主要因素，已证实 C 型 RNA 肿瘤病毒或称反转录病毒是哺乳类动物(如小鼠、猫、牛、绵羊)和灵长类动物自发性白血病的病因。20 世纪 80 年代从成人 T 细胞白血病/淋巴瘤(ATL)的细胞系发现 C 型反转录病毒，即人 T 细胞白血病病毒 I 型(HTLV-I)，这是发现的第 1 个与人白血病及淋巴瘤有关的反转录病毒。研究证实该病毒可以由母体向胎儿垂直传播，也可通过血制品输注、性接触而横向传播。EB 病毒被发现与成熟 B-ALL 有关。

(2)物理因素电离辐射作为人类白血病的原因之一已被肯定，但机制未明。电离辐射可以诱发动物实验性白血病。孕期暴露于诊断性 X 射线，发生 ALL 的危险性稍有增高，并与暴露次数有关。遭受核辐射后人群 ALL 发病明显增多。

(3)化学因素化学物质诱发动物实验性白血病已经被确认，其中苯及苯同类物，烷化剂被认为与人类白血病关系密切，女性饮用被三氯乙烯污染的水质及年龄大于 60 岁吸烟者 ALL 的发生率增高，提示环境因素在白血病发病中起一定作用。孕前和孕期接触杀虫剂，主动及被动吸烟可能与儿童 ALL 发病有关，儿童 ALL 发病率在工业化国家较高。

(4)遗传因素遗传因素与白血病发病相关。约 7‰ 患者表现为家族性，同卵双胎中，如一人发生白血病，另一人的发病可高达 20%，较异卵双生者高 12 倍。先天愚型(Down 综合征)、先天性再生障碍性贫血(Fanconi 贫血)、先天性血管扩张红斑病(Bloom 综合征)及先天性免疫球蛋白缺乏症等遗传性疾病其白血病发生率高。

二、临床诊断

(一)辨病诊断

1.临床诊断

(1)起病:多数患者起病急,进展快,常以发热、贫血或出血为首发症状。部分病例起病较缓,以进行性贫血为主要表现。

(2)临床表现:主要包括骨髓组织受白血病细胞浸润所引起的造血功能障碍的表现(如贫血、感染、出血等)及白血病细胞的全身浸润引起脏器的异常表现(如淋巴结、肝脾大等)两大方面。

①症状:a.贫血,发病时均有贫血,但轻重不等。b.出血,多数患者在病程中均有不同程度的出血,以皮肤瘀点、瘀斑、牙龈出血、鼻衄为常见。严重者可有内脏出血,如便血、尿血、咯血及颅内出血。c.发热,是急性白血病常见的症状之一。

②体征:a.肝、脾、淋巴结肿大。b.骨及关节表现,骨关节疼痛为常见的表现,胸骨压痛对白血病诊断有一定价值。c.其他浸润体征,男性睾丸受累可呈弥漫性肿大,成为白血病复发的原因之一。

(3)中枢神经系统白血病:①脑膜受浸润,可影响脑脊液的循环,造成颅内压增高,患者出现头痛、恶心、呕吐、视力模糊、视盘水肿、外展神经麻痹等现象。②颅神经麻痹主要为神经根被浸润,特别是通过颅神经孔处的第3对和第7对颅神经受累引起面瘫。③脊髓受白血病细胞浸润,以进行性截瘫为主要特征。④血管内皮受浸润以及白血病细胞淤滞,发生继发性出血,临床表现同脑血管意外。

(4)诊断标准

①分型:ALL诊断应采用MICM(形态学、免疫学、细胞遗传学和分子生物学)诊断模式,分型采用H02008标准。同时应参考欧洲白血病免疫学分型协作组(EGIL)诊断标准除外混合表型急性白血病。最低标准应进行细胞形态学、免疫表型检查,以保证诊断的可靠性。骨髓中原始/幼稚淋巴细胞比例>20%(参考NCCN 2012建议)才可以诊断ALL。免疫分型应采用多参数流式细胞术,最低诊断分型建议参考EGIL标准。

世界卫生组织分型(2016版)

B淋巴母细胞白血病/淋巴瘤

ALL,非特指型

ALL伴重现性遗传学异常

ALL伴t(9,22)(q34.1;q11.2);BCR-ABL1

ALL伴t(v;11q23.3);KMT2A

ALL伴t(12,21)(p13.2;q22.1);ETV6-RUNX1

ALL伴超二倍体核型

ALL伴亚二倍体核型

ALL伴t(5,14)(q31.1;q32.3);IL3-IGH

ALL 伴 t(1,19)(q23;q13.3)；TCF3-PBX1

暂定分型：BCR-ABL1 样 ALL

暂定分型：伴 21 号染色体内部扩增的 B-ALL

T 淋巴母细胞白血病/淋巴瘤

暂定分型：早期前 T 细胞淋巴细胞白血病

暂定分型：自然杀伤(NK)细胞—淋巴母细胞白血病

②成人 ALL 的预后分组：标危组，年龄＜35 岁，WBC＜30×10⁹/L(B-ALL)或＜100× 10^9/L(T-ALL)，4 周内达 CR。高危组，年龄＞35 岁，WBC＞30×10⁹/L(B-ALL)或＞100× 10^9/L(T-ALL)，免疫分型为 pro-B-ALL、早期或成熟 T-ALL，伴 t(9；22)/BCR-ABL 或 t(4；11)/MLL-AF4，达 CR 时间超过 4 周。

2.实验室检查

(1)血象：白细胞总数可高于 $100×10^9$/L，亦可低于 $1×10^9$/L。约 30％在 $5×10^9$/L 以下。未成熟淋巴细胞在分类中的比例可因诊断早晚和分型而不同。多数超过 20％，亦有高达 90％以上者。少数患者在早期不存在未成熟淋巴细胞，此类白血病分类中以淋巴细胞为主。贫血一般为正细胞正色素性，但严重者，其 MCV 可能增高，可能由于骨髓红细胞生成障碍所致。网织红细胞正常或低下。贫血程度轻重不一，发病急者，贫血程度较轻。血小板大多减少，约 25％在正常范围。

(2)骨髓象：骨髓增生活跃或极度活跃，少数可表现增生低下。分类以原始和幼稚淋巴细胞为主，多超过 20％，甚至高达 90％以上。有的骨髓几乎全部被白血病细胞所占据，红系和巨核细胞不易见到。

(3)组织化学染色：ALL 的组织化学特征为：过氧化酶染色和苏丹黑染色阴性；糖原染色(±)～(＋)；酸性磷酸酶(—)～(±)，T 细胞胞质呈块状或颗粒状，其他亚型为阴性；非特异性脂酶阴性，加氟化钠不抑制。

(4)免疫学：根据白血病细胞表达的系列相关抗原确定其来源，如淋巴系 T/B、粒-单系、红系、巨核系，后三者统称为髓系。白血病免疫分型欧洲组(EGIL)提出了免疫学积分系统，可将 AL 分为以下 4 型。

①急性未分化型白血病(AUL)：髓系和 T 或 B 系抗原积分≤2。

②急性混合细胞白血病或急性双表型(白血病细胞同时表达髓系和淋巴系抗原)或双克隆(两群来源于各自干细胞的白血病细胞分别表达髓系和淋巴系抗原)或双系列(除白血病细胞来自同一多能干细胞余同双克隆型)白血病：髓系和 T 或 B 系抗原积分＞2。

③伴有髓系抗原表达的 ALL(My＋ALL)：T 或 B 淋巴系抗原积分＞2 同时髓系抗原表达，但积分≤2，和伴有淋巴系抗原表达的 AML(Ly＋AML)髓系积分＞2 同时淋巴系抗原表达，但积分≤2。

④单表型 AL：表达淋巴系(T 或 B)者髓系积分为 0，表达髓系者淋巴系积分为 0。

(5)细胞遗传学和分子生物学急性淋巴细胞白血病可能存在一些分子生物学标志，与预后及治疗方案有一定相关性。其中，以 BCR-ABL 最为常见，可见于 10％～15％的 ALL 患者，为预后不良标志。

（6）血液生化改变

①凝血异常：出现 DIC 时可出现血小板减少，凝血酶原和部分凝血活酶时间延长，血浆纤维蛋白原减少，纤维蛋白降解产物增和凝血因子Ⅴ、Ⅶ、Ⅷ、Ⅹ等的缺乏。

②代谢异常：高尿酸血症常见于白细胞数增高和诱导化疗期患者，且与肿瘤溶解有关，血清乳酸脱氢酶（LDH）可升高。肝功能检查转氨酶轻度或中度升高。

（7）胸部 X 射线检查：有 5％～15％的患可见纵隔肿物，为胸腺浸润或纵隔淋巴结肿大。长骨片约 50％可见广泛骨质稀疏，骨干骺端近侧可见密度减低的横线或横带，即"白血病线"。有时可见骨质缺损及骨膜增生等改变。

（二）辨证诊断

本病辨证首先宜分清虚、实、寒、热及气、血、阴、阳几个方面。根据具体症状表现、年龄及全身情况等几个方面综合分析，以做到准确辨证。中医学认为本病的发生多是内伤与外感相互作用所致，症多虚实夹杂，起病急、发展快、来势凶猛，多有发热、淋巴结肿大、出血、感染等症状。中医临床上常从以下几个方面进行辨证。

1.气阴两虚型

发病急，乏力气短，腰膝酸软，自汗盗汗，反复低热，食少纳呆，皮肤时有紫癜。脉细数，舌淡少苔。

辨证分析：正虚邪实，伤及营阴，骨髓受损，内热伤津，则舌淡少苔，热伤血脉，迫血妄行，则皮下出血，可见紫癜，治以养阴、清热、止血。

2.热毒炽盛型

发病急、高热、头痛、烦闷、口干、出血症状显著，神昏谵语、脉弦数洪大，舌绛或灰黑少津。发病急，壮热口渴，皮肤紫癜，齿鼻衄血，血色鲜红，黑便。

辨证分析：热毒之邪深入营血，内窜心包，逼乱神明，闭塞脉络，精液耗竭，迫血妄行，多见温邪病的营血症状，治当清营凉血，解热镇痉。

3.瘀毒内蕴型

形体消瘦，面色黯滞，颈有瘰疬，胁下痞块，按之坚硬，舌质黯紫或有瘀斑、瘀点，苔薄白，脉细涩而数。

辨证分析：正气不足，热毒之邪乘虚内侵骨髓，髓热熏蒸，煎熬阴液，日渐成瘀，瘀毒居于经脉之间，既碍周身之营养，又阻新血之化生，故见形体消瘦，面色晦暗。治当活血化瘀，清热凉血。

4.痰热内蕴型

发热、头痛、体倦、喉痛、出血症状、肝脾轻度肿大、脉滑数、舌红苔腻，白细胞大致偏高。

辨证分析：痰热内蕴，阻于窍络，耗伤津液，可见发热、头痛、体倦，舌红苔腻等。治以清热化痰。

三、鉴别诊断

1.与 AML 鉴别

除了细胞形态学和细胞化学染色外，对于诊断困难的病例还可以利用免疫分型，检测 T

细胞表面抗原及基因分子生物学检查进行鉴别,一些非随机的细胞遗传学异常也是 ALL 特征,而对于起源不同的慢性淋巴细胞白血病、幼淋巴细胞白血病及毛细胞白血病,其鉴别主要依赖不同的临床特点和细胞形态学,而对于淋巴瘤白血病期的患者在诊断时常难以与 ALL 区分开,但由于其在治疗上与 ALL 相似,故临床上一般无进行精确鉴别的必要。

2.与再生障碍性贫血鉴别

通过骨穿和骨髓活检绝大多数极易鉴别,但对于少见的低增生性 ALL,尤其是全血细胞减少,骨髓增生不良,而原始细胞比例又较低时,其鉴别诊断较为困难。

3.与一些非造血系统的小圆细胞恶性肿瘤

当有发生骨髓侵犯时可表现出类似 ALL 的临床表现和实验室特征,如儿童常见的神经母细胞瘤或横纹肌肉瘤及成人常见的尤因肉瘤或小细胞肺癌,在这些情况下如果能找到原发病,诊断并不困难,而对于那些没有原发病症的患者,则需对肿瘤细胞的免疫表型和基因重排进行检测从而为诊断提供依据。

4.与一些良性经过的感染性疾病鉴别

由于患者亦可能出现发热,淋巴结肿大,脾大,血细胞减少及外周血出现异型淋巴细胞,因而需与 ALL 鉴别,如传染性单核细胞增多症,该病患者以发热,浅表淋巴结肿大,外周血中出现异常淋巴细胞为主要特征,骨髓象是鉴别的重要检查,ALL 患者含大量的白血病细胞,血清嗜异性凝集试验阴性,病程呈进行性恶化经过,有时传染性单核细胞增多症与 ALL 可共存。

四、临床治疗

(一)提高临床疗效的要素

1.注意结合相关检查

急劳是气血津液病证甚至是整个中医内科病证中涉及脏腑及表现证候较多的一种病证,涉及西医学的多种疾病。由于病种的不同,其病情演变、治疗效果、发展预后等有较大的区别,有必要结合临床实际情况,进行相关的检查,以便全面地掌握病情,加强治疗的针对性,提高疗效。

2.急劳的辨证

既应以气血阴阳为纲,五脏虚候为目,提纲挈领,但由于气血同源,阳阳互根,五脏相关,在病理情况下,往往互相影响,由一虚而渐至多虚,由一脏而累及他脏,使证候趋于复杂,临证必须有机联系,方能灵活应用。如气阴耗伤,肺肾气虚,心脾(气血)两虚,肝肾阴虚,脾肾阳虚,心肾阳虚,阴阳两虚等。

3.在补阴补阳中,注意阴阳互根

阴虚应补阴,阳虚应补阳,这是一般常规。但须注意"阴阳互根"的问题。正如《景岳全书·新方八略》说:"善补阳者,必于阴中求阳,则阳得阴助而生化无穷;善补阴者,必于阳中求阴,则阴得阳升而泉源不竭。"张景岳所制滋肾阴的左归丸及温肾阳的右归丸正体现了这一治疗原则。两方的大部分组成药物相同,均有补阳的菟丝子和鹿角胶,即是取其"阴中求阳"和"阳中求阴"之意。当然,左归丸中更有龟板胶滋阴,而右归丸中则有桂、附温阳。

4.中西合璧,标本兼治

中西医结合治疗慢性粒细胞白血病具有起效快、缓解率高、维持疗效时间长等特点。中药能保肝、提高机体免疫力、减轻西药不良作用,可提高本病的缓解率,减少复发,并有良好的辅助效应。临床中注意中西合璧,互取长短。

5.充分重视食补

白血病病程一般比较长,科学合理的饮食对治疗白血病十分重要的意义。其中,应高度重视发挥饮食的补益作用,进食富于营养而易于消化的食物,以保证气血的化生。阳虚患者忌食寒凉,宜温补类食物;阴虚患者忌食燥热,宜淡薄滋润类食物。

6.保持乐观的心态

积极乐观的心态有助于疾病的好转和治愈,特别是在恶性肿瘤类疾病的治疗中显得尤为重要;情志因素受到我国古代众多医家所推崇,也越来越受到当代众多医家的重视。

7.严密观察,重在防护

对可疑药物或存在其他致病因素立即停止服用或停止接触。急性白血病患者由于疾病本身及治疗的特点发生医院感染的风险居高不下,据报道急性白血病患者医院感染率高达46.3%～69.7%,且致病死率明显增高。如何较好控制医院感染成为急性白血病治疗临床研究新的重要课题。不管是在白血病的治疗过程中,还是治疗过后,都应该加强对白血病患者的防护,患者的家属应该多向医生请教相关知识,患者回到家里的时候要做好患者的防护工作,尽量防止患者发生感冒、感染等各种情况。

(二)辨病治疗

1.支持治疗

(1)感染防治。

(2)改善贫血:可输全血或浓缩红细胞。

(3)出血防治:加强鼻腔、牙龈的护理。化疗期间还须注意预防 DIC。

(4)防止高尿酸血症:在化疗期间须注意预防高尿酸肾病。

(5)纠正电解质及酸碱平衡。

2.化疗

化疗是白血病治疗的重要手段。急淋治疗可分为两个阶段。即诱导缓解和缓解后治疗(巩固强化和维持治疗)。急性淋巴细胞白血病治疗方案。

(1)预治疗:如果 WBC≥$50×10^9$/L 或者肝、脾、淋巴结明显肿大,诊断后应进行预治疗,以防止肿瘤溶解综合征的发生。预治疗方案:泼尼松 60mg/d,口服,连续 3～5 天或联用环磷酰胺(CTX)200mg/(m^2·d)静脉滴注,连续 3～5 天。

(2)诱导治疗:VDCLP 方案(Ⅰ):长春新碱(VCR)1.4mg/(m^2·d),静脉注射,第 1、8、15、22 天,(每次不超过 2mg);或采用长春地辛,每次 4mg;柔红霉素(DNR)30～45mg/(m^2·d),静脉滴注,第 1～3,15～16 天(根据血常规和第 14 天骨髓象决定)或去甲氧柔红霉素(IDA)6～10mg/(m^2·d),第 1～3 天;CTX750mg/(m^2·d),静脉滴注,第 1、15 天(美司钠解救);左旋门冬酰胺酶(L-Asp)6000IU/(m^2·d),静脉滴注,第 11、14、17、20、23、26 天;泼尼松 1mg/(kg·d),口服,连用 14 天,第 15～28 天可减量 1/3,后 1 周逐渐减停。

（3）早期巩固强化治疗

①CAM(T)方案（Ⅱ）：CTX750mg/（m²·d），静脉滴注，第1、8天（美司钠解救）；阿糖胞苷（Ara-C）100mg/（m²·d），静脉滴注，第1～3、8～10天；6-巯基嘌呤（6-MP）或硫鸟嘌呤（6-TG）60mg/（m²·d），口服，第1～7天。

②大剂量甲氨蝶呤（MTX)＋L-Asp方案（Ⅲ）：MTX1～3g/（m²·d）[T-ALL可加量至5g/（m²·d）]，第1天持续静脉滴注24小时；鞘膜内注射MTX 10mg＋地塞米松5mg，第1天；L-Asp6000IU/（m²·d），静脉滴注，第3、4天。

③MA方案（Ⅳ）：米托蒽醌8mg/（m²·d）（5mg/支）或6mg/（m²·d）（2mg/支），静脉滴注，第1～3天；Ara-C 0.75g/（m²·d）每12小时静脉滴注1次，第1～3天。

（4）晚期强化

①VDLP方案（Ⅴ）（再诱导治疗）：VCR 2mg，静脉注射，第1、8、15、22天；DNR40mg/（m²·d），静脉滴注，第1～3天；L-Asp 6000IU/（m²·d），静脉滴注，第11、14、17、20、23、26天；地塞米松8mg/（m²·d），口服或静脉滴注，第1～7、15～21天。

②COATD方案（Ⅵ）：CTX750mg/（m²·d），静脉滴注，第1天；VCR2mg，静脉注射，第1天；Ara-C 100mg/（m²·d），静脉滴注，第1～7天；替尼泊苷（VM-26)100mg/（m²·d），静脉滴注，第1～4天；地塞米松6mg/（m²·d），口服或静脉滴注，连用7天。头颅和脊髓照射的患者，Ara-C和VM-26均减1天。

③大剂量MTX＋L-Asp方案（Ⅶ）：MTX3g/（m²·d），T-ALL可加量至5g/（m²·d），第1天持续静脉滴注24小时；L-Asp10000IU，静脉滴注，第3、4天；MTX 10mg/（m²·d)＋地塞米松5mg，鞘内注射，第1天，已行放疗的患者不再鞘膜内注射。

④TA方案（Ⅷ）：VM-26100mg/（m²·d），静脉滴注，第1～4天；Ara-C 100mg/（m²·d），静脉滴注，第1～7天。

（5）维持治疗：每月1个疗程，直至缓解后3年。每6个月给予强化治疗1次；维持治疗期间每3个月复查1次。

维持治疗方案：6-MP60mg/（m²·d），口服，第1～7天；MTX20mg/（m²·d），口服，第8天。

强化治疗方案：MOACD方案。米托蒽醌8mg/（m²·d），静脉滴注，第1、2天；VCR2mg，静脉注射，第1天；CTX600mg（m²·d），静脉滴注，第1天；Ara-C100mg/（m²·d），静脉滴注，第1～5天；地塞米松6mg/（m²·d），口服或静脉滴注，第1～7天。

（6）CNSL（中枢白血病）的诊断、预防和治疗：CNSL是急性白血病（尤其是ALL）复发的主要根源之一，严重影响白血病的疗效。

①CNSL诊断标准：目前CNSL尚无统一诊断标准。1985年在罗马讨论ALL预后危险因素时提出：脑脊液白细胞计数≥0.005×10⁹/L，离心标本证明细胞为原始细胞者，即可诊断CNSL。

②CNSL的预防：任何类型的成人ALL均应强调CNSL的早期预防。预防措施可以包括鞘内化疗、放射治疗、大剂量全身化疗及多种措施联合应用。

鞘内化疗：诱导治疗过程中没有中枢神经系统症状者，可以在外周血已没有原始细胞、

WBC≥1×10⁹/L,PLT≥50×10⁹/L 时行腰穿、鞘内注射。鞘膜内注射主要药物包括地塞米松、MTX、Ara-C。用法为 MTX(10～15mg)或 MTX＋Ara-C (30～50mg)＋地塞米松三联或两联用药。巩固强化治疗中也应进行积极的 CNSL 预防,主要是腰穿、鞘膜内注射(一般应达6 次以上、高危组患者可达 12 次以上),鞘膜内注射频率一般不超过每周 2 次。

预防性头颅放疗:18 岁以上的高危组患者或 35 岁以上的患者可进行预防性头颅放疗,照射部位为单纯头颅,总剂量 1800～2000cGy,分次完成。放疗一般在缓解后的巩固化疗期进行。

③CNSL 的治疗:已确诊 CNSL 的患者,尤其是症状和体征较明显者,先行腰穿、鞘膜内注射。MTX(10～15mg)＋Ara-C(30～50mg)＋地塞米松三联或两联鞘膜内注射,每周 2 次,脑脊液正常后改为每周 1 次,共 4～6 周。也可以在鞘膜内注射化疗药物至脑脊液白细胞数正常、症状体征好转后再行放疗(头颅＋脊髓),头颅放疗剂量 2000～2400cGy,脊髓放疗剂量1800～2000cGy,分次完成。进行过预防性头颅放疗的患者原则上不进行 2 次放疗。

(7)Ph 阳性 ALL(Ph⁺ ALL)的治疗

①非老年(<60 岁)Ph⁺ ALL 的治疗:包括诱导治疗、缓解后治疗及维持治疗。

a.诱导治疗:开始治疗和一般 Ph⁺-ALL 相同,建议选用 VCR 或长春地辛、蒽醌/蒽环类药物、糖皮质激素为基础的方案(VDP)诱导治疗,鼓励进行临床研究。

一旦融合基因或染色体核型/荧光原位杂交(FISH)证实为 Ph/BCR-ABL 阳性 ALL 则进入 Ph⁺ ALL 治疗序列,可以不再应用 L-Asp,自第 8 天或第 15 天开始加用伊马替尼等酪氨酸激酶抑制剂,伊马替尼用药剂量 400～600mg/d,持续应用。若粒细胞缺乏(ANC<0.2×10⁹/L)持续时间超过 1 周、出现感染发热等并发症,可以暂停伊马替尼。

建议于诱导化疗结束第(28±7)天复查骨髓和细胞遗传学(诊断时有异常者)、BCR-ABL融合基因以判断疗效。有造血干细胞移植条件者,行 HIA 配型,寻找供体。WBC≥1×10⁹/L,PLT≥50×10⁹/L 者可进行鞘内注射。

b.缓解后治疗:Ph⁺-ALL 的缓解后治疗原则上参考一般 ALL,但可以不再使用 L-Asp。伊马替尼应尽量持续应用至维持治疗结束。无条件应用伊马替尼的患者按一般 ALL 的治疗方案进行,维持治疗可以改为干扰素为基础的方案。有供体的患者可以在一定的巩固强化治疗后,尽早行 allo-HSCT;伊马替尼持续口服至 allo-HSCTo,allo-HSCT 后应定期监测 BCR-ABL 融合基因表达,伊马替尼至少应用至 2 次融合基因检测结果为阴性。无供体、无条件或其他原因不能行 allo-HSCT 治疗者,继续接受巩固强化化疗和伊马替尼的联合治疗。分子学阴性的患者可选择 auto-HSCT,auto-HSCT 后的患者可继续给予伊马替尼(无条件者用干扰素)维持治疗。无条件应用伊马替尼者按计划化疗,化疗结束后给予干扰素为基础的维持治疗。CNSL 的预防治疗参考一般 ALL 患者。

c.维持治疗:有条件者采用伊马替尼维持治疗至 CR 后 2 年,可以联合 VCR、糖皮质激素、6-巯嘌呤、甲氨喋呤。不能坚持伊马替尼治疗者,给予干扰素 300 万 U、隔日 1 次维持治疗,可以联合 VCR、糖皮质激素、6-巯嘌呤、甲氨喋呤,缓解后至少治疗 2 年。

维持治疗期间每 3～6 个月复查 1 次,包括血常规、骨髓象、染色体核型和(或)融合基因(BCR-ABL)。

②老年(≥60岁)Ph⁺-ALL 的治疗:可以在确诊后采用伊马替尼＋V(D)P 为基础的治疗。伊马替尼连续应用,V(D)P 方案间断应用,整个治疗周期至缓解后至少 2 年。

3.造血干细胞移植

有合适供体的患者(尤其是高危组患者、微小残留病监测持续阳性或＞10⁻⁴的标危组患者)建议行 allo-HSCT 治疗。无合适供体的高危组患者(尤其是微小残留病持续阴性者)、标危组患者可以考虑在充分的巩固强化治疗后进行 auto-HSCT。auto-HSCT 后的患者应继续给予维持治疗。无移植条件的患者、持续属于低危组的患者可继续巩固强化治疗。

4.免疫治疗

目前已有几种技术开始临床试用如白介素、干扰素、肿瘤坏死因子、LAK 细胞、单克隆抗体及其联物等。

5.造血因子

造血因子具有促进造血细胞增殖的作用。

6.微小残留病的监测

ALL 整个治疗期间应强调微小残留病的监测。①早期监测:诱导治疗期间(第 14 天)和(或)结束时(第 28 天左右);②缓解后定期监测,应保证缓解后第 16、22 周的残留病监测。残留病水平高的患者具有较高的复发危险,应进行较强的缓解后治疗,以改善长期疗效。

微小残留病的监测一般采用流式细胞术,表达特殊融合基因者(如 BCR-ABL)可结合基因表达来分析。

五、辨证论治

1.邪热内盛证

(1)抓主症:皮肤紫斑,壮热口渴,烦躁不安,甚则精神狂躁,神昏谵语。

(2)察次症:头晕,头痛,项背强直,抽搐,汗出,常伴有吐血、衄血、便血或尿血。

(3)审舌脉:舌红苔黄褐,脉虚大而数。

(4)择治法:凉血解毒,芳香开窍。

(5)选方用药思路:热毒炽盛,热入营血,伤及脉络,血溢脉外,热瘀互结,而见上述诸症,故选用清瘟败毒饮(《疫疹一得》)加减。方中重用生石膏直清胃热。胃是水谷之海,十二经的气血皆禀于胃,所以胃热清则十二经之火自消。石膏配知母、甘草,有清热保津之功,加以连翘、竹叶,轻清宣透,清透气分表里之热毒;再加黄芩、黄连、栀子(即黄连解毒汤法)通泄三焦,可清泄气分上下之火邪。诸药合用,以清气分之热。犀角(水牛角代替)、生地黄、赤芍、牡丹皮共用,为犀角地黄汤法,专于凉血解毒,养阴化瘀,以清血分之热。以上三方合用,则气血两清的作用尤强。此外,元参、桔梗、甘草、连翘同用,还能清润咽喉;竹叶、栀子同用则清心利尿,导热下行。

(6)据兼症化裁:出血重者加茜草、白茅根、仙鹤草、紫草、三七等;若热盛生风者,可加钩藤、生石决明镇肝熄风;酌情应用安宫牛黄丸、牛黄清心丸、紫雪丹等。

2.肝肾阴虚证

(1)抓主症:皮肤紫斑,头晕目眩,腰膝酸软,两胁疼痛。

(2)察次症:耳鸣健忘,咽干口燥,五心烦热,颧红盗汗,视物不清,鼻衄,齿衄。

(3)审舌脉:舌红少苔,脉细数。

(4)择治法:理气疏肝,滋养肝肾。

(5)选方用药思路:肝肾同源,肝肾阴液,相互滋生,肝阴充足,则下藏于肾,肾阴旺盛,则上滋肝木,盛则同盛,衰则同衰,肝肾阴虚,则见诸症,故选用一贯煎(《续名医类案》)加减。方中重用生地黄滋阴养血、补益肝肾,内寓滋水涵木之意;当归、枸杞养血滋阴柔肝;北沙参、麦冬滋养肺胃,养阴生津,意在佐金平木,扶土制木。加以少量川楝子,疏肝泄热,理气止痛,复其条达之性。该药性虽苦寒,但与大量甘寒滋阴养血药相配伍,则无苦燥伤阴之弊。诸药合用,使肝体得养,肝气得舒,则诸症可解。

(6)据兼症化裁:若大便秘结者,加瓜蒌仁;有虚热或汗多者,加地骨皮;痰多者,加川贝母;舌红而干、阴亏过甚者,加石斛;胁痛胀痛、按之硬者,加鳖甲;烦热而渴者,加知母、石膏;腹痛者,加芍药、甘草;两足痿软者,加牛膝、薏苡仁;不寐者,加酸枣仁;口苦燥者,少加黄连。

3.痰瘀互结证

(1)抓主症:皮肤紫斑,腹部积块明显,质地较硬,固定不移,隐痛或刺痛。

(2)察次症:形体消瘦,纳谷减少,面色晦暗或黧黑。

(3)审舌脉:舌质紫暗或有瘀斑瘀点,脉涩细。

(4)择治法:活血化瘀,软坚散结,佐以扶正。

(5)选方用药思路:病程日久,脾失健运,内生痰湿,气血亏虚较甚,瘀血阻络,皮肤紫斑,故选用膈下逐瘀汤(《医林改错》)合六君子汤(《医学正传》)加减。方中当归、川芎、赤芍养血活血,与逐瘀药相用,可使瘀血祛而不伤阴血;牡丹皮清热凉血,活血化瘀;桃仁、红花、五灵脂破血除瘀,以消积块;配伍以香附、乌药、枳壳、延胡索行气止痛;尤其川芎不仅养血活血,更能行血中之气,增强逐瘀之力;甘草调和诸药。全方以逐瘀活血和行气药居多,使气帅血行;六君子汤中人参补气健脾,白术健脾燥湿,参术相合,健脾之力更胜;茯苓淡渗健脾利湿,半夏燥湿化痰,陈皮理气健脾,三药合用,理气燥湿化痰;甘草健脾和中。诸药合用共奏活血化瘀、软坚散结之功。

(6)据兼症化裁:如痰瘀互结,苔白腻者,可加白芥子、天南星、苍术等化痰散结药物;食纳不振者,加山楂、神曲、鸡内金助胃消食。

六、中成药选用

(1)六神丸:适用于热毒壅盛证,由牛黄、冰片、麝香、雄黄、蟾酥、珍珠粉组成,每次30～50粒,每日3次。

(2)安宫牛黄丸:适用于热毒炽盛证,由牛黄、郁金、水牛角、黄芩、黄连、朱砂、麝香、山栀子、金箔衣、雄黄、梅片组成,每次1丸,每日1～2次。

(3)云南白药:适用于正虚血瘀证,由人参等组成,每次0.2g,每日3次。

七、单方验方

(1)心悸者,丹参9g,磨粉冲服,每日1次。

(2)胃痛者,可用饴糖20mL,开水化服,每日3次。

八、中医特色技术

(一)针灸推拿

取穴可根据临床症状不同而加减,主要用穴有足穴、肾上腺、肾、输尿管、膀胱、心、脾、胃、大脑、小肠、脊椎各反射区及足三里等,宜使用补法,选择以上穴位之3~5个交替针刺按摩。

(二)气功疗法

气功是一种独特的自我锻炼方法,是医疗与体育相结合的健身活动,可增强体质,提高抗病能力,不仅可以改善脾胃功能,而且可以改变一些不良的饮食习惯,对本病有较好的治疗和预防作用,动功和静功都可以练,如自控气功、智能气功等。

九、预防调护

(1)合理饮食:饮食上避免高脂、高糖饮食,少食油炸肥腻之品,多吃新鲜水果蔬菜,少吃腌菜、熏烤之品。能去皮的蔬菜和水果一定要尽量去皮,最大限度地去除残留农药化肥的污染,还应粗细搭配,营养丰富。

(2)避免毒害物质:放射性物质如放射源、X线、家装材料(房屋装修过程中的化学物质如苯、二甲苯等)、油漆和皮革加工材料、汽车尾气、工业废水、残留农药等,应设法与它们隔离。

(3)避免药源性伤害:研究表明某些解热镇痛、抗风湿、抗肿瘤等药物均可导致白血病的发生,所以平时一旦生了病,一定要去看医生,在医生的指导下服用药物,临床上常可见到因滥服解热镇痛药物或某些抗生素而引发白血病的患者。

(4)增强自身免疫力:人体免疫力的增强,一靠增强体质,即通过日常的体育锻炼,如气功、太极拳、跑步、登山等运动,使体质、体力健康旺盛,增强抗病能力;二靠乐观的情绪、积极的生活态度。

第三节 慢性粒细胞白血病

慢性粒细胞白血病简称慢粒,为慢性白血病中最常见一种类型。是一种发生在多能造血干细胞上的恶性骨髓增生性疾病(获得性造血干细胞恶性克隆性疾病)。慢粒起病缓慢,早期多无明显症状,往往在体格检查或其他疾病就诊时偶然发现脾大或白细胞异常而获得确诊。在受累细胞系中,可找到 Ph 染色体及 BCR-ABL 融合基因。慢粒在临床上可分为慢性期、加速期及急变期。患者出现急性白血病的临床及血液等表现,称之为慢粒急变。慢粒发生急变后预后极差。多数患者中数生存期为3~4年。在近些年由于络氨酸激酶抑制剂的应用使该病预后明显好转,长生存患者逐渐增多。中医上将本病归于虚劳、瘕瘕、积聚、血症等范畴。

一、病因病机

(一)西医研究

1.流行病学

慢粒大约占成人白血病的15%,全球年发病率约为(1.6~2)/10万人。在我国慢性白血病中以慢粒最为常见,位于白血病的第3位。我国年发病率为(0.36～0.55)110万人,且随着年龄增加有逐步升高的趋向。中国慢粒患者较西方年轻化,发病年龄在45～50岁者居多,20岁以下罕见。

2.发病机制

慢粒的病因及发病机制迄今仍未完全明了,是物理、化学、遗传等多因素引起的疾病。

(1)细胞遗传学:慢粒患者有特异的细胞遗传学异常,即伴Ph染色体已得到公认。

(2)G6PD同工酶:慢粒的克隆性质进一步亦为G6PD同工酶的研究所证实。目前已知G6PD的基因密码子定位在X染色体上,在女性体细胞中2个G6PD调节基因仅其中之一处于活动状态。作为G6PD杂合子的女性,体内应存在着两种细胞群体,即G6PDA和B同工酶。研究发现携带有G6PD同工酶的杂合子女性慢粒中,其粒细胞、单核细胞、红细胞及淋巴细胞仅有一种A型或B型的G6PD同工酶,更进一步地提示慢粒的病变起源于多能干细胞水平上。

(3)细胞动力学:慢粒时全身粒细胞总量有明显增加,而这种数量的增加并非由于白血病细胞的迅速分裂和增殖,亦不是因成熟障碍所致,是白血病细胞通过增殖池及血中的时间延长,以白血病化的干细胞池扩大,正常造血干细胞池缩小导致大量细胞的积聚。

(4)脾因素:脾在慢粒发病机制中所起的作用,虽尚未阐明,但许多实验和临床观察表明脾脏有利于白血病细胞移居,增殖和急变。

(二)中医认识

中医学中没有慢粒病名,根据慢粒患者疲乏无力,少气懒言,头晕心悸,腰膝酸软,腹满食少,面色不荣,舌淡苔薄,脉沉弱,多数伴有脾大或出血等症状,大致可归入"虚劳""癥瘕""积聚…血症"之内。古代医家对虚劳的病机概括为脾肾两虚。《诸病源候论》中曰:"虚劳之人,精髓萎竭,血气虚弱,不能充盈肌肤,故此赢瘦也。"并载有"其病不动者,直名为症"。《素问·玉机真脏论篇》中有云:"脉细、皮寒、气少、泄利前后、饮食不入,此为五虚。"《素问·宣明五气篇》中说:"五劳所伤,久视伤血,久卧伤气,久坐伤肉,久立伤骨,久行伤筋。"包括先天不足、饮食不节、房劳过度、疾病暴发、外邪侵袭等病因。虚损中的阴虚证,骨痛如折、怔忡、盗汗、咯血、吐衄、经闭、骨蒸等。阴虚证之怯寒少气,自汗喘气,食减无味,呕胀飧泄等,皆与白血病的症状相似。《丹溪心法》中云:"积在左为血块,气不能作块成盛,块乃有形之物也,痰与食积死血而成也。"

二、临床诊断

(一)辨病诊断

1.临床诊断

(1)慢性期

①临床表现:无症状或有低热、乏力、多汗、体重减轻等症状。

②血象:WBC$>10\times10^9$/L,分类以中性中、晚幼和杆状粒细胞为主,原始细胞(原＋早)10%,嗜酸和嗜碱粒细胞增多,可有少量有核细胞。中性粒细胞碱性磷酸酶积分降低。

③骨髓象:增生明显至极度活跃,以粒系增生为主,其中主要为中、晚幼和杆状粒细胞增多,原始细胞<10%。Ph染色体阳性和(或)BCR-ABL融合基因阳性。

④CFU-GM培养,集落及集簇较正常明显增加。

(2)加速期:具有下列两项或以上,排除其他原因可考虑为本期:①不明原因的发热、贫血、出血倾向和(或)骨痛。②脾进行性肿大。③非药物所致血小板进行性增高或下降。④粒细胞(Ⅰ+Ⅱ型)在血或骨髓中>10%,但<20%。⑤外周血嗜碱粒细胞>20%。⑥骨髓中有显著的胶原纤维增生。⑦出现Ph以外的其他染色体异常。⑧对常用的治疗药物无反应。⑨CFU-GM增殖和分化缺陷,集簇增加。

注:2+3需除外脾亢,2+6需除外继发性MF。

(3)急变期:具有下列之一者可诊断为本期:①骨髓中原始粒细胞(Ⅰ+Ⅱ型)或原淋+幼淋>30%或原单+幼单等在外周血或骨髓中>30%。②外周血中原始粒+早幼粒细胞>5%。③有髓外原粒细胞浸润。此期临床症状、体征比加速期更恶化,CFU-GM培养呈小簇生长或不生长。

2.实验室诊断

(1)外周血象中白细胞增高:一般在100～250×10⁹/L,甚至可高达1000×10⁹/L,分类中可见各阶段粒细胞,以中性中幼粒、晚幼粒细胞和杆状、分叶核粒细胞为主,原始+早幼粒细胞一般不超过10%,嗜碱性和嗜酸性粒细胞增多。有核红细胞易见。半数病例伴血小板增多,高者可达1000×10⁹/L以上,少数病例血小板减少。贫血仅轻度,加速期和急变期常见中度或重度贫血。

(2)骨髓象:骨髓增生极度活跃或明显活跃,粒红比例可增至(10～50):1。分类中以中性中幼粒和晚幼粒细胞及杆状核细胞为主,常见核浆发育不平衡现象,原始+早幼粒细胞不超过10%～15%,粒系有丝分裂及嗜酸、嗜碱细胞增多。大部分病例巨核细胞增多,血小板成堆分布。约1/3病例于病程不同时期伴有骨髓纤维化。慢性期中性成熟粒细胞碱性磷酸酶活力减弱或缺乏,急变期增高。

(3)细胞遗传学及分子生物学检查:有Ph染色体及BCR-ABL融合基因阳性。

(二)辨证诊断

慢性粒细胞白血病属于中医"虚劳""癥瘕""积聚""血症"或"温病"等范畴。本质是脾肾两虚,补法是本病的基本治疗原则,体现"虚则补之"。是中医学中的正气虚损复感外邪,邪盛正衰的温病范畴,应从温病之卫气营血的传变规律进行辨证论治或攻补兼施或先攻后补。

1.肝肾阴虚型

头晕目眩、耳鸣健忘、失眠多梦、咽干口燥、腰膝酸软、胁痛、五心烦热、颧红盗汗、男子遗精,女子经少,舌红少苔,脉细数。

2.脾肾阳虚型

面色㿠白、精神倦怠、腰膝酸软、头晕耳鸣、畏寒肢冷、大便溏薄、小便清长,舌质淡,舌体胖大有齿痕,苔白,脉细数。

3.气阴两虚型

面色少华,心悸失眠,自汗盗汗,倦怠乏力,五心烦热,舌质淡,苔薄白,脉细数。

4.正虚瘀结型

症见肋下肿块坚硬,疼痛不移,怠倦神疲,消瘦脱形,不思饮食,面色萎黄或黧黑,自汗盗汗,肌肤甲错,妇女闭经,头晕心慌,唇甲少华,舌质淡或紫,脉弦细或沉细。

5.热毒炽盛型

症见肋下肿块继增,硬痛不移,倦怠乏力,形体消瘦,面色晦暗,骨节剧痛,壮热持续,汗出不解,口渴喜冷饮,衄血紫斑或便血、尿血或烦躁不安,谵语神昏,舌暗,苔灰黄,脉细数。

6.瘀毒内蕴型

形体消瘦,面色黯滞,颈有瘰疬,胁下痞块,按之坚硬,舌质黯紫或有瘀斑、瘀点,苔薄白,脉细涩而数。

7.痰热内蕴型

发热、头痛、体倦、喉痛、出血症状、肝脾轻度肿大、脉滑数、舌红苔腻,白细胞大致偏高。

三、鉴别诊断

(一)西医鉴别诊断

1.原发性骨髓纤维化

贫血呈轻、中度,脾大不一,白细胞减少或增多,但罕见有超过$50×10^9/L$者,骨髓活检示造血组织为纤维组织取代。无 Ph 阳性细胞。

2.原发性血小板增多症

临床上以出血为主,白细胞$<50×10^9/L$,血小板显著增高,可见异型血小板,骨髓巨核系增生为主,Ph 染色体阴性。

3.真性红细胞增多症

患者皮肤黏膜呈暗红色、口唇紫暗、红细胞增高显著,中性粒细胞碱性磷酸酶增强,Ph 染色体一般均阴性,粒系无核浆发育不平衡现象。

4.慢性淋巴细胞白血病

多见于老年人,脾大程度不如慢粒,白细胞通常在$100×10^9/L$,血象及骨髓分类以成熟淋巴细胞为主,偶有原淋、幼淋细胞。

5.类白血病反应

多有原发病灶,临床上一般无贫血、出血及淋巴结、肝脾大,血象中虽见少数幼稚细胞,但以成熟细胞为主,细胞质中有中毒性颗粒及空泡。骨髓增生明显活跃,伴有核左移现象,无明显的白血病变化,中性粒细胞碱性磷酸酶明显增高,Ph 染色体阴性。

(二)中医学鉴别诊断

1.肺痨

肺痨系正气不足而被痨虫侵袭所致,主要病位在肺,具有传染性,以阴虚火旺为其病理特点,以咳嗽、咯痰、咯血、潮热、盗汗、消瘦为主要临床症状;而虚劳则由多种原因所导致,久虚不复,病程较长,无传染性,以脏腑气、血、阴、阳亏虚为其基本病机,分别出现五脏气、血、阴、阳亏虚的多种症状。

2.其他病证中的虚证类型

虚劳与内科其他病证中的虚证在临床表现、治疗方药方面有类似之处，但两者是有区别的。其主要的区别有二：①虚劳的各种证候，均以精气亏虚的症状为特征，而其他病证的虚证则各以其病证的主要症状为突出表现。例如，眩晕一证的气血亏虚型，虽有气血亏虚的症状，但以眩晕为最突出、最基本的表现；水肿一证的脾阳不振型，虽有脾阳亏虚的症状，但以水肿为最突出、最基本的表现。②虚劳一般病程较长，病势缠绵。其他病证中的虚证类型虽然也以久病属虚者为多，但亦有病程较短而呈现虚证者。例如泄泻一证的脾胃虚弱型，以泄泻伴有脾胃亏虚的症状为主要表现，临床病例中有病程长者，但亦有病程短者。

四、临床治疗

（一）提高临床疗效的要素

1.注意结合相关检查

虚劳是气血津液病证甚至是整个中医内科病证中涉及脏腑及表现证候最多的一种病证，涉及西医学的多种疾病。由于病种的不同，其病情演变、治疗效果、发展预后等有较大的区别，有必要结合临床实际情况，进行相关的检查，以便全面地掌握病情，加强治疗的针对性，提高疗效。

2.虚劳的辨证

既应以气血阴阳为纲，五脏虚候为目，提纲挈领，但由于气血同源，阳阳互根，五脏相关，在病理情况下，往往互相影响，由一虚而渐至多虚，由一脏而累及他脏，使证候趋于复杂，临证必须有机联系，方能灵活应用。如气阴耗伤，肺肾气虚，心脾（气血）两虚，肝肾阴虚，脾肾阳虚，心肾阳虚，阴阳两虚等。

3.补血需兼补气

补血养血是治疗血虚的治则，但由于血为气之母，故血虚均会伴有不同程度的气虚症状，所以补血不宜单用补血药，应适当配伍补气药，以达到益气生血的目的。当归补血汤即是益气生血的应用范例。正如《脾胃论》说："血不自生，须得生阳气之药，血自旺矣。"黄芪、人参、党参、白术等药，为常选用的益气（进而生血）之药。

4.在补阴补阳中，注意阴阳互根

阴虚应补阴，阳虚应补阳，这是一般常规。但须注意"阴阳互根"的问题。正如《景岳全书·新方八略》说："善补阳者，必于阴中求阳，则阳得阴助而生化无穷；善补阴者，必于阳中求阴，则阴得阳升而泉源不竭。"张景岳所制滋肾阴的左归丸及温肾阳的右归丸正体现了这一治疗原则。两方的大部分组成药物相同，均有补阳的菟丝子和鹿角胶，即是取其"阴中求阳"和"阳中求阴"之意。当然，左归丸中更有龟板胶滋阴，而右归丸中则有桂、附温阳。

5.中西合璧，标本兼治

中西医结合治疗慢性粒细胞白血病具有起效快、缓解率高、维持疗效时间长等特点。中药能保肝、提高机体免疫力、减轻西药不良反应，可提高本病的缓解率，减少复发，并有良好的辅助效应。临床中注意中西合璧，互取长短。

6.充分重视食补

慢性粒细胞白血病病程一般比较长,科学合理的饮食对治疗慢性粒细胞白血病有十分重要的意义。其中,应高度重视发挥饮食的补益作用,进食富于营养而易于消化的食物,以保证气血的化生。阳虚患者忌食寒凉,宜温补类食物;阴虚患者忌食燥热,宜淡薄滋润类食物。

7.保持乐观的心态

积极乐观的心态有助于疾病的好转和治愈,特别是在恶性肿瘤类疾病的治疗中显得尤为重要;情志因素受到我国古代众多医家所推崇,也越来越受到当代众多医家的重视。

8.严密观察,重在防护

对可疑药物或存在其他致病因素应立即停止服用或停止接触。不管是在白血病的治疗过程中,还是治疗过后,都应该加强对白血病患者的防护,患者的家属应该多向医生请教相关知识,患者回到家里的时候要做好患者的防护工作,尽量防止患者发生感冒、感染等各种情况。

(二)辨病治疗

慢粒的治疗经历了放疗、化疗、免疫治疗、骨髓移植、分子靶向治疗等一系列治疗措施,目前以分子靶向治疗-酪氨酸激酶抑制剂为主,干扰素不再推荐为慢粒的一线治疗选择,异基因移植也不再作为主要选择。

1.一线首选酪氨酸激酶抑制剂

国际指南推荐:甲磺酸伊马替尼(IM)、尼洛替尼、达沙替尼;中国 SFDA 批准伊马替尼、尼洛替尼为一线用药。

慢性期患者甲磺酸伊马替尼推荐剂量为 400mg/d,急变期和加速期患者甲磺酸伊马替尼的推荐剂量为 600mg/d,均为每日一次口服,宜在进餐时服药,并饮一大杯水。甲磺酸伊马替尼是一种人工合成的特异性酪氨酸激酶抑制剂,是苯胺嘧啶类的衍生物。2002 年 12 月被批准作为 CML 初治患者的一线治疗药物。甲磺酸伊马替尼在体内外均可在细胞水平上抑制 BCR-ABL 酪氨酸激酶,能选择性抑制 BCR-ABL 阳性细胞系细胞、Ph 染色体阳性的慢性粒细胞白血病和急性淋巴细胞白血病患者细胞的增殖和诱导其凋亡。此外,IM 还可抑制血小板衍化生长因子(PDGF)受体、干细胞因子(SCF),c-Kit 受体的酪氨酸激酶,从而抑制由 PDGF 和干细胞因子介导的细胞行为。研究结果表明,CML 各期患者在使用 IM 治疗后,均可获一定的血液学和(或)细胞遗传学缓解,对 CML-CP 患者的疗效尤为显著。甲磺酸伊马替尼治疗中 3、6、12 个月进行血液学、细胞遗传学和分子学反应监测,用于评估疗效,更重要的是为了早期识别耐药或疾病进展,从而指导干预治疗。

尼洛替尼:尼洛替尼现被批准用于治疗对甲磺酸伊马替尼治疗不耐受或产生耐药的 CML-CP 和 CML-AP 患者。给予患者尼洛替尼剂量范围为 600mg/d(300mg/d,2 次/天)。由于高蛋白高脂肪食物能够明显地增强吸收及导致等离子水平提高,所以为了避免无法估计的等离子水平波动,建议在服用尼洛替尼前的 2 小时和服用后的 1 小时内避免进食。尼洛替尼属于氨基吡咯嘧啶类药物,结构上为甲磺酸伊马替尼的衍生物,是一种高亲和力的以氨基嘧啶为基础的 ATP 竞争性抑制剂,它仅与 BCR-ABL 不活跃构象相结合从而防止活跃构象发生改变。尼洛替尼对大多甲磺酸伊马替尼的耐药突变有效,但不能抑制 Scr 家族激酶和 T1351 突变。它可选择性抑制 BCR-ABL、血小板衍生生长因子(PDGF)和 c-Kit 三种受体的酪氨酸激酶,其亲和力大小依次为 BCR-ABL＞血小板衍生生长因子(PDGF)》c-Kit。

达沙替尼:相比尼洛替尼,达沙替尼优势在于是一个 ABL 与 Scr 家族双向激酶抑制剂,能克服除 T315I 外的 13 种突变。属于噻唑羧酰胺类药物,它可以在活化或不活化状态下,通过与 BCR/ABL 融合基因的 ATP 结合位点结合,抑制蛋白的自身磷酸化和底物磷酸化,使 Ph$^+$ 细胞的增生受到抑制或者凋亡。在结构上与甲磺酸伊马替尼无相似性,以活化的构型结合到 ABL,对 ABL/Scr 激酶有高度选择,其不仅是 BCR-ABL 的抑制剂,也具有调节患者免疫功能的能力。推荐剂量 100mg/d。

伯舒替尼:与达沙替尼相似,是一个 ABL 与 Scr 家族双向激酶抑制剂。伯舒替尼主要用于使用甲磺酸伊马替尼、尼洛替尼和达沙替尼治疗失败的 CML 患者。对于伯舒替尼的安全性以及疗效的评估,目前还需要更长时间的观察。

2.慢性期慢粒患者-酪氨酸激酶抑制剂治疗不满意患者

治疗失败及警告的患者在评价治疗依从性、患者的药物耐受性、合并用药的基础上及时行 BCR/ABL 激酶区突变检测,警告时及时调整为其他 TKI 或者提高药物剂量,治疗失败、不耐受的患者更换其他 TKI 或临床试验。

二线 TKI 选择原则:

(1)应综合考虑患者病史、合并症、合并用药、药物不良反应及药物说明书,并结合 BCR/ABL 激酶突变类型选择。

(2)参照 BCR/ABL 激酶突变类型:目前对于达沙替尼或尼洛替尼选择具有指导意义的有以下 7 种类型。

T315I:二者均耐药,有条件者可进入临床试验或选择恰当的治疗方案。

F317L/V/I/C,V299L,T315A:采用尼洛替尼治疗更易获得临床疗效。

Y253H,E255K/V,F359C/V/I:采用达沙替尼治疗更易获得临床疗效。

3.新诊断 CML-CP 的其他治疗

(1)干扰素:干扰素有 α、β 及 γ3 种,干扰素必须与细胞膜上受体结合后才发挥作用,其作用主要有以下几方面:①蛋白质生成和某些酶的诱导作用;②减少肿瘤基因表达;③抑制生长因子;④抑制感染细胞中病毒复制及细胞增殖;⑤增强吞噬活性,促进淋巴细胞的细胞毒性。所以在抗肿瘤方面,干扰素有抑制肿瘤病毒增殖、分裂及调动机体免疫系统杀伤肿瘤细胞的作用。

(2)造血干细胞移植:自 1987 年至今世界上已有近 2000 例慢粒进行了异基因骨髓移植。疗效与疾病分期有关,当前认为 HLA 相配的同胞兄弟姐妹间骨髓移植是慢性粒细胞白血病较有希望的治疗手段,尤其是 TKI 耐药及进展期患者,年轻患者更有希望。

4.慢粒进展期患者治疗

(1)加速期治疗:参照患者既往治疗史、基础疾病及 BCR-ABL 激酶突变情况选择适合的 TKI,病情恢复至慢性期者,可继续 TKI 治疗,如果患者有合适的造血干细胞供者来源,可考虑行异基因造血干细胞移植。存在 T315I 突变或二代 TKI 不敏感突变的患者应早行异基因造血干细胞移植。有条件进行新药临床试验的单位可行新药试验。

(2)急变期治疗:参照患者既往治疗史、基础疾病以及 BCR-ABL 激酶突变情况选择 TKI

单药或联合化疗提高诱导缓解率,缓解后应早行异基因造血干细胞移植。有条件进行新药临床试验的单位可行新药试验。

5.酪氨酸激酶抑制剂治疗 CML 疗效的监测

(1)血液学监测

①血液学监测方法:CML 患者的血液学监测以外周血细胞计数和人工分类为主,在初次诊断及病情可能出现进展时必须进行骨髓细胞学的分析,进展期患者应定期进行骨髓细胞学检测。

②血液学监测的时机:CML 患者确诊后通常每 1～2 周进行 1 次外周血细胞计数和分类检测,获得 CHR 后可每 3 个月监测 1 次。CML 患者接受酪氨酸激酶抑制剂治疗初期,为早期识别酪氨酸激酶抑制剂的血液学不良反应,可适当增加血液学监测的频率。进展期患者或 CML-CP 患者病程中出现可疑的疾病进展迹象时,应及时进行血液学监测。

③完全血液学反应(CHR)的定义:CHR 是 CML 患者最基本的治疗目标之一,其定义为外周血 $WBC<10\times10^9/L$,$PLT<450\times10^9/L$,外周血人工分类无不成熟粒细胞,嗜碱粒细胞<0.05,无 CML 的症状和体征,脾不能触及。接受 IM 治疗后 3 个月未获得 CHR 为治疗失败的指征之一。

(2)细胞遗传学监测

①细胞遗传学检测方法:CML 患者细胞遗传学检测方法包括显带法染色体检测和FISH。

②细胞遗传学监测的时机:CML 患者初诊时应进行骨髓细胞遗传学分析。疑诊 CML 的患者核型分析失败或未检出 Ph 染色体时,应用 BCR-ABL 探针进行 FISH 检测有助于确定CML 的诊断。在酪氨酸激酶抑制剂治疗开始后 3、6、12 个月应进行细胞遗传学反应的评估。获得 CCyR 后,无法通过国际标准化 RQ-PCR 进行 BCR-ABL 监测的患者应每 12 个月进行骨髓细胞遗传学监测,若持续保持 MMR 可忽略骨髓细胞遗传学检测,而未达 MMR 或丧失MMR 的患者应每 12～18 个月检测 1 次。根据 ELN2013 年推荐,CML 患者在获得 CCyR后,可采用 FISH 检测外周血间期细胞替代常规骨髓染色体检查,通常需分析>200 个细胞,CCyR 的定义为 Ph 阳性细胞$<1\%$。CML 患者酪氨酸激酶抑制剂治疗失败或出现疾病进展时,应及时进行包括骨髓细胞遗传学检测在内的全面评估。

③细胞遗传学反应的定义:CML 患者的细胞遗传学反应应根据患者骨髓细胞中期分裂象中 Ph 染色体的比例确定,可分为以下 5 个级别。a.CCyR:无 Ph 中期分裂象。b.部分细胞遗传学反应(PCyR):Ph 染色体中期分裂象比例为 $1\%\sim35\%$。c.次要细胞遗传学反应(minorCyR):Ph 染色体中期分裂象比例为 $36\%\sim65\%$。d.微小细胞遗传学反应(miniCyR):Ph 染色体中期分裂象比例为 $66\%\sim95\%$。e.无细胞遗传学反应(noCyR):Ph 染色体中期分裂象比例$>95\%$。

(3)分子学监测

①分子学监测方法:包括采用 RQ-PCR 技术检测 BCR-ABL 转录本水平及 PCR 结合直接测序技术检测 BCR-ABL 酪氨酸激酶区点突变。

②BCR-ABL 转录本水平检测时机:TKI 开始治疗时每 3 个月 1 次;获得 MMR 后,每 3～

6个月进行监测;当 BCR-ABL 转录本水平介于最佳反应及治疗失败之间,即"警告"时,应增加检测的频率;当 BCR-ABL 转录本水平明显增高并丧失 MMR 时,患者应尽早接受复查。

③BCR-ABL 酪氨酸激酶区点突变检测的时机:初诊 CML、CP 患者可以不进行突变检测,AP 和 BC 患者可在 TKI 治疗前进行突变检测;CML 患者在 TKI 治疗中,未获得最佳疗效、治疗失败或出现病情进展时,应进行 BCR-ABL 激酶区突变检测,特别是在考虑选择尼洛替尼或达沙替尼作为二线治疗前,以指导选择敏感的 TKI。二线治疗后未达到最佳疗效的患者亦应进行突变检测。

④BCR-ABL 酪氨酸激酶区点突变类型对 TKI 药物选择的指导意义:BCR-ABL 激酶区突变类型繁多,目前已超过 80 种。伊马替尼、尼洛替尼和达沙替尼对部分 BCR-ABL 激酶区突变类型有不同的敏感性。目前已发现的突变类型中,T315I 对 3 种 TKI 均耐药;超过一半的突变型对伊马替尼耐药;V299L、F317L/V/I/C 和 T315A 对达沙替尼耐药;Y253F/H、E255K/V 和 F359V/I/C 对尼洛替尼耐药。对于其他突变类型,可以参考已报道的 IC50 数据及患者的其他因素选择 TKI。

(三)辨证治疗

1.辨证论治

(1)肝肾阴虚型

治法:滋养肝肾。

方药:六味地黄丸加减。

方药组成:地黄、山茱萸、山药、丹皮、泽泻、茯苓、白花蛇舌草、山慈姑等。

(2)脾肾阳虚型

治法:温补脾肾,益气养血。

方药:黄芪建中汤合右归丸加减。

方药组成:黄芪、桂枝、白芍、炙甘草、补骨脂、菟丝子、肉桂、山茱萸、鹿角胶、枸杞子、熟地黄、大枣等。

(3)气阴两虚型

治法:益气养阴。

方药:生脉饮合当归补血汤加减。

方药组成:太子参、麦冬、五味子、黄芪、当归、鸡血藤、丹参、黄精、龟板胶、炙甘草等。

(4)正虚瘀结型

治法:益气养血散瘀。

方药:八珍汤加减。

方药组成:党参、白术、茯苓、甘草、当归、赤芍、地黄、三棱、莪术、青黛、雄黄、红花、延胡索等。

(5)热毒炽盛型

治法:清营凉血,解热镇痉。

方药:常用犀角地黄汤或清营汤加减。

方药组成:犀角(常用水牛角代)、生地黄、玄参、丹参、竹叶心、丹皮、赤芍、金银花、连翘、黄芩、黄连、白花蛇舌草、龙葵、七叶一枝花;便血加白及粉、三七粉;尿血选大蓟、小蓟、白茅根;衄血加藕节、丹参、蒲黄等;壮热不退加生石膏、知母、生甘草等。

(6)瘀毒内蕴型

治法:活血化瘀,清热凉血。

方药:膈下逐瘀汤加减。

方药组成:五灵脂、当归、川芎、桃仁、丹皮、赤芍、乌药、延胡索、甘草、香附、红花、枳壳、白花蛇舌草、山慈姑等。

(7)痰热内蕴型

治法:清热化痰。

方药:清气化痰丸加减。

方药组成:陈皮、杏仁、枳实、黄芩、瓜蒌仁、茯苓、胆南星、制半夏、山慈姑、白花蛇舌草等。

2.中成药选用

(1)六神丸:适用于热毒壅盛证,由牛黄、冰片、麝香、雄黄、蟾酥、珍珠粉组成。每次30~50粒,每日3次。

(2)青黄散:适用于血瘀毒蕴证,由雄黄、青黛组成。将雄黄、青黛1:9比例研末,混匀装入胶囊,每次3g,每日3次。

(3)当归龙荟丸:适用于肝火亢盛证,由当归、芦荟、黄芩、黄连、黄柏、山栀子、木香、青黛、龙胆草组成,每次6~10g,每日2~3次。

(4)牛黄解毒片:适用于热毒炽盛证,由牛黄、雄黄、石膏、大黄、黄芩、桔梗、冰片、甘草组成。每次3~4片,每日3次。

(5)大黄䗪虫丸:适用于正虚瘀结证,由大黄、黄芩、甘草、桃仁、杏仁、芍药、干漆、虻虫、䗪虫、水蛭、蛴螬组成,每次1丸,每日2~3次。

3.单方验方

(1)青黛:打磨成粉,装入胶囊,每次3~5g,每日3次吞服或煎水服用。

(2)雄黄:每次3~6g,每日3次吞服。

4.中医特色技术

(1)体针:肾虚明显者,可针灸肾俞、阳陵泉、腰阳关、志室、三阴交、太溪、命门等穴,留针30分钟,每隔5~10分钟捻针1次或用艾条灸;若出现肝、脾疼痛,可强刺激手法针刺阳陵泉,得气后留针10~20分钟,捻转出针。

(2)耳穴压籽:按患者中医辨证分型选择穴位,每3日1次,平时注意适度按压;可选穴以缓解疼痛为主,关节骨痛为主可选取肘、膝、肾上腺等穴位;腹痛者可选用胃、腹、肾上腺等穴位;也可选穴以补益脾肾为原则,选取脾、胃、肾等穴位。

五、预防调护

患者应学会自我观察,自我防护,避免接触有害物质,坚持用药,定期强化治疗,巩固和维持疗效。充分休息,稳定情绪,克服焦虑、紧张、悲观等不良情绪,增强治疗信心。平素注意进食高营养饮食,以补充机体消耗,提高对化疗的耐受性,平素注意休息,避免过度劳累。

第四节　慢性淋巴细胞白血病

　　慢性淋巴细胞白血病(CLL)是淋巴细胞在体内异常增生和积蓄伴有免疫功能低下的疾病。WHO指出慢性淋巴细胞白血病是一种特指克隆性B淋巴细胞增殖性疾病,细胞以正常或高于正常的速率复制增殖,其特点为外周血、骨髓、肝脾和淋巴结均可见到大量形态一致的成熟淋巴细胞聚集,最终导致正常造血功能衰竭的慢性病程,而T细胞CLL现称为T幼稚淋巴细胞白血病。本病在欧美国家很常见,美国每年发病率为2.7/10万人,约占所有白血病的30%,发病年龄一般大于50岁(平均65岁),并且随着年龄的增加也呈上升趋势,50岁以下仅占10%,男女比例为2∶1,但CLL在亚洲国家如日本、中国和印度比较少见,在所有白血病中的比例不超过5%。

　　CLL的病因和发病机制目前还不清楚,但本病具有家族聚集的特点。CLL的B细胞表面免疫球蛋白呈弱阳性,主要为单一轻链的IgM或IgG。血清中常有自身抗体。约80%的病例伴有染色体的异常,常见的为三体12,13q14缺失,11q缺失,少见的有涉及p53基因的17p的缺失和6q⁻的缺失。

　　CLL并无特异性的症状和体征,初起阶段常无任何症状和体征,有的因检查血常规而被发现,主要表现为外周血淋巴细胞增多和淋巴结肿大,随着疾病的进展逐渐出现乏力、发热、盗汗、体重减轻,贫血和感染也愈加明显。脾大也很常见。淋巴结以外器官受累可见于扁桃体和皮肤、胃肠道、肺、中枢神经系统和肾脏等部位也可受累。

　　CLL临床上呈慢性病程,患者多可活数年至数十年。晚期患者多死于骨髓衰竭而致的贫血、出血和感染。5%～10%的患者会发生所谓的Ritcher转化,最常见的是B幼淋巴细胞白血病和弥漫性大B细胞性淋巴瘤,极少数病例还可转化为多发性骨髓瘤。转化的发生机制尚不清楚,CLL的病因尚不明确。少数报道提示CLL可能与燃料、电磁场及丙型肝炎病毒有关。遗传因素亦与CLL病因密切相关。

　　中医学认为慢性淋巴细胞白血病属于"瘰疬"、"积"、"瘤"、"虚劳"等范畴。《医学入门》指出"生颈前项侧,结核如绿豆,如银杏,曰瘰疬"。《难经·五十五难》曰:"积者,阴气也,其始发有常处,其痛不离其部,上下有所始终,左右有所穷处",又曰:"积者,脏病也,终不移"。《证治汇补·虚损》提到"虚者,血气之空虚也;损者,脏腑之损坏也"。

一、病因病机

　　中医学认为本病的发生多由先天禀赋不足,情志内伤,饮食失调,劳倦过度所致。《丹溪心法》曰:"为人忧郁愁遏,时日时累……遂成隐核"。正如《澹寮集验方》归纳:"盖五积者,因喜怒忧思失志,以伤五脏,遇传克不行而成病也。"明确情志不畅,气滞内郁,脾伤痰生,痰气搏结而致病。平素体虚或久病之后或劳倦过度,致使气阴不足,阴血耗损,精血亏虚,外来邪毒乘虚而入或阴亏火动,灼津成痰,痰火凝结,肿块形成。

(一)情志抑郁

《济生方·积聚论治》曰:"忧、思、喜、怒之气……过则伤于五脏……留结而为五积"。《外科正宗》曰:"筋者,忧愁思虑,暴怒伤肝,盖肝主筋,故令筋缩结蓄成核,生于项侧,筋间形如棋子,坚硬大小不一或隐或突,久则虚羸,多生寒热,劳怒则甚"。说明本病可因情志不畅,肝气不舒,肝郁乘脾,脾失健运,痰湿内生,气机不利,气血瘀滞,凝结成积块。

(二)饮食不节

饮食不节或饮酒过度,损伤脾胃,脾失健运,湿浊内生,凝结成痰,阻遏气机,气、血、痰互相搏结,引起积块。如《济生续方》曰:"凡人脾胃虚弱,饮食不节或生冷过度,不能克化,致成积聚结块"。

(三)劳倦过度

《灵枢·百病始生》指出:"风雨寒热,不得虚邪,不能独伤人。卒然逢疾风暴雨而不病者,盖无虚,故邪不能独伤人。此必因虚邪之风,与其身形,两虚相得,乃客其形"。说明劳倦过度或体虚久病,正气不足,而后邪气踞上,故使气阴不足,阴血耗损,水不涵木,虚火内动,灼津液而成痰,痰火凝结,形成肿块。《丹溪心法》曰:"痰之为物,随气升降,无处不到,凡人身上中下有块物者,多属痰症"。

二、临床表现

(一)痰瘀隐伏型

1.证候

患者无明显的症状和体征,在化验检查时发现白细胞总数升高,分类以淋巴细胞为主,舌质淡红,体胖,脉细。

2.证候分析

本证多见于慢淋的初期,患者无自觉症状,仅有化验异常,白细胞和淋巴细胞增多,中医认为就是一种壅滞现象,应从痰从瘀考虑。病位在脾,其性为虚实夹杂,以实为主。正气不足,在内虚条件下邪毒乘虚而入,内外合邪,损伤脾气,运化失职,痰湿内生,脾虚则气虚,气虚无力推动血运而瘀滞,导致白细胞壅滞现象。舌胖为脾虚有湿之候,脉细为虚证的脉象。

(二)痰火郁结型

1.证候

乏力,颈部结节串生、按之尚软、推之能动、肤色不变、不热不痛,舌淡红,苔白腻,脉弦滑。

2.证候分析

本证慢淋由初期进入中期阶段,辨证要点在于颈部结节串生、按之尚软、推之能动,病位在肝,病性属实。七情失调,肝失条达,气机郁滞,痰邪内生,痰气交阻,相互搏结,互窜周身,故见上证,脉弦属肝,脉滑为有湿之证。

(三)积证虚损型

1.证候

面色少华,形体消瘦,潮热盗汗,结节渐增,肋下有块,固定不移,舌质紫黯,脉沉细。

2.证候分析

本证慢淋由中期进入晚期阶段,辨证要点结节渐增,肋下有块,固定不移。病位在心脾,以实为主,兼有本虚。痰湿与气滞互为因果,气为痰滞,痰因气结,结节增大,久病入络,瘀血内停,痰气与瘀血纠结,结节变硬,积块内生,脾气虚弱,气血生化乏源,形体失于濡养而消瘦,疲乏,津液来源不足,阴虚潮热,阴液外泄则盗汗,舌质紫黯为瘀血内结,脉沉细为正虚瘀结之征。

(四)痰积湿热型

1.证候

除痰积虚损证候外,尚有面色萎黄,黄疸,皮肤紫斑,舌质淡,苔黄腻,脉细稍数。

2.证候分析

本证慢淋合并溶血或皮损患者,辨证要点为尿黄,身黄及皮损表现,病位在肝胆,其性为实,以湿热为主。痰湿内生,瘀久化热,湿热交蒸,不得外泄,熏蒸肝胆,肝失疏泄,胆汁外溢,浸渍肌肤,下流膀胱则面黄、目黄,尿黄;湿热壅于肌肤,则见疱疹,丘疹,红斑等。热伤血络,迫血妄行,血不循经外溢见皮肤紫斑。苔黄腻为湿热之象,脉细稍数为虚中有热之候。对于慢性淋巴细胞白血病患者的治疗应按阶段进行,当病情加重时有痰热或湿热或瘀血内停时积极祛邪治疗;待病情缓解时注意调理脾胃,滋补肝肾,以防内生湿邪及感受外邪,加重病情。

三、中医诊断和鉴别诊断

(一)诊断

1.发病特点

本病起病隐匿缓慢,临床表现往往虚中有实,实中有虚,虚实夹杂,且病情进展快慢不一,因此在疾病的发生和发展过程中,要根据疾病的各阶段辨明正邪的盛衰,辨别标本所在。

2.证候特点

(1)早期:患者一般无明显不适主诉,仅在检查血常规时发现白细胞数增高,此期以邪实为主。

(2)中期:周身瘰疬,逐渐出现不同程度的乏力,消瘦,潮热盗汗,此期正虚邪实。

(3)晚期:可见黄疸症状及皮肤紫斑,疱疹,丘疹等,多伴正虚表现此时正衰邪盛。

(二)鉴别诊断

1.颈痛

本病多由于外感风温,风热,夹痰蕴结少阳阳明之络所致,常生于颈旁两侧,颌下、耳后也可发生。初期患部结块,多伴有轻重不同的全身症状,如恶寒,发热,头痛,口干,便秘等,化脓时则全身症状加重,溃脓后大多消失,部分病例形成慢性迁延性病变。慢性淋巴细胞白血病患者出现淋巴结肿大者需与此证鉴别。

2.黄疸

本病多由于感受外邪,饮食不节,脾胃虚寒,内伤不足所致,其病机关键是湿邪,湿阻中焦,脾胃升降功能失常,影响肝胆的疏泄,以致胆汁不循常道,渗入血液,溢于肌肤,而发生黄疸。慢性淋巴细胞白血病患者后期常表现为黄疸症状,可参考黄疸辨证论治。

3.虚劳

本病是气血阴阳亏虚,脏腑功能失调,患者以慢性虚损性疾病症状为主要临床表现的疾病,又称虚损,虚,气血阴阳亏虚,损,五脏六腑亏损,是多种慢性虚损性疾病的总称。慢性淋巴细胞白血病患者中期至晚期表现为乏力,消瘦等正气亏虚症状,中医仍属虚劳范畴,但多伴有痰瘀内停之候,如腹部积块、痰核瘰疬。

四、西医诊断和鉴别诊断

(一)诊断

(1)外周血淋巴细胞≥5.00×10⁹/L,形态为成熟小淋巴细胞,可有少量不典型淋巴细胞。可伴有贫血和血小板减少。

(2)骨髓淋巴细胞浸润,淋巴细胞比例超过有核细胞30%,幼稚淋巴细胞比例<55%。

(3)淋巴细胞 CD5 和 CD23 阳性,SmIg 弱阳性,FMC7 阳性,CD22 和 CD79b 弱阳性或阴性,部分患者表达 ZAP-70,后者也是疾病进展的标志。

(4)部分病例可有血清低丙种球蛋白血症、T 和 NK 细胞功能异常、血清乳酸脱氢酶水平升高及 Coombs 试验阳性。

(二)临床分期

本病的临床分期见表 3-2。

表 3-2　慢性淋巴细胞白血病临床分期

分期系统	临床特征	中位生存期(年)
Ral 分期		
0	仅有淋巴细胞增高和骨髓浸润	>12.5
I	淋巴细胞增多伴淋巴结肿大	8.5
II	淋巴细胞增多伴肝或脾大	6
III	淋巴细胞增多伴 Hb<110g/L	1.5
IV	淋巴细胞增多伴 PLT<100×10⁹/L	1.5
Binet 分期		
A	Hb>100g/L,PLT>100×10⁹/L,受累淋巴器官<3 组	>10
B	Hb>100g/L,PLT>100×10⁹/L,受累淋巴器官≥3 组	7
C	Hb<100g/L 或 PLT<100×10⁹/L	2

注:受累淋巴器官包括 5 组:单侧或双侧的颈部、腋窝和腹股沟淋巴结、肝脏和脾脏。

(三)临床表现

1.症状

早期症状可能有乏力疲倦,而后出现食欲减退、消瘦、发热、盗汗等症状。晚期患者骨髓造血功能受损,可出现贫血、血小板减少和粒细胞减少。由于免疫功能减退,常易并发感染,也常出现自身免疫现象。

2.体征

60%～80%患者有淋巴结肿大,多见于颈部、锁骨上、腋窝、腹股沟。肿大的淋巴结较硬,无压痛,可移动。CT扫描可发现肺门、腹膜后、肠系膜淋巴结肿大。偶因肿大的淋巴结压迫胆道或输尿管而出现阻塞症状。50%～70%患者有轻至中度脾大,轻度肝大,但胸骨压痛少见。

(四)鉴别诊断

(1)病毒感染引起的淋巴细胞增多:是多克隆性和暂时性的,淋巴细胞数随感染控制恢复正常。

(2)淋巴瘤细胞白血病:由滤泡或弥漫性小裂细胞型淋巴瘤转化而来者与CLL易混淆,具有原发病淋巴瘤的病史,细胞常有核裂并呈多形性。淋巴结和骨髓病理活检显示明显滤泡结构。免疫表型示Smlg、FMC7和CD10强阳性,CD5阴性。

(3)幼淋巴细胞白血病(PLL):病程较CLL急,脾大明显,淋巴结肿大较少,白细胞数往往很高,血和骨髓涂片上有较多的(>55%)带核仁的幼稚淋巴细胞。幼淋巴细胞白血病的细胞高表达FMC7、CD22和Smlg,CD5阴性。小鼠玫瑰花结试验阴性。

(4)毛细胞白血病(HCL):全血减少伴脾大者诊断不难,但有部分毛细胞白血病的白细胞升高达(10～30)×10^9/L,HCL细胞有纤毛状胞浆突出物、抗酒石酸的碱性磷酸酶染色反应阳性、CD5阴性、高表达CD25、CD11C和CD103。

(5)伴有循环绒毛淋巴细胞的脾淋巴瘤(SLVL),为原发于脾脏的淋巴瘤,血和骨髓中出现数量不等的绒毛状淋巴细胞,1/2～1/3伴有血、尿单克隆免疫球蛋白增高,CD5、CD25、CD11C和CD103阴性;CD22和CD24阳性。脾切除有效,预后较好。

五、辨证论治

(一)辨证要点

本病多为痰瘀所致,辨证的关键在于分清是寒痰,还是热痰及瘀之虚实。邪毒内郁,则见热证,多有发热,口渴喜冷饮,尿少而赤,大便秘结;寒证多见四肢不温,口不渴或喜热饮,小便清长,大便稀薄,舌苔白,脉沉迟。根据正邪的盛衰辨别是虚证或实证,疾病初期,多为邪实正未衰,表现为实证,胸腹胀满,疼痛拒按,尿赤,便秘,舌苔厚腻,脉数;而中晚期,正气大伤时表现为虚证,面色苍白,少气懒言,头晕耳鸣,自汗盗汗,便溏,舌质淡胖,脉细无力。

(二)治疗原则

本病由于先天禀赋不足或后天失养,外感六淫之邪引起脏腑虚亏,毒邪乘虚而入,引起人体气滞血瘀,痰瘀互结形成本病,内虚是本,故治疗上要依据邪、正的盛衰来“扶正”和“祛邪”,标本同治。早期扶正,辅以软坚散结,正如《景岳全书》所曰“养正积自除”。用扶助正气而达到祛邪的目的,此时的扶正并不单纯为补其虚弱不足,而是对失去正常活动的生理功能的调整,即脏腑、气血、阴阳的调理。

(三)辨证论治

1.痰瘀隐伏

治法:健脾益气、化瘀祛痰。

方药:四君子汤(《局方》)加味。太子参、白术、茯苓、甘草、陈皮、赤芍、莪术、白花蛇舌草、龙葵、半枝莲、山慈姑、黄药子。方中太子参、白术、茯苓,甘草健脾益气;白花蛇舌草、龙葵、半枝莲、山慈姑、黄药子解毒祛瘀,抗肿瘤细胞;陈皮、赤芍、莪术理气活血。

2.痰火郁结

治法:疏肝解郁,化痰散结。

方药:柴胡疏肝散(《景岳全书》)合消瘰丸(《医学心悟》)加减。柴胡、香附、川芎、枳壳、赤芍、陈皮、牡蛎、贝母、夏枯草、昆布、胆南星、黄药子、人参、白术、茯苓。方中柴胡、香附、川芎、枳壳、赤芍、陈皮疏肝理气;牡蛎、贝母、夏枯草、昆布、胆南星、黄药子、化痰解瘀;人参、白术、茯苓健脾化痰。

3.积证虚损

治法:益气养阴、软坚散结。

方药:生脉散(《医学启源》)和消瘰丸(《医学心悟》)加减。党参、黄芪、麦冬、白术、茯苓、生地、玄参、山茱萸、鳖甲、龟板、贝母、昆布、海蛤、牡蛎、山豆根、山慈姑。方中党参、黄芪、白术、茯苓益气健脾;生地、玄参、麦冬,山茱萸、鳖甲、龟板滋阴降火;贝母、昆布、海蛤粉、牡蛎、山豆根、山慈姑软坚散结。

4.痰积湿热

治法:清热利湿,化痰软坚。

方药:茵陈五苓散(《金匮要略》)加味。茵陈、白术、茯苓、泽泻、猪苓、夏枯草、黄药子、三棱、莪术、贝母、牡蛎、陈皮。方中白术、茵陈、茯苓、泽泻、猪苓、夏枯草、黄药子清热利湿;三棱、莪术、贝母、昆布、牡蛎、陈皮化痰软坚。湿热留滞肌肤,有串状疮疹者,宜清泄肝胆湿热,方用龙胆泻肝汤加减:黄芩、栀子、柴胡、白芍、生地、龙胆草,清肝泻火;木通、车前子、泽泻清热利湿;甘草调和诸药,护胃安中。如有皮肤紫癜者可加紫草、茅根、茜草、大蓟、小蓟清热凉血止血。

六、西医治疗

低危患者淋巴细胞轻度增多($<30\times10^9$/L,Hb$>$120g/L,血小板$>100\times10^9$/L),骨髓非弥漫性浸润者生存期长,病情稳定者可以定期观察、对症治疗为主。当患者出现发热、体重明显下降、乏力、贫血、血小板降低、巨脾或脾区疼痛、淋巴结肿大且伴有局部症状、淋巴细胞倍增时间$<$6个月、出现幼淋变时,应积极治疗。

(一)不伴有 del(17p)TP53 突变

1.伴明显并发症的体弱患者(不能耐受嘌呤类似物治疗)

首选方案:伊布替尼、苯丁酸氮芥＋奥比妥珠单抗、苯丁酸氮芥＋奥法木单抗、苯丁酸氮芥＋利妥昔单抗。

其他建议方案:大剂量甲基强的松龙＋利妥昔单抗、奥比妥珠单抗、苯丁酸氮芥、利妥昔单抗。

2.年龄≥65 岁及<65 岁伴明显并发症的患者

首选方案:伊布替尼、苯丁酸氮芥＋奥比妥珠单抗、苯达莫司汀(第 1 周期 70mg/m², 如可耐受提高剂量至 70mg/m²)＋CD20 单克隆抗体、苯丁酸氮芥＋奥法木单抗、苯丁酸氮芥＋利妥昔单抗。

其他建议方案:大剂量甲基强的松龙＋利妥昔单抗、奥比妥珠单抗、苯丁酸氮芥、利妥昔单抗。

3.年龄＜65岁且无明显并发症

首选方案:FCR(氟达拉滨、环磷酰胺、利妥昔单抗)、伊布替尼、苯达莫司汀＋CD20单克隆抗体。

其他建议方案:FR(氟达拉滨、利妥昔单抗)、大剂量甲基强的松龙＋利妥昔单抗、FCR(喷司他丁、环磷酰胺、利妥昔单抗)。

(二)不伴有del(17p)TP53突变的复发难治性CLL

1.伴明显并发症或年龄≥65岁的体弱患者和伴明显合并症的较年轻患者

首选方案:伊布替尼、Venetoclax＋利妥昔单抗、Idelalisib＋利妥昔单抗。

其他建议方案:Acalabrutinib、阿仑单抗±利妥昔单抗、苯丁酸氮芥＋利妥昔单抗、减量FCR、大剂量甲基强的松龙＋利妥昔单抗、Idelalisib、来那度胺±利妥昔单抗、奥比妥珠单抗、奥法木单抗、减量PCR、Venetoclax、苯达莫司汀、利妥昔单抗±伊布替尼。

2.年龄＜65岁且无明显并发症

首选方案:伊布替尼、Venetoclax＋利妥昔单抗、Idelalisib＋利妥昔单抗。

其他建议方案:Acalabrutinib、阿仑单抗±利妥昔单抗、苯达莫司汀＋利妥昔单抗、FC＋奥法木单抗、FCR、大剂量甲基强的松龙＋利妥昔单抗、Idelalisib、来那度胺±利妥昔单抗、奥比妥珠单抗、奥法木单抗、PCR、Venetoclax、苯达莫司汀、利妥昔单抗±伊布替尼。

3.二线维持治疗(适用于复发或难治性病例治疗后完全或部分缓解)

其他建议方案:来那度胺、奥法木单抗。

(三)伴有del(17p)TP53突变的CLL

首选方案:伊布替尼。

其他建议方案:阿仑单抗±利妥昔单抗、大剂量甲基强的松龙＋利妥昔单抗、奥比妥珠单抗。

一线后维持治疗:对于高危患者,血MRD≥10^{-2}或≥10^{-4}和＜10^{-2}伴非突变IGHV或del(17p)TP53突变,在一线治疗后考虑给予来那度胺。

(四)复发/难治性病例的治疗

首选方案:伊布替尼、Venetoclax＋利妥昔单抗、Idelalisib＋利妥昔单抗、Venetoclax。

其他建议方案:Acalabrutinib、阿仑单抗±利妥昔单抗、大剂量甲基强的松龙＋利妥昔单抗、Idelalisib、来那度胺±利妥昔单抗、奥法木单抗。

二线后维持治疗(适用于复发或难治性病例治疗后完全或部分缓解):来那度胺、奥法木单抗。

造血干细胞移植:较少采用该治疗。当患者使用伊布替尼无反应且无严重合并症或者伴有del(17p)TP53突变的患者如果是复杂核型,在使用伊布替尼或使用后达完全缓解时,可以考虑异基因造血干细胞移植。

第五节 骨髓增生异常综合征

骨髓增生异常综合征(MDS),为一组异质性、克隆性造血干细胞疾病,其特征的病理改变是克隆性造血干细胞增殖分化异常,从而导致造血功能障碍。髓系细胞(粒、红、巨核系)一系或者多系发育异常(病态造血)及无效造血,并伴有原始细胞增多。血液病学表现主要为外周血全血细胞一系或者多系减少,骨髓有核细胞增多、形态异常并伴原始细胞增多。该病转变为急性白血病的可能性很大,且预后不佳。中医根据患者的临床表现现将其归属于本虚标实之证,以邪实为本,以气血阴阳虚损为外在表现,具有虚实夹杂,以实为主的特点。

一、病因病机

(一)西医研究

1.流行病学

目前关于 MDS 的流行病学数据较少,有学者认为其发病率较高,至少与急性髓系白血病相同。

年龄:既往研究发现,＞70 岁是 MDS 主要发病患者群,表明造血系统年龄依赖性变化在 MDS 发生中扮演重要角色,干细胞减少及骨髓储备能力减低与年龄过程密切相关,此可能导致遗传缺陷的积聚并与此因素相互作用,最终发展为 MDS。随着社会的发展,现最新研究发现发病年龄趋于年轻化。性别:男性显著高于女性,男女比例约为 2.2∶1。

2.发病机制

到目前为止,本病的病因、机制尚不明确,初步研究表明接触电离辐射和某些有害物质与MDS 发病呈弱相关,吸烟和杀虫剂对其影响尚无一致意见。

(1)癌基因激活与抑癌基因失活:在 MDS 患者中已发现多种细胞原癌基因激活,常见的是 ras 癌基因家族点突变,突变率为 10%～40%,主要累及 N-ras 癌基,突变点集中在第 12、13、16 位密码子上。FMS 原癌基因编码 M-CSF 受体,激活方式包括基因缺失和点突变,突变热点在第 969 和 301 位密码子上,在 MDS 患者中总的突变率为 16%。EVI-1 基因过度表达在体外能阻断粒细胞集落刺激因子对粒细胞的促分化作用,并干扰红细胞生成素对红系细胞的促增殖作用,已发现 MDS 者有 EVI-1 表达,提示 EVI-1 表达在 MDS 发病及恶性转化中起一定作用。编码核内转录因子的癌基因 mye、myb 及 mos、ets、abl、fos 等癌基因在 MDS 患者骨髓细胞中的表达均显著增高。MDS 患者骨髓细胞中多种癌基因表达增高,反映其骨髓造血呈混乱状态。

P53 抑癌因可通过基因突变和缺失而失活,但 P53 基因在 MDS 中的突变率很低,而 P53 基因甲基化的发生率却较高,尤其在 17p－病例 P53 基因甲基化的发生率高达 69%,P53 基因过度表达在原发性 MDS 为 14%～21%,继发性 MDS 为 60%,且与核型异常、白血病转变、生存期长短等相关。另一类抑癌基因 P15、P16、P18、P19 基因在 MDS 患者等结构均未发现异常,但发现 P15、P16 基因启动子及转录起始区高度甲基化,并使基因失活。

（2）非随意的染色体异常：染色体检测发现，MDS 患者染色体异常率高达 50％～60％，以不平衡异常多见，如 Sq－、－5、－7、＋8,部分为发生于第 3、12、20 位染色体的平衡异位。另外，染色体异常与预后密切相关，如－7、复合染色体异常为高危，染色体正常、5q－、20q－为低危。

（3）细胞增殖与凋亡改变：荧光原位杂交结合原位末端标记进行增殖和凋亡双标记基因检测发现，75％的 MDS 患者存在造血细胞凋亡，其凋亡细胞包括红系、粒系、巨核系三系造血细胞，且基质细胞也发生凋亡。有学者认为，高凋亡率是 MDS 的原发病变，而骨髓细胞高增殖状态可能是缓解此改变的代偿机制，可见 MDS 患者骨髓细胞凋亡增加是导致无效造血的原因之一。此外，MDS 患者 Fas-L、肿瘤坏死因子-α 表达增强，这些促凋亡基因也参与了 MDS的造血异常调节，与正常人相比，MDS 患者端粒酶活性增强，且端粒缩短者伴有多种染色体异常，故推测端粒缩短引起基因不稳定而致染色体异常。

（4）微卫星序列不稳定性：微卫星序列是分散在整个基因组的高度多态性的短串联重复序列，参与基因表达调控，微卫星序列不稳定性（MDS）是指微卫星序列中重复单位的数目变化，是由错配修复基因缺陷引起 DNA 复制错误所致，MSI 可引起基因组不稳定性，MDS 的 MSI发生率很高，提示 MDS 恶性演变与基因组复制和修复错误有明显关系。

（二）中医认识

MDS 属于中医学髓毒、热劳及虚劳等范畴。巢元方《诸病源候论》曰："虚劳而热者，是阴气不足，阳气有余，故内外生于热，非邪气从外来乘也，劳伤则血气虚，使阴阳不和，互有胜弱故也。"《景岳全书·虚损》之处："虚邪至，害必归阴，五脏之伤，穷必及肾。"《灵枢·决气》曰："血脱者，色白，天然不泽，其脉空虚，此其侯也。"故病位涉及肝、心、脾、肺及肾，而脾肾亏损是致气血不足之根本。对于本病病机，大多数学者赞同本病虚实夹杂，但认识上存在脾肾两虚为本及毒瘀内阻为本的不同认识。

现代多数学者认为，MDS 患者骨髓象表现为增生活跃，部分患者伴有肝、脾、淋巴结肿大，中医辨证为实证、瘀证；而外周血象变现为一、二系或全血细胞减少，临床上可见血细胞减少和气血亏虚之象，辨证为虚证；故 MDS 属于本虚标实之证，以邪实为本，以气血阴阳虚损为外在表现，具有虚实夹杂，以实为主的特点。病机为素体正气虚损，复感邪毒，因毒致瘀，毒瘀互阻，瘀血阻滞则新血不生，故出现血虚和出血证候。病位涉及心、肝、脾、肺、肾，而脾肾虚损是其关键。随着病情的发展变化，邪正相争，虚实夹杂贯穿于整个疾病的过程中。

1.毒瘀内阻为本，正气不足为标

徐氏等认为，MDS 属正虚邪实之证，以邪实为本，以气血阴阳虚损为外在表现，具有虚实夹杂，以实为主的特点。病机为素体正气虚损，复感邪毒，因毒致瘀，毒瘀互阻，瘀血阻滞则新血不生，血运失常，故出现血虚和出血证候。病位涉及心、肝、脾、肺、肾，而脾肾虚损是其关键。杨氏认为，MDS 可从中医的干血劳理论分析，其原始细胞进行性堆积，病态造血似中医之所谓瘀血、干血阻滞在内，瘀血不去，新血不生，故周围血细胞减少（血虚）。因此，从病机上讲，可以用干血劳的理论分析、认识 MDS；而临床辨证治疗时应抓住血瘀这一根本，施以化瘀通络之法以开血源，再配合益气养血、补肾健脾等治标之法，能收到较好的效果。

2.脾肾两虚为本,瘀毒内阻为标

许氏等认为,MDS 的病机特点主要为本虚标实,脾肾亏虚为本,瘀血内停为标。正如《素问·通评虚实论篇》所言"精气夺则虚"。肾为先天之本,肾虚为诸虚之本,肾精不足,肾阴亏虚,疾病早中期可见乏力、低热、消瘦、盗汗等肾阴虚症状,日久诸虚及阳,阴阳两虚的症状均可见到;脾为后天之本,气血生化之源,脾胃受损,气血来源不足,同时,脾主摄血,脾虚则气不摄血,造成各种出血症状。离经之血阻络,久致髓海瘀阻,瘀血不去,所谓虚久必瘀,久病入络之理。此外,还认为在难治性贫血阶段以本虚为主,兼夹瘀血,在难治性贫血伴有原始细胞增多、难治性贫血伴有原始细胞增多转化阶段,尚有邪毒内盛,从而瘀血邪毒互结,破髓入血,耗伤正气,甚则化热转变为急劳(急性白血病)。陆氏等认为,MDS 的病机特点可概括为"脾肾亏虚为本,瘀毒内停为标"。也有人认为,MDS 的主要病机是肾精亏虚,邪毒内蕴,瘀血阻络,正虚邪实、正邪纷争贯穿疾病的始终。

3.气阴两虚,血瘀内阻

苏氏等采用气血阴阳辨证方法,发现大部分 MDS 患者具有"气阴两虚,血瘀内阻"的证候,表现为不同程度的神疲懒言,头晕乏力,手足心热,口干咽燥,皮下瘀斑、瘀点,月经增多,舌淡黯或紫黯,脉细数或涩等。提出"气阴两虚,血瘀内阻"的中医复合证候为 MDS 临床主证。裴正学老中医认为 MDS 之病机当为本虚而标实,虚在气阴、脾肾,实在瘀血。

4.元气不足,毒瘀内生

郭氏认为,本病乃正虚邪实,虚实夹杂,根据《难经·八难》"气者人之根本也,根绝则茎叶枯矣",MDS 病机核心为元气虚,毒瘀为主要邪气。此外,MDS 的进展过程中会出现诸多变证。王氏等认为,邪毒久阻经络,瘀滞日久而成痰核、瘰疬;亦可使血不循常道而出现各种出血症状;邪毒进一步发展,侵及营血,毒入骨髓或内陷心包而见热毒炽盛之象。

二、临床诊断

(一)辨病诊断

MDS 的临床诊断:21 世纪初,欧美血液学者发现单靠细胞形态学诊断 MDS 不可靠,遂于2001 年提出世界卫生组织"MDS 分型标准",并于 2008 年和 2016 年修改了 2006 年提出的维也纳"MDS 最低诊断标准"。

(二)辨证诊断

中医认为本病属于"虚劳""血症""内伤发热""瘀证"等范畴,以肝郁、脾虚、肾亏为本,气血阴阳亏虚为先,肝郁气滞,继则邪毒内蕴,气血瘀滞,终致虚实夹杂。其发病原因多由先天禀赋不足,后天失养或劳倦内伤,正气亏虚,肝气郁结等所致发病,临床上可分为 4 个证型。

1.邪毒炽盛型

主证:高热烦躁,面色苍白,汗出口渴,皮下瘀斑。

兼证:溲赤、便干。

舌象:舌质红、苔黄。

脉数:脉弦数。

2.气阴两虚型

主证:低热、自汗、面色苍白发灰,手足心热,少气懒言,头晕目眩或皮肤瘀斑。

兼证:肝脾大。

舌象:舌质红,苔黄白。

脉数:脉细数。

3.肝肾阴虚型

主证:头晕、目眩、恶心、呕吐、嗜睡或昏迷伴视力模糊。

兼证:肢体麻木、抽风等。

舌象:舌质红,苔白或黄。

脉数:脉沉。

4.气滞血瘀型

主证:皮肤瘀点,时有鼻出血,甚则呕血、便血。

兼证:重者可见颅内出血,内脏出血而死亡。

舌象:舌质红,苔白。

脉数:脉细沉。

三、鉴别诊断

(一)西医鉴别诊断

(1)继发性血细胞减少系统性红斑狼疮、再障、急性白血病、脾功能亢进等均可致血细胞减少。

(2)巨幼细胞贫血为大细胞性贫血,常出现全血细胞减少,给予补充造血原料后可好转。

(二)中医鉴别诊断

(1)营养缺失性疾病此类疾病,为长期纳差、营养失衡所致。

(2)造血衰竭性疾病此类疾病为骨髓造血功能衰竭所致,行骨髓穿刺即可相鉴。

四、临床治疗

(一)提高临床疗效的基本要素

MDS属于本虚标实病变,在治疗上单补虚则火热不除、出血不止,邪毒不去、血耗不生,仅用泻火或解毒伤正气或加重出血,治疗时宜掌握标本,注意缓急,根据病变的不同阶段,权衡脾肾亏损、火伤血络、邪毒内停之轻重,随证选用健脾补肾以固本、泻火止血以治标、清解邪毒以防变、采用变法以求功。

1.健脾补肾以固本

脾肾亏损是导致气血不足、造血紊乱的根本原因,贯穿于MDS发病过程的始终。健脾补肾、扶正固本、填髓生血、化生气血可以改善患者体质,增强机体抗邪能力,控制出血,促进骨髓造血细胞的增殖分化,是治疗 MDS 之根本治法。健脾益气则化生血液,统摄固脉、血循常道,不致外溢,益肾补元以填肾精,肾精补足,骨有所充,髓有所养,精血自生。健脾补肾又有健脾温肾和健脾滋肾之不同,常用健脾药有党参、黄芪、白术、山药等,滋肾常用熟地黄、鳖甲、制何首乌、枸杞子、熟女贞子等;温肾选用补骨脂、菟丝子、鹿角、杜仲等。同时根据中医"阴中求阳、阳中求阴"的理论,温肾为主时佐以滋阴之品,滋阴为主时佐以温养之药,意在"阳得阴助则生化无穷,阴得阳生则泉源不竭",有利于提高疗效。诸药组合之方随症加减治疗,近期疗效较好,远期疗效可靠,能使大部分患者的临床症状改善,外周血象回升,对西药治疗无效的病例也有较好疗效。现代研究证明,补肾中药可以刺激骨髓造血,诱导造血细胞分化,并可提高机体免疫功能和应激能力,益气健脾药也有调整免疫功能的作用。

2.泻火止血以治标

血为阴液,随火升降,MDS 每现出血证急时,当务之急是控制出血、治标止血为先。所谓急则治其标,治血先治火,以期火平热清、络宁血止,为进一步治疗创造条件。MDS 出血原因较多,然火热伤络与出血之间关系最为密切。火热有实火与虚火之分,实火宜清热泻火止血,取犀角地黄汤之意变通运用;虚火当养阴泻火止血,方取知柏地黄丸、茜根散随证化裁。凡身热面赤,便秘溲黄,脉滑实弦数等症,常用犀角、生地黄、大黄、黄连、黄芩、大青叶之类清泄火热;如阴血亏损,不能敛阳,无根之火炽烈,伤络出血不止,急于泻火止血方中伍育阴潜阳之品,如阿胶、龟甲、牡蛎等;若素体正虚,复因外感诱发所致,症见神疲乏力,发热咽痛,出血量多,甚则便血尿血,脉浮细数,病势凶险,须在密切观察下,急以泻火止血为主,佐以扶正疏邪,以犀角地黄汤加减治疗。出血明显者均可加用牡丹皮、茜草、槐花、鲜白茅根等凉血止血,其中牡丹皮用量宜大,可用至 30g,经临床观察多年,疗效良好,并无不良反应。

3.清解邪毒以防变

MDS 病机不仅脾肾亏虚,更是一种虚实夹杂的病理改变。邪毒内停,久留不去,可使脏腑组织得不到营养物质的正常濡养温煦,又加重脏腑虚损的表现,虚损又会加重邪毒形成。这种因虚致实,由邪致虚的恶性循环,使 MDS 病情进步加重,久致正虚无力抗邪,邪毒久留不去,毒入骨髓,耗血生变,新血无以化生,出血更加不止。对此治疗,单用补虚扶正,则邪毒不去,新血难生,妄用泻火解毒,易伤正气,当宜清解邪毒、扶正达邪,邪毒既去,新血方生,还可防变。由于 MDS 患者正气亏虚,脏腑功能失调,使用清解邪毒药,当配用扶助正气类药,泻火不伤正,解毒不宜过,一般不要使用过寒伤中之品。如因虚致实,清解邪毒药更宜与健脾补肾药合用,起到标本兼施、相辅相成的作用,使毒去邪退、气生血长。大量实验研究表明,清解邪毒药具有抑制骨髓异常增生,调整机体免疫功能、诱导分化造血干细胞的生长、促进白血病细胞的凋亡、加速骨髓微循环的新陈代谢等作用,从而有利于 MDS 骨髓的正常造血。

4.采用变法以求功

MDS 患者大多从脾肾热毒论治而获效,对于一些缠绵难愈、常规药物难以控制的病例,可用泻肝法而收效。MDS 肾虚阴亏,久虚不复,肝火伏热,阴亏越甚,肝火越旺,以致水火失济,火热内盛,灼伤血络,引起各种出血。泻肝则抑火扶阴,固护精髓,有利于控制出血、化生气血,MDS 患者鼻齿出血、心烦易怒、脉弦带数为运用泻肝法的辨证要点,常用水牛角、牡丹皮、栀子、龙胆草等。通腑泄热法也应用于一些顽固难愈的病例,出血明显时,胸膈烦热,大便不畅,舌红、苔黄者,在治标方药中加入生大黄以通腑清热,对于止血往往有良好的效果,大黄既有泻火清热之功,亦有将其止血之妙,用之得法,常收桴鼓之效,一般用量为 6~21g,用法亦不必拘于后下。对于肝炎后 MDS,家用白花蛇舌草、半枝莲、板蓝根、连翘等清热解毒药治疗,常能取得良好的疗效。另外黄芪、鳖甲两味是治疗 MDS 的常用要药,黄芪甘温益气摄血,鳖甲咸寒入肾填精,两者通用,益气而不助火,滋阴而不伤中,共奏益气摄血,滋阴养精之功,无论阴阳虚损,在辨证的基础上家用两味药物,对于控制出血、预防复发和升高外周血象均有一定的疗效,而脾肾阴虚者用之尤宜。

(二)辨病治疗

1.支持治疗

(1)输血:尽管应用促红细胞生成药物及一些新药可增加骨髓造血功能,仍有 80% 以上 MDS 患者需要长期红细胞输注。输血指征主要根据患者的症状,而不是特异的 Hb 水平。大多数 MDS 患者不能够耐受 Hb 低于 80g/L,部分患者为避免出现心绞痛、严重呼吸困难或乏力而要求维持 Hb 在更高水平。在非干细胞移植 MDS 患者中,因保留了淋巴细胞功能,输血相关移植物抗宿主病罕见。因此,除干细胞移植患者外,MDS 患者输注血制品无须常规照射。

(2)铁螯合剂:对于反复大量输血的患者,有研究指出铁螯合剂的应用可以明显减少各种疾病因为输血引起的铁负荷过重,导致血色病发生。MDS 患者应用铁螯合剂可以有效降低肝脏和心脏的含铁物质及血清铁蛋白水平,并在一定程度上延长患者生存期。临床上目前有以下 2 种铁螯合剂:去铁胺和去铁酮。

(3)抗生素:MDS 患者常因中性粒细胞减少合并发热。预防性应用抗生素并不作为常规。但预防性应用抗真菌药物在类 AML 诱导治疗中起到一定作用。同时,对于中性粒细胞缺乏的 MDS 患者合并严重感染,在应用强有力的抗生素同时可以输注粒细胞,协同抗感染。

2.治本治疗

(1)造血生长因子:贫血在 MDS 患者中普遍存在,因此改善红系造血是所有治疗方案中最主要的目标。应用重组人 EPO,Hb 水平可能在一定程度上有增长,改善红系造血,且不影响白血病转化率。依据 IPSS 分组,低危组和中危Ⅰ组患者对于 EPO 的治疗反应优于中危Ⅱ组和高危组患者。EPO 联合 G-CSF 治疗 MDS 有积极作用,可以减少或脱离输血,且并不增加其进展为 AML 的风险。

(2)免疫抑制治疗:常应用于低增生性 MDS 患者。有研究认为 MDS 早期阶段以免疫失调和自身免疫为特征而导致无效造血和骨髓衰竭,并与调节 T 细胞功能密切相关,疾病的晚期阶段则以恶性克隆的免疫逃逸为特征。因此通过免疫抑制治疗,对部分早期 MDS 患者有效。

①抗胸腺细胞免疫球蛋白(ATG)和抗淋巴细胞免疫球蛋白(ALG):Garg 等总结了应用兔 ATG、环孢素(CsA)及 G-CSF 作为一线方案治疗低危组 MDS 的疗效。重组 ATG2.5~3.5mg/(kg·d)共 5 天。CsA5mg/(kg·d)、G-CSF5μg/(kg·d)应用 6 个月或更长,治疗后 3~6 个月即出现治疗反应,12 例患者中 4 例有效,1 例完全缓解(CR),3 例部分缓解(PR)1,中位反应时间为 11 天。Scott 等报道联合应用马 ATG 和可溶性肿瘤坏死因子受体(依那西普)治疗 MDS 的 2 期临床试验结果,其中 19 例患者完成治疗,ATG40mg/(kg·d)连续应用 4

天后使用依那西普 25mg 皮下注射每周 2 次,每月应用 2 周,共 4 个月,13 例患者达到血液学进步,70％患者有血液学进步或反应维持 5～36 个月。结果认为 ATG 联合依那西普是积极而安全的治疗方法。

②CsA:CsA 具有很强的免疫抑制作用,其通过介导钙调磷酸酶蛋白失活导致 IL-2 基因活化受抑制。部分 MDS 患者无论是否应用 ATG 或 ALG,使用 CsA 均有疗效。Sloand 等分析了 129 例应用免疫抑制治疗的 MDS 患者疗效,其中 39 例达到完全或部分有效(24％使用 ATG;48％使用 ATG＋CsA;8％使用 C．A),在这 39 例患者中有 12 例达到脱离输血并且血细胞数接近正常。多变量分析显示,年龄轻是最首要预示疗效因素,其次是 HLA-DR15 阳性和联合使用 ATG、CsA。Ishikawa 等应用 CsA4mg/(kg·d)治疗 20 例低危组 MDS 患者,10 例获得血液学进步,直至随访期结束,无患者进展为 AML(中位时间 30 个月)。

③免疫抑制治疗有效病例的诊断:MDS 中免疫抑制治疗改善生存的预示指标是年轻、低 IPSS 评分。然而 MDS 是老年病,是髓系的恶性肿瘤。那么年轻、低原始细胞的 MDS(IPSS 评分低)患者诊断的难度自然就大。其主要依赖病态造血和细胞遗传学异常。美国血液学专家认为免疫抑制治疗有效的 MDS 病例具有 4 个特点:a.无恶性克隆造血的证据。b.骨髓低增生。c.HLA-DR 高表达。d.可有小阵发性睡眠性血红蛋白尿(PNH)克隆。因此,在美国血液学年会上,专家指出那些免疫抑制治疗有效的 MDS,与其称之为 MDS 不如称之为再生障碍性贫血。免疫抑制治疗可以改善正常造血克隆遭受的"炎性(免疫)损伤",但不会消除髓系癌性克隆。相反。还可能有助于癌性克隆扩增。故经免疫抑制治疗获得完全反应的"MDS"可能是不含 MDS 克隆的免疫性血细胞少,真正的癌性 MDS 用抑制细胞免疫治疗等于"饮鸩止渴"。近年来,已有报道 MDS 经免疫抑制治疗后加速转化为白血病的病例。

3.免疫调节治疗

(1)沙利度胺:其治疗 MDS 的机制不清,可能与其对骨髓抑制因子表达修饰、免疫调节及抑制骨髓内血管新生等有关。Raza 等报道了 36 例 MDS 及 AML 患者经 5-阿扎胞苷和沙利度胺联合治疗后 42％(15 例)患者达到血液学改善,其中 6 人达到 CR,其他患者分别获得 1 系或 2 系血液学改善,特别是 14 例 AML 中 9 例为 MDS 转为白血病患者,2 例达到 CR,4 人获得血液学改善。因此小剂量阿扎胞苷和沙利度胺耐受性良好,对 MDS 及 MDS 转 AML 患者治疗有效。

(2)来那度胺来:那度胺治疗 MDS 5q−综合征能使大约 2/3 患者脱离输血或降低输血频率。有体外模型证实来那度胺是通过激活 T 细胞和 NK 细胞增强细胞免疫及抑制炎性因子和促红系分化等来起到治疗作用的。List 等报道经来那度胺治疗的 43 例输血依赖 MDS 患者中 24 例(56％)有效。其中 20 例脱离输血,1 例 Hb 上升 20g/L,3 例输血减少 50％以上。Raza 等报道来那度胺治疗无 5q−低危或中危且有输血依赖的 214 例 MDS 患者,该多中心 2 期临床试验研究结果提示,最常见不良反应为中性粒细胞减少(30％)及血小板减少(25％),56(26％)例在应用 41 周后达到脱离输血,中位时间为 4.8 周,平均 Hb 上升 32g/L,另有 37(17％)例输血需要减少 50％以上,共有 43％患者有血液学改善。来那度胺在临床上亦可用于无 5q−,染色体异常的输血依赖的低危或中危Ⅰ组 MDS 患者。

4.去甲基化及去乙酰化治疗

DNA 甲基转移酶抑制剂:在许多 MDS 和其他肿瘤性疾病中可以发现基因启动子的胞嘧啶残基甲基化水平增高,进而引起关键肿瘤抑制基因不表达。2 种胞嘧啶类似物。5-阿扎胞苷及 5-氮杂-2'-脱氧胞苷(DAC)作为特异性 DNA 抑制物,通过对 DNA 甲基转移酶的灭活作用而产生抗肿瘤效果。

(1)5-阿扎胞苷:2002 年,癌症和白血病工作 B 组(CALGB)报道了 191 例 MDS 患者应用5-阿扎胞苷及支持治疗的随机试验,结果经 5-阿扎胞苷 $75mg/m^2$,皮下注射,每 28 天应用 7 天治疗,白血病转化时间平均延迟 13~21 个月。20% 患者有血液学的改善,因此美国食品药品监督管理局(FDA)批准 5-阿扎胞苷可用在所有类型 MDS。Silverman 等分析 99 例随机应用 5-阿扎胞苷的 MDS 患者,47% 患者治疗有效,其中 10% 达到 CR,36% 获得血液学改善;中位反应时间为 3 个月(75% 患者 4 个疗程后有效;90% 患者 6 个疗程后有效),且使用 5-阿扎胞苷治疗过程中感染及出血率无增加。有报道 5-阿扎胞苷治疗高危 MDS 患者尤其是老年高危MDS 患者可有效延长总生存期及进展至白血病或死亡的时间。

(2)5-氮杂-2'-脱氧胞苷:Kantarjian 等报道 170 例 MDS 患者随机临床观察,应用地西他滨($15mg/m^2$ 静脉维持 3 小时,每 8 小时×3 天,每 6 周 1 次)。结果显示应用地西他滨组与支持治疗组相比,总体反应率高(17% 比 0)。同时另有 12 例患者获得血液学改善。转化至AML 或死亡的中位时间明显延长。

(3)组蛋白去乙酰化酶(HDAC)抑制剂:HDAC 抑制剂通过抑制组蛋白酪氨酸尾部的去乙酰化而调节基因表达,减少组蛋白与 DNA 之间的相互作用,使染色质结构松弛。同时HDAC 抑制剂还有其他的作用。包括活性氧的诱导、伴侣蛋白的乙酰化、NF-kB 途径及死亡受体调节途径的改变。HDAC 抑制剂包括苯 T 酸钠、丙戊酸钠、苯甲酰胺、Romidepsin 和Vorinosmt。目前仍在Ⅰ~Ⅱ期临床试验阶段。

5.化疗

高危组 MDS 患者可以选择化疗。可采用急性白血病的标准联合方案,常用药物为阿糖胞苷、蒽环类药物等,且通过化疗达到缓解的 MDS 患者最终仍要经历复发过程。只有大约5% 患者经大剂量化疗后能生存 3 年。老年人对 AML 化疗方案耐受性差。Tricot 等治疗了15 例初治 MDS-RAEB 患者,采用大剂量阿糖胞苷或标准 AML 化疗方案。年龄是决定诱导化疗缓解与否的重要因素;小于 50 岁的患者中 86% 达到完全缓解,老年组只有 25%。且尽管进行强有力的巩固治疗,CR 很短。老年进展期 MDS 患者应选择低剂量的化疗。对于老年和一般情况差不能耐受大剂量细胞毒药物治疗且不愿意单独应用支持治疗的 MDS 患者,可应用低剂量化疗。有研究报道,应用化疗药物,所有患者病情与单一支持治疗相比,无明显改善甚至复发,严重者可进展为其他肿瘤。

6.造血干细胞移植

一直以来,造血干细胞移植被认为是根治 MDS 最好的方法,但 MDS 患者常规接受异体移植,长期无病生存率只有 30%~40%,而移植相关的病死率与之相同或甚至更高,幸存者仍然长期面临着慢性移植物抗宿主病或其他严重不良反应的风险。

7.其他治疗

（1）雄激素：雄激素可以促进红系造血。Guan 等报道雄激素联合小剂量 ATRA 治疗 MDS，治疗 6 个月后评价疗效，1 例 CR，6 例 PR。19 例达到血液学改善，总有效率为 43.3%（26/60）。

（2）吉姆单抗（GO）：GO 是治疗不能耐受传统化疗的 CD33 阳性的 AML 患者的有效分子靶向药物。

（3）三氧化二砷（ATO）：有研究显示应用 ATO、视黄酸及沙利度胺联合治疗 21 例高危 MDS 患者，有效率为 24%。安全性高。总之，尽管目前对于 MDS 治疗方法较多，包括一些新药，但治疗效果并不理想。今后需要深入研究 MDS 的病理机制。探寻更好的诊断与治疗方法，延长 MDS 患者生存期，提高生存质量。

（三）辨证治疗

1.邪毒炽盛型

治法：清热解毒，益气活血。

方药：清瘟败毒饮合犀角地黄汤加减。水牛角 30g，生地黄 15g，炒牡丹皮 15g，炒赤芍 15g，玄参 10g，金银花 10g，麦冬 10g，连翘 10g，板蓝根 30g，白花蛇舌草 30g，栀子 10g，小蓟 10g，生石膏 30g，知母 10g，黄连 5g，黄芩 10g，三七末 2g（冲服），柴胡 10g，每日 1 剂，水煎服。高热不退加羚羊角粉（山羊角粉代）、紫雪丹、神昏谵语服用安宫牛黄丸清热醒神；气虚不足，白细胞减少可加黄芪 30g，太子参 15g，当归 10g；伴恶心、呕吐加陈皮 10g，竹茹 10g；便秘加大黄 10g。

2.气阴两虚型

治法：益气滋阴，化瘀消结。

方药：生脉饮合大补元煎加减。黄芪 10g，党参 10g，太子参 10g，生地黄 10g，熟地黄 10g，白术 10g，茯苓 10g，黄精 10g，麦冬 10g，女贞子 15g，旱莲草 15g，炒牡丹皮 10g，五味子 5g。每日 1 剂，水煎服。心悸易惊者，可重用黄芪、党参各 30g；失眠者，加酸枣仁 15g，远志 12g，珍珠母 15g，夜交藤 12g；邪毒内盛者，加半枝莲 15g，虎杖 15g，白花蛇舌草 24g；骨蒸劳热者，加银柴胡 12g，青蒿 15g，鳖甲 30g；胃纳差加鸡内金、神曲、山楂各 10g。

3.肝肾阴虚型

治法：滋阴补肾，活血化瘀。

方药：左归丸合六味地黄丸加减。熟地黄 10g，山茱萸 10g，山药 10g，枸杞子 10g，黄精 10g，女贞子 10g，桑葚子 10g，牛膝 10g，炒牡丹皮 10g，龟甲 10g，鳖甲 10g，阿胶 10g（烊化），白花蛇舌草 15g，每日 1 剂，水煎服。阴虚火旺明显者加青蒿 10g，白薇 10g，知母 10g，地骨皮 10g，西洋参 6g。心悸失眠重者加炒酸枣仁 15g，柏子仁 15g；胸闷气短甚者加党参 20g，黄芪 20g。

4.气滞血瘀型

治法：益气活血化瘀止血。

方药：金匮肾气丸合桃仁四物汤加减。生地黄 10g，熟地黄 10g，当归 10g，丹参 10g，赤芍 10g，川芎 10g，肉桂 10g，穿山甲（鳖甲代）10g，菟丝子 10g，补骨脂 10g，枸杞子 10g，莪术 10g，白花蛇舌草 15g。每日 1 剂,水煎服。加减法:腹有症块者加龟甲 20g,鳖甲 20g,川贝母 20g。

五、中成药选用

(1)人参归脾丸:适用于脾胃亏虚证,由人参、白术、茯苓、炙甘草、炙黄芪、当归、木香、远志、酸枣仁、龙眼肉、蜂蜜组成,每次 1～2 丸,每日 3 次。

(2)知柏地黄丸:适用于肾阴亏虚、阴虚火旺证,由知母、黄柏、熟地黄、山药、山茱萸、茯苓、牡丹皮、泽泻组成,每次 1～2 丸,每日 3 次。

(3)金匮肾气丸:适用于肾阳亏虚证,由桂枝、附子、车前子、牛膝、熟地黄、山药、山茱萸、茯苓、牡丹皮、泽泻组成,每次 1～2 丸,每日 3 次。

(4)青黄散:适用于血瘀毒蕴证,由雄黄、青黛组成,将雄黄、青黛 1∶9 比例研末,混匀装入胶囊,每次 3g,每日 3 次。

六、单方验方

(1)补髓丸:适用于肾精亏虚、肾气不足证。药物组成:何首乌、金毛狗脊、紫河车、龙眼肉、鹿角胶、熟地黄、淫羊藿。

(2)鸡血藤:以鸡血藤单味煎汤,每剂用 25～30g,早晚分服,连续用药 8～10 周。

七、中医特色技术

(1)体针:肾虚明显者,可针灸肾俞、阳陵泉、腰阳关、志室、三阴交、太溪、命门等穴位,留针 30 分钟,每隔 5～10 分钟捻针 1 次或用艾条灸;若出现肝、脾疼痛,可强刺激手法针刺阳陵泉,得气后留针 10～20 分钟,捻转出针或中药足浴。

(2)耳穴压籽:按患者中医辨证分型选择穴位,每 3 日 1 次,平时注意适度按压;以补益脾肾为原则,选取脾、胃、肾等穴位。

八、预防调护

(1)注意尽量避免接触电离辐射及 X 线透视。

(2)尽量避免使用对骨髓具有抑制作用的药物及对肾肝功能损害的药物。

(3)注意精神调摄,消除其紧张、恐惧、忧虑等不良情绪。

(4)注意休息,重者应卧床休息。

(5)注意饮食有节,起居有常,劳逸有度。宜进食易于消化、富有营养的食物。

(6)注意口腔、皮肤、肛周、泌尿系统卫生,减少户外活动,预防交叉感染。

(7)注意室内卫生,要定期进行室内消毒。

第六节　白细胞减少症与粒细胞缺乏症

一、概述

成人外周血液白细胞计数持续<4×10^9/L,统称白细胞减少症,主要为中性粒细胞减少。外周血液中性粒细胞的绝对值成人<1.8×10^9/L,儿童<1.5×10^9/L,婴儿<1.0×10^9/L,称为粒细胞减少症。中性粒细胞极度缺乏,绝对值<0.5×10^9/L,甚至消失,称粒细胞缺乏症。

白细胞减少症是由于各种病因引起的外周血白细胞计数持续低于正常(4×10^9/L)的综合征,临床类型不同,其临床表现很不一致,且缺乏特异性,少数无症状,多数常自觉乏力、头晕、倦怠、易诱发感染而有发热等症状,甚至导致败血症而致命。10%～25%患者出现血液感染,其中大多数为有长期或严重中性粒细胞缺乏的患者,而血液感染的实际发生率可能更高。近年来由于肿瘤患者增多,放化疗普遍开展及各种化学制剂和化学药物的广泛应用,使白细胞减少症发病率明显增多,为临床常见急症之一。造血系统恶性肿瘤患者白细胞减少尤其是中性粒细胞缺乏伴感染相关死亡率高达11.0%。

本病临床一般呈慢性过程,少数可无症状而在体检时发现;多数有乏力、头晕、精神萎靡、食欲减退、记忆力减退、心慌或见低热等症状,部分患者可反复感染,如口腔炎、上呼吸道感染、支气管炎、肺炎、中耳炎、泌尿系感染等,常反复发作,不易治愈;但部分患者却无反复感染的表现。本病起病缓、病程较长,多见虚衰诸证,属于"虚劳"范畴;若兼见劳热日久,不易骤退者称"虚劳伏热";也有腹中块物、癖积胁下,日久不移,谓"虚劳癥积";粒细胞缺乏症,起病急,多见热盛邪实诸证,则归属"温热病"的范畴;若兼见咽喉肿痛、口糜舌痛之邪热邪毒诸症,称为"温毒";若热势缠绵,渐见黄疸,脾湿内蕴者,归属"湿热证"。

二、病因病机

(一)病因

1.内因

(1)禀赋不足,形气不足:男精女血结合,乃能受孕成胎。若父母不能谨守聚精养血之道或恣情纵欲或房室不节,均可损伤肾气,戕伐生机,暗耗精血;或母体受孕之后饮食不节,损伤脾胃,精血无以生化,致使胎中失养,即生之后,及至长大,则脏腑不健,体质虚弱,且易为病邪所损,而发本病。亦如清代何炫《何氏虚劳心传·虚证类》所云:"有童子患此者,则由先天禀受之不足,而禀子母气者尤多。"故精气虚衰是形成本病的主要原因,复由后天脾胃之气失调,导致营卫不和,诸邪毒之气乘虚浸淫骨髓,损肾及脾,发为本病。

(2)久病劳倦,耗伤精血:后天失于调理或忧思不解或劳倦过度,损伤心脾,气血亏虚,血亏则心火独旺,相火妄动,暗灼肾阴,心肾失交;或房劳过度,虚败精液,真元耗散,精髓不得滋化气血;或大病久病,失于调理,精血耗损,皆致脏腑功能失调,阴阳气血俱虚,逐为温热之邪侵袭或因接触有毒之品(如化学药物、X线及有机毒物),入里伤髓,而发本病。且病久不愈,脉络瘀阻,正虚血瘀,致病无愈期。亦如《诊家四要·病机约论》所云:"曲运神机则劳心,尽心谋虑则劳肝,意外过思则劳脾,遇事而忧则劳肺,色欲过度则劳肾。"

(3)饮食不节,脾胃受损:脾胃为后天之本,气血生化之源。饮食不节或暴饮暴食或嗜欲偏食或饮酒过度,皆可损伤中焦脾胃;久则脾胃功能衰退,不能化生气血,致使气血亏虚,内不能调和五脏六腑,外不能洒陈营卫经脉,渐至表里俱虚,阴阳失调,因而易受外邪或毒物从口鼻或肌肤侵入,更伤气血,甚或损及精髓,乃发本病。亦如清代唐大烈《吴医汇讲》引汪缵功"虚劳论"所云:"盖精生于谷,饮食多自能生血化精……若脾胃一弱,则饮食少而血不生,阴不能以配阳,而五脏齐损。"

2.外因

(1)正气虚弱,外感六淫:营卫不和之体,易感六淫之邪,时邪侵入机体,邪正交争日久,正虚邪进,营卫俱损,脏腑气血功能失调,则发本病。若迁延失治,病邪久羁,正气更伤;或病邪入里,损及营血,伤及骨髓,生血之源被遏,终致病情加重,且缠绵难愈。亦如清代陈念祖《医学从众录·虚痨续论》所云:"虚痨之人,必有痰嗽,亦最多感冒。"

(2)用药不当,脏腑损伤:素有痼疾需久服药者,药物蓄积;或长期服用有毒药物或误服毒药,直接损伤气血;或形气不足之体,妄投苦寒、金石之类,败伤脾胃,损及肝肾,皆致生血之源被抑,精血耗损,而发本病。亦如明代汪绮石《理虚元鉴·虚症有六因》所云:"因医药者,本非劳症,反以药误而成。"

(3)邪毒直中,骨髓受损:长期工作或居住在有毒环境影响之地或长期接触有害毒物,邪毒直中,耗气伤血,损及阴阳,伤及脾肾,波及骨髓,气血精髓失其化源,乃发本病。亦如清代吴澄《不居集·上集》所云:"惟有一种先因劳倦所伤,外邪乘虚,直伤中气,但觉困惫,饮食无碍,只不知味,面带阴惨,肌肤萧索,有类于阴乎,又有类乎气血两虚。"

(二)病机

1.发病

尽管本病原因各异,但根据临床特点,其病发于内,因由禀赋薄弱,形气不足,易为病邪所损,以致精不化气,阳不化阴,逐见气血亏虚;也由后天失调,因劳倦过度,情志抑郁,饮食不节所致者,损及脾胃或先伤其气,后及血病或先损其血,血病累气,以致气血不协,营卫失和,易为病邪侵入机体,属正虚受邪。一旦邪气侵入,邪正交争,乃至脏腑气血功能失调而发病。

2.病位

本病病位主要涉及病之气血虚实及脏腑失调所在。凡气血之虚,五脏不足,损于形质,总属阴虚,无论阴损及阳或阳损及阴,其病位归属于肾,肾为真阴所居,藏生精髓,髓为血海。本病肾阴亏致使髓枯血虚,肝失所养或肺失滋源或心火不降,更耗肾阴,故病主脏属肾,虚损及肝或肺肾同病或心肾失交;肾阳虚则脾失温煦,气血精髓失其化源,常见脾肾俱损.气血亏虚。凡辨气血虚实者,无论气实血虚或气虚血瘀,多为血病于肝,其损在脾或血结于心,故为肝脾同病或心病系脾,乏源于脾,病本于肾。

3.病性

本病起病缓慢者,日久不愈,以正虚为主,兼见标实,常为标本虚实错杂互见,形质受损,气血不足,多以肾精亏虚为本,但有偏于阳盛阴亏,精不化血或偏于阴盛阳衰,气不化精或为阴阳俱虚,血失滋化;也有因正虚邪干于内,以致实火、痰湿、瘀血为标,更损其本。若本病急暴者,以标实者常见温热、湿火、邪毒蕴结,则以阳邪居多,精气内耗。

4.病势

本病慢性者居多,因劳倦过度,饮食失节或药物之毒损伤脾胃,中焦运化失司,导致摄入的水谷之物难受气于脾以化生精微为血,血亏则心失所养,心脾两亏;又因心主火生血,血亏则不能制火,火盛更能耗血,以致脾虚血亏,心火偏旺;若因肝郁、血瘀或邪毒搏结或湿热内蕴,日久不愈,致使脾胃受损,气血生化乏源,邪结益深,脾虚更甚,脾虚及肾,气虚不能化精,精失所藏。也有因禀赋不足,复由后天失调,脾失健运以致脾肾俱虚,若偏于肾阴亏,则肝失滋养,而为肝脾肾俱虚,心肾失交而为心脾肾俱损;肾阴亏虚,年久不复,损及肾阳,由肾及脾,阴阳俱虚;因先损其阳者,肾阳虚则脾失温煦,而为脾肾阳虚。急性者多见温热邪毒乘虚侵入,由表入里,损及脾胃或直入营血,瘀热内结,邪毒深入骨髓,肝肾受损,甚则脾肾衰败,耗竭精气。

5.病机转化

本病慢性者,因由劳倦、饮食及毒物伤脾,则以脾虚为主或由房劳伤肾,则以肾虚为主或始为湿热,伏邪瘀毒,病久不愈,邪实伤正,则转化为虚实夹杂,逐渐以正虚为主,损及脾肾。因此本病转化重点在于脾肾失调,阴阳盛衰及正虚邪实之间的相互关系;脾虚及肾者,先伤脾土,血亏火旺或温热伏邪引动相火,以致阴精亏虚不能化血;肾虚及脾者,先见伤肾,后因饮食不节,损其脾胃,以致气血化生乏源或阴损及阳,命门火衰,脾失温煦,气阳虚衰无以化精,逐见脾肾气血阴阳俱损。凡病久不愈,皆可导致正虚血瘀或夹温热邪毒,但总以正虚为主。本病急性者,多见温热邪毒,其病机转化取决于邪正盛衰,粒细胞缺乏严重程度及调护施治是否得当,若由精气虚而温热邪毒为甚,且又因粒细胞极度缺乏,以致邪热弥漫三焦,甚则陷入心营,毒损骨髓,耗竭精气,以致阴阳离决而死亡;若精虚不衰,邪热未得深陷,且有外达之机,则热势消退,正气渐充;也有邪气渐衰,正气不复者,取决于阴阳气血盛衰而转化,有素体阴亏,又因邪耗精血,正虚不易骤复,一旦邪热已除,便转化为肝肾阴虚为主;有先损脾胃之气,虽见邪热伤阴,然祛邪之后转化为气阴亏虚,在病机转正虚虽有偏于气虚或阴虚之不同,但终至气阴不足或气阳虚衰,脾肾俱损。

三、辨病

(一)症状

(1)白细胞减少症:白细胞减少症患者自觉症状不多,常以疲乏、头晕为最常见,此外还有食欲减退,四肢酸软,失眠多梦,低热,畏寒,腰酸,心慌等症。易见口咽部肿痛及黏膜溃疡,反复感冒,尚可有中耳炎、支气管炎、肺炎、肾盂肾炎等继发感染;继发于其他疾病者有原发病等临床表现。

(2)粒细胞缺乏症:大多起病急骤,畏寒或寒战,高热出汗,头痛,关节痛,全身疲乏,严重者或见吞咽困难,谵妄,甚或昏迷。一旦细菌入侵,发生继发感染时再度寒战、高热、头痛及咽痛,口腔、咽峡、肛门、阴道等黏膜处均有坏死性溃疡,甚至可迅速发生败血症或脓毒血症而死亡。

(二)体征

早期可见口腔咽部溃疡,其后发生黏膜坏死变化,扁桃体红肿,常有灰白色覆盖物,也可触及颌下、颈部淋巴结肿大。

（三）辅助检查

1.血常规

白细胞减少症,外周血红细胞、血红蛋白与血小板多数正常,白细胞一般为$(2.0\sim4.0)\times10^9/L$,伴有不同程度的中性粒细胞减少,淋巴细胞相对增多。粒细胞缺乏症,外周血红细胞与血红蛋白正常或稍低,也有部分药物如氯丙嗪与抗癌药物所引起者可伴有轻、中度贫血和（或）血小板减少,白细胞低于$2.0\times10^9/L$,中性粒细胞锐减,低于$0.3\times10^9/L$或仅剩$(0.01\sim0.02)\times10^9/L$,甚至完全消失。粒细胞胞浆中可见中毒颗粒及空泡变性等改变。淋巴细胞、浆细胞和单核细胞可有不同程度增高。

2.骨髓象

白细胞减少症早期骨髓多属正常,但也有轻度增生者,粒细胞系增生不良或成熟障碍。粒细胞缺乏症骨髓象显示粒系重度成熟障碍或增殖不良、粒细胞总数降低,停留在早幼粒细胞或中幼粒细胞阶段。也有骨髓象中粒细胞系列完全缺乏。红系和巨核系细胞多无明显改变,网状细胞、浆细胞和淋巴细胞可相对增多。恢复期骨髓最先出现原始和早幼粒细胞,相继见到各阶段粒细胞,并逐渐增多。

3.其他检查

（1）氢化可的松试验:用以检测骨髓粒细胞储备能力。静脉滴注氢化可的松100mg,正常者滴注后3~6小时粒细胞增加至$(4\sim5)\times10^9/L$均为正常。

（2）肾上腺素试验:意在检测粒细胞边缘池的功能。皮下注射1:1000肾上腺素0.3mL,注射前、注射后20min各测外周血白细胞总数及分类计数1次。如注射后20分钟白细胞计数增加至正常或较原水平升高1倍以上,提示边缘池粒细胞分布过多,若无脾肿大,可诊断为"假性粒细胞缺乏症"。

（3）血清溶菌酶测定:血清溶菌酶主要来自中性粒细胞及单核细胞含溶酶体颗粒的崩解。粒细胞减少或缺乏症如因血液内中性粒细胞破坏过多所致,则颗粒（溶酶体）外逸,血清溶菌酶升高。

（4）其他:可根据需要检查白细胞凝集素、白细胞吞噬功能、白细胞抗人体球蛋白消耗试验、同位素标记粒细胞寿命测定、骨髓干细胞培养及有关原发病所致粒细胞减少的各项检查。

（四）诊断标准及分期分型标准

由各种病因导致外周血白细胞数（成人）$<4.0\times10^9/L$时,称为白细胞减少症。外周血中性粒细胞绝对值$<2.0\times10^9/L$为粒细胞减少症,$<0.5\times10^9/L$为粒细胞缺乏症。

四、类病辨病

（1）低增生性白血病:临床可见贫血、发热或出血,外周血常里全血细胞减少,可见到或不能见到原始细胞。骨髓增生减低,但原始粒细胞$>30\%$。而白细胞减少则幼稚细胞少见,且无出血,无明显贫血现象。

（2）再生障碍性贫血:起病或急或慢,多有出血、贫血表现,白细胞减少,尤以中性粒细胞明显,血小板及网织红细胞均明显减少,骨髓呈三系细胞减少。而粒细胞缺乏症则发病急,无出血,贫血不显,白细胞分类以粒细胞极度减少,甚至完全消失,血小板及网织红细胞均正常,骨髓呈粒系受抑,成熟障碍。

(3)传染性单核细胞增多症:可见溃疡性咽峡炎、粒细胞减少,易与粒细胞减少症混淆,但传染性单核细胞增多症血涂片中可发现较多的异形淋巴细胞,且血清嗜异性凝集试验阳性,不难与粒细胞缺乏症鉴别。

五、中医论治

(一)治疗原则

本病分证论治一般不出心肝脾肾四脏,按何脏虚而补之的原则调治。大多是补阴和补阳,补气补血的有机结合,体现了阳生阴长之意。

本病治疗大法依据禀赋不足、后天亏损与邪气盛实、温热邪毒及其邪正关系而定,病位与病性是治疗大法的主要依据。慢性白细胞减少症初期,以本虚为主,脾气虚弱,气血亏损,治宜扶正治本,侧重补益脾胃,以调气血,也有先于伤肾,阴阳失调者,治宜补肾生血,调达阴阳。病程中常见脾肾俱虚,应以培补脾肾为主,调治脏腑气血、阴阳。若本病初起邪实为主,多为夹杂,治宜先祛邪,后扶正气或祛邪扶正兼施,祛邪应随其寒热、虚实、气血、脏腑之不同特性调治。

急性粒细胞缺乏患者,以邪实为主,因外感温热邪毒乘虚侵入,当按邪之甚微施治,病邪甚者,以卫气营血、三焦辨证为立法依据,并随病邪由表入里、邪恋肺胃或初入营分,治宜透泄清热为主;或邪犯营血,由里及表,应以清营凉血为主,兼以扶正达邪。病邪微者,邪恋气分,热毒内蕴,未入营血,因正气虚而未衰,当以清泄气热与固护正气并重。

(二)分证论治

1.气血两虚证

证候:面色萎黄无华,乏力气短懒言,语言低微,头晕目眩,失眠多梦。心悸怔忡,纳呆食少,倦怠汗出,易于外感,舌质淡,苔少,脉细微。

治法:益气生血。

方药:归脾汤加减。常用药物:党参、黄芪、当归、龙眼肉、酸枣仁、茯神、远志、大枣、甘草。

加减:纳呆食少明显者加炒麦芽、山楂以健胃消食;自汗较多者加浮小麦、生牡蛎以固表敛汗;体虚易于外感者,加防风以祛风固表;心悸明显者加川芎、麦冬行血和阴;营卫失和,汗出畏风者,加桂枝、白芍、生姜调和营卫,扶助脾气。

2.肝肾阴虚证

证候:头晕目眩,耳鸣如蝉,腰膝酸软,五心烦热,潮热盗汗,口干咽燥或虚烦少寐或梦多遗精或胁肋隐痛或月经先期,形体消瘦,两颧潮红,舌红少苔,脉细数。

治法:滋肾养肝,益精填髓。

方药:左归丸或知柏地黄汤加减。常用药物:熟地黄、枸杞子、山茱萸、鹿角胶(烊化)、鳖甲、菟丝子、白术、山药、甘草、怀牛膝、牡丹皮。

加减：阴虚内热，烦热盗汗者，加生地黄、地骨皮养阴泄热；肺胃阴伤，口干咽燥者，加北沙参、麦冬滋养肺胃；心火偏旺，虚烦少寐，加黄连、酸枣仁清心宁神；君相火旺，梦多遗精者，去怀牛膝，加黄柏、牡蛎降火潜阳；肝失柔养，胁痛隐作者，加白芍、川楝子柔肝疏泄；阴血不足，月经量少者，加当归、益母草养血调经。

3.脾肾阳虚证

证候：形寒肢冷，食少便溏，腰膝冷痛，小便频数，下肢水肿，神疲自汗或头晕肢软或脘腹冷痛，面白虚浮，形体肥胖，舌质淡胖，边有齿痕，脉沉细。

治法：温补脾肾，助阳益髓。

方药：黄芪建中汤合右归丸加减。常用药物：黄芪、桂枝、白芍、鹿角胶（烊化）、熟地黄、山茱萸、枸杞子、补骨脂、肉桂、菟丝子、生姜、甘草、大枣。

加减：脾虚明显，乏力纳少者，加人参或党参、白术益气健脾；脾虚久泻或五更泄泻者，去熟地黄，加五味子、肉豆蔻温肾暖脾，固涩止泻；肾虚失固，滑精早泄者，加金樱子、益智仁收涩固精；虚风内扰，头晕耳鸣者，加淫羊藿。

4.正虚血瘀证

证候：乏力纳少，心悸气短，畏寒肢冷，头晕耳鸣，腹胁积块，腰膝冷痛或胁下胀痛或鼻齿衄血或午后低热或月经量少、闭经，面色晦暗，肌肤甲错，舌淡暗红或有瘀斑，舌系带粗而扭曲，脉细涩。

治法：益气补肾，活血化瘀。

方药：拯阳理劳汤合血府逐瘀汤加减。常用药物：党参、黄芪、白术、熟地黄、当归、川芎、肉桂、淫羊藿、补骨脂、桃仁、红花、柴胡、白芍、陈皮、甘草。

加减：湿滞中阻，食少腹胀者，加半夏曲、鸡内金和中消胀；下元虚寒，腰膝冷痛者加菟丝子、巴戟天温肾助阳；肝肾不足，头晕耳鸣者加枸杞子补养肝肾；瘀结腹胁，胁下积块或觉胀痛者加延胡索、香附行气活血；鼻齿衄血者加茜草、牛膝行血止血；热在阴分，午后或夜间低热者加青蒿、地骨皮清泄伏热；血虚血瘀，妇女经闭者加益母草、丹参调经活血；久治不愈，白细胞过低者，加鸡血藤、虎杖、丹参、穿山甲等。

（三）特色治疗

1.专方专药

(1)地榆升白片：0.1g/片。口服，一次2～4片，一日3次。用于白细胞减少症。

(2)生血宝合剂：100mL/瓶。口服，一次15mL，一日3次。功效滋补肝肾，益气生血。用于肝肾不足、气血两虚所致的神疲乏力、腰膝酸软、头晕耳鸣、心悸、气短、失眠、咽干、纳差食少；放、化疗所致的白细胞减少者。

(3)复方皂矾丸：0.2g/丸。口服，一次7～9丸，一日3次，饭后即服。用于白细胞减少症。

(4)生血丸：5g/瓶。口服，一次5g，一日3次，小儿酌减。用于脾肾虚弱所致的面黄肌瘦、体倦乏力、眩晕、食少、便溏；放、化疗后全血细胞减少。

2.针灸

有学者采用针刺足三里的方法提高白细胞减少症患者的外周血白细胞总数。

六、西医治疗

（一）病因治疗

对可疑的药物或其他致病因素,应立即停止接触。继发性减少者应积极治疗原发病,急性白血病、自身免疫性疾病、感染等经过治疗病情缓解或控制后,粒细胞可以恢复正常。脾功能亢进者可考虑脾切除。

（二）防治感染

感染发生的危险度与中性粒细胞减少程度相关,也与中性粒细胞减少的原因及病程有关。轻度减少者不需特别的预防措施,中度减少者感染率增加,应减少出入公共场所,并注意保持皮肤和口腔卫生,去除慢性感染病灶。粒细胞缺乏者,应采取无菌隔离措施,防止交叉感染发生。有感染者应行血、尿、痰及感染病灶分泌物的细菌培养和药敏试验及影像学检查,以明确感染类型和部位。在致病菌尚未明确之前,应经验性应用广谱抗生素治疗,覆盖革兰氏阴性菌和革兰氏阳性菌,待病原和药敏试验结果出来后再调整用药。若3~5天后抗炎治疗无效,可加用抗真菌治疗。病毒感染可加用抗病毒药物。

（三）升高中性粒细胞数的治疗

1.促白细胞生长药物

目前在临床上应用的药物种类很多,可选用2~3种应用,治疗观察3~4周,如无效改换另外2~3种药物。常用药物如:维生素 B_4 10~20mg,3 次/天,口服;维生素 B_6 10~20mg,3 次/天,口服;地榆升白片4片,3 次/天,口服;利可君片20mg,3 次/天,口服;脱氧核苷酸钠10~20mg,3 次/天,口服;辅酶 A100U,1 次/天,肌内注射;ATP 20mg,1 次/天,肌内注射。

2.造血生长因子

主要有重组人粒细胞集落刺激因子、重组人粒细胞-巨噬细胞集落刺激因子。在治疗粒缺时疗效明确,可使中性粒细胞迅速增多,并增强其吞噬杀菌及趋化功能。常见的不良反应有发热、肌肉骨骼酸痛、皮疹等。白细胞减少症伴有严重感染时,也可考虑使用造血生长因子。

（四）免疫抑制剂

自身免疫性粒细胞减少和通过免疫介导机制所致的粒细胞缺乏可选用免疫抑制剂治疗,主要有糖皮质激素、硫唑嘌呤、环磷酰胺、大剂量丙种球蛋白输注等。其他原因引起的粒细胞减少,则不宜采用该治疗。

糖皮质激素:对部分免疫性粒细胞减少症患者有效,但因其可抑制正常粒细胞功能,故不能无选择滥用。可选用泼尼松10~20mg/次,口服,3 次/天,长期应用要注意其不良反应。如确诊为免疫性粒细胞减少症,糖皮质激素应用无效时,可谨慎选用其他免疫抑制剂:如硫唑嘌呤50mg,2~3 次/天,口服,环磷酰胺100~150mg,1 次/天,口服,长春新碱2mg,1 次/周,静脉滴注。

（五）脾摘除术

一般仅用于确诊为脾功能亢进及 Felty 综合征患者。

（六）急重症处理

粒细胞缺乏症是一种严重的内科急症,以前病死率可达80%,现在由于治疗手段增多,病死率虽已降低,但也在10％以上。而严重感染又是急性粒细胞缺乏症死亡的主要原因,急性粒细胞缺乏症患者能否度过危险期,关键在于预防感染措施上。如果能迅速控制感染,争取到粒细胞回升的机会,则预后良好。只有全方位控制感染,防止感染引起的严重不良反应,才能赢得时间提升白细胞总数及粒细胞绝对值,从而使本病得到治疗。

1.基因重组人粒细胞生长因子

可诱导造血干细胞进入增殖周期,促进粒细胞增生、分化成熟、由骨髓释放至外周血液,并能增强粒细胞的趋化、吞噬和杀菌活性。G-CSF对周期性粒细胞减少和严重的先天性粒细胞缺乏儿童效果较好,也可用于预防强烈化疗引起的白细胞减少。

2.抗感染治疗

患者一旦有发热即应做血、尿和其他有关的培养,并立即给予广谱抗生素治疗。待证实病原体后再改用针对性的药物。如未能证实病原体则广谱抗生素的经验性治疗必须给足疗程,并应注意防治二重感染,如霉菌、厌氧菌等。对急性粒细胞缺乏症者必须给予严格的消毒隔离保护,最宜安置进入空气净化的无菌室内,加强皮肤、口腔护理,以防交叉感染。粒细胞缺乏症者抗感染治疗是抢救成功与否的关键。

3.输注浓集的粒细胞悬液

可用于伴发严重感染者,但因受者体内迅速产生粒细胞抗体而难以奏效,目前临床已少用。在骨髓衰竭为粒细胞缺乏的原发病因,并已排除了免疫介导所致,且症状非常严重者可考虑异基因造血干细胞移植治疗。

七、预防与调护

对于后天获得性粒细胞减少症,重点在于加强防护,如接触放射性物质或苯等化学品者,应加强劳动保护,定期检查血象;慎用各种可能引起白细胞或中性粒细胞减少的药物,尤其是氯霉素、氨基比林、抗甲状腺药及抗癌药等。对过敏体质者用药更应慎重;以往有药物过敏者,严禁重新使用同类药物。

对于先天性粒细胞减少症,重点则在于加强锻炼,增强体质,预防感染。中医预防从内因和外因两方面入手。内应保养正气,提高抗邪能力。注意饮食起居,做到饮食有节,起居有常,劳逸结合;加强身体锻炼,如练气功、打太极拳等;重视精神调养。外宜避虚邪,防止病邪侵害。讲究生活环境和饮食等方面的卫生;避免毒邪侵害,当知"避其毒气",可以采取加强防范或避免与毒气接触。

第七节 类白血病反应

类白血病反应(LR),又称白血病反应,是指患者事实上没有白血病,但血象中白细胞计数明显增多或血中有一定的原始、幼稚白细胞,因而与白血病有类似之处。类白血病反应是继发于各种疾病的一种综合征,临床上以各种原发疾病的症状为主,多继发于各种感染和恶性肿瘤。另可见于大失血、溶血、中毒、剥脱性皮炎、颅脑损伤、电离辐射、结缔组织病及高热中暑等。临床上多见急性粒细胞性白细胞增多性类白血病反应,慢性、其他类型细胞性、白细胞不增多性的类白血病反应较为少见。但后者与白细胞不增多性白血病难以鉴别,需反复多次检查血象、骨髓象、仔细观察才能明确诊断。一般类白血病反应患者常随原发病治愈而迅速消失或原发病未愈而血象自动恢复;少数病例原发病未愈类白血病反应现象迁延存在或出现类白血病反应后,病情恶化死亡。

因本病常以发热为主症,现代中医学者认为其属于古代中医所述的"外感发热"、"温病"、"热劳"等范畴。明代朱橚在《普济方》中记载:"夫热劳者,由心肺实热,伤于气血,气血不和,脏腑壅滞,积热在内,不能宣通之所致也。其候心神烦躁,面赤头痛,眼涩唇干,身体壮热,烦渴不止,口舌生疮。饮食无味,肢节酸痛,神思昏沉,多卧少起或时盗汗,日渐羸弱,故曰热劳。久而不瘥,热毒攻注骨髓则变成骨蒸也。"说明外感热病后日久不愈,气血失和,脏腑壅滞而导致的一系列病变。叶天士在《外感温热篇》中说:"在卫汗之可也,到气才可清气,入营犹可透热转气,入血就恐耗血动血,直须凉血散血。"指出了外感热病的治疗原则。这些古籍均可在类白血病反应的诊治中借鉴。

一、病因病机

(一)外感热毒

热毒时邪外袭,肺卫先受,肺主皮毛,故有发热恶寒。外邪入里,正邪相搏,则见寒战高热,热毒属阳易化火,上扰清窍而有头胀头痛,面红目赤,咽喉肿痛。热入血分,邪陷心包,则见壮热不退,四肢逆冷,神昏谵语,颈项强直,发斑发疹。若火热毒邪炽盛,伤津动液则骨节酸痛,口渴欲饮、神疲乏力。

(二)痰热瘀结

病程中痰与热毒之邪互结,瘀阻于脉络,则可见痰核累累。正邪相搏,痰瘀热阻于脉络,结于胁下,则见痞块,脉络瘀阻,气血失和,津液不能上承,则见口苦咽干。

(三)气阴两虚

久病致气阴两虚,阴虚生内热,则见午后低热,两颧潮红,自汗盗汗,咽干口渴;气虚则形神倦怠,动则气短。

二、临床表现

(一)外感热毒

1.证候

初起恶寒怕冷,不规则发热,多为寒战后高热,继则壮热微寒或但热不寒,有汗或无汗,面红目赤,咽痛红肿,骨节酸痛,口渴欲饮,甚则见壮热不退,四肢逆冷,神昏谵语,颈项强直,发斑,苔黄腻或黄燥,舌红少津,脉洪大或滑数。

2.证候分析

因为外感热毒之邪,故起病急,病情重。热毒时邪外袭,肺卫失和则见发热恶寒;外邪入里,邪正相争则见寒战高热,热毒化火上扰清空则见头痛头胀,面红目赤,咽痛红肿;热邪耗伤津液则见骨节疼痛,口渴欲饮,神疲乏力;热邪入于血分或内陷心包则见身热肢冷,神昏谵语,颈项强直,发斑发疹;舌红少津,苔黄燥,脉洪大或滑数均为热邪内盛之象。

（二）痰热瘀结

1.证候

往来寒热,朝轻暮重,口苦咽干,疼痛,神疲乏力,痰核累累,胁下痞块,舌红苔腻,脉弦数或滑。

2.证候分析

痰与热毒之邪互结,气血运行不畅,痰、热、瘀阻于脉络,形成痰核、积块;脉络瘀阻,气血失和则见往来寒热;脉络瘀阻,津不上承则见口苦咽干;舌红苔腻,脉弦数或滑亦为痰热瘀互结之象。

（三）气阴两虚

1.证候

往来寒热或午后潮热,两颧红赤,咽干口渴,自汗盗汗,动则气短,形神倦怠,并常见颈项瘰疬,舌红绛少津,脉细数虚大。

2.证候分析

本证属久病,致气阴两虚,故起病较缓,病程较长。阴虚内热则见午后潮热,咽干口渴,盗汗;气虚可见往来寒热,动则气短,形神倦怠;余邪未清,痰瘀内结则见颈项瘰疬。舌红绛少津,脉细数虚大则属气阴两虚之象。

三、中医诊断与鉴别诊断

（一）诊断

1.发病特点

本病发病前多有发热、出血、过敏、黄疸、虚劳及癌症等原发病,起病后随原发病的治愈本病转愈。

2.证候特点

(1)出现各种类型的发热,寒热往来,潮热,午后低热,高热,甚则壮热神昏。

(2)起病急,病情较重。个别病例可呈现反复发作。

(3)可伴有颈项瘰疬,胁下痞块,皮肤发斑,发疹等症,严重者可出现神昏谵语,颈项强直等表现。

（二）鉴别诊断

1.内伤发热

内伤发热者,由脏腑之阴阳气血失调,郁而化热,热势高低不一,常呈低热而见间歇,其发病缓,病程长,数周、数月以至数年,多伴有内伤久病虚性证候,如形体消瘦,面色少华,短气乏力,倦怠纳差,舌质淡,脉数无力等。而本病多以外感发热为主症。

2.臌胀

当患者以腹部积块为主症时,应与臌胀相鉴别。臌胀以腹胀大如鼓,皮色苍黄,脉络暴露为主要临床表现。而本病则于原发病的基础上出现发热、腹部积块。

四、西医诊断与鉴别诊断

(一)诊断

1.临床表现

本病因原发病的不同而引起不同类型类白血病反应,临床表现亦各有不同。

(1)粒细胞性类白血病反应:可继发于肺炎、流脑、败血症、中毒性菌痢、脓胸等,以细菌感染多见,多表现为中性粒细胞类白血病反应;继发于寄生虫感染者常表现为嗜酸性粒细胞类白血病反应;而因休克、外伤、大出血、急性溶血、中毒、过敏反应及剥脱性皮炎导致者亦常表现为嗜酸性粒细胞类白血病反应;肝脓肿、疟疾导致者常见中性粒细胞类白血病反应。

临床表现为初起形寒怕冷,不规则发热,朝轻暮重或发热前寒战;继则壮热恶寒或但热不寒,有汗或无汗,面红目赤,咽痛而肿,头痛头胀,骨节酸痛,口渴欲饮,倦怠神疲;重者出现壮热不退,四肢逆冷,神昏谵语,颈项强直,发斑发疹等。

(2)淋巴细胞性类白血病反应:结核病及病毒感染引起者多见,如水痘、百日咳、麻疹、风疹、腮腺炎、传染性肝炎、传染性单核细胞增多症、传染性淋巴细胞增多症、猩红热、先天性梅毒等。

临床表现为不规则寒热往来,朝轻暮重,口苦咽痛,神疲乏力,浅表淋巴结常有肿大,肝脾亦可肿大。

(3)单核细胞类白血病反应:多发生于各种结核病,尤以粟粒性肺结核、干酪性肺炎多见,另可见于亚急性细菌性心内膜炎、风湿病、结节病、菌痢等。

临床表现为寒热往来或午后潮热,两颧潮红,咽干口渴,自汗或盗汗,劳则气短,干咳无痰,形体渐瘦,颈项部淋巴结肿大。

2.实验室检查

(1)血常规:血红蛋白量及红细胞计数一般正常或轻度降低,血小板计数正常,白细胞计数因不同类型类白血病反应不同。粒细胞型类白血病反应白细胞计数在 $50 \times 10^9 \sim 120 \times 10^9$/L,分类中可见少数幼稚细胞,且以接近正常成熟阶段细胞为主,原始细胞可低于0.15。细胞质中可见中毒颗粒,空泡变性,但无 Auer 小体。淋巴细胞型类白血病反应白细胞计数为 $20 \times 10^9 \sim 50 \times 10^9$/L,淋巴细胞分类>0.4,且有幼稚淋巴细胞及异常淋巴细胞。单核细胞型类白血病反应白细胞计数>30×10^9/L,分类计数单核细胞>0.3。嗜酸粒细胞型类白血病反应嗜酸粒细胞明显增加,无幼稚细胞。红白血病型类白血病反应外周血有幼红或幼粒细胞。白细胞不增多型类白血病反应白细胞计数不高,但外周血中出现幼稚细胞。

(2)骨髓象:骨髓中粒系增生活跃,核左移明显,无白血病的细胞形态畸形,无 Ph1 染色体及其他染色体畸变的白血病改变。

(3)中性粒细胞碱性磷酸酶染色示活性明显增高,而在白血病时则显著减低甚至完全缺乏。积分明显增高(正常值80±4/每100个中性粒细胞),最高可达400分/100个中性粒细胞,而白血病时则降低至零分。

(4)骨髓及血培养均可发现致病菌生长。

(5)伴随有与原发病灶相关的实验室检查阳性结果。

3.诊断标准

(1)有明确的病因:如严重的感染、中毒、恶性肿瘤、大出血、急性溶血、过敏性休克、服药史等。

(2)实验室检查

①红细胞与血红蛋白测定值一般正常,血小板计数正常。

②粒细胞型类白血病反应:白细胞计数可多达 $30×10^9$/L 以上或外周血出现幼稚粒细胞;血象中成熟中性粒细胞胞浆中往往出现中毒性颗粒和空泡,骨髓象除了有增生、核左移及中毒性改变外,没有白血病细胞的形态畸形等,没有染色体异常。成熟中性粒细胞碱性磷酸酶的积分则明显增高。

③淋巴细胞型类白血病反应:白细胞计数轻度或明显增多,分类中成熟淋巴细胞占到40%以上,并可有幼稚淋巴细胞出现。

④单核细胞型类白血病反应:白细胞计数在 $30×10^9$/L 以上,单核细胞>30%,并可有幼稚单核细胞出现。

⑤嗜酸粒细胞型类白血病反应:血象中嗜酸粒细胞明显增加,以成熟型细胞为主,骨髓象原始细胞不增多,也无嗜酸粒细胞形态异常以及 Ph1 染色体等。

⑥红白血病型类白血病反应:外周血中有幼红及幼粒细胞,骨髓象除红细胞系增生外,尚有粒细胞增生,但无红白血病中的细胞畸形。此外,还需排除其他骨髓疾病(如结核、纤维化、恶性肿瘤转移等)所致的幼粒幼红细胞增多症。

⑦白细胞不增多型类白血病反应:白细胞计数不增多,但血象中出现幼稚血细胞。

(3)治疗结果:原发病经治疗去除后,血象变化随之恢复正常。

(二)鉴别诊断

1.白血病

类白血病反应肯定存在有原发病灶,且原发病灶去除后血象迅速恢复。而白血病则无原发病灶,且必须以抗白血病治疗才可能缓解或好转;类白血病反应一般无贫血、出血;而白血病则大多有进行性加重的贫血,出血并有内脏浸润;类白血病反应外周血及骨髓幼稚细胞多以接近成熟阶段细胞为主,原始细胞很少超过 15%,细胞中毒颗粒及空泡变性多见而无 Auer′s 小体。而白血病外周血及骨髓中细胞分类以大量幼稚细胞为主,中性粒细胞碱性磷酸酶在类白血病反应时积分明显增高,而白血病时则明显减低或消失。

2.传染性单核细胞增多症

为淋巴细胞型类白血病反应的一种,其主要临床表现为发热、咽炎、淋巴结肿大及压痛、肝脾大等。以周围血液存在有核仁的异型淋巴细胞为特点,与原始淋巴细胞相似,因此,易误诊为急性淋巴细胞白血病。但本病多无贫血与出血,嗜异性凝集反应呈阳性,而急性淋巴细胞白血病嗜异性凝集反应呈阴性。传染性单核细胞增多症多预后良好,急性淋巴细胞白血病则预后较差。

五、辨证治疗

(一)辨证要点

(1)本病多属实证,虚证极少见。

(2)发热为该病的主症,可据热型的变化推断不同的病因。一般初起形寒怕冷,不规则发热或发热前寒战,继则壮热微寒或但热不寒,最后可壮热不退,多为外感热毒。初起多见邪在肺卫之症,病变可按卫气营血顺序传变,也可逆传入心包;若见不规则寒热往来,颈下痰核,口苦咽干,胁下痞块者多为痰热互结,脉络瘀阻之象;往来寒热,兼有气短、自汗,则为气阴两虚之象。

(3)不同的伴随症状,表明不同的病情。如伴有面红目赤,咽痛红肿,脉浮,苔薄白者,多为实热尚在肺卫;伴有头痛头胀,骨节酸痛,口渴欲饮,脉洪大者,属患者阳明;若伴有四肢逆冷,神昏谵语,发斑发疹,舌红少津,脉数者则为邪陷心包;若伴有口苦咽干,神疲乏力,舌红苔黄,脉弦数或滑者,为痰热互结,瘀阻脉络;若见午后潮热或低热,伴有自汗,盗汗,舌红绛少津,脉细数或虚细者,多为气阴两虚、营卫失和之象。

(二)治疗原则

本病与外感热病关系密切,以发热为主症。故治疗上应以清热解毒,祛除病邪为基本原则。根据病邪所在部位而分别采用不同的方法。如邪在肺卫,则采用解表祛邪之法;邪入阳明,则用清气之法;入营可采用透热转气之法;入血者则须凉血止血;若邪陷心包则应选用清热解毒开窍之法;兼有瘀血者,则配合活血通络之法;若见气阴两虚者则宜益气养阴。

(三)分证治疗

1.外感热毒

治法:清热解毒。

方药:初起时可用银翘散(《温病条辨》)合桑菊饮(《温病条辨》)加减。金银花、连翘、牛蒡子、蝉蜕、荆芥穗、桑叶、桔梗、杏仁、菊花、栀子、生甘草、芦根、薄荷、板蓝根。方中金银花、连翘清热解毒,辛凉透表;薄荷、荆芥、豆豉辛散表邪,透热外出;桔梗、牛蒡子、甘草宣肺祛痰,利咽散结;竹叶、苇根甘凉清热,生津止渴;蝉蜕清热解表;栀子清热退火;板蓝根清热解毒。若症见壮热汗出,口渴欲饮属阳明热盛者,可加用生石膏、知母、粳米、甘草,减桑叶、杏仁、薄荷等解表之品;若见身热肢冷、发斑属热入营血者,则用清营汤(《温病条辨》)合清瘟败毒饮(《疫疹一得》)加减,药用生石膏、知母、生地黄、玄参、竹叶、麦门冬、丹参、黄连、栀子、黄芩、水牛角、赤芍;邪入心包,症见神昏谵语者,则加石菖蒲、郁金、莲子心等。

2.痰热瘀结

治法:清热化痰,理气通瘀。

方药:黄连解毒汤(《外台秘要》)合通瘀煎(《景岳全书》)加减。黄芩、黄连、黄柏、栀子、当归尾、青皮、香附、山楂、红花、乌药、木香、泽泻、半夏、贝母、人参。方中黄连解毒汤泻火解毒;通瘀煎具有理气解郁,活血化瘀之功。加半夏、贝母化痰。诸药合用共具清热化痰,理气通瘀之效。

3.气阴两虚

治法:益气养阴。

方药:一贯煎(《柳州医话》)合清燥救肺汤(《医门法律》)加减。沙参、麦门冬、生地黄、当归、枸杞子、川楝子、桑叶、石膏、玄参、甘草、阿胶、杏仁、枇杷叶。方中沙参、麦门冬、玄参、生地滋阴;枸杞子、阿胶、甘草补气血;石膏、桑叶、杏仁、枇杷叶清肺余热;川楝子理气;诸药合用益气养阴,清解余热,补虚而不敛邪。若痰核瘰疬明显者,可加夏枯草、贝母、半夏等化痰散结之品;自汗明显者,可酌加煅龙骨、煅牡蛎、浮小麦;以乏力头晕、动则气短、自汗等气虚表现为主时可酌加西洋参、太子参、党参加强益气之功;若舌红少苔,脉细数,午后潮热等虚火之象明显者,可选用知柏地黄汤或上方加地骨皮、银柴胡、胡黄连等以退虚火。

另外本病可根据不同的病因而加用不同功用的中药以辨病治疗。如系病毒感染所致者,可酌加板蓝根、大青叶、贯众;恶性肿瘤导致者,酌加七叶一枝花、白花蛇舌草、龙葵、山豆根、半枝莲等抗癌中药;急性溶血所致者,可选加茵陈蒿、青蒿等退黄中草药;由过敏反应导致者,可选用木香、当归、益母草、白芍、川芎等抑制免疫反应。

(四)中成药

1.银翘解毒丸

用于外感热毒型类白血病反应,每日 4 次,每次 2 丸。

2.西黄丸

用于痰热瘀结型类白血病反应.每日 2 次,每次 1 丸,具有清热解毒,化痰散结,活血祛瘀之功。

六、转归与预后

本病的预后依不同原因导致的发病而各不相同,故只要确切地找出病因,予以相应治疗,一般可随原发疾病的好转而治愈,即便是由于恶性肿瘤引起的类白血病反应,经积极的治疗也可获得暂时的缓解而减轻患者的痛苦。

本病的转归有多种,一般外感热毒型经过积极治疗可获痊愈,但病程中也可出现热入营血、热陷心包等危象;而痰瘀热互结者相对难治或可出现病情恶化之象。

七、调护

对素体虚弱者应注意空气及身体各部的清洁灭菌,预防感染的发生。对已患病者应给予清淡、易消化饮食,出血发斑者忌食鱼腥、辛辣之品。对过敏者应避免食用引起过敏的食品及药品。并应注意向患者解释病情,消除恐惧心理,使之轻松地度过治疗阶段。

八、预防

应注意原发病的预防,进行适当的体育锻炼,增强抗病能力。如有原发病时应及早诊断,正确治疗,防止类白血病反应的发生。

第八节 传染性单核细胞增多症

传染性单核细胞增多症(IM)是由 EB 病毒(EBV)感染所致的急性单核-巨噬细胞系统增生性疾病传染病。其临床表现以发热、咽炎、淋巴结肿大(70%)、肝大(30%～60%)、脾大(24%～65%)、皮疹(10%～20%)为主要特征。儿童及青少年多发,经唾液接触传播,偶有通过输血及骨髓移植传播者,呈散在发生多见,也可在群居地区流行。流行地区分布很广,如欧美、日本、澳大利亚、中国等地均有此病发生。一年四季均可发病,我国南方以秋末冬初发病居多,据统计上海 1954—1965 年,秋季发病率占 80%,夏季仅占 0.2%。年长儿童发病症状较重,幼儿发病症状轻或呈隐性感染。男性较易感,男：女为 3：2。患者从潜伏期至病后半年或更长时间内唾液均可能传播病原体。该病发生于无 EBV 抗体形成的个体,因而,如有此抗体,终生免疫。此病的临床表现和 EBV 抗体的多样化相关。本病病程长短不一,自数周或数月不等,一般为 2～4 周,4 周后多能恢复正常活动,如有严重并发症,如肝破裂、溶血性贫血和血小板减少轻度的粒细胞减少,极少见的肝肾衰竭,恢复复较慢。此病易复发,但症状较前缓和,预后一般良好。

中医无"传染性单核细胞增多症"的病名记载,但根据其发热的临床表现及传染性、流行性的特点,可将其归属为"温病"、"疫毒"范畴。也可根据其咽炎、淋巴结肿大及肝脾大的临床表现,将其归属为"喉痹"、"痰核"、"癥积"等范畴。早在《素问·刺法论》即言:"五疫之至,皆相染易,无问大小病状相似。"而隋代巢元方在《诸病源候论·时气令不相染易候》中不但明确提出某些疾病具有传染性和流行性,还提出致病原因为"乖戾之气",书中云:"夫时气病者,此皆因岁时不和,温凉失节,人感乖戾之气而生病者多相染易……"宋代朱肱在《活人书》中进一步提出了"疫疠之气"为温病的致病原因,且具有传染性和流行性的特点,书中云:"人感疫疠之气,故一岁之中病无长少,率相似者,此则时疫之气。"至明代吴又可在《温疫论》中曰:"温疫之为病,非风、非寒、非暑、非湿,乃天地间别有一种异气所感"、"疫者,感天地之疠气"及"邪之所着,一有天受,有传染。"他更明确提出了致病原及其传染性。古籍中所描述的"时疫之气"、"乖戾之气"、"疫疠之气"皆可致病,并具有"多相染易"、"率相似者"的病状。因 EB 病毒为传染性单核细胞增多症的病原体,且具有传染性、流行性及季节性特点,应包括在上述范围内。

一、病因病机

(一)外感疫毒

外感疫气通过口鼻侵入体内,多夹暑湿之邪而发病。如《温疫论》指出:"温疫之为病……乃天地之间别有异气所感"、"疫者,感天地之疠气",这种疫气存在于自然界中,人们与之接触,通过口鼻而进入人体就会出现相似的症状而发病。

(二)正气虚弱

《内经》云:"邪之所奏,其气必虚","正气存内,邪不可干"。可见疠气或疫毒侵犯人体多因正气虚弱所致。小儿易感染传染性单核细胞增多症,因小儿脏腑娇嫩,稚阴稚阳之体,正气不足,易受疫毒或疠气侵袭。本病夏秋之季为多发,因此疫毒常夹时令之气,证候变化多端。正气虚弱之体易感受疫毒之邪,疾病早期侵犯肺卫,病情进展中期易留恋肠胃,而后期多损及肝肾,重伤气阴,出现正虚邪恋之势。

二、临床表现

(一)热在肺卫

1.证候

发热,微恶寒,头痛、身痛,咳嗽,咽喉肿痛,颈部痰核,口干渴,舌边尖红赤,苔薄白,脉浮数。

2.证候分析

疾病初起,温邪从口鼻而入,侵犯机体,邪郁肌表,营卫失和,故见发热,微恶风寒,头痛,身痛;邪毒循经上犯,染及咽喉,出现咽痛,甚则吞咽不利;邪热炼液为痰阻于经络可见痰核;舌脉均为温邪上犯肺卫之象。

(二)热入气分

1.证候

壮热汗出,口渴引饮,咳喘气急,面色红赤,心烦,胸胁满闷,小便短赤,大便干燥,舌红,苔黄,脉洪大滑数。

2.证候分析

疾病进一步发展,温邪由表入里,热入气分故壮热汗出,口渴引饮,面赤心烦;热邪闭肺,肺失宣降,则见咳喘气急,胸胁满闷;热耗津伤则小便短赤,大便干燥;舌脉均为热在气分之象。

(三)热伤营血

1.证候

身热夜甚,口不甚渴,心烦失眠或神昏谵语,皮肤瘀斑或见尿血、衄血,舌红绛无苔,脉细数。

2.证候分析

病情进一步发展,邪入营血,伤及阴液,故见身热夜甚,口不甚渴;邪热迫血妄行则见衄血,尿血;热扰心神,则见心烦失眠,甚或神昏谵语;舌红绛无苔、脉细数均为热伤阴血之象。

(四)热毒夹湿

1.证候

发热缠绵不愈,体倦乏力,脘腹胀满,恶心呕吐时作,黄疸,舌红苔黄腻,脉濡数。

2.证候分析

疫毒之邪由中焦脾胃下传肝肾,脾失健运,胃失和降,湿热之邪互结,故发热缠绵,身热不扬,体倦乏力,脘腹胀满,恶心呕吐;湿热蕴积,肝胆疏泄失常则见黄疸,腹胀;舌质红,苔黄腻,脉濡数均为湿热滞留之象。

(五)痰结血瘀

1.证候

低热、午后为重,身倦乏力,不欲饮食,痰核累累,大小不等,时有疼痛,腹胀,腹内肿块,舌质绛或紫黯,苔薄黄,脉细数。

2.证候分析

疫毒之邪侵袭人体,耗气伤津,阴津大伤,阴虚生内热则见低热,午后为甚;气阴两伤则见身倦乏力,不欲饮食;肺肾阴亏,阴虚火旺,肺津失于输布,加之疫毒之火,两火相助,灼津为痰,痰火凝结,流窜经络则成痰核;痰火内结,血行受阻,导致血瘀,痰瘀互结于肝脾日久则成腹内结块;舌脉均为气阴不足,痰瘀互结之征。

(六)气阴两虚

1.证候

低热盗汗,头晕神疲,气短乏力,面色无华,纳呆,舌红少苔,脉细数。

2.证候分析

见于疾病后期,耗伤气阴,气阴两虚,气虚无力鼓动血液荣养周身,故气短乏力,头晕神疲;阴虚内热则见低热,盗汗;舌红,少苔,脉细数均为气阴两虚之象。

三、中医诊断与鉴别诊断

(一)诊断

1.发病特点

本病具有传染性、流行性,患者以儿童为多,秋末冬初较多发,发病前数天可有上呼吸道感染史,具有5~15天潜伏期,起病或缓或急。

2.证候特点

(1)该病以发热、咽痛、痰核、腹部肿块为主症。

(2)病情轻重不一,可反复发作,一般呈良性经过。

(3)病程中可伴有肌衄、尿血、咳嗽、黄疸等症状。

(二)鉴别诊断

1.内伤发热

传染性单核细胞增多症以发热为主时应与内伤发热相鉴别。内伤发热由脏腑之阴阳气血失调,郁而化热,热势高低不一,常呈低热,发病较缓,病程较长,多伴有虚证,如形体消瘦,面色无华,短气乏力,体倦纳差等表现。

2.血证

当传染性单核细胞增多症以出血表现为主时应与血证相鉴别。血证以出血为主症,以鼻衄、肌衄、齿衄、咳血等为主;而传染性单核细胞增多症则以发热、颈部瘰疬、咽痛、腹部肿块为特征。

四、西医诊断与鉴别诊断

(一)诊断

1.临床表现

传染性单核细胞增多症潜伏期为5~15天,多于9天后发病,起病或急或缓。常有头痛、乏力等症状,轻重不一。2岁以下患儿症状不明显。

(1)发热:为三大主症之首,发病可急可缓,体温可高可低,多数为中等热度,也可高达41℃,发热高峰多在下午或前半夜,清晨体温下降,发热持续1~2周后骤退或渐退,也有呈不规则发热,持续3~4周或持续低热3个月余。如热退后数天又开始上升,通常是合并链球菌等感染引起的并发症。

(2)咽峡炎:为三大主症之一,约1/2以上的患者起病第1周时以咽痛为主要症状,咽峡部或扁桃体或悬雍垂充血、水肿或肿大,可引起吞咽困难,甚至发生呼吸困难,少数患者局部可有渗出物,形成灰绿色伪膜,有1/3的病例上腭可见出血点。

(3)淋巴结肿大:也是本病三大主症之一,全身淋巴结均可累及,以颈后三角区淋巴结肿大最为常见,枕后淋巴结通常不大。淋巴结直径在1~2cm,中等硬度,散在分布,移动性好,无明显红肿压痛,2周后逐渐消退,但也可持续数月。

(4)肝脾大:有1/2患者脾脏肿大,大多在肋下2~3cm,可伴脾区疼痛,第2~3周更为明显;肝脏肿大少见,仅占30%,大多在肋下2cm以内。

(5)皮疹:有10%左右的病例在1周左右时出现形态不一的皮疹,常呈斑丘疹,为病毒血症的表现。

(6)其他:可伴有头痛、恶寒、咳嗽、黄疸等,另外根据损害脏器的不同,而出现相应的症状和体征,如肺炎、心肌炎、肾炎、心包炎、胸腔积液、腹水、脾破裂及睾丸炎等。

2.实验室检查

(1)血象:早期白细胞计数正常或稍低,中性粒细胞分叶核增多,至第二周开始白细胞增多,一般在 10×10^9~20×10^9/L,偶尔可更高达 30×10^9~80×10^9/L,淋巴细胞增多,占60%~97%,并伴有异型淋巴细胞,大多超过20%。淋巴细胞绝对值达到 4.5×10^9/L,异型淋巴细胞至 1×10^9/L。患儿年龄越小,异型淋巴细胞阳性率越高。异型淋巴细胞于发病后4~5天开始出现,7~10天达到高峰。异型淋巴细胞的形态可分为以下3型:Ⅰ型:空泡型,胞浆深蓝,出现空泡;Ⅱ型:不规则型,胞体较大,形态不规则,染色较淡,无空泡;Ⅲ型:幼稚型,核形态较幼稚,染色质细,呈网状,可见核仁。红细胞和血小板一般正常,个别患者可表现为溶血性贫血和自身免疫性血小板减少。

(2)骨髓象:骨髓中可见淋巴细胞增多或正常,可有异型淋巴细胞出现,但不及血象中多,组织细胞可有增生,活检时可发现肉芽肿样改变。

(3)EB病毒及EB病毒抗体的检测:EB病毒可以从患者急性发病期和病后数年培养的淋巴细胞中以间接免疫荧光试验和电子显微镜显示出来。EB病毒抗体有多种,其中EB病毒膜壳抗原(VCA)较为常用,其中的IgG部分持续时间长,而IgM部分在疾病早期增高,阳性率达86.8%,以后下降。

(4)嗜异性凝集试验:患者血清中有凝集绵羊和马红细胞的嗜异性抗体,阳性率可高达80%~90%,发病1~2周即可出现,3~4周内滴度最高,恢复期迅速下降,不久便消失。本试验为非特异性,正常人、结核及白血病患者滴度皆高,故当效价增至1:56以上,并结合临床和异型淋巴的出现,具有诊断价值,但尚须进一步做豚鼠肾、牛红细胞吸附试验,传染性单核细胞增多症的嗜异性凝集素可被牛红细胞吸附而不被豚鼠肾吸附,其他疾病患者的吸附试验结果与之相反。若效价在 1∶224 以上则可诊断本病。

(5)单滴试验:用甲醛化稳定的马红细胞代替嗜异性凝集试验的绵羊红细胞,可提高诊断该病的敏感性及特异性,符合率达 98.5%。

(6)免疫球蛋白测定:所有病例 IgM 均高于正常 100%,IgG 高于正常 50%,IgA 轻度增高。

(7)肝功能测定:发病第 2 周开始有 80% 以上的患者血清转氨酶升高,3～4 周内恢复正常,少数患者血清胆红素升高。

(8)其他检查:部分患者心电图可出现 T 波改变,P-R 间期延长;部分患者还可出现蛋白尿,尿中有白细胞、红细胞;腹泻时可有黏液便、脓血便。

3.诊断标准

(1)临床表现

①发热:热型不定,持续 1～2 周或 3～4 周后骤退或渐退。

②咽峡炎:常有咽痛、咽部充血。

③淋巴结肿大:常见,全身淋巴结均可累及,颈后三角区最常受累。

④肝脾大:30%～60% 病例有肝大,多数伴肝功能损害。24%～65% 病例有脾大,肝脾大多数在肋下 1cm 以内。

⑤皮疹:10%～20% 病例有皮疹,多数为斑疹或丘疹。

(2)实验室检查

①血象:病程中不同阶段白细胞数可增多、正常或减少,淋巴细胞比例增高,异型淋巴细胞超过 10%。

②嗜异性凝集试验:本病阳性(Davidsoh 法>1∶56)。阳性时需做牛红细胞及豚鼠肾吸附试验。本病血清中存在的嗜异性凝集抗体可被牛红细胞吸附而不被豚鼠肾吸附,正常人血清中存在的一种嗜异性凝集抗体——福斯曼抗体可被豚鼠肾吸附而不被牛红细胞吸附。

③抗 EB 病毒抗体检查:抗病毒壳抗原 IgM 抗体出现早,阳性率高,是急性期重要的诊断指标。

(3)除外传染性单核细胞增多综合征:由其他病毒(如巨细胞病毒、人类免疫缺陷病毒、单纯疱疹病毒、风疹病毒、腺病毒、肝炎病毒等),某些细菌、原虫等感染以及某些药物引起,外周血中出现异型淋巴细胞,但嗜异性凝集试验一般阴性。

具备上述 1 项中任何 3 条,2 项中任何 2 条,再加上 3 项,可诊断为传染性单核细胞增多症。

(二)鉴别诊断

1.传染性肝炎

发热较低,黄疸出现时体温下降,黄疸前期有时可见异型淋巴细胞,脾大及白细胞增高并不多见,嗜异性凝集试验阴性。而传染性单核细胞增多症则相反。

2.巨细胞病毒性单核细胞增多症

本病发病年龄较大,多呈散发或在输血后发生,肝脾常受累。巨细胞病毒抗体测定可确诊,尿或血中有时可分离出巨细胞病毒,补体结合抗体滴度升高。

3.急性淋巴细胞白血病

常有高热、贫血、出血,肝脾淋巴结肿大,血中原始、幼稚淋巴细胞出现,骨髓中有大量原、幼淋巴细胞。EB病毒抗体测定正常。

4.传染性单核细胞增多综合征

本病常见于各种病毒感染,可有发热、肝脾及淋巴结肿大。血中可出现异型淋巴细胞,胞体增大,细胞质嗜碱。血清嗜异性凝集试验阴性或抗体能被豚鼠肾吸附。EB病毒抗体呈阴性。该病可由细菌感染、药物过敏及淋巴瘤等引起,可结合病史加以鉴别。

五、西医治疗

(一)治疗原则

(1)本病的治疗主要是对症及支持治疗。

(2)根据病情轻重及有无并发症制订合理的治疗方案。

(3)重视肝炎、脾破裂、喉头水肿等严重并发症的治疗。

(4)抗病毒药物如阿昔洛韦等不必常规应用。

(二)西医用药原则

临床上,对本病的治疗主要采用一般治疗(足够的休息、合理的饮食、保持良好的心情等)和对症治疗,没有特别的治疗方法。该病虽由EB病毒感染所致,但目前治疗疱疹病毒性疾病的一些药物如阿糖腺苷及阿昔洛韦对本病无效。

1.对症治疗

针对本病的主要临床表现,如发热及肝功能异常等:发热可采取物理降温或口服小剂量解热镇痛药降温,如对乙酰氨基酚、布洛芬等;可予适当的补液,以补充因疾病消耗及发热所致的不显性失水;肝功能异常可应用护肝药物,继发细菌感染者可酌情使用抗生素。

2.抗病毒治疗

体外试验证实阿昔洛韦及其衍生物对EB病毒有拮抗的作用;阿昔洛韦能选择性经疱疹病毒编码的胸腺嘧啶脱氧核苷激酶(TK酶)的作用磷酸化形成ACV-AMP,再经细胞激酶的作用转变为ACV-ADP及ACV-ATP,后者与dGTP竞争与病毒DNA多聚酶结合,干扰病毒DNA合成,从而达到抗病毒效果;目前,临床上常用的抗病毒药物是阿昔洛韦及其类似物,不过也有报道阿昔洛韦治疗IM的疗效并不理想,可能是因为阿昔洛韦不能达到足够的血药浓度来杀灭口咽部隐藏的EBV。我国治疗EB病毒感染的常用核苷类似物是更昔洛韦,更昔洛韦(丙氧鸟苷)是继阿昔洛韦之后新开发的广谱核苷类抗病毒药,其主要作用是进入被病毒感染的细胞中,迅速被脱氧鸟苷激酶转化为单磷酸化合物,然后被鸟苷激酶和磷酸甘油激酶等转化成活性形式的三磷酸化合物,从而竞争性抑制脱氧鸟苷三磷酸酶与病毒DNA多聚酶结合,抑制病毒DNA合成,阻止DNA链延伸。它对所有疱疹病毒包括人巨细胞病毒有效,其对IM临床疗效肯定。有学者认为对于单一用药,其治疗效果明显好于干扰素及阿昔洛韦。干扰素是一种高效的抗病毒药物,特别是INF-α在临床上常用于多种肿瘤、慢性HBV及HCV感染治疗。但干扰素对IM的疗效不明确,治疗方面的研究可在这方面进行。

3.肾上腺皮质激素的治疗

目前,临床上并不主张糖皮质激素对单纯 IM 的治疗,多认为其疗效不佳。有咽喉严重病变者,有神经系统并发症及心肌炎、溶血性贫血、血小板减少性紫癜者应用短程肾上腺皮质激素可明显减轻症状,当咽部扁桃体继发细菌感染时应加用抗生素,一般应用青霉素,忌用氨苄西林及阿莫西林,因 95％的患者应用后可出现皮疹,脾破裂重在及时发现及时处理。有肝功能损害时按病毒性肝炎治疗。

六、辨 证 治 疗

(一)辨证要点

本病的辨证应首先辨明病机传变规律,因其病情符合温病卫气营血的传变过程,随着邪气的深入,病情发展有卫气营血的不同阶段,疾病变化及临床证候也不同。第二应辨明病位所在,一般初起邪在卫分,病位多在上焦肺经。传入气分后,则病位差异颇大,在上焦有热邪在肺、在胸膈之别,在中焦则有热在胃、在肠之异。病入营血即可涉及上焦心包,亦可累及下焦肝经。病之后期,真阴耗损,病位则在下焦肝肾。第三应辨明虚实转化。初期多以实证为主,偶有正虚邪实之证,病之后期,邪热渐解,阴液耗伤,一般则以正虚、特别是阴虚为主。但也会出现正虚邪恋,虚中夹实的情况。因此,临证时必须仔细观察、全面分析病情变化。

(二)治疗原则

本病为温热之邪侵袭人体而致,故应以清热解毒为基本原则。根据邪气所在部位分别治之。热在肺卫者以辛凉清解;热入气分则清热化气;入营者则应清营泄热,凉血生津;疾病后期,正气渐虚则应以补虚为主,可采用益气养阴之法。

(三)分证治疗

1.热在肺卫

治法:清热宣肺解毒。

方药:银翘散(《温病条辨》)加减。金银花、连翘、桔梗、薄荷、牛蒡子、淡竹叶、荆芥穗、淡豆豉、甘草、板蓝根。方中用金银花、连翘、薄荷、荆芥穗、豆豉清热解毒,辛凉疏散;芦根、牛蒡子、生甘草清宣肺气,利咽化痰;竹叶、板蓝根、桔梗清热解毒。头胀痛较甚者,加桑叶、菊花清利头目;咳嗽痰多者,加川贝母、前胡、杏仁清肺化痰;热毒症状明显者,加大青叶、蒲公英、蚤休清热解毒;咽喉肿痛者,加玄参、山豆根解毒利咽;热甚者加生石膏、知母、黄芩、栀子。

2.热入气分

治法:清气泄热,利咽解毒。

方药:银翘散(《温病条辨》)合白虎汤(《伤寒论》)加减。金银花、连翘、大青叶、石膏、知母、粳米、射干、生甘草、锦灯笼。方中用金银花、连翘辛凉疏散解表;石膏、知母清泄里热;射干、板蓝根、锦灯笼清热解毒利咽;粳米、甘草补脾益气,防苦寒伤胃。咽痛甚者,加牛蒡子;高热不退者,加柴胡、鸭跖草;咳嗽喘促者,加炙麻黄、杏仁;大便秘结,加厚朴、生大黄。

3.热伤营血

治法:清营透热,凉血生津。

方药:清营汤(《温病条辨》)加减。犀角(现用水牛角代替)、生地黄、玄参、麦门冬、金银花、连翘、黄连、竹叶、丹参。方中水牛角清营热解毒;玄参、生地黄、麦门冬清热养阴;黄连、竹叶、连翘、金银花清心解毒,透热于外,使热邪转出气分而解;丹参清热凉血活血,以防血与热结。诸药合用共奏清营解毒,透热养阴之效。如有皮肤紫癜、鼻衄等,可加白茅根、侧柏叶、小蓟凉血止血;肝脾大者,加赤芍、丹参、桃仁、红花以活血化瘀散结;神昏谵语者,加菖蒲、胆南星。

4.热毒夹湿

治法:清热化湿,疏肝利胆。

方药:茵陈蒿汤(《伤寒论》)合四逆散(《伤寒论》)加减。茵陈蒿、栀子、大黄、柴胡、白芍、枳实、黄芩、香附。方中用茵陈蒿清热利湿;栀子清湿热,利三焦;大黄降泄郁热;三药合用,使湿热之邪下泄。柴胡、白芍疏肝解郁,清热。枳实泄脾气之壅滞,调运化。可加黄芩助清热之功,加香附助枳实之功,加藿香、佩兰助除湿之力。淋巴结肿大者,可加浙贝母、赤芍、昆布化痰软坚散结;恶心呕吐明显,可加竹茹、半夏;皮疹者,可加苍耳子、白鲜皮、蝉蜕;多汗者,加生石膏、知母、煅龙骨、煅牡蛎。

5.痰结血瘀

治法:化痰散结,行瘀消积。

方药:消瘰丸(《医学心悟》)合膈下逐瘀汤(《医林改错》)加减。玄参、煅牡蛎、贝母、当归、红花、桃仁、丹皮、莪术、枳壳、香附、夏枯草、鳖甲。方中夏枯草、鳖甲、玄参、煅牡蛎、贝母,软坚散结,消痰核;当归、红花、桃仁、莪术、丹皮,活血化瘀,消癥积;香附、枳壳,疏肝理气。若大便干结者,加大黄、芒硝以通腑泄热;阴虚潮热盗汗明显者,加生地黄、地骨皮以清热退骨蒸。

6.气阴两虚

治法:益气养阴。

方药:生脉散(《内外伤辨惑论》)加减。人参、麦门冬、五味子、生地黄、熟地黄、白芍、知母、竹茹。方中人参补肺益气而生津,麦门冬养阴清肺而生津,五味子敛肺止汗而生津。加二地益肾养阴,白芍酸甘化阴止渴,丹皮、竹茹、知母滋阴清热。若气虚明显者,加黄芪、人参、白术健脾益气;血虚明显者,加黄芪、当归、阿胶补气养血;发热明显者,可加地骨皮、青蒿滋阴清热;失眠多梦者,可加炒酸枣仁、柏子仁安神。

七、其他疗法

(一)中成药

(1)清开灵注射液:每次 10~40mL 兑入 5% 葡萄糖 250mL 中静脉滴注,每日 1 次。具有清热解毒、化痰通络、醒神开窍之功,用于本病见高热者。

(2)紫雪散:每次 1.5g,每日 2 次,适用于热入气营,高热不解者。

(3)生脉注射液:40~60mL 兑入 5% 葡萄糖 200mL 静脉滴注,每日 1 次。适用于发热后期,气阴两虚者。

(4)冰硼散:吹喉,每日 3~4 次,清热解毒,用于咽喉肿痛明显者。

(5)锡类散:吹喉,每日 3~4 次,清热解毒,用于咽喉化脓溃烂者。

(6)六神丸:咽喉肿痛时含服,每日 3 次,每次 10 粒,具有清热解毒利咽之功。

(7)桂麝散:外敷,用于淋巴结肿大明显者。

(8)小柴胡冲剂:每次 1 袋,每日 3 次,主治发热、纳差、肝脾大者。

(9)银黄口服液:每次 1 支,每日 3 次,用于咽痛、咳嗽者。

(二)针灸疗法

热在卫分者:取少海、外关、曲池、三阴交、大椎、血海等穴,用泻法;热在气分者:取曲池、合谷、血海、太冲、内关、大陵等穴,用泻法;热在营血者:取十二井或十宣放血,大椎放血,取内关、曲池、水沟等穴,采用泻法。

八、转归与预后

本病热在肺卫者,正气未衰,邪正相搏,正气可以抗衡邪气,经过积极正确的治疗多可痊愈;极少部分患者病邪不除,可按卫气营血顺序传变,病情恶化,甚至死亡;疾病日久,耗损正气,正不胜邪,病情尚可反复。

九、调护

应嘱患者慎起居,勿过劳,注意休息,防止病情传变及复发。宜进清淡饮食,注意补充维生素、蛋白质类饮食。注意口腔护理,勤用漱口液漱口,保持居住环境清洁,常进行空气消毒。汤药宜微温服,服药后酌加衣被或进食少许热稀饭,以培汗源,助邪外达。

十、预防

平素应加强小儿体育锻炼,提高身体抗病能力。在疾病流行期间勿带儿童去商店、影剧院等人口密集处以防传染。发现患者应及时隔离、及时治疗。

第四章　浆细胞疾病

第一节　多发性骨髓瘤

多发性骨髓瘤(MM)是一种恶性浆细胞病,特征是骨髓浆细胞克隆性增殖,血、尿中出现单克隆免疫球蛋白及相关的靶器官损害。临床表现为贫血、骨痛和溶骨性破坏、肾功能损害、反复感染等。MM约占所有肿瘤1%,在血液系统肿瘤中占13%。在西方国家,经年龄调整的MM年发病率为6.5/10万,诊断时中位年龄大约70岁。其中37%患者小于65岁,26%在65～74岁,37%在75岁以上。亚洲地区MM发病率明显低于西方国家,我国随着人口老龄化,MM发病率逐年递增,但目前还没有确切的流行病学资料。据估计我国MM年发病率约为1/10万,诊断时中位年龄60岁左右。

一、病因病机

(一)西医认识

多发性骨髓瘤的病因尚不明确。目前临床观察认为可能的相关因素如下。

1.遗传因素

MM具有遗传因素最突出的证据来自于几个高发病率的MM和(或)MGUS的家族的报道。越来越多的证据证明,染色体数目和结构异常在多发性骨髓瘤的发病机制中有重要意义,其中超二倍体患者最常见的染色体异常为:+3(3号染色体三体)、+5、+7、+9、+11、+15、+19、+21;非超二倍体中最常见的染色体异常为:-8(8号染色体单体)、-13、-14、-16、-17、-22。从目前研究分析,其中14号染色体异常为最常见的结构异常。

2.电离辐射

高剂量的电离辐射可导致骨髓瘤,暴露于大于1Gy(100rads)放射空气中者,其发生骨髓瘤明显增高。

3.免疫及感染因素

如病毒感染、胆囊炎、自身免疫反应、慢性过敏反应等被认为可能与骨髓瘤发病有关。

4.职业及环境接触

众多流行病学研究表明,从事农业工作者患MM的风险明显增加;有两项关于MM的病例对照研究均发现,染发者无论男性或女性的MM发病风险均增加。

目前多发性骨髓瘤的发病机制尚未阐明,认为骨髓瘤细胞起源于B记忆细胞或幼浆细胞。而浆细胞的恶性转化是一个多因素多步骤的演变结果。近年研究发现 MM 中存在多种癌基因及抑癌基因异常。异常染色体可能通过目前不明的机制导致了 cyclinD 的表达上调。骨髓瘤有 C-MYC 基因重排,部分有高水平的 N-ras 蛋白质表达。被激活的癌基因蛋白产物可能促使一株浆细胞无节制地增殖。一些细胞因子的异常可影响正常 B 细胞激活、发育和分化,对 MM 的发生、发展均起到关键性作用,其中以 IL-6 的过度产生与 MM 的关系最为密切,IL-6 是促进 B 细胞分化成浆细胞的调节因子,进展性骨髓瘤患者骨髓中的 IL-6 异常增高,提示 IL-6 为中心的细胞因子网络失调可引起骨髓瘤细胞增生。另外,骨髓微环境对 MM 发病机制的影响可归为:促进骨髓瘤前体细胞的归巢和促进骨髓瘤细胞生长因子及破骨细胞激活因子的产生。

(二)中医认识

本病属中医"骨痹""骨蚀""虚劳"等范畴,其病因病机不外乎外感及内伤。外感即指邪毒,内伤为脏腑功能失调,导致肝肾亏虚,痰瘀互阻。正虚邪侵,深传至骨,病邪痹阻,发为此病。正如《灵枢·刺节真邪》曰:"虚邪之中人,栖淅动形,起毫毛而腠理,其入深,而内搏于骨,则为骨痹……虚邪之入于也深,寒与热相搏,久留而内搏……内伤骨为骨蚀。"《中藏经·五痹》曰:"骨痹者,乃嗜欲不节,伤于肾也,肾气内消"。《素问·病能论篇》曰:"肾之为病,故肾为腰痛之病也"。总体来讲,中医学认为本病发病机制与"虚、毒、瘀"有关,其中脾肝肾失调,脏腑瘀毒在发病中尤为重要。

《素问·上古天真论篇》曰:"五八,肾气衰,发堕齿槁……七八,肝气衰,筋不能动,天癸竭,精少;肾脏衰,形体皆极。"中老年人,肝肾已衰,肾主骨、藏精,生髓。肝藏血,肝肾同源,精血互生。肝血及肾精亏虚,相互滋生均衰减,加之六淫外感、饮食、情志、劳损等原因使阴阳气血失调,脏腑虚损,更伤精血。骨失所养,不荣则痛,故骨疼痛易折;正气亏虚,外邪入侵,入里化热,则出现本虚标实的热毒炽盛征象,表现为高热及出血等症状。邪毒内侵,阻碍经络气血运行可致瘀血阻于内,形成血瘀。如《圣济总录》云:热毒内瘀,则变为瘀血。且邪毒蕴久化热,可炼液为痰。肾为真阴真阳所在,其他脏腑均受其滋养温煦而各司其职。肾阳亏虚,脾失运化则水湿不化,聚而为痰;心失温煦则推动无力,血运不畅,气滞血瘀。痰瘀互结,深至骨骼,阻碍气血运行,不通则痛。正如《类证治裁·痹论》所云:久而不痊,必有湿痰败血瘀滞经络。腰为肾之府,肾精不足,滋养无力可出现腰痛;脾肾亏虚,气血生化乏源,机体无以濡养,故出现面黄乏力、心悸头晕等症。本病为本虚标实证,以肾虚为本,热毒、气滞、血瘀、痰浊为标。

二、临床诊断

(一)辨病诊断

1.骨痛和病理性骨折

骨骼疼痛和病理性骨折是本病的主要症状之一。MM 患者骨痛轻重程度不同,早期常为轻度、间断性疼痛。也有游走性疼痛或向下肢的放射性疼痛。疼痛的部位以腰背部最为常见。骨折发生部位多为肋骨、胸椎、腰椎,也可见于锁骨、胸骨、骨盆和四肢长骨。

2.贫血和出血

贫血较常见,早期贫血轻,后期多为重度贫血。大多数患者为正细胞、正色素性贫血。当血中单克隆免疫球蛋白含量较高时,可见红细胞缗钱状排列。晚期可出现血小板减少,引起出血症状。严重者可见内脏及颅内出血。

3.肝、脾、淋巴结肿大

约半数 MM 可出现肝大,1/5 患者出现脾大。淋巴结肿大较为少见。

4.神经系统症状

神经系统髓外浆细胞瘤可出现肢体瘫痪、嗜睡、昏迷、复视、失明、视力减退。

5.感染

MM 患者对各种病原菌的易感性明显高于正常人。感染部位以呼吸道最为常见。细菌感染为主,亦可见真菌、病毒感染,尤其是治疗后免疫低下的患者。

6.肾功能损害

肾脏损害是 MM 一个常见且较为特征性的临床表现。患者尿检有蛋白、红细胞、白细胞、管型。临床以出现慢性肾功能不全最为常见。肾功能损害的发生与 MM 的免疫分型有密切关系,IgD 型最常见,其次为轻链型。肾功能衰竭也是 MM 的主要致死原因之一。

7.高黏滞综合征

高黏滞综合征是 MM 患者较为少见的特殊临床表现。最常见于巨球蛋白血症(IgM 型单克隆 M 蛋白)。可发生以下症状。①神经系统症状:头痛、头晕、嗜睡、痴呆甚至昏迷;②视力下降;③出血症状:黏膜出血和齿衄、鼻衄;④充血性心力衰竭:呼吸困难,不能平卧,双下肢水肿等;⑤皮肤改变:雷诺征、可触性紫癜、指纹状梗死等;⑥非特异性症状:疲乏、食欲减退等。

8.淀粉样变

国内外报道其在 MM 中发生率为 10% 左右。常发生于舌、腮腺、皮肤、心脏、胃肠道、周围神经、肝、脾、肾等部位。其临床表现取决于受累的部位及程度。

9.出凝血异常

MM 患者出凝血异常,出血远较血栓多见。但出血症状一般不严重,多表现为黏膜及皮肤出血。晚期可发生脏器出血及颅内出血。近年来,随着沙利度胺的广泛应用,血栓的发生明显增多。目前通用的 MM 诊断标准:①骨髓中浆细胞>15%,并有原浆或幼浆细胞或组织活检证实为浆细胞瘤。②血清单克隆免疫球蛋白(M 蛋白)IgG>35g/L,IgA>20g/L,IgM>15g/L,IgD>2g/L,IgE>2g/L 或尿中本周蛋白>1g/24 小时。③广泛的骨质疏松和(或)溶骨病变。符合第 1 和第 2 项即可诊断 MM。符合上述所有三项者为进展性 MM。诊断 IgM 型 MM 时,要求符合上诉所有三项并有其他 MM 相关临床表现。符合第 1 和第 3 项而缺少第 2 项者,属不分泌型 MM。

(二)诊断标准

1.有症状多发性骨髓瘤诊断标准

(1)骨髓中单克隆浆细胞比例≥10% 和(或)活检证明有浆细胞瘤。

(2)骨髓瘤引起的相关临床表现(≥1 项)

①靶器官损害(CRAB)

[C]血钙升高:较正常上限升高 0.25mmol/L 或者>2.75mmol/L。

[R]肾功能不全:肌酐清除率<40mL/min 或者肌酐>177mmol/L。

[A]贫血:血红蛋白＜100g/L或较正常值低限下降20g/L。

[B]骨病:使用X射线、CT或PET-CT发现一个部位以上溶骨性损害。

②无靶器官损害表现,但出现以下1项或多项指标异常(SLiM)

[S]骨髓单克隆浆细胞比例≥60％。

[Li]受累/非受累血清游离轻链比≥100。

[M]MRI检查出现多于1处5cm以上局灶性骨质破坏。

2.冒烟型(无症状)多发性骨髓瘤诊断标准

同时符合下面2条标准:

(1)血清单克隆M蛋白(IgG或IgA)≥30g/L或尿M蛋白＞500mg/24小时和(或)≥骨髓单克隆浆细胞比例为10％～60％。

(2)无相关器官及组织的损害(无CRAB等终末器官损害表现,无浆细胞增殖导致的淀粉样变性)。

(三)辨证诊断

本病多起病缓慢,症状繁杂。其主要症状可见骨痛剧烈难忍,肢体麻木,甚至瘫痪。神疲乏力,面色苍白、畏寒肢冷,腰酸腰痛,低热长期不退,腰以下水肿。舌淡暗,苔滑腻,脉沉细涩。严重者可出现胸闷心悸,出血发斑等。

本病首先应辨别其标本虚实。本病虚为本,实为标。实者为气、血、痰、瘀及邪毒互结于骨。虚者为肝肾亏虚,心脾两虚,气血不足。病久日渐壮火食气,正气亏耗,脾肾阳虚,胃气衰败。本病由虚转实,因实致虚,病情复杂。根据病情的不同进展,可采用滋补肝肾,活血化瘀,健脾化痰,清热解毒,气血双补等治则。临床常从以下几个方面进行辨证。

1.肝肾阴虚

主证:骨骼疼痛,腰膝酸痛,低热盗汗,五心烦热。肢体屈伸不利,头晕耳鸣,口渴,咽干。舌质暗红和(或)有瘀斑,苔少。脉细数。

辨证分析:本证以骨痛及肝肾阴虚等证共见为辨证要点。患者素体不足及中老年人,肝肾不足,肝肾阴虚,筋骨失养,腰膝酸痛。肾气不足,则推动无力,气虚血瘀,不荣则痛,不通则痛,故骨痛。阴虚内热,则午后潮热盗汗,骨蒸,五心烦热,口渴咽干。精血不足,脑窍失养,故头晕耳鸣。舌暗红苔少脉细数亦为肝肾阴虚,内有瘀阻之象。

2.气血两虚

主证:筋骨疼痛,绵绵不止,遇劳加剧。神疲乏力,面色苍白。头晕目眩,心悸气短。舌薄白或少苔。脉沉细无力。

辨证分析:病久体虚或脾胃化生气血不足,气虚血亏,不荣则痛,骨失濡养,骨痛绵绵。劳累更耗气血,则遇劳加重。血不上承,故面色苍白。气虚血少,心失所养,清阳不升,故心悸气短,头晕目眩。舌薄白脉沉细无力亦为气血亏虚之象。

3.热毒炽盛

主证:骨痛剧烈不止,面色苍白,高热,口干,烦躁不安。神昏,气促,咳吐黄痰,出血发斑。舌深红或绛,苔黄厚而干。脉虚大而数。

辨证分析:正气亏虚,邪毒外侵,郁而化热,热毒入于气分,则高热口干;热郁于内,肺道气机不畅,炼液为痰,则咳嗽咯黄痰。热毒蕴内,不通则痛,故骨痛剧烈。热毒炽盛,上扰神明,则烦躁甚或神昏;热毒耗气动血,易出现出血发斑等症状。舌深红或绛,苔黄厚而干,脉虚大而数亦为热毒炽盛之象。

4.脾肾阳虚

主证:食少便溏,神疲乏力,四肢浮肿,畏寒肢冷,骨痛。腰膝酸软无力,尿少或增多,恶心呕吐。舌淡胖,苔白滑。脉沉细。

辨证分析:本病日久,脾肾阳气受损,阳虚气化无力,水湿不运,故见四肢水肿。阳气亏虚,膀胱气化无力,阳虚固涩无力,故可见尿少或多尿。脾气亏虚,运化失司,气机失调,清阳不升,浊阴不降,湿阻中焦,故见恶心呕吐,食少便溏。舌淡胖,苔白滑,脉沉细亦为脾肾阳虚之象。

三、鉴别诊断

(一)西医鉴别诊断

本病需与下列浆细胞病相鉴别。

1.原发性巨球蛋白血症

其特点是血清中出现大量单克隆免疫球蛋白 IgM,骨髓中为淋巴浆细胞样细胞增生、浸润。原发性巨球蛋白血症无幼稚浆细胞(骨髓瘤细胞)。原发性巨球蛋白血症很少有骨骼破坏、高钙血症及肾功能损害。

2.意义未明单克隆免疫球蛋白病

临床上无多发性骨髓瘤特点,仅有血中单克隆球蛋白增多,不超过 30g/L,且保持数年不变,正常免疫球蛋白不减少,骨髓中浆细胞在 10% 以下,无幼稚及异型浆细胞。部分患者可发展成为巨球蛋白血症、原发性淀粉样变等,约 1/5 的患者最终演变成多发性骨髓瘤,称为骨髓瘤前期。但不会出现 MM 相关症状:贫血、肾功能不全、高钙血症等。

3.反应性浆细胞增多症

反应性浆细胞增多症为淋巴网状系统受到慢性感染刺激所致的良性反应性增生。多有其原发病的临床表现,如类风湿关节炎及其他慢性感染等。其特点为骨髓中浆细胞>3%,但一般不超过 10%,而且为成熟浆细胞,免疫球蛋白正常或稍增高。无骨骼损害。

4.肾病

多发性骨髓瘤以贫血及肾损害为主要表现时,常被误诊为肾炎或肾功能衰竭。后者虽有贫血、蛋白尿、管型尿、氮质血症,但常有急性肾炎病史,往往伴有高血压,而无骨痛、骨肿瘤及骨质破坏,血中无 M 蛋白成分,骨髓检查无浆细胞增多。因此,对中老年患者有肾损害、贫血及红细胞沉降率明显加快者,特别是伴骨折等症状时应进行有关多发性骨髓瘤方面的检查,以免误诊。

若以骨痛骨质破坏为主要临床表现者需与下列疾病相鉴别。

1.骨髓转移癌

多数先有原发癌症状,继发骨骼疼痛及贫血。血中无 M 蛋白成分,尿中无本周蛋白。即使偶伴单克隆免疫球蛋白增多,其增高水平有限。病灶处骨髓穿刺可发现成堆及大小不一的转移癌细胞。免疫表型检查可帮助鉴别。

2.甲状旁腺功能亢进症

该病除有骨质疏松、病理性骨折、高钙血症等临床表现,常有骨质反应性增生,血清中碱性磷酸酶显著升高。骨髓中浆细胞无明显增多,无骨髓瘤细胞。血清中无 M 蛋白成分,尿中亦无本周蛋白。

3.骨结核

多见于年轻人,有中毒症状,有时出现寒性脓肿,部分患者同时伴有其他脏器的结核灶。X 射线检查有骨质破坏,但一般发病部位单一,疼痛及贫血不重。骨髓穿刺无明显异常。抗结核治疗有效。

(二)中医学鉴别诊断

骨痹可与痿病相鉴别:肢节痹病久治不愈,因肢体疼痛,活动困难,渐见痿瘦,而与痿病相似。其鉴别的关键是痿病表现为肢体痿弱,羸瘦无力,行动艰难,甚至软瘫于床榻,但肢体关节多无疼痛,而痹病却以疼痛突出。

四、临床治疗

(一)提高临床疗效的要素

1.把握主症,辨别虚实

多发性骨髓瘤起病缓慢,变化多端,症状复杂,预后不佳。在辨证过程中,首先应辨其虚实标本。本病虚为本,实为标,因虚转实,因实致虚,虚实夹杂,治疗中应抓其主证,权衡虚实,辨证施治。

2.中西合璧,各展所长

目前对于多发性骨髓瘤,联合化疗是治疗的主要方法,近年新药的出现和新方案的应用使多发性骨髓瘤的治疗效果有了长足的发展。同时配以中医中药辨证应用,可增强化疗的效果,减少化疗的毒副作用,恢复骨髓造血功能,提高免疫功能;且一些中药及其提取物还直接具有抗肿瘤的作用,可以提高患者对化疗的依从性,从而提高生存质量,并减少并发症的发生,从而大大提高了临床疗效。

(二)辨病治疗

1.治疗原则

(1)无症状多发性骨髓瘤或 D-S 分期Ⅰ期患者可以观察,每3个月复查1次。

(2)有症状的多发性骨髓瘤或没有症状但已出现骨髓瘤相关性器官功能衰竭的骨髓瘤患者应早治疗。

(3)年龄≤65 岁,适合自体干细胞移植者,避免使用烷化剂和亚硝基脲类药物。

(4)适合临床试验者,应考虑进入临床试验。

2.有症状的多发性骨髓瘤或 D-S 分期Ⅱ期以上患者的治疗

诱导治疗:诱导治疗期间每月复查一次血清免疫球蛋白定量及 M 蛋白定量,血细胞计数、尿素氮、肌酐、血钙、骨髓穿刺;推荐检测血清游离轻链(如无新部位的骨痛发生或骨痛程度的加重,则半年以上可复查 X 光骨骼照片、MRI、PET/CT)。一般化疗方案在 3~4 个疗程时需对疾病进行疗效评价,疗效达 MR 以上时(达不到 MR 以上者则为原发耐药或 NC,需更换治疗方案)可用原方案继续治疗,直至疾病转入平台期。

(1)年龄≤65 岁或适合自体干细胞移植者:可选以下方案之一诱导治疗 4 个疗程或 4 个疗程以下但已经达到 PR 及更好疗效者,可进行干细胞动员采集。对高危患者可预防使用抗凝治疗。硼替佐米常用皮下注射方法可减少周围神经病变发生率。

①VAD±T(长春新碱+阿霉素+地塞米松±沙利度胺)

②TD(沙利度胺+地塞米松)

③BD(硼替佐米+地塞米松)

④PAD(硼替佐米+阿霉素+地塞米松)

⑤VCD(硼替佐米+环磷酰胺+地塞米松)

⑥BTD(硼替佐米+沙利度胺+地塞米松)

⑦Rd(来那度胺+地塞米松)

⑧RVd(来那度胺+硼替佐米+地塞米松)

⑨TCD(沙利度胺+环磷酰胺+地塞米松)

⑩TAD(沙利度胺+阿霉素+地塞米松)

(2)年龄>65 岁或不适合自体干细胞移植,同时血 Cr≥176mmol/L 者:可选以下方案之一直至获得 PR 及以上疗效。

①VAD(阿霉素+地塞米松±长春新碱)

②TD(沙利度胺+地塞米松)

③PAD(硼替佐米+阿霉素+地塞米松)

④DVD(脂质体阿霉素+长春新碱+地塞米松)

(3)年龄>65 岁或不适合自体干细胞移植者,血 Cr≤176mmol/L 者:除以上方案之外,还可选择以下方案之一直至获得 PR 及以上疗效。

①MP(马法兰+泼尼松)

②M2(环磷酰胺+长春新碱+卡氮芥+马法兰+泼尼松)

③MPV(马法兰+泼尼松+硼替佐米)

④MPT(马法兰+地塞米松+沙利度胺)

⑤MPR(马法兰+地塞米松+来那度胺)

3.原发耐药 MM 的治疗

(1)换用未用过的新的方案,如能获得 PR 及以上疗效者,条件合适者尽快行自体干细胞移植。

(2)符合临床试验者,进入临床试验。

除以上方案还可选择:

DCEP±Ⅴ(地塞米松+环磷酰胺+依托泊苷+顺铂±硼替佐米)

DT-PACE±Ⅴ(地塞米松+沙利度胺+)顺铂+阿霉素+环磷酰胺+依托泊苷±硼替佐米)

HD-CTX(大剂量环磷酰胺)

CP(低剂量环磷酰胺+醋酸泼尼松)

4.MM 复发的治疗

随着新药的广泛应用,MM 患者的缓解深度及缓解持续时间越来越好,但是患者最终仍将复发或进展。需要对复发患者进行个体化评估以决定治疗的时机及药物。

(1)缓解后半年以内复发,换用以前未用过的新方案。

(2)缓解后半年以上复发,可以试用原诱导缓解的方案;无效者,换用以前未用过的新方案。

(3)条件合适者进行干细胞移植(自体、异基因)。

对于复发的 MM 患者治疗方案选择:

①首先推荐进入适合的临床试验。

②(IRD)伊沙佐米+来那度胺+地塞米松。

③硼替佐米、来那度胺、沙利度胺是治疗复发 MM 的主要药物,可与在功能上具有相加或协同作用的药物(如蒽环类、烷化剂、糖皮质激素)联合使用,具体参见初治方案。

④对于对硼替佐米、来那度胺双耐药的患者,可以考虑 DCEP+V(地塞米松+环磷酰胺+依托泊苷+顺铂±硼替佐米);DT-PACE±V(地塞米松+沙利度胺+顺铂+阿霉素+环磷酰胺+依托泊苷±硼替佐米)方案,其中沙利度胺可换用来那度胺。

移植后复发:①异基因移植后复发。供体淋巴细胞输注,使用以前未使用的、含新药的方案;②自体干细胞移植后复发:使用以前未使用的、含新药的方案,可考虑异基因造血干细胞移植。

5.维持治疗

维持治疗时机在不进行移植的患者取得最佳疗效后再巩固 2 个疗程后进行;行自体造血干细胞移植后的患者在达到 VGPR 及以上疗效后进行。维持治疗可延长疗效持续时间及无进展生存时间。可选用来那度胺、硼替佐米或沙利度胺单药或联合糖皮质激素。

6.自体造血干细胞移植

常在有效化疗后 3~4 疗程后进行;有可能进行自体造血干细胞移植的患者避免使用含烷化剂和亚硝基脲类药物。

7.异基因干细胞移植

对多发性骨髓瘤患者可以进行自体-降低预处理方案的异基因干细胞移植;降低预处理方案的异基因干细胞移植一般在自体干细胞移植后半年内进行。

清髓性异基因干细胞移植移可在年轻患者中进行,常用于难治复发患者。

8.难治复发 MM 的 CAR-T 治疗

以 BCMA 为靶点的 CAR-T 疗法是近几年来的研究热点,综合国内外的文献报道其对难治复发的 MM 的 ORR 可达 80% 左右,疗效显著,是极有希望的革命性的治疗方法。

9.支持治疗

(1)骨病的治疗:使用口服或静脉的双磷酸盐药物:包括氯膦酸二钠、帕米膦酸二钠、唑来膦酸、伊班膦酸。静脉制剂使用时严格掌握输注时间,使用前后注意监测肾功能,总使用时间不要超过 2 年,如在 2 年以后仍有活动性骨损害,可间断使用。帕米膦酸二钠或唑来膦酸有引起颌骨坏死以及加重肾功能损害的可能。

(2)高钙血症:水化、利尿:日补液 2000～3000mL;保持尿量＞1500mL/d;使用双磷酸盐;糖皮质激素和(或)降钙素。

(3)贫血:必要时促红细胞生成素治疗。输血改善贫血。

(4)肾功能不全:水化利尿;减少尿酸形成和促进尿酸排泄;有肾功能衰竭者,应积极透析;慎用非甾类消炎镇痛药;避免造影剂应用。

(5)感染:积极治疗各种感染。

(6)高黏滞血症:血浆置换可用于有症状的高黏滞综合征患者。

(三)辨证治疗

1.辨证论治

(1)肝肾阴虚型

治法:滋阴降火,活血止痛。

方药:知柏地黄丸合桃红四物汤。生熟地各 15g,山茱萸 15g,山药 15g,丹皮 15g,黄柏 15g,知母 9g,枸杞 30g,龟板 15g,当归 12g,红花 9g,桃仁 15g,赤芍 15g,牛膝 15g,续断 15g。水煎服,每日 1 剂。

加减:若肾阴虚明显可酌加女贞子、旱莲草或应用左归丸;若虚热明显,可酌加清骨散加减;若骨痛明显,可加乳香、没药;有出血者,可去桃仁、红花,加仙鹤草、白茅根、茜草等。

(2)气血两虚型

治法:益气养血,滋阴补肾。

方药:八珍汤合六味地黄丸。太子参 15g,白术 15g,茯苓 15g,黄芪 30g,当归 12g,川芎 12g,赤芍 15g,生熟地各 15g,山茱萸 15g,山药 15g,丹皮 15g,黄精 15g。水煎服,每日 1 剂。

加减:若有出血者,可应用归脾汤加仙鹤草、白茅根、茜草等止血药物;若以气虚为主,可去太子参、加红参。若食欲差,加焦三仙、砂仁。若膝酸软无力,加补骨脂、杜仲。

(3)热毒炽盛型

治法:清热解毒,凉血止血。

方药:清瘟败毒散。生石膏 30g,知母 15g,生地黄 30g,赤芍 15g,水牛角 30g,丹皮 15g,黄连 9g,黄芩 15g,栀子 15g,玄参 20g,连翘 20g,麦冬 15g,甘草 6g,白茅根 30g,茜草 15g。水煎服,每日 1 剂。

加减:热毒深重可见大青叶、蚤休;骨痛难忍可加乳香、没药、延胡索;咳吐黄痰可加鱼腥草、川贝;热盛神昏可加安宫牛黄丸。

(4)脾肾阳虚型

治法:温补脾肾,化痰通络。

方药:金匮肾气丸合消瘰丸。制附子(先煎)9g,肉桂 15g,生熟地各 15g,山萸肉 15g,生山药 15g,炒白术 15g,茯苓 15g,丹皮 15g,泽泻 15g,干姜 9g,人参 9g,牡蛎 30g,玄参 30g,夏枯草 15g,杜仲 15g,续断 15g,甘草 6g。水煎服,日 1 剂。

加减:若面色苍白可酌加阿胶、当归等;若痰瘀明显,可加三棱、莪术、桃仁、红花破血活血及贝母、昆布、山慈姑等化痰散结;出现脘腹积块,可加鳖甲煎丸;疼痛明显,可加用阳和汤加减。

2.中成药选用

(1)杞菊地黄口服液:适用于肝肾阴虚者,由枸杞子、菊花、熟地黄、山茱萸(制)、牡丹皮、山药、茯苓、泽泻组成,每次1支,每日2~3次。

(2)金匮肾气丸:适用于脾肾阳虚者,由地黄、茯苓、山药、山茱萸(酒制)、牡丹皮、泽泻、桂枝、牛膝(去头)、车前子(盐制)、附子(炙)组成,每次1丸,每日2~3次。

(3)乳必消片:适用于软组织及骨损伤者,由海藻、红花、鸡血藤、鹿角、蒲公英、三七、玄参、昆布、天花粉、赤芍、漏芦、木香、牡丹皮、夏枯草、连翘组成,每次5~6片,每日3次。

3.单方验方

(1)降黏冲剂:适用于血液高黏综合征,由水蛭、丹参、黄芪、槐花组成,每次1~2袋,每日3次。功能活血化瘀,益气养阴。

(2)复方土鳖虫方:适用于瘀血内停者,功能活血化瘀,由土鳖虫、川芎、红花、葛根、丹参、赤芍、全瓜蒌、降香组成,每日1剂,水煎服。

4.中医特色技术

针灸疗法:取肾俞、脾俞、气海、足三里、内关、三阴交,用补法,可灸。胸腰椎疼痛明显者,取身柱、委中;胁痛者,取章门、期门、血海;胸痛者,取内关、膻中。

五、预防调护

(1)平素注意精神愉悦,生活规律,注意休息,饮食中少食油炸食品,尤其是烧烤食物,多吃新鲜水果蔬菜,"正气存内,邪不可干",人体正气的增强,一靠增强体质,即通过日常的体育锻炼,如气功、太极拳、跑步、登山等运动,使体质、体力健康旺盛,增强抗病能力;二靠乐观的情绪、积极的生活态度。

(2)日常生活应避免过激的行为与精神的刺激,树立抗病的信心,正确面对疾病的不适与痛苦,以此提高正气抗邪的能力。

第二节 巨球蛋白血症

瓦氏巨球蛋白血症(WM)是1944年由瑞典医生 Jan Gosta Waldenstrom 首先描述及诊断的一种少见的疾病,是一种单克隆浆细胞样淋巴细胞浸润骨髓,并合成单克隆 IgM 的淋巴浆细胞淋巴瘤,占所有血液恶性肿瘤的2%,人群发病率为3.8/1000000,发病率随年龄增长而升高,远低于多发性骨髓瘤(40/1000000)。发病中位年龄为73岁,中位生存期为65个月。本病好发于男性,白种人常见。本病病程进展缓慢,可多年无症状,早期易误诊,WM 患者大量的高分子巨球蛋白 IgM 导致血浆黏滞度增高,主要表现为乏力、神经系统症状、视力降低、易感染、雷诺现象等,主要体征有面色苍白、肝脾大、淋巴结肿大、紫癜和神经系统异常等。

对于巨球蛋白血症,中医很难以一个确切的病名与之对应。根据临床表现,可归属于"瘰病""积聚""血瘀"等范畴。如《医林改错》中说:"气无形,不能结块,结块者必有形之血也,血受寒则凝结成块,血受热则煎熬成块。"

一、病因病机

(一)西医认识

有大量关于家族性疾病的报道,由此可见本病与遗传因素有关。本病是否与环境因素有关还不肯定。感染、自身免疫病或特殊职业暴露所引起的慢性抗原刺激与 WM 没有明确的关系。关于丙型肝炎病毒(HCV)、人类疱疹病毒 8(HHV-8)与 WM 之间相互关联的证据仍有争论。2012 年,Treon 等首次发现 90%的 WM 患者髓样分化因子基因 MYD88 发生了单碱基突变,使其编码蛋白的 265 号氨基酸从亮氨酸变为脯氨酸(L265P),而 WM 患者的正常组织标本、健康人的外周血 B 细胞、骨髓瘤标本(包括 IgM 型骨髓瘤)中均未检测到该突变,边缘区淋巴瘤标本中只有少数检测出该突变。WM 常见的细胞遗传学异常有 6q21-21.1 的缺失(占 55%)、4 或 5 号染色体三体、8 号染色体单体。6q21 存在于多个基因,其中包括 BLM P-1(一种肿瘤抑制基因,调节 B 淋巴细胞的增殖和分化)、BLyS[肿瘤坏死因子(TNF)家族的 B 细胞活化因子,抑制恶性 B 细胞的凋亡]、TACI[TNF 受体家族成员,与 APRIL(增殖诱导配体)和 BLyS 具有高亲和力]和 HASs(透明质酸合成酶,抑制免疫细胞,促进肿瘤播散和疾病进展)。另外 WM 没有 IgH 开关基因的重组。

(二)中医认识

《中脏经》在论及积聚的病因病机时指出:"积聚癥瘕杂虫者,皆五脏六腑真气失而邪气并遂乃生焉。"因此本病主要由于年老体衰,脾肾虚衰,肝脾失调,气虚血滞加之饮食劳倦,久病虚损所致。酒食不节,饥饱失宜,损伤脾胃,脾失健运,不能输布水谷精微,湿浊生痰,痰阻气机,血行不畅,脉络壅塞,气血搏结;情志不遂,精神抑郁或暴怒伤肝,肝失条达,疏泄不利,气阻络痹,血行不畅;若肾阳虚衰则脾失温煦而致脾脏运化失职;脾虚化源衰少,则气血生化乏源,气虚血行不畅;脾虚水湿不化,聚而为痰。痰瘀互阻,发为本病。总之,本病主要与肝、脾、肾相关。

二、临床诊断

(一)辨病诊断

1.临床表现

(1)起病隐匿、缓慢,早期常无不适或乏力,体重减轻。

(2)贫血、出血(常见皮肤紫癜、鼻衄、肠道出血)。

(3)淋巴结、肝、脾大。

(4)部分巨球蛋白具有冷球蛋白性质可引起血管栓塞和雷诺现象。

(5)高黏滞综合征:视力障碍、一过性瘫痪,反射异常、耳聋、意识障碍甚至昏迷。亦可发生心力衰竭。

(6)并发感染:易发生细菌感染如肺炎。

(7)少数患者出现肾损伤。

2.相关检查

(1)血常规检查:多数患者出现正细胞、正色素性贫血;白细胞常伴有相对淋巴细胞增多及单核细胞轻度增多。在外周血涂片中可看到不典型的不成熟浆细胞,偶可见大量不成熟浆细胞。

(2)骨髓常规检查:骨髓细胞学检查发现骨髓中淋巴细胞样浆细胞增生。骨髓活检见骨髓中主要由成熟的小淋巴细胞和浆细胞样淋巴细胞增生浸润,免疫组化 CD20 弥漫阳性,κ 链(+),λ 链(+),CD5 局灶阳性。

(3)红细胞沉降率:球蛋白升高,红细胞沉降率加快。

(4)尿液检查:1/3 的患者尿中可出现 Bence-Jones 蛋白,且与巨球蛋白的轻链相一致。

(5)肾功能检查:部分病例出现 Bence-Jones 蛋白尿。

(6)冷球蛋白检查:部分患者冷球蛋白试验阳性。

(二)诊断标准

1.瓦氏巨球蛋白血症的诊断

同时要满足以下 4 条标准:

(1)血中存在单克隆 IgM 型免疫球蛋白(不论数量)。

(2)骨髓中发现淋浆细胞浸润或骨髓活检小淋巴细胞、浆细胞、浆样淋巴细胞浸润(不论数量)。

(3)除外其他类型非霍奇金淋巴瘤。

(4)存在肿瘤浸润或 M 蛋白引起的相关症状。

2.冒烟型 WM 的诊断标准

满足上述诊断标准前 3 条,但无肿瘤浸润或 M 蛋白引起的相关症状。

(三)辨证诊断

本病临床表现多样,病情复杂,虚实夹杂,以气血阴阳虚衰为本,以痰瘀阻滞为标。辨证的关键在于辨别正虚与邪实的关系。灵活掌握,权衡变通。根据临床表现,大致分为以下 4 型。

1.气血双亏

主证:神疲,乏力,心悸气短,面色萎黄或苍白,皮肤紫癜或吐血、齿衄、鼻衄等,色暗淡,舌淡脉细数。

辨证分析:患者年老,脾肾亏虚,肾为先天之本,肾气虚衰则脾失温煦而致脾脏运化失职,脾气亏虚,气血生化乏源,气血亏虚。脾气不足、不能统血,血溢脉外,则见紫斑、吐血、齿衄、鼻衄等;气血亏虚,心失所养则见心悸气短,血虚不能上荣于面,则面色萎黄或苍白,舌质淡,脉细弱亦为气血亏虚之征。

2.痰瘀互结

主证:胁下积块坚硬,腹胀,纳差,急躁易怒,面色萎黄,舌质淡紫可见瘀点,舌底静脉迂曲,脉细数或弦数。

辨证分析:患者情志不畅,肝郁脾虚,久之则脾气亏虚,气滞血瘀,气虚则运化无力,水湿聚而为痰;血瘀阻络,痰瘀互阻,结于胁下,故出现胁下积块坚硬。气机不畅,运化失司,故腹胀、纳差。舌质淡紫可见瘀点,舌底静脉迂曲,脉细数或弦数亦为痰瘀互阻之象。

3.肝肾阴虚

主证:胁下积块,皮肤紫斑,鼻衄、齿衄,神倦乏力,面色紫滞,唇紫,口燥心烦,手足心热,盗汗,舌质红绛少津,脉弦细数。

辨证分析:患者年老,肝肾亏虚,阴亏血少,血行缓滞,久则积于胁下则见胁下积块。正气亏虚、瘀血内停,血不上荣,故面色紫暗淡滞。阴虚内热,热伤脉络则心烦、出血等症,津不上承故见口燥,舌质红绛少津,脉弦细数亦是肝肾阴亏之象。

4.脾肾阳虚

主证:神疲乏力,畏寒肢冷,面色苍白,脘闷纳呆,胁下积块,舌质胖淡紫,脉沉弦无力。

辨证分析:脾肾阳虚,不达皮毛四肢故见神疲乏力,畏寒肢冷。脾阳虚不能运化水谷则见脘闷纳呆。阳虚日久,血失温煦而凝,瘀血内阻积于胁下则成积块。血不上荣于面则面色苍白。舌质淡紫而肿大,脉沉弦无力亦为脾肾阳虚,内有瘀血之象。

三、鉴别诊断

(一)西医鉴别诊断

1.IgM 型多发性骨髓瘤

与本病在临床表现和实验室检查方面均有诸多相同或相似之处,需注意鉴别。一般认为,骨髓中异常增生的细胞形态特点在两者的鉴别诊断上具有重要意义,本病为浆细胞样淋巴细胞增生,而 IgM 型多发性骨髓瘤则为具有原始或幼稚浆细胞特征的骨髓瘤细胞增生。此外,按照世界卫生组织分类标准,本病与浆细胞样小淋巴细胞淋巴瘤同属一种疾病,故淋巴结及肝脾大在本病远较多发性骨髓瘤常见。鉴于 IgM 型骨髓瘤甚为少见,诊断应慎重,仅当一单克隆 IgM 升高患者有典型多发性骨髓瘤临床表现和典型骨髓瘤细胞特征时,方可排除本病而诊断为 IgM 型骨髓瘤。

2.IgM 型 MGUS 需要与 WM 鉴别

IgM 型 MGUS 与无症状 WM 的区别在于骨髓活检是否有明确的淋巴样浆细胞侵犯。研究发现:骨髓 B 细胞比例大于 10% 的患者在 IgM 型 MGUS 患者中占 1%,而在无症状 WM 患者中占 34%,在有症状 WM 患者中占 55%;骨髓 B 细胞为轻链限制型的患者在 IgM 型 MGUS 患者中仅占 1%,而在无症状 WM 患者中占 19%,在有症状 WM 患者中占 40%。因此,应用流式细胞术对骨髓 B 细胞比例和抗体免疫表型进行检测有助于区别 IgM 型 MGUS 和无症状 WM。

3.慢性淋巴细胞白血病

慢性淋巴细胞白血病外周血白细胞计数大多为 $(50 \sim 100) \times 10^9 / L$,分类计数小淋巴细胞占 $90\% \sim 95\%$,骨髓中也为分化良好的小淋巴细胞增生,无浆细胞样淋巴细胞。慢性淋巴细胞白血病细胞强烈表达 CD5、D19、D21,且慢性淋巴细胞白血病单克隆 IgM 增高不常见。

(二)中医学鉴别诊断

1.紫斑与出疹、丹毒的鉴别

紫斑与出疹均有局部肤色的改变,紫斑呈点状者需与出疹的疹点鉴别。紫斑隐于皮内;压之不褪色,触之不碍手;疹高出于皮肤,压之褪色,摸之碍手。且二者成因、病位均有不同。丹毒属外科皮肤病,以皮肤色红如丹得名,轻者压之褪色,重者压之不褪色,但其局部皮肤灼热肿胀,与紫斑有别。

2.瘿病与瘰疬的鉴别

瘿病与瘰疬均可在颈项部出现肿块,但二者的具体部位及肿块的性状不同,瘿病肿块在颈部正前方,肿块一般较大。瘰疬的病变部位在颈项的两侧或颔下,肿块一般较小,每个约黄豆大,个数多少不等。

四、临床治疗

(一)提高临床疗效的要素

1.审证求因,知常达变

本病的基本病机为脏腑亏损,气血阴阳不足;其病变过程,往往首先导致某一脏气、血、阴、阳的亏损。但由于五脏相关,气血同源,阴阳互根,所以由各种原因所致的虚损常互相影响。气虚不能生血,血虚无以生气;气虚者,阳亦渐衰,血虚者,阴亦不足;阳损日久,累及于阴,阴虚日久,累及于阳,以致病势日渐发展,而病情趋于复杂。其证候虽多,但总不离乎五脏,而五脏之辨,又不外乎气血阴阳,故对之辨证应以气、血、阴、阳为纲,五脏虚候为目。辨证论治时应注意有无兼夹病证,尤应注意以下3种情况:①因虚致病,久虚不复者,应辨明原有疾病是否还继续存在。②有无因虚致实的表现。若因气虚运血无力,形成血瘀。脾虚不能运化水湿,以致痰湿内停等。③是否兼夹外邪。根据标本缓急,立法遣方。

2.中西结合,共奏良效

轻型患者以中医治疗为主;但病情进展,需及时联合西医疗法。中医辨证论治,西医据病施药。以起到相辅相成,增效的作用。

(二)辨病治疗

1.治疗时机

WM目前不能根治。无症状时不需要治疗,治疗指征为:①血红蛋白≤100g/L;②血小板<100×10⁹/L;③显著的肝脾淋巴结肿大;④有症状的高黏滞血症、严重的神经病变、器官肿大、淀粉样变性、冷球蛋白血症、冷凝集素病、有疾病转化的证据;⑤髓外病变,特别是中枢神经系统病变;⑥B症状(发热、盗汗、体重减轻等)。

2.治疗方案

一线治疗方案包括:烷化剂(苯丁酸氮芥、环磷酰胺等),嘌呤核苷类似物(克拉屈滨、氟达拉滨)和利妥昔单抗(美罗华)。

(1)烷化剂:苯丁酸氮芥:长期以来用于WM的一线治疗。现在逐渐地位被取代。不良反应是发生MDS和继发性白血病概率增加;可以损伤造血干细胞。

(2)嘌呤核苷类类似物:克拉屈滨和氟达拉滨被用于淋巴细胞增殖性疾病的一线治疗,包括对WM疗效肯定。氟达拉滨联合利妥昔单抗治疗的有效率达95%,加入环磷酰胺并不获益。

（3）CD20单克隆抗：体美罗华治疗WM的反应率是20%～50%。对干细胞无毒性作用。因此对于有血细胞减少或准备接受干细胞移植的患者均是合适的选择。主要症状为WM相关的血细胞减少或器官肿大者，首选含R为基础的方案化疗，如RCD（利妥昔单抗＋环磷酰胺＋地塞米松）方案或苯达莫司汀＋利妥昔单抗，可以较快降低肿瘤负荷。R单药治疗WM时可能出现燃瘤反应（发生率高达60%），即出现短暂的血IgM水平升高，加重高黏滞血症、冷球蛋白血症及其他IgM相关并发症。对于高IgM患者，特别是高于40～50g/L的患者需先血浆置换，IgM水平降低后再应用利妥昔单抗。但利妥昔单抗与其他药物联合，特别与硼替佐米联合后燃瘤反应明显下降。因此对高黏滞血症或高IgM水平患者尽量避免单用利妥昔单抗治疗。对于考虑进行维持治疗者，可选择利妥昔单抗375mg/m²，每3个月1次，连用2年。

（4）联合化疗：烷化剂联合嘌呤核苷类似物；以烷化剂为基础的联合化疗包括蒽环类的化疗药物；或者不包括蒽环类的化疗方案。此类方案大多数患者能较好耐受。

（5）蛋白酶体抑制剂：Chen等发现WM对硼替佐咪的反应率达到78%，研究表明使用硼替佐咪治疗WM的中位反应时间是1.4个月，其中发生3度以上感觉神经病变的比例是22.2%。伴有IgM相关的神经性病变患者，首选含R的方案化疗，应避免使用有潜在神经毒性的药物如长春新碱、硼替佐米和沙利度胺等。

（6）免疫抑制剂：沙利度胺具有免疫调节和抑制新生血管生成的作用，被用于WM的治疗，该药不会造成骨髓抑制，并且可以作为以下患者的治疗选择：①一线治疗失败的患者；②疾病复发但又不能使用烷化剂和嘌呤类似物的患者；③全血细胞减少的患者。

（7）造血干细胞移植：ASCT是WM挽救治疗的重要选择之一，特别是对于对化疗仍敏感的复发患者，应进行ASCT。异基因造血干细胞移植仅在年轻、病情进展较快或者多次复发、原发难治且一般状况较好的患者中选择性进行。考虑行ASCT的患者应尽可能避免应用对骨髓有毒性的药物，特别是长期应用，如烷化剂、核苷类似物，以免影响造血干细胞的采集。

（8）血浆置换和脾切除：血浆置换（1～1.5L）适用于具有明显高黏滞血症症状患者的急诊处理。脾切除对于脾大伴疼痛或脾功能亢进的患者是一种选择。

（9）新的药物的出现：依鲁替尼单药在复发难治性WM患者反应好，是较理想的选择；新型抗CD20单抗奥法木单抗，新一代蛋白酶体抑制剂卡非佐米，mTOR抑制剂依维莫司等。奥法木单抗被认为在利妥昔单抗不能耐受或耐药患者中有效；卡非佐米联合利妥昔单抗、地塞米松是一个比较有前途的方案。

（三）辨证治疗

1.辨证论治

（1）气血双亏型

治法：健脾益气，养血摄血。

方药：归脾汤加减。白术15g,黄芪15g,酸枣仁10g,党参20g,木香10g,炙甘草10g,当归12g,小蓟15g,茯神15g,仙鹤草15g,白茅根15g。水煎服，日1剂。

加减：气虚导致出血不止加大黄芪用量；若气损及阳，脾胃虚寒者，可加理中汤加减。

（2）痰瘀互结型

治法：行气化痰，活血化瘀。

方药:二陈汤联合膈下逐瘀汤加减。当归 12g,川芎 9g,赤芍 15g,生地黄 15g,陈皮 15g,茯苓 12g,白术 15g,延胡索 9g,半夏 9g,香附 12g,丹皮 12g,五灵脂 9g,甘草 6g。水煎服,日 1 剂。

加减:积块明显着加用莪术 10g,三棱 10g;瘀血阻络伴出血者加用三七粉、鸡血藤等。

（3）肝肾阴虚型

治法:滋补肝肾,活血化瘀。

方药:六味地黄丸合膈下逐瘀汤加减。

熟地黄 15g,山萸肉 15g,茯苓 15g,丹皮 12g,赤芍 15g,当归 10g,川芎 15g,桃仁 12g,红花 9g,鳖甲 9g,五灵脂 9g,香附 9g,甘草 6g。水煎服,日 1 剂。

加减:若口内干燥、舌红少津加玄参、石斛、麦冬等;出血明显者,去桃仁、红花、五灵脂、川芎,加生地、茜草、白茅根、仙鹤草等;盗汗明显可加地骨皮等。

（4）脾肾阳虚型

治法:滋补脾肾,活血化瘀。

方药:金匮肾气丸合膈下逐瘀汤加减。

附子 9g,肉桂 3g,熟地黄 12g,山茱萸 12g,茯苓 15g,丹皮 15g,赤芍 15g,当归 10g,川芎 15g,桃仁 12g,红花 9g,鳖甲 9g,五灵脂 9g,香附 9g,甘草 6g。水煎服,日 1 剂。

加减:偏于脾阳虚者,加用附子理中丸;腹胀者,加砂仁、枳壳;便溏者,去桃仁,加薏苡仁、白扁豆、炒白术等。

2.成药应用

（1）大黄䗪虫丸:每次 1 丸,每日 2～3 次,适用于瘀血积块明显者。

（2）云南白药:每次 2 粒,每日 3 次。适用于瘀血出血者。

（3）金匮肾气丸:每次 1 丸,每日 3 次。适用于脾肾两虚型。

（4）归脾丸:每次 8 粒,每日 3 次。适用于气血两虚型。

五、预后转归

WM 是一惰性、进展较慢的疾病,其预后差别较大。大宗研究显示中位存活期为 5～7 年。最新的预后分级是 2009 年发表的 WM 国际预后分级(IPSSWM)。该分级方法基于一项针对 587 例 WM 患者的研究,纳入了 5 个危险因素:年龄＞65 岁,血红蛋白≤115g/L,血小板≤100×10⁹/L,血 β₂-微球蛋白＞3mg/L,单克隆 IgM＞70g/L 根据上述 5 个危险因素将 WM 分为 3 个预后组:低危组(年龄≤65 岁,无或 1 个危险因素),中危组(年龄＞65 岁或 2 个危险因素),高危组(＞2 个危险因素)。这 3 组患者的中位生存时间分别为 142.5、98.6、43.5 个月。对于 β₂-MG 含量较低及血红蛋白相对稳定且无症状的患者可长期观察而无须治疗。最常见的死因是进行性的淋巴增殖(约占 50%)、感染及心衰,少数患者死于脑血管意外、肾衰或消化道出血。接受治疗的 WM 患者中,有 6% 在疾病的终末前期演变成弥漫性大细胞淋巴瘤,通常为免疫母细胞型(Richter 综合征),表现为不明原因发热、体重下降、淋巴结迅速增大、结外器官的增大、单克隆 IgM 降低。使用烷化剂治疗的 WM 患者还可继发急慢性髓细胞白血病,但较为罕见。

六、预防与调护

本病的发生与饮食、环境有关,也与慢性疾病有关,故应积极防治有关慢性病,应增强体质,预防疾病发生;中老年人,不要过度劳累,勿使房劳过度,保护肾气;保持心情舒畅,则气机调畅,阴阳平衡。

保持室内空气新鲜,开窗通风。定期空气消毒,室内紫外线照射每日 30 分钟,家具及地面用消毒灵定期消毒;保持室内温暖,采血应在室温 25℃条件下进行转运和分离。抽血前可用红外线照射局部数分钟,使皮肤温度回升。采血后迅速注入 37℃水温的试管内送检验室。

第五章　出凝血疾病

第一节　过敏性紫癜

过敏性紫癜是一种常见的全身血管炎症，属血管变态反应性出血性疾病，亦为免疫性血管性疾病。临床上又称为出血性毛细血管中毒症或亨诺-许兰综合征（HSS）。临床以非血小板减少性皮肤紫癜为主，伴或不伴腹痛、关节疼痛，部分患者也可以出现血管神经性水肿。本病多见于青少年，但成人也有患病，一般发生于7～14岁儿童，男女比例为1.4：1，发病有明显季节性，春、秋季发病多见，夏季少见。

西医学认为，过敏性紫癜是由于机体对某些物质过敏而发生变态反应，导致毛细血管壁的脆性及通透性增加，血液外渗，产生紫癜、黏膜及某些器官出血。可同时伴发血管神经性水肿、荨麻疹等其他过敏表现。紫癜甚者可融合成片或呈大疱状隆起，也可出现局部溃疡或坏死。毛细血管的变态反应可以由多种因素导致，但很难确定具体的明确的致病原因，而且不同的患者对不同的致敏原有明显的个体差异。目前认为最常见的因素为感染，包括各种细菌、病毒、寄生虫等致病微生物的感染；其次为食物，主要是动物中的异体蛋白；另外也有药物致敏，如磺胺类、解热镇痛药、各种抗生素、镇静剂等；此外，作为诱发因素，花粉吸入、虫咬、疫苗注射也可引起过敏性紫癜。本病也有可能由内源性抗原引起。

有些因素作为过敏原在敏感体质患者体内引发变态反应，主要是速发型变态反应与抗原抗体复合物反应，以及肥大细胞及嗜碱细胞释放的血管活性物质的作用。免疫复合物损害小血管，发生广泛的毛细血管炎，严重者可发生坏死性小动脉炎。由此造成血管壁通透性增加，血液及淋巴液渗透至组织间隙，导致皮下组织、黏膜及内脏的出血和水肿。

根据过敏性紫癜患者四诊所见，中医学将过敏性紫癜归属于中医学"血证"、"紫斑"、"肌衄"、"葡萄疫"等范畴进行辨证施治。《圣济总录·诸风门》论曰："紫癜风之状，皮肤生紫点，搔之皮起而不痒疼是也"，首次提及紫癜风概念。《医学正传·血证》率先将各种出血病症归纳在一起，并以"血证"之名概之。血由水谷之精气所化生。《灵枢·决气》说："中焦受气取汁，变化为赤，是谓血"。血液生化于脾、受藏于肝，总统于心、输布于肺、化精于肾，脉为血之府。当某种原因导致脉络损伤或血液妄行时，就会引起血液溢出脉外而形成血证。2008年国家中医药管理局重点专科协作组组织专家研讨规定，该病患者多由外邪引发，而以风邪为病因之首，加之其病变化迅速，似风邪之变化多端，其病候以皮肤紫癜为最多见，因而将过敏性紫癜中医病名定为"紫癜风"。并组织国内重点专科协作组成员对其诊疗方案进行了梳理，目前已形成了确定的临床路径，并进行验证，取得了良好的治疗效果。

一、病因病机

现代中医学认为,紫癜风乃病邪侵袭机体,损伤脉络,使离经之血外溢肌肤黏膜而成。其病因以感受外邪、饮食失节、七情内伤、瘀血阻滞、久病气虚血亏为主,临床以阳证、热证、实证为多见;若迁延不愈,反复发作亦可见虚证以及虚实夹杂之证。

(一)风热毒邪是最多见的病因

多数学者认为过敏性紫癜的发生与风热毒邪入侵相关,表现为患者初起往往出现在外感风热毒邪之后,而且又因感受外邪而使病情反复发作。热毒郁蒸于肌肤,致使邪热伤血,络脉受损,血液外溢所致。风热之邪从口鼻而入,与气血相搏,灼伤脉络,血不循经,渗于脉外,溢于肌肤,积于皮下,则出现紫癜。过敏性紫癜起病迅速,病情变化多端,皮肤紫癜、皮疹多形易变,关节肿痛多无定处,并有皮肤瘙痒,符合"风者,善行而数变"及"无风不作痒"的性质特点。若风热夹湿,未得表解,于内蕴之,湿热相搏,下注膀胱,灼伤下焦之络,则尿血;湿热蕴滞肠络,中焦气血阻遏,则腹痛便血;湿滞于关节内,则关节肿痛;瘀热在里,可使病情反复发作,迁延日久。故在治疗时应注重在急性发作期清热解毒,缓解期应扶助正气,防止外邪侵袭,诱使疾病复发。

(二)血热妄行是出血最常见的病机

《景岳全书·血证论》云:"动者多由于火,火盛则逼血妄行"。六淫之邪易从火化,若热毒内扰或湿热素盛,日久瘀热化毒化火动血,灼伤络脉,迫血妄行,血液溢出常道,外渗肌肤则为紫癜;从清窍而出则为鼻衄;损伤胃络,热结阳明,则吐血;热邪循胃之脉络上行至齿龈,则为齿衄;下注大肠或膀胱,则便血、尿血等;湿热下注,则下肢浮肿;若热毒炽盛,内迫营血,内扰心神,可烦躁不安,神昏;若饮食不节或食入不适之品,导致脾胃运化失司,水湿失于运化,湿蕴化热,内热骤生,外发肌肤,迫血外溢而成紫癜;湿阻气滞,郁于肠胃,则腹痛明显。血热包括血分实热和阴虚发热两型。

(三)血瘀是主要的病理环节

《血证论》云:"血止之后,其离经而未吐出者,是为瘀血",并提出"止血为第一要法,消瘀为第二法"。初期本病多因外感风热或饮食失节所致,风热或湿热之邪,易入血分,热凝血瘀,故血热瘀血为其主要病理特点,热瘀互结往往损及脏腑气血,同时也使本病易于反复。若疾病日久,气虚血滞或阴虚火旺煎熬血液,亦可导致瘀血内停。故瘀血阻滞为该病重要的病理机制,治疗时活血化瘀之法应贯穿始终,而慎用收涩止血之品。

(四)气虚、阴虚乃久病之病机

正气不足也是导致本病的重要因素。若禀赋不足或疾病反复发作,气血耗损,虚火内生,闭阻脉络,脏腑受累,使气不能摄血,脾不能统血,血失统摄,不循常道,溢于脉外,留于肌肤脏腑之间而出现紫癜、便血、尿血等症;病程日久,随着血液流失,阴液受损,气随血耗;或因反复使用泼尼松等类燥热药物致使气阴两虚,阴血暗耗,故慢性期病机以气虚或阴虚为主,气虚则行血无力,易致血瘀,阴虚则易致火旺,气阴两虚;脏腑功能失调,易内生痰湿或感受外邪而使病情迁延难愈。

二、临床表现

(一)血热风盛

1.证候

起病前多有外感风热病史,起病急,病程短,皮肤见青紫斑点或斑块,色红或红紫,皮肤瘙痒或起风团,以下肢多见;发热面赤,五心烦热,咽喉肿痛,口干口渴,便秘,溲赤。有时伴有尿血、腹痛、便血、关节肿痛,舌质红,苔薄黄,脉弦数或滑数。

2.证候分析

风热毒邪为阳邪,且风邪具有善行数变的特点,故起病急,病程短;风热毒邪伤及血脉,迫血妄行,血溢脉外,瘀于肌肤则见皮肤青紫斑点或斑块,色红或紫,皮肤瘙痒或起风团;热邪郁于肌肤则发热;热扰心神,神不安宁,则心烦;热邪上扰伤津,则咽喉肿痛,口干口渴;热盛伤津,肠道失于濡润则便秘;热扰膀胱,血渗入脬则溲赤、尿血;热盛伤及胃肠之络,气滞血瘀则有便血、腹痛;邪热阻滞经络则关节肿痛;舌象及脉象为风热之邪偏盛之征。

(二)阴虚火旺

1.证候

皮肤瘀斑、瘀点,时重时轻,反复发作,色红或紫红,伴心烦少寐,潮热,盗汗。舌红,少苔,脉细数。

2.证候分析

阴虚生内热,虚热伤及脉络,络破血溢,则见皮肤瘀斑、瘀点,色红或紫。阴虚则火旺,而火旺更易伤阴,故两者互为因果,相互影响,故此型常表现为时重时轻,反复发作,病情缠绵难愈;由于水亏不能济火,虚火扰动心神,则心烦少寐;阴虚生内热则有潮热;火热逼津液外泄则有盗汗。舌红,少苔,脉细数为阴虚火旺之征。

(三)湿热内蕴

1.证候

皮肤紫斑,以下肢及臀部多见,缠绵难愈,同时伴有肢倦,身重,脘闷,腹痛时作,呕恶或吐血,食少纳呆,尿赤,浮肿,舌红,苔黄腻,脉濡数。

2.证候分析

由于饮食失调,伤及脾胃,脾失健运,水湿内生,湿蕴化热,湿热伤及脉络,血不循经而溢于脉外,则见皮肤紫斑;湿性重着,故紫斑以下肢及臀部多见,伴见肢倦、身重,疾病缠绵;湿热困阻于中焦,脾胃的运化及受纳腐熟水谷的功能失常,水谷精微化生不足,气机升降失常,胃气上逆则腹痛、呕恶,甚者吐血,脘闷、纳呆;湿热下注于膀胱则尿赤;舌红,苔黄腻,脉濡数为湿热之征。

(四)气血亏虚

1.证候

皮肤紫斑反复发作,迁延不愈或素为气虚之体,紫斑色淡,呈散在性分布,遇劳则重,伴有心悸、气短乏力,面色萎黄,舌质淡,苔薄白,脉细弱。

2.证候分析

病情迁延不愈,紫斑反复发作,失血过多,而血为气之母,气随血去,导致气血亏虚,气虚不能摄血,故有紫斑反复发作,色淡,呈散在性分布;劳则耗气,故遇劳则重;气血亏虚,心无所主,心失所养,神不守舍则心悸;气血不足无以濡养四肢百骸则气短、乏力;血虚无以上荣头面则面色萎黄、舌淡;气血亏虚,脉络不充则脉细弱。

三、中医诊断与鉴别诊断

(一)诊断

1.发病特点

本病血热风盛型常在发病前3周至数天有明确的外感史,且发作时常伴有发热、咽痛,发病迅速。或发作前有饮食、药物等因素的过敏史。而其他3型的患者,病程较长,反复发作,并且临床症状较轻,易被忽视。

2.证候特点

(1)多见于儿童和青少年,男性多于女性,年龄在7~14岁间的患儿最多。

(2)有一半以上的患者发病前有咽痛、发热、乏力等症状。

(3)发病时皮肤出现大小不等的紫斑,压之不褪色,发作前有瘙痒感或不适,紫斑略突出皮肤,抚之碍手,呈鲜红色或紫红色,随病程进展逐渐变成黯红色。

(4)紫癜呈对称性分布,分批出现,多分布于下肢、手背及臀部。

(5)除单纯出现皮肤紫斑外,60%的患者常伴有腹痛,甚至便血或伴有大关节疼痛,少数患者有尿血、腰痛、浮肿。

(二)鉴别诊断

1.出疹

出疹的疹点应与紫斑呈点状者相鉴别。紫斑是隐没在皮肤内,抚之不碍手,压之亦不褪色;而疹是突出于皮肤表面,抚之碍手,且压之褪色。两者之间的鉴别点在《仁术便览·癍疹》中就有明确的论述,文中指出:"有色点而无头粒者,谓之斑;有头粒而随出即没,没而又出者,谓之疹"。在《罗氏会医约镜·论伤寒发斑发疹》亦指出:"斑隐于皮肤间,视之则得;疹累于肌肉之上,手摹亦知"。本病初起皮疹高出皮肤,抚之碍手,与"疹"相似,尔后渐变为平坦的"斑",故本病的皮肤表现具有"疹"和"斑"的双重特性。

2.温病发斑

温病发斑与本病共同点在于斑块的特点相近。不同点在于温病发斑是由于热入营血,耗伤阴血,迫血妄行所出现的证候,病情重,并且发斑前表现出气血两燔或热盛动血的证候,症见高热、烦躁不安,甚则神昏谵语,常同时伴有出血现象,如便血、吐血、衄血,舌质红绛。而紫癜风患者全身症状较轻,往往在发病前有发热、咽痛、乏力,但神志清楚,且常有明显的诱因,如食物、药物等。发病不似温病发斑急骤,舌质无红绛。

四、西医诊断与鉴别诊断

(一)西医诊断

1.临床表现

本病起病方式多种多样,可急可缓。发病前3周至数天常有上呼吸道感染等前驱症状,然后出现皮肤紫癜、多发性关节炎、腹痛或便血、血尿等。部分病例在紫癜出现前先有关节、腹部、肾脏或神经症状,这些病例早期诊断有时甚为困难,容易漏诊和误诊。

本病症状多变,根据病变主要累及部位和程度的不同分为单纯型、腹型、关节型、肾型、混合型。

(1)单纯型过敏性紫癜(紫癜性):为最常见的类型。皮肤出现大小不等的出血性皮疹,分布对称,分批出现,主要分布在负重部位,反复发作于四肢、臀部,尤其以双下肢伸侧多见。面部、躯干及黏膜受累少见。除皮肤紫癜外,有的病例可伴发荨麻疹、神经血管性水肿(肿胀处可有压痛)、多形红斑,甚至发生溃疡和坏死。皮损特点为高出于皮肤、小型荨麻疹或粉红色斑丘疹,压之不褪色。紫癜可融合成片,数日内渐变成紫色、黄褐色、淡黄色。一般1~2周内消退,不留痕迹。半数以上患者常反复出现皮疹,每次发作时情况相同,但持续时间较前次发作短且症状较轻。

(2)关节型过敏性紫癜:主要以关节疼痛和肿胀为主。多发生在膝、踝、肘、腕关节,关节损伤呈一过性,不留有关节畸形。一般关节肿痛发生在皮肤紫癜之后。若发生在紫癜之前,常被误诊为风湿热和风湿性关节炎。

(3)腹型过敏性紫癜:2/3患者可出现消化道症状,主要为腹痛、呕吐、便血和腹泻。腹部症状、体征多与皮肤紫癜同时出现,偶可发生于紫癜之前。此型多见于儿童。腹痛为阵发性脐周绞痛,也可以波及腹部任何部位,可有压痛但很少有反跳痛。

(4)肾型过敏性紫癜:多见于儿童。主要表现为尿液改变,表现为肉眼血尿或镜下血尿、蛋白尿、管型尿。可在紫癜和关节炎消失后才发生,多在紫癜发生后8周内出现,其中以1周内为最多,极少数在3~5个月后才出现。肾病表现轻重不等,重症可出现高血压、肾功衰竭。

(5)混合型:皮肤紫癜合并上述两种以上临床表现。

(6)其他:①肾脏并发症:大部分病例表现为急性肾小球肾炎。②神经系统症状少见,可表现为脑血管痉挛、蛛网膜下腔出血、脑出血及多发性神经炎。临床上可有剧烈头痛、呕吐、烦躁不安、谵妄、抽搐、瘫痪、昏迷等症状,也可出项颈强直、巴宾斯基征阳性、查多克征阳性。实验室检查脑脊液压力增高,呈血性,脑电图呈弥漫性活动波,脑血管造影无异常发现等。③少数患者可伴有心肌炎、胸膜炎、肺出血、哮喘、喉头水肿、虹膜炎及肠套叠等。

2.实验室检查

(1)常规检查:红细胞及血红蛋白正常,若出血时可相应降低。白细胞计数正常或轻度升高,伴感染时可达 10×10^9/L 以上。中性粒细胞百分比增高,合并寄生虫可有嗜酸粒细胞增多。血小板计数正常。尿常规是否正常取决于有无肾脏的改变,若肾脏受累尿液中可见红细胞、白细胞、蛋白或管型。若为腹型便潜血可呈阳性,有寄生虫感染时可在便中找到虫卵。

(2)出凝血机制检查:束臂试验约半数以上的患者呈阳性。血小板功能及出凝血时间均正常。甲皱毛细血管镜检查可有毛细血管扩张、扭曲、畸形,偶有血液外漏。凝血因子活性检查中血浆纤维蛋白稳定因子(ⅩⅢ)活性降低。

(3)其他检查:骨髓象正常;血沉轻度增快,抗"O"可增高;黏蛋白大多正常。免疫学检查中,血清白蛋白、球蛋白可减低。IgG 和 IgA 可增高,其中以 IgA 增高明显。伴有肾炎的患者血清冷球蛋白可增高。

3.诊断标准

(1)有如下表现:①发病前 1～3 周常有低热、咽痛、全身乏力或上呼吸道感染史;②以下肢大关节附近及臀部分批出现对称分布、大小不等的斑丘疹样紫癜为主,可伴荨麻疹或水肿、多形性红斑;③病程中可有出血性肠炎或关节痛,少数患者腹痛或关节痛可在紫癜出现前 2 周发生,常有紫癜性肾炎。

(2)实验室检查:血小板计数、血小板功能及凝血时间正常,毛细血管脆性试验阳性、上皮细胞增生和红细胞渗出血管外,免疫荧光检查显示血管炎性病灶有 IgA 和 C3 在真皮层血管壁沉着。

(3)能除外其他疾病引起的血管炎,如冷球蛋白综合征、良性高球蛋白性紫癜、环形毛细血管扩张性紫癜、色素沉着性紫癜性苔藓样皮炎等。

(二)鉴别诊断

1.单纯皮肤型过敏性紫癜应与 ITP 相鉴别

ITP 的皮肤紫斑块或斑点是隐于皮肤内,不高出皮肤,无瘙痒,分布不均匀,可有便血,但无腹痛及关节肿胀疼痛,无肾脏改变,血小板计数低于正常值,出凝血时间延长,24 小时血块退缩不良,血小板抗体增高,骨髓中巨核细胞有质和量的改变。

2.腹型过敏性紫癜应与急性阑尾炎、坏死性小肠炎、肠套叠相鉴别

本病患者的腹痛呈阵发性绞痛,多发生在脐周围、下腹或全腹,有压痛但无反跳痛,偶可见腹肌紧张,白细胞计数一般正常。而急性阑尾炎为麦氏点持续性疼痛,并有压痛及反跳痛,肌紧张明显,疼痛呈进行性加重;白细胞计数及粒细胞百分比增高。坏死性小肠炎开始时为脐周或左中上腹的阵发性疼痛,呈持续性疼痛阵发性加剧,并有压痛及反跳痛,全身中毒症状明显,严重者可出现休克。外周血中白细胞及中性粒细胞核分叶增加,明显左移,部分呈现中毒颗粒,便中有脓细胞及红细胞。肠套叠可出现固定部位疼痛,有压痛,肌紧张,反跳痛,重者可触及肠型。

3.肾型过敏性紫癜应与急性肾小球肾炎、狼疮性肾炎相鉴别

急性肾小球肾炎在发病前 1～3 周有链球菌感染的病史,临床主要表现为水肿、高血压,儿童常有发热,有时高达 39℃,伴有畏寒。成人则有腰酸、腰痛,少数有尿频、尿急。可有蛋白尿、血尿、管型尿,且大多数患者有程度不等的肾功能不全,内生肌酐清除率及菊糖清除率均降低。狼疮性肾炎的主要表现有蛋白尿、血尿、高血压、水肿以及皮损、发热、关节炎;抗核抗体、抗 dsDNA 抗体或抗 Sm 抗体阳性。而肾型过敏性紫癜发病初期都有皮肤紫斑的表现。故三者通过询问病史及各种实验室检查可以加以区别。

4.关节型应与风湿热相鉴别

风湿热有发热,关节红肿热痛,关节症状产生的前后有环形红斑及皮下结节,血沉增快,抗"O"呈阳性,水杨酸治疗有效。

五、西医治疗

目前尚无特效疗法。主要采取支持和对症治疗,急性期卧床休息。要注意入液量、营养及保持电解质平衡。有消化道出血者,如腹痛不重,仅大便隐血阳性者,可用流食。如有明显感染,应给予有效抗生素。注意寻找和避免接触过敏原。

(一)药物疗法

1.对症疗法

有荨麻疹或血管神经性水肿时,应用抗组胺药物和钙剂;有腹痛时应用解痉挛药物;消化道出血时,可静脉滴注西咪替丁20~40mg/(kg·d)。

2.糖皮质激素

单独皮肤或关节病变且较轻时,无须使用糖皮质激素。有严重消化道病变,如消化道出血时,可服泼尼松每日1~2mg/kg,服用7天后逐渐减量,总疗程为2~3周。对有肾脏病变者,糖皮质激素无显著疗效。对于严重肾脏病变患者,有人主张用甲泼尼龙冲击疗法,每次30mg/kg,于1小时内静脉滴入,隔日或隔2日1次,6次为1个疗程,疗效有待进一步观察。

3.免疫抑制剂

适用于肾型患者。硫唑嘌呤每日2~3mg/kg或环磷酰胺每日2~3mg/kg,服用数周或数月,用药期间,应严密监测血象及其他不良反应。

4.雷公藤

对肾型者疗效颇佳。大部分患者用药1.5~2个月后尿蛋白转阴。血尿于用药1~3个月后明显好转,2~6个月后大部消失。临床上多采用雷公藤总苷片每日1~1.5mg/kg,分2~3次口服。疗程为3个月。用药期亦应复查血象和观察其他不良反应。

5.其他药物

有人主张应用尿激酶治疗紫癜性肾损害,可起到利尿、消肿作用。其作用是减少纤维蛋白在肾小球的沉积。用量为每次1万~2万U,静脉注射,每日1次,连用20天。

还可用抗血小板凝集药物如阿司匹林3~5mg/(kg·d)或25~50mg/d,每日1次日服;双嘧达莫3~5mg/(kg·d),分次服用。

因本病可有纤维蛋白原沉积、血小板沉积及血管内凝血的表现,故近年来有使用肝素的报道。某医院儿科报道使用小剂量肝素预防过敏性紫癜性肾炎,剂量为肝素钠120~150U/kg加入10%葡萄糖溶液100mL中静脉滴注,每日1次,连续5天或肝素钙每次10U/kg,皮下注射,每日2次,连续7天,能降低紫癜肾炎的发生。

此外,普鲁卡因具有调节中枢神经系统、抑制过敏反应、恢复血管功能的作用。用药前须做过敏试验,阴性者方可使用。剂量为3~5mg/kg,加入5%葡萄糖内静脉滴注,每日1次,7~10天为1个疗程。

（二）其他治疗

(1)大剂量丙种球蛋白冲击疗法有报道试用重症紫癜肾炎,疗效有待进一步观察。

(2)血浆置换可去除血浆中的抗体、补体、免疫复合物及炎性介质,用于治疗紫癜肾病引起的急进性肾炎。

六、辨证治疗

（一）辨证要点

对本病进行辨证时要分清实证、虚证。一般来说,以实证、热证、瘀证居多。早期多有发热、皮肤出现紫斑,色呈红色或紫红色,呈对称性分布。以四肢远端伸侧、臀部多见,伴有瘙痒。若同时伴有腹痛,关节疼痛,舌红脉数;加之病程短,起病急,此乃风湿热毒所致的热毒内蕴,经脉痹阻之证。若反复发作,紫癜出没迟缓,有时伴血尿、蛋白尿、水肿、腹痛、腰酸痛,面色少华等多属虚证或瘀血证。其中皮肤紫斑色淡,反复出现,并兼有乏力、气短、舌淡脉细者多为气不摄血、气血亏虚之证;若紫斑色紫黯,舌质黯红或有瘀斑,脉涩,多为瘀血之证;若脉络瘀阻,"不通则痛",则有腹痛、关节肿痛;若紫斑持续较久,伴腹痛、呕吐、吐血、关节疼痛,舌苔腻者多为湿热内蕴之证。

（二）治疗原则

治疗应以治火、治气、治血为基本原则。紫癜风因其病因主要为外感风热、湿热之邪,内因气阴两虚、血热妄行及瘀血内停为主要病机,且病证以实证为主。故治疗应以祛邪为主,清热(风热、湿热)解毒祛风为针对病因的基本治法;因其瘀血内停为其主要病机,活血祛瘀法应贯穿于疾病的始终;而对于先天禀赋不足或疾病日久气阴两虚者,应注意扶助正气、调理脏腑,意在治疗疾病的同时防治疾病复发。在临证时,应详辨四诊而合理选取治疗方法。在疾病初期以及患者再次复发而以实证为主时,应以祛邪为主,可采用清热解毒、祛风除湿之法;伴瘀血内阻者,宜活血化瘀。反复发作或疾病后期,可加扶正补虚之法;气虚者,益气摄血;阴虚者,滋阴降火,同时佐以活血通络之法。

（三）分证治疗

1.血热风盛

治法:清热解毒,凉血止血。

方药:犀角地黄汤(《外台秘要》)合消风散(《外科正宗》)加减。水牛角、丹皮、生地、山药、荆芥、防风、苦参、苍术、牛蒡子、胡麻仁、当归、石膏、知母、木通。本方中水牛角、丹皮清热凉血止血;生地、山药滋阴养血,共奏清热解毒、凉血止血之功效。荆芥味辛性温,善去血中之风;防风,发表祛风胜湿,长于祛一切风,二药相伍,疏风以止痒。苦参性寒,清热燥湿止痒;苍术燥湿、辟秽、发汗、健脾,两者相配,既能燥湿止痒,又能散风除热。牛蒡子疏散风热,透疹,解毒;蝉蜕散风热,透疹。石膏、知母清热泻火;木通利湿热,胡麻仁、生地、当归滋阴养血润燥,且生地善清血中之热,与清气分热之石膏、知母共除内热。当归兼可活血,有治风先行血,血行风自灭之理。甘草清热解毒,又可调和诸药。若风热偏盛而身热、口渴者,加银花、连翘以疏风清热解毒;湿热偏盛,胸脘痞满,身重乏力,舌苔黄厚而腻者,加地肤子、车前子、栀子等以清热利湿;

血分热甚,五心烦热,舌红或绛者,加赤芍、丹皮、紫草以清热凉血。

2.阴虚火旺

治法:滋阴降火,宁络止血。

方药:知柏地黄丸(《医宗金鉴》)加减。知母、黄柏、生地、山茱萸、丹皮、泽泻、山药、茯苓。本方中知母、黄柏苦寒而甘,清虚热而坚肾阴;生地、山茱萸滋阴养血;丹皮清热凉血止血;泽泻、山药、茯苓生血养血,清邪热于小便外出;诸药合用,共同发挥清热养阴、凉血止血之功效。若阴虚甚者,加龟板、鳖甲、旱莲草、女贞子以养阴清热;血热偏盛者,加紫草、赤芍以凉血化瘀。

3.湿热内蕴

治法:清热化湿,凉血止血。

方药:导赤散(《小儿药证直诀》)加减。生地、竹叶、木通、甘草梢。方中生地黄凉心血;竹叶清心气;木通通心火,入小肠;甘草梢下行而止痛;诸药合用,可以导心和小肠的伏火从小便而出。若血热偏盛者,可加入赤芍、牡丹皮、墨旱莲、黄柏清热凉血止血;若有血尿者,可加大蓟、小蓟、白茅根等;若伴有蛋白尿者,可加黄芪、党参;也可选用丹参、益母草、三七活血化瘀止血。

4.气血亏虚

治法:健脾益气摄血。

方药:归脾汤(《济生方》)加减。党参、黄芪、白术、甘草、当归、阿胶、茯神、酸枣仁、远志、木香、生姜、大枣。方中党参、黄芪、白术、甘草补气摄血;当归、阿胶养血补血;茯神、酸枣仁、远志养血安神;木香理气健脾;生姜、大枣健脾益气。若皮下瘀斑多者,加仙鹤草、三七止血散瘀消斑;月经淋漓不断者,加棕榈炭、仙鹤草、益母草,艾叶炭以益肾涩经止血;腹泻便溏肢冷者,加补骨脂、肉桂,以温经散寒止泻。

七、其他疗法

(一)中成药

(1)归脾丸:每次1~2丸,每日3次,口服。适用于本病的气血亏虚型。

(2)知柏地黄丸:每次2丸,每日3次,口服。适用于阴虚火旺型。

(3)银黄口服液:每次10~20mL,每日3次,口服。清热解毒、辛凉解表,主治血热风盛伴咽痛者。

(4)银翘解毒丸:每次2丸,每日2次,口服。疏风散热,清热解毒。

(5)防风通圣丸:每次6g,每日3次,口服。解表通里,清热解毒。适应证为发热恶寒,瘙痒,关节肿痛,便秘。

(6)黄葵胶囊:每次5粒,每日3次,口服。清利湿热,解毒消肿,用于湿热证,症见水肿,腰疼,蛋白尿,血尿,舌苔黄腻等。

(7)血尿胶囊:每次5粒,每日3次,口服。清热利湿,凉血止血,用于血尿者。

(二)单方

(1)三七总苷:为三七粉提炼制成,起活血化瘀的作用。每次5粒,每日3次,口服。

(2)雷公藤多苷片合用丹参注射液:雷公藤多苷片 1～1.5mg/(kg·d),每日 3 次,口服。丹参注射液 10mL 加入 10％葡萄糖 500mL 中静脉滴注,每日 1 次。适用于病情反复发作,日久累及于肾者。

(3)三黄四物脱敏汤:是由黄芩、黄连、黄柏、生地黄、赤白芍、当归、川芎、紫草、防风、乌梅、枳壳、大腹皮组成。适用于过敏性紫癜之腹型者。

(4)甘草:60g 煎服,每日 1 次,口服。

(三)针灸疗法

(1)主穴为曲池、足三里,备穴为合谷、血海。先用主穴,如效果欠佳可加备穴。如伴腹痛可针刺三阴交、内关、太冲。

(2)以下穴位可选择交替应用,如秩边、合谷、丰隆、足三里、委中、手三里、三阴交、照海、昆仑等。

(四)耳穴压籽

按患者中医辨证分型选择穴位,每 3 日 1 次,平时主意适度按压。

(1)急性期选穴以缓解症状为主,稳定期选穴原则以补益脾肾为原则,选穴以脾、胃、肾为主。

(2)关节肿痛,遵医嘱耳穴贴压,取肘、膝、肾上腺等穴。

(3)腹痛者遵医嘱耳穴贴压,取胃、腹、肾上腺等穴。

(4)咽痛者遵医嘱耳穴贴压,取咽喉、扁桃体、肺、肾上腺等穴。

八、转归与预后

过敏性紫癜通常呈自限性,大多于 1～2 个月内可自行缓解,但少数患者可因反复发作而转为慢性,约半数以上的患儿于 2 年内出现 1 次或多次复发,95％以上的患者预后良好,预后差及死亡的患者大多为慢性紫癜性肾炎患者。

九、调护

在患病期间应注意休息,禁食蛋类、豆类及海鲜、肉类,食用蔬菜以及易消化的食物。

十、预防

要加强体质锻炼,增强自身抵御外邪的能力,对于感染要积极治疗,在饮食上要避免食用易诱发本病或使病情加重的食物,要选择适当的药物以免出现过敏。

第二节　原发免疫性血小板减少症

原发免疫性血小板减少症(ITP)既往称特发性血小板减少性紫癜,是最为常见的出血性疾病,成人发病率为(5～10)/10 万,育龄期女性发病率高于男性,60 岁以上老年人是该病的高发群体。由于部分 ITP 患者仅有血小板减少没有出血的临床表现,故 2007 年 ITP 国际工作组建议将原来病名中的"purpura（紫癜）"去掉，旨在说明本病患者不一定有出血；同时为了强调本病由免疫因素介导，将过去的所谓"特发性"改为"免疫性"，所以将本病更名为 immune thrombocytopenia（免疫性血小板减少症），"ITP"的缩写仍然保留。按病因将 ITP 分为原发性 ITP 和继发性 ITP。国内中华医学会血液学分会止血与血栓学组于 2009 年在《中华血液学杂志》上发表"成人原发免疫性血小板减少症诊治的中国专家共识（第 1 版）"，正式将本病更名为"原发免疫性血小板减少症"。

ITP 是一种复杂的多种机制共同参与的获得性自身免疫性疾病。因为其发病与体液免疫和细胞免疫相关，故也叫特发性自身免疫性血小板减少性紫癜（IATP）是临床上最常见的一种血小板减少性疾病。该病的发生是由于患者对自身血小板抗原的免疫失耐受，产生体液免疫和细胞免疫介导的血小板过度破坏和血小板生成受抑，出现血小板减少，伴或不伴皮肤黏膜出血的临床表现。

ITP 的发病率约为（5～10）/10 万人。任何年龄均可发病，儿童与成人各半。男女发病率相近，育龄期女性发病率明显高于同年龄段男性，60 岁以上人群的发病率为 60 岁以下人群的 2 倍。临床上分为新诊断的 ITP（3 个月以内）、持续性 ITP（3～12 个月）、慢性 ITP（12 个月以上）、重症 ITP 和难治性 ITP。

ITP 的病因迄今未明，其主要发病机制：①体液和细胞免疫介导的血小板过度破坏；②体液和细胞免疫介导的巨核细胞数量和质量异常，血小板生成不足。阻止血小板过度破坏和促血小板生成已成为 ITP 现代治疗不可或缺的重要方面。

ITP 体液免疫异常的研究经历了血小板相关抗体及血小板膜糖蛋白特异性自身抗体的发现、抗体破坏血小板的机制、B 淋巴细胞的异常活化和凋亡异常等阶段。PAIg 不仅能通过与血小板结合，使血小板被单核-巨噬细胞系统吞噬破坏；同时也能直接介导巨核细胞的异常，导致血小板生成减少。血小板膜糖蛋白特异性抗体是 ITP 发病的重要环节之一。但是体液免疫异常并不能完全阐明 ITP 的发病机制，ITP 患者外周血 $CD4^+$ 细胞减少，而 $CD8^+$ 细胞显著增高，$CD4^+/CD8^+$ 下降，表现为 T 细胞亚群失调造成了机体内环境的紊乱。ITP 患者初发和复发患者外周血 $CD4^+CD25^+$ Treg 明显低于缓解期及正常对照组。说明 ITP 患者处于免疫失衡状态。另有研究显示 ITP 患者 T 细胞凋亡受抑可导致自身反应性 T 细胞克隆清除障碍，由此引发了针对血小板自身抗原的免疫应答，导致了血小板的不断破坏。

古代中医学中没有 ITP 的病名。因 ITP 以广泛皮肤、黏膜或内脏出血为主要临床表现，可见到鼻衄、齿衄、舌衄、目衄、吐血、便血、尿血及崩漏等症状，因而现代中医学者将其归于中医"血证"、"发斑"、"肌衄"、"葡萄疫"等范畴。《景岳全书·血证》对血证的病机做了比较系统的归纳，谓："血本阴精，不宜动也，而动则为病；血主营气，不宜损也，而损则为病。盖动者多由于火，火盛则逼血妄行；损者多由于气，气伤则血无以存。"在本病的预后判断方面，《伤寒阴阳毒候》指出："若发赤斑，十生一死；若发黑斑，十死一生"。近年来中医学者对 ITP 的研究颇多，并渐形成共识。将 ITP 命名为"紫癜病"，在全国范围内梳理了中医诊疗方案，将其分为血热妄行、阴虚火旺、气不摄血和瘀血内阻四型治疗，并在多家医院进行疗效观察，取得了良好的效果。

一、病因病机

（一）血热妄行

外感风热邪毒、情志化火或过食酒水、辛辣所致湿热郁而化火，均可致热入营血，伤及血络致血热妄行，血溢脉外瘀积于肌肤之间则发为紫斑；若伤于上部经脉，可发为鼻衄、齿衄，甚则咳血、吐血；若伤及下部血脉可发为尿血、便血。如唐容川《血证论》云："血证气盛火旺者十居八九。"《济生方·吐衄》亦称："夫血之妄行也，未有不因热之所发，盖血得热则淖溢。血气俱热，血随气上，乃吐衄也。"《丹溪手镜·发斑》说："发斑，热炽也"。《金匮要略》中说："热在下焦者，则尿血。"《灵枢·百病始生》云："卒然多食饮则肠满，起居不节，用力过度则络脉伤。阳络伤则血外溢，血外溢则衄血；阴络伤则血内溢，血内溢则后血。"血热妄行者常见于新诊断的ITP或慢性ITP急性发作期。

（二）阴虚火旺

房劳过度或久病伤肾致肾精亏虚或火热之邪灼伤脉络、耗伤阴津；或反复出血致阴血亏耗，导致虚火内炽，迫血妄行，血不归经而溢于脉外。《明医杂著·血病论》说："凡酒色过度，损伤脾肾真阴……衄血吐血，咳血咯血等证乃阴虚血虚，而阳火旺"。《医学正传·血证》谓："口鼻出血，皆是阳盛阴虚，有升无降，血随气上，越出上窍，法当补阴抑阳，气降则血归经"。《平治荟萃·血有难成易亏论》中有："阴气一亏伤，所变之证，妄行于上则吐衄，衰涸于外则虚劳，妄返于下则便红"均对阴虚火旺，迫血妄行加以论述。

（三）气不摄血

劳倦过度损伤脾胃或久病脾虚，脾不统血；或反复出血，气随血脱，正气亏虚，失于统摄，致血不循经溢于脉外。《证治准绳·幼科·证治通论》云："或吐血便血，乃脾气虚弱，不能统血归源"。《医贯-血证论》亦有："胃者，守营之血，守而不走，存于胃中，胃气虚不能摄血，故令人呕吐，从喉而出于口也"的论述。

（四）瘀血内阻

若久病正气亏虚，不能推动血液运行；或寒凝血瘀；或热邪煎熬血液；或离经之血未排出体外，积结成瘀血，阻滞于脉内，致血行不畅，血不循经，溢出脉外。唐容川在《血证论》中说："经隧之中，既有瘀血踞结，则新血不能安行无恙，终必妄走而吐溢矣"。《内经》亦云："血气相溢，络有留瘀"。

二、临床表现

（一）血热妄行

1.证候

发病急，病程短，发病前或发病时患者发热或发热恶寒，皮肤出现青紫斑点、斑块或伴有鼻衄、齿衄，甚则尿血、便血、口渴、便秘，溲黄，舌红，苔黄少津，脉数。

2.证候分析

风热燥邪为阳邪袭于人体，故发病急、病程短；外感风热毒邪，热郁卫表，营卫不和则发热或恶寒;热入营血,血热炽盛,血脉受损,热迫血妄行,血溢于脉外,瘀积于肌肤之间,故见皮肤青紫斑点或斑块;火热迫肺,上循其窍或胃火上炎,血随火动则鼻衄;热邪伤及人体下部络脉,则见便血、尿血;热灼津伤,津液不能上承则口渴;热郁肠胃,使肠道津液亏耗,肠道失于濡润则便秘;热邪扰动膀胱则溲黄。舌红苔黄,脉数为热邪偏盛之征。

(二)阴虚火旺

1.证候

皮肤紫斑块或斑点,色红或紫红,反复发作,时重时轻或有鼻衄、齿衄、月经过多。伴心烦不寐,手足心热,潮热盗汗,舌红绛,少苔,脉细数。

2.证候分析

阴虚则火旺,虚火灼伤血脉,血溢脉外,故可见肌衄;胃阴不足,虚火上扰或肾阴不足,阴不敛阳,扰动阴血,故见鼻衄、齿衄、月经过多;虚火上扰心神,神不安舍则心烦不寐;阴虚生内热,则手足心热、潮热;虚火逼津液外泄则盗汗;舌红绛少苔,脉细数为阴虚火旺之象。

(三)气不摄血

1.证候

紫斑色紫黯淡,反复发作经久不愈,多呈散在性,遇劳则发或加重。可伴鼻衄、齿衄,面色苍白或萎黄,纳差,倦怠乏力,心悸,气短,头晕目眩,舌淡,苔白,脉细弱。

2.证候分析

气为血帅,气行则血行,气虚不能摄血,血溢脉外而见肌衄。由于本型病程长,反复出血,气随血脱,导致气血亏虚,脏腑经络四肢百骸失养,则倦怠乏力,气短;血虚不能上荣于头面,则面色苍白或萎黄、头晕;脾气虚,健运失职则食少纳呆;脉络不充,鼓动无力则脉细弱。

(四)瘀血内阻

1.证候

肌衄青紫,反复出现,经久不愈,毛发枯萎无泽,面色晦暗无华,目之白睛布满血丝,下眼睑青紫,舌质紫黯,脉细涩。

2.证候分析

久病入络,瘀血不去,血难归经,血行不畅而溢于脉外,故见肌衄青紫;瘀血内停,血不华色,则见面色晦暗无华;发为血之荣,血行受阻,发少滋养,故发枯少泽;白睛布满血丝、下眼睑青紫为瘀血之征;瘀血阻络,脉络不畅,故舌质紫黯、脉细涩。

(五)脾肾阳虚

1.证候

肌衄日久,反复发作,色青紫或伴便血、腹痛,伴四肢不温,食少纳呆,腹胀便溏,乏力头晕,腰膝酸软。舌淡紫,苔白或腻,脉细缓。

2.证候分析

由于素体脾虚或久病体虚或劳倦,饮食不节,损伤脾胃,脾气虚衰,失于统摄,气不摄血,血溢脉外则可见肌衄;渗于肠道则见便血;脾虚日甚,气损及阳,脾胃虚寒,运化失常则见食少,纳呆,腹胀便溏;脾胃虚寒,气机不利,则见脘腹疼痛;脾虚及肾,脾肾阳虚,腰府失于温养则见腰膝酸软,四肢不温。舌淡、脉细缓无力均为脾肾阳虚之候。

三、中医诊断与鉴别诊断

（一）诊断

1.发病特点

小儿及成人均可罹患本病,但其中以成年女性居多,血热妄行者发病前常有外感史,有的在发病时仍有发热、咽痛的表现。而其他四型发病较隐匿,出血症状较轻,易被忽视。

2.证候特点

（1）皮肤呈现大小不等的青紫斑点或斑块,形状不一,按之不褪色,无瘙痒感,抚之不碍手。

（2）紫斑可见于周身各处皮肤的任何部位。

（3）除外感风热毒邪者,常呈反复发作的特点。

（4）除皮肤紫斑外,常伴有鼻衄、齿衄,甚至咳血、吐血、尿血、便血等症状;女性常伴崩漏,严重者出现中风（脑出血）。

（二）鉴别诊断

1.出疹

有出疹表现的一类疾病,其出疹的疹点需与紫斑之斑点较小者相区别。紫斑是隐于皮肤之内,摸之不碍手,压之不褪色;而疹子是高出皮肤之上,摸之如粟粒碍手,压之褪色,随即复现。正如《临证指南医案·癍痧疹瘰》中说:"癍者,有触目之色而无碍手之质","痧者疹之通称,有头粒而如粟象"。

2.温病发斑

温病发斑与本病在皮肤表现的方面,两者有相似之处。但两者在其他方面是有区别的。温病发斑是病情重笃,热入营血,耗血动血时出现的症候。发斑之前,一般皆有邪犯卫分及气分热炽的表现。发斑时常呈一派气血两燔或热盛动血的证候,症见高热、烦躁、神志不清,甚至神昏谵妄;与此同时,常伴衄血、吐血、便血等广泛出血的征象;而本病常有反复发作史,虽也有突然发生者,但不及温病发斑来势凶猛,虽有热毒炽盛的表现,但无舌红绛,且本病患者一般神识清楚。

3.紫癜风

紫癜病与紫癜风两者均以肌衄为主要表现,但两者有明显的差别。紫癜风常见于外感后或食入某些特殊食物及药物后发病,肌衄常分布于四肢,疹型多样,常突出于皮肤。常伴有腹痛、关节痛。

四、西医诊断与鉴别诊断

（一）西医诊断

1.临床表现

（1）起病:成人 ITP 一般起病隐匿。儿童发病前 1～3 周往往有感染史,冬春两季较为多见,大多数为非特异性的呼吸道感染。一部分儿童发病前出现风疹、麻疹、水痘及扁桃体炎。发病急骤,可伴有发热、畏寒、咽痛。

（2）出血倾向：多数较轻而局限，但易反复发生。可表现为皮肤、黏膜出血，如瘀点、紫癜、瘀斑及外伤后止血不易等。皮肤出血压之不褪色。鼻出血、牙龈出血亦很常见。内脏出血则以胃肠道、泌尿道及生殖系统出血较常见，严重内脏出血较少见，但月经过多较常见，在部分患者可为唯一的临床症状。患者病情可因感染等骤然加重，出现广泛、严重的皮肤黏膜及内脏出血。部分患者通过偶然的血常规检查发现血小板减少，无出血倾向。

（3）乏力：乏力是 ITP 的临床症状之一，部分患者可表现得更为明显。

（4）血栓形成倾向：ITP 不仅是一种出血疾病，也是一种血栓前疾病。

（5）其他：在反复发作的病例中可有约 10% 的患者有脾大。反复发作的女性患者，由于长期月经过多可出现缺铁性贫血。有些患者可出现视网膜出血，从而影响患者的视力，出现视物不清的症状。若伴有头痛、恶心、呕吐，常是脑出血的征兆。极少患者因颅内出血而危及生命。

2.实验室检查

（1）血象：血小板数量减少，可有形态异常，如体积增大，除非大量出血，一般无明显贫血和白细胞减少。出血明显者可见小细胞低色素性贫血。应进行外周血涂片镜检以排除 EDTA 依赖的血小板聚集引起的假性血小板减少。也可通过外周血细胞涂片排除非免疫性血小板减少，如白血病、骨髓增生异常综合征、巨幼细胞贫血等。

（2）骨髓象：骨髓检查巨核细胞数增多或正常、有成熟障碍，胞质中颗粒减少、嗜碱性较强，产板巨核细胞减少或缺乏，胞质中出现空泡、变性。少数病程较长的难治性 ITP 患者的巨核细胞数量可减少。

（3）出凝血检查：出血时间延长，毛细血管脆性试验阳性，血块回缩不良，凝血酶原消耗不良，血小板聚集功能及黏附功能低下。

（4）血小板抗体的检测：包括 MAIPA 法和流式微球法。多数患者 PAIgG 水平升高，但在 ITP 的诊断中特异性极差。MAIPA 法检测抗原特异性自身抗体的特异性高，可以鉴别免疫性与非免疫性血小板减少，有助于 ITP 的诊断，但该实验不能鉴别疾病的发生是原发还是继发。

（5）血小板生成素（TPO）水平检测：TPO 不作为常规检测，可以鉴别血小板生成减少（TPO 水平升高）和血小板破坏增加（TPO 正常），从而有助于鉴别 ITP 与不典型再障或低增生性骨髓增生异常综合征。

（6）自身抗体系列检测：以排除自身免疫性疾病，如系统性红斑狼疮、干燥综合征、难治性贫血等。

（7）血清学及呼气试验法检查幽门螺旋杆菌：用于难治性 ITP 患者，确定是否需要抗幽门螺旋杆菌治疗。

3.诊断标准

ITP 诊断是临床排除性诊断，其诊断要点如下：

（1）至少 2 次检查血小板计数减少，血细胞形态无异常。

（2）脾脏一般不增大。仅有不到 3% 的成人 ITP 患者伴有轻度脾大。

（3）骨髓检查：巨核细胞数增多或正常、有成熟障碍。

（4）须排除其他继发性血小板减少症，如自身免疫性疾病、甲状腺疾病、药物诱导的血小板减少、同种免疫性血小板减少、淋巴系统增殖性疾病、骨髓增生异常［再生障碍性贫血（AA）和骨髓增生异常综合征（MDS）］、恶性血液病、慢性肝病、脾功能亢进、血小板消耗性减少、妊娠血小板减少、感染等；排除假性血小板减少以及先天性血小板减少等。

（5）诊断ITP的特殊实验室检查：包括血小板抗体的检测和血小板生成素（TPO）的检测。不作为诊断ITP的常规检测方法，一般在ITP的诊断遇到困难或用于一线及二线治疗失败的患者进行诊断再评估。

（二）鉴别诊断

1.过敏性紫癜

过敏性紫癜是一种变态反应性毛细血管炎，表现为皮肤紫癜，多在手足伸侧及臀部，紫癜可高出皮肤并伴有痒感，同时可伴有腹痛、关节痛的表现，部分患者可出现血尿及蛋白尿的紫癜肾表现。血小板计数正常或偏高，骨髓中巨核细胞无异常，束臂试验阳性。而ITP则表现为皮肤紫癜可出现在任何部位，血小板减少，骨髓巨核细胞成熟障碍。

2.继发性血小板减少性紫癜

（1）血小板生成障碍：参考骨髓象，若骨髓增生低下或极度低下，无巨核细胞或巨核细胞明显减少可考虑为再生障碍性贫血。若有病态造血或小巨核细胞应考虑骨髓增生异常综合征的可能。

（2）血小板消耗性减少：脾功能亢进，肝硬化，骨髓纤维化等疾病都具备脾大，血小板减少，除此之外还有贫血症状及白细胞减少的现象。

（3）自身免疫性疾病导致的血小板减少性紫癜：自身免疫性疾病如系统性红斑狼疮、类风湿关节炎、伊文综合征、甲状腺功能亢进症等疾病中均可出现血小板减少。为明确诊断，可以通过免疫学检查如抗核抗体，类风湿因子，抗人体球蛋白试验，T_3、T_4以及TSH等加以区别。

（三）分型与分期

（1）新诊断的ITP：指确诊后3个月以内的ITP患者。

（2）持续性ITP：指确诊后3～12个月血小板持续减少的ITP患者。

（3）慢性ITP：指血小板持续减少超过12个月的ITP患者。

（4）重型ITP：指PLT$<10\times10^9$/L，且就诊时存在需要治疗的出血症状或常规治疗中发生新的出血症状，且需要采用其他升高血小板药物治疗或增加现有治疗的药物剂量。

（5）难治性ITP：指满足以下3个条件：①脾切除后无效或者复发；②仍需要治疗以降低出血的危险；③除外了其他原因引起的血小板减少症，确诊为ITP。

五、西医治疗

（一）提高临床疗效的基本要素

1.知常达变，活用凉血

ITP都离不开凉血之法。但是急性ITP以祛风清热凉血为法，并注意不可补益过早。此型中医辨证当属外感风寒风热，入里化热，热迫营血，血热妄行，急当疏风散邪、清热凉血，使邪去而正安；慢性ITP以疏风凉血、益气补肾为主。补益可细分脏腑，扶正勿忘祛邪。

2.谨守病机,病证结合

特发性血小板减少性紫癜虽然临床上可出现不同的证型,但只是患者的个体差异或处于疾病的不同阶段,证型不能概括整体,治疗时也不能以解决部分问题代替解决整体问题。往往虚、热、瘀伴行发生,临证常以补虚、清热、化瘀为基本法则,补虚以益气养阴或益气温阳为法,清热以清热解毒或清热凉血为法,化瘀则以活血消瘀为法。临床可根据具体表现,辨证与辨病相结合或侧重于补虚或侧重于清热或侧重于化瘀。

3.中西合璧,标本兼治

中西医结合治疗本病具有起效快、缓解率高、维持疗效时间长等特点。在使用强的松的同时,运用中医滋肾养阴、凉血止血法,在撤减强的松的同时,运用中医补肾温阳、化瘀止血法,可明显改善临床症状,并能同时减轻激素的不良反应。中西医结合是目前治疗难治性 ITP 的最佳发展方向。临床中注意中西合璧,互取长短。

4.治疗适度,重在防护

ITP 为自身免疫性、良性疾病,目前尚无根治的方法。其治疗目的是使患者的血小板数目提高到安全范围,防止严重出血,降低病死率,而不是使血小板数目达到正常范围。因此在临床中若患者血小板大于 $30 \times 10^9/L$,无出血表现,且患者不从事增加出血危险的工作或活动,可不予以治疗,但应随访观察。若血小板低于 $30 \times 10^9/L$ 或有出血症状或年龄较大,患病时间久或存在凝血障碍、血小板功能缺陷或有高血压、感染、外伤等因素或服用抗血小板聚集药物等,需要进行治疗干预。适当的个体化治疗,在不影响疗效的前提下最大限度地降低药物不良反应。可根据体重计算激素用量、减量适当和个体化、较长时间维持治疗的重要性。也应教育患者按照医嘱用药,不能自行停药而前功尽弃,也不能自行减量激素而影响疗效。注重个人防护。

(二)辨病治疗

1.一般疗法

①适当限制活动,避免外伤;②有或疑有细菌感染者,酌情使用抗生素;③避免应用影响血小板功能的药物,如阿司匹林等;④暂停预防接种。

2.一线治疗

(1)医学观察血小板计数 $\geq 20 \times 10^9/L$,无出血表现,可先观察随访,不予治疗。在此期间,观察血小板计数的变化;做必要检查;如有感染需治疗。

(2)血小板计数 $< 30 \times 10^9/L$ 和(或)出血的治疗

①肾上腺糖皮质激素:常用泼尼松剂量从 $1mg/(kg \cdot d)$ 开始,血小板计数 $\geq 100 \times 10^9/L$ 后稳定 1~2 周,逐渐减量直至停药,一般疗程 4~6 周。泼尼松治疗 4 周,仍无反应,说明泼尼松治疗无效,应迅速减量至停用。维持治疗不宜超过 6 个月。应用时,注意监测血压、血糖的变化,防治感染,保护胃黏膜。大剂量地塞米松 40mg/d,共 4 天,28 天无效可重复 1 个疗程。

②静脉滴注免疫球蛋白(IVIg)治疗:迅速提高血小板计数。应用指征:重型和(或)伴有严重皮肤黏膜瘀点、瘀斑或伴活动性出血者。常用剂量 $400mg/(kg \cdot d)$,3~5 天;或 $1.0g/(kg \cdot d)$,用 1 天或连用 2 天,必要时可以重复。如出血停止、血小板上升,则改为常规剂量的糖皮质激素使用。

③静脉滴注抗-D 免疫球蛋白:用于 Rh(D)阳性的 ITP,提升血小板计数作用明显。用药后可见轻度血管外溶血,血管内溶血少见。常用剂量 $75\mu g/(kg\cdot d)$,$1\sim3$ 天。

3.二线治疗

(1)药物治疗

①Rituximab 抗 CD20 单克隆抗体(利妥昔单抗):标准剂量方案 $375mg/(m^2\cdot d)$,静脉滴注,每周 1 次,共 4 次;小剂量方案 $100mg/(m^2\cdot d)$,每周 1 次,共 4 次。一般在首次注射 $4\sim8$ 周内起效。

②TPO 和 TPO 受体激动剂:a.重组 TPO,国内应用重组 TPO 治疗难治性 ITP 患者,剂量 $1.0mg/(kg\cdot d)\times14$ 天,不良反应轻微,患者可耐受。b.血小板生成素拟肽 romiplostim(Nplate,AMG531),首次应用从 $1\mu g/kg$ 每周 1 次皮下注射开始,若血小板计数$<50\times10^9/L$ 则每周增加 $1\mu g/kg$,最大剂量 $10\mu g/kg$。若持续 2 周血小板计数$\geqslant200\times10^9/L$,开始每周减量 $1\mu g/kg$。血小板计数$\geqslant400\times10^9/L$ 时停药。若最大剂量应用 4 周,血小板计数不升,视为无效,停药。TPO 受体激动剂艾曲波帕用于治疗糖皮质激素类药物、免疫球蛋白治疗无效或切脾后慢性 ITP,起始剂量一般 $25\sim50mg/d$。

③免疫抑制剂:a.长春新碱每周 $0.02mg/kg$,持续缓慢静脉滴注 $6\sim8$ 小时,$4\sim6$ 周无效停用。不良反应:脱发、周围神经病等。b.环磷酰胺 $2\sim4mg/(kg\cdot d)$,口服,一般 2 个月后起效,需治疗 6 个月以上维持。c.硫唑嘌呤 $1\sim2mg/(kg\cdot d)$ 或 $150mg/d$,平均见效时间为 6 个月。d.环孢素 A$3\sim4mg/(kg\cdot d)$,一般起效较慢,$1\sim3$ 个月起效,需维持并缓慢减量。e.达那唑 $200\sim800mg/d$,持续 2 个月以上,有效者一般用药 $2\sim6$ 周血小板开始上升,$6\sim10$ 周达高峰,需逐步减量。与泼尼松有协同效果。

(2)脾切除术在脾切除前,必须对 ITP 的诊断做出重新评价。脾切除指征:①经以上正规治疗,仍有危及生命的严重出血或急需外科手术者,血小板计数$<10\times10^9/L$。②病程>1 年,年龄>5 岁,且有反复严重出血,药物治疗无效或依赖大剂量糖皮质激素维持(大于 $30mg/d$)。③病程>3 年,血小板计数持续$<30\times10^9/L$,有活动性出血,年龄>10 岁,药物治疗无效者。④有使用糖皮质激素的禁忌证。

4.紧急治疗

若发生显著的皮肤黏膜多部位出血和(或)内脏出血。应迅速提高患者血小板计数至安全水平(血小板数$\geqslant30\times10^9/L$)。可选用甲基强的松龙冲击治疗 $15\sim30mg/(kg\cdot d)$,共用 3 天,同时静脉输注丙种球蛋白 $1g/(kg\cdot d)$,共用 2 天,并可输注浓缩血小板制剂。3 天后改泼尼松 $1\sim2mg/(kg\cdot d)$,视病情加用二线药物联合治疗。对于贫血症状明显的急性失血性贫血者可输注浓缩红细胞。停用抑制血小板功能的药物、局部加压止血及应用纤溶抑制剂(如止血环酸、6-氨基己酸)等。

六、辨证治疗

(一)辨证要点

本病辨证首先要辨虚实;一般来说,外感风热毒邪及阴虚火旺均为火热熏灼迫血妄行所致,但前者为实火,属实证;后者为虚火,属虚证。而气不摄血型及脾肾阳虚型,属虚证;瘀血阻络则为虚实夹杂之证。再辨发病情况及出血数量和颜色。凡起病急、病程短、发病前或发病时有寒热症状、出血量多、色鲜红,伴有尿黄、便秘、舌红、苔黄、脉数有力者属实证;而发病隐袭或反复发作、病程长、出血量较少、紫斑色淡者多属虚证。遇劳发作或加重伴乏力、气短、面色苍白者为气虚。而见五心烦热、盗汗、舌红、少苔、脉细数者为阴虚火旺。若出血色紫黯、皮肤瘀斑、固定疼痛、舌紫黯、脉细涩者为瘀血内停之证。

(二)治疗原则

本病的治疗应遵循治火、治血、治气的原则。治火指治实火及治虚火,实火者当清热泻火,虚火者当滋阴降火;治气指实证应清气降气,虚证当补气益气;治血则依据表现的不同,分别采用凉血止血,收敛止血及活血止血的方法。

(三)分证治疗

1.血热妄行

治法:清热解毒,凉血止血。

方药:犀角地黄汤(《外台秘要》)加减。水牛角、生地、赤芍、丹皮。方中水牛角清热凉血解毒;生地黄、赤芍滋阴清热;牡丹皮凉血止血;全方共奏清热解毒、凉血止血之功。也可选用清营汤而气营两清。若发热重者,口干、烦躁,加石膏、龙胆草或栀子清热泻火解毒;热伤肠络见便血者加槐花、地榆凉血止血;发热恶寒者加金银花、连翘清热、解表;出血较重者,可加茜草、紫草凉血止血。

2.气虚失摄

治法:益气摄血。

方药:归脾汤(《济生方》)加减。党参、黄芪、白术、甘草、当归、阿胶、茯神、酸枣仁、远志、木香、生姜、大枣。方中党参、黄芪、白术、甘草补气摄血;当归、阿胶养血补血;茯神、酸枣仁、远志养血安神;木香理气健脾;生姜、大枣健脾益气。若皮下瘀斑多者,加仙鹤草、三七止血散瘀消斑;月经淋漓不断者,加棕榈炭、仙鹤草、益母草、艾叶炭以益肾涩经止血;腹泻便溏肢冷者,加补骨脂、肉桂,以温经散寒止泻;出血较重者,可加仙鹤草、地榆炭、蒲黄等止血。

3.阴虚火热

治法:滋阴降火,宁络止血。

方药:茜根散(《济生方》)加减。茜草根、黄芩、侧柏叶、生地、丹皮、玄参、知母、龟板、女贞子、旱莲草、阿胶、甘草、牛膝。方中茜草根、黄芩、侧柏叶清热凉血止血;生地、丹皮滋阴凉血;玄参、知母、龟板滋阴降火;女贞子、旱莲草滋补肝肾之阴;阿胶养血止血;甘草和中;牛膝活血化瘀,导热下行。若胃阴不足,胃火上炎明显者,加石斛、石膏以滋胃阴清胃火;大便秘结者,加当归、麻仁润燥通便;若见齿衄、鼻衄,属阴虚火旺、胃火上炎者,可选用玉女煎加减,以石膏、知母清胃热,熟地、麦冬滋阴养液,牛膝活血化瘀,引血下行;胃阴不足者,可加石斛、玉竹滋养胃阴;若阴虚火不甚者,症见腰膝酸软、五心烦热、舌红少苔、脉细数者可用知柏地黄丸加茜草、紫草凉血止血,化瘀消斑。

4.瘀血内阻

治法:活血化瘀,养血止血。

方药:血府逐瘀汤(《医林改错》加减。桃仁、红花、甘草、当归、白芍、生地黄、柴胡、桔梗、枳壳、牛膝、川芎。方中当归、白芍、生地黄、川芎活血化瘀、止血养血;柴胡、枳壳行气活血止血;牛膝引血下行;桔梗开肺气,载药上行;甘草调和诸药;桃仁、红花去瘀生新。若血瘀明显者,可酌情加桃仁、红花、牡丹皮、鸡血藤;若脾肾阳虚明显者,可加附子、肉桂、干姜、巴戟天、肉苁蓉、锁阳等。

5.脾肾阳虚

治法:温补脾肾,养血止血。

方药:黄土汤《金匮要略》加减:伏龙肝、白术、制附片、熟地黄、阿胶、黄芩、生甘草。方用伏龙肝温中止血;白术、附子健脾益气,温阳补虚;熟地、阿胶滋阴补血;黄芩苦寒坚阴,防术附温燥之性,辛温动血;甘草调和诸药。该方具有温阳而不伤阴,滋阴而不碍阳的特点。便血者可加白及、三七粉;症见腰膝酸软、畏寒肢冷者可加仙茅、补骨脂、鹿角胶;若脾胃虚寒不甚者,可用十灰散或加白及、香附、乌贼骨温涩止血,以防温热动血伤阴。阴虚出血证治疗时应补气助阳,而助阳药均为温热之品,易动血,不利于止血,故应用时多采用炒黑或炭烧存性,以收敛止血,防止其清凉之性过强伤及阳气,又可减温燥药助火之弊。

七、其他疗法

（一）中成药

(1)人参归脾丸:用于慢性原发性血小板减少性紫癜的气不摄血型。

(2)知柏地黄丸:适用于慢性原发性血小板减少性紫癜之阴虚火旺型。

(3)金匮肾气丸:适用于慢性原发性血小板减少性紫癜气不摄血型伴肾阳不足者。

(4)血宁糖浆:由炙甘草、黄精、黄芪、当归、仙灵脾、生地黄、茯苓、泽泻、生薏米、小蓟、茜草根、白茅根组成。适用于本病之气虚型。

(5)江南卷柏片:本品是从中草药卷柏科植物江南卷柏中提取并制成的新止血药。有升提血小板的作用。适用于血热妄行型。

(6)生血丸

①生血Ⅰ号:是由党参、黄芪、当归、丹参、鸡血藤、仙灵脾、菟丝子、枸杞子、鹿茸、肉桂组成。适用于肾阳虚者。

②生血Ⅱ号:是由党参、黄芪、当归、丹参、鸡血藤、黄精、熟地、枸杞子、何首乌、陈皮组成。适用于肾阴虚者。

(7)玳瑁紫癜灵:用玳瑁、女贞子、土茯苓、黄药子、山豆根、生地黄、牡丹皮、当归、茜草根、紫草、仙鹤草、旱莲草等16味中药所组成。主要适用于血热妄行证,有清热解毒、凉血止血的作用。

(8)血安宁冲剂:适用于阴虚型ITP患者。

（二）单味中草药

1.土大黄

土大黄为蓼科酸模属植物羊蹄的根,鲜品30～50g(干品量减半),大枣5～10枚。每日1

剂,水煎早晚服。15 天为 1 个疗程,可根据病情连续使用 1～7 个疗程。

2.绞股蓝

绞股蓝为葫芦科多年生攀援草本植物,中药名为"七叶胆"。目前有冲剂及口服液两种剂型。冲剂每包含人参皂苷 40mg,服法为每日 3 次,每次 1 包。口服液每支含人参皂苷 20mg,服法为每日 3 次,每次 2 支。两种剂型的疗程相同,均以半个月为 1 个疗程,连续服用 2 个疗程。适用于气虚失摄型。

3.水牛角

用水牛角 60g,削成薄片,加水煎 2 小时,去渣。顿服。每日 1～2 剂。适用于血热型。

4.甘草

用甘草 30g 加水煮沸 15 分钟,滤出药液,再加水煎 20 分钟,去渣,两煎药液兑匀,分服,每日 1 剂。连续使用 8～10 周。

5.癫子草

用癫子草制成煎剂(浓度 1∶1,每次 50mg,每日 3 次)、片剂(每片含生药 3.6g,每次 4 片,每日 3 次)、针剂(2mL,含原生药 2g,每次 2mL 肌内注射,每日 1～2 次),3 种剂型,均 7～10 天为 1 个疗程,连续使用 3～5 个疗程。

6.肿节风

每片含生药 2g,每次 6 片,每日 3～4 次(小儿酌减),用药 45～60 天。对于血热炽盛者效果最佳。

7.冬虫夏草菌丝体

每次 3 粒,每粒 0.3g,口服 3 次,疗程 3 个月。适用于各型患者。

8.干柿树叶

每日 2 次,每次 2g 口服。

(三)针灸疗法

(1)针刺两足的涌泉穴,取强刺激手法,不留针,1 个疗程 7 天,休息 3 天,然后进行下一疗程。

(2)先针刺膈俞、脾俞,呈 45°角向脊椎方向斜刺。快速进针,捻转提插,得气后留针 5 分钟,然后针刺血海、三阴交,直刺,得气后留针 30 分钟,1 个月为 1 个疗程。

八、转归与预后

判断转归及预后,主要与发病的原因、出血量及伴随症状有关。一般血热炽盛者虽起病急,有时出血较重,但若治疗及时,抗御外邪的侵袭,治疗措施得当,80% 的患者可以在 6 个月内缓解,并且效果较好。治愈后不易复发。但若失治误治,病情反复发作,病程超过半年,病情由实证转为虚证的气虚不摄、阴虚火旺、瘀血阻络型,此时治疗上会有一定的困难,尤其瘀血内行者及脾肾两虚者易迁延难治或感受外邪、过度劳累、情志引发加重而不治;少数患者出血重,因合并中风或呕血、便血,常常导致患者的死亡。

九、调护

对于血热妄行型要避免外邪的侵袭,以免造成脉络受损,热迫血行而出血;对于气虚不摄者要注意饮食调理及起居有节,不可过劳,以免伤及脾胃,加重病情;阴虚火旺及感受火热燥邪者应忌食辛辣刺激之品,以免耗伤阴津;血瘀者应尽量避免受寒,以免寒凝血瘀加重病情。另外,还应调情志,以免肝气郁结,气滞血瘀,导致病情缠绵难愈。

十、预防

要起居有节,避免外邪的侵袭,防止感冒。对于病程较长的慢性型患者,要注意增强体质,应避免过度劳累,注意饮食的调节,避免反复感邪,否则会导致病情反复发作,数年缠绵难愈。

第三节 血栓性血小板减少性紫癜

血栓性血小板减少性紫癜(TTP)是一种罕见的威胁生命的疾病,典型患者具有五联征:发热,血小板减少,溶血,肾功能损害和神经精神症状。本病最先由 Moscchcowitz 于 1924 年报道,1947 年 Singer 总结了以前的病例,提出上述五联征作为该病的特征。其典型病理变化是细小血管广泛微血栓形成,阻塞小血管。

血栓性血小板减少性紫癜在中医中依据其发病特征,属于"瘀血""血证"的范畴。《素问·调经论篇》云:"血气不和,百病乃变化而生。"认为气血运行障碍,会发生很多疾病。而《灵枢·痈疽》则云:"寒邪客于经脉之中,则血泣不通。"指出六淫之寒邪会导致或加重瘀血的病变。另外,津液耗损,也会致津亏血瘀。同时,古人也对其治法做了详明的阐述,《血证论》云:"故凡血证,总以祛瘀为要"。《先醒斋医学广笔记》则这样论述活血化瘀之机制:"宜行血不宜止血,血不行孙络者,气逆上壅也,行血则血行经络,不止自止,止之则血凝,血凝则发热恶食,病日痼矣。"

一、病因病机

(一)西医研究

1.流行病学

国内尚无这方面的资料。近些年对该病的认识逐渐深入,估计发病率可能会稍高一些。在美国大约每年新增 1000 病例。女性发病率稍高于男性,比例为 3∶2,与种族无明显关系。发病高峰年龄是 20～60 岁,中位年龄 35 岁。

2.发病机制

目前,原发性 TTP 发病的分子机制已基本明确,绝大多数患者是由于 vWF 蛋白裂解酶(vWFCP)异常所致。而先天性家族性 TTP 则与 ADAMTS13 突变有关。

vWF 是正常止血过程中必需的成分,在高剪切力血流状态时内皮细胞表面,血小板表面受体和 vWF 多聚体三者之间就会相互作用,导致血小板与内皮细胞黏附。vWF 水平过高会导致慢性内皮细胞损伤,导致血栓性疾病。vWF 被分泌到血浆后要经历酶解过程,酶切位点是其 A2 结构域的 Tyr842-Met843,执行这一酶切作用的是 vWFCP。vWF 多聚体越大,止血功能越强。在复发性 TTP 患者易出现超大分子量的 vWF 多聚体,在高剪切力情况下与血小板结合能力要比平时强得多,从而形成广泛的微血栓。

近年来研究表明,vWFCP 与纤维蛋白,纤维蛋白原和血小板凝血酶蛋白的 TSP1 结构相似,而后者 TSP1 结构可与细胞表面及细胞外基质的几种糖蛋白或蛋白糖苷结合,执行相应的生物功能。vWFCP 前导肽末端为 RQRR 序列,vWFCP 前体在细胞外切割与激活亦可被调节,反映了一种多水平。

近来研究证实,大多数甚至全部家族性 TTP 发病的基本机制是 ADAMTS13 突变,其他基因和环境因素也可能有着一定作用。

(二)中医认识

本病除与寒热、气滞血瘀、痰湿有关外,在脏腑上主要与心、肝、脾有密切关系。这是由于心主血脉,肝主疏泄,脾主统血,对血液的运行有直接关系。当脏腑、经脉、气、津受损时,就会影响血液的正常运行,造成血行不畅,脉络瘀阻造成瘀血。

1.感受火热毒邪

感受热毒之邪,人体正气与之交争,热毒充斥于体内而发热。热毒之邪过盛,邪毒内盛,热入营血,营血耗伤,血热互结,血为之瘀结。《圣济总录·伤寒统论》说:"毒热内瘀,则变为瘀血。"

2.外感湿热疫毒

外感湿热疫毒之邪,病邪由表及里,郁而不达;或饮食失调,脾胃受损,运化失司,湿浊内生,日久湿蕴化热,湿热交蒸于肝胆,不能泄越,导致肝失疏泄,胆汁外溢,浸淫于皮肤,下注于膀胱,使身目小便俱黄。若湿热之邪灼伤血络,络破血溢,可伴出血证。若疫毒内陷心包则有神昏谵语。

3.脾胃虚弱

饮食失调,劳倦过度或素体脾胃虚弱,久病会导致脾胃功能失调,运化失职,气血亏损。气虚不能摄护,血脱陷而妄行则渐成出血。

4.阴虚火旺

久病热病之后,反复发作迁延不愈。病久使阴津亏耗,因血之正常运行有赖于津液的运载,故津液不足无以载血运行,使血行不畅以至于瘀塞而致本病。

5.瘀血阻络

久病瘀血阻滞经络,血液运行不畅,血不循经而溢出脉外,发生出血。《血证论》云:"失血何根,瘀血即其根也。"

二、临床诊断

(一)辨病诊断

1.主要诊断依据

(1)血小板减少:①血小板计数明显降低,血片中可见巨大血小板。②皮肤和(或)其他部位出血。③骨髓中巨核细胞数正常或增多,可伴成熟障碍。④血小板寿命缩短。

(2)微血管病性溶血性贫血(MAHA):①正细胞,正色素性中至重度贫血。②血片中出现多量裂红细胞,小红细胞多见,有红细胞多染性,偶见有核红细胞。③网织红细胞计数明显升高。④骨髓红系高度增生,粒/红比下降。⑤黄疸,高胆红素血症,以非结合型胆红素为主。⑥血浆结合珠蛋白,血红素结合蛋白减少或测不出,乳酸脱氢酶明显升高,其酶谱显示 LDH1、LDH2、LDH4、LDH5 增多。⑦深色尿,尿胆红素阴性。

(3)其他:无明显原因可解释上述征象。

具备上面(1)(2)(3)三项即可以初步诊断。

2.其他诊断依据

(1)神经精神异常:可出现头痛、性格改变、精神紊乱、神志异常、语言、感觉与运动障碍、抽搐、木僵、瘫痪、阳性病理反射等,且常有一过性、反复性、多样性与多变性特征。局灶性损伤的表现少见。偶有报道出现视网膜脱离者。CT/MRI 检查多无特殊发现。

(2)肾脏损害:表现为实验室检查异常,如蛋白尿,尿中出现红、白细胞与管型,血尿素氮、肌酐升高等,严重者可见少尿,肾病综合征和肾功能衰竭。

(3)发热:多为低、中度发热,如有寒战,高热,常不支持 TTP/HUS 的诊断。

(4)消化系统症状:如恶性、呕吐、腹痛、腹泻、便秘等。

(5)辅助检查

①血浆中 vWF 因子蛋白裂解酶 ADAMTS13 升高。

②组织病理学检查:一般不在应用,意义不大。

③凝血象:PT、APTT 纤维蛋白原等基本正常,D-二聚体、纤维蛋白降解产物、凝血酶-抗凝血酶复合体、纤溶酶原活化因子抑制因子、血栓调节素等可轻度升高。

④直接抗人球蛋白实验一般阴性。

⑤血浆中 vW 因子升高,可找到抗血小板抗体等。

(6)其他:软弱无力。

(二)辨证诊断

1.热毒炽盛夹瘀

壮热,口干口渴,心烦,夜寐不安,面红耳赤,溲黄便秘,皮肤出现较密集的紫黑斑点,可伴有吐血,便血,尿血,甚至出现神昏谵语,四肢痉挛拘急,烦躁,有瘀斑、瘀点,舌质红,苔黄,脉弦数。

辨证要点:壮热口渴,心烦不寐,多部位出血,有瘀斑、瘀点,舌质红,苔黄,脉弦数。

2.湿热蕴结夹瘀

发热,身黄,目黄,色鲜明,口渴,脘腹胀满,小便短赤,便秘。或身热不畅,身目色黄而不光亮,口渴不欲多饮,头重如裹,身体困重,便稀不爽,小便短黄,胸脘痞满。伴鼻衄,齿衄,肌衄,尿血,纳差。舌质红,苔黄腻或黄白相兼,舌体上有瘀斑,脉滑数或弦滑。

辨证要点:发热身黄,口渴不饮,头身困重,衄血,舌质红,苔黄腻或黄白相兼,舌体上有瘀斑,脉滑数或弦滑。

3.气血亏虚夹瘀

病程长,病情发展缓慢,皮肤瘀斑、斑点逐渐出现,呈淡红色,神疲乏力,心悸气短,动则尤甚,面色萎黄,头晕,食少纳呆,可伴有鼻衄,齿衄,但出血量少,舌质淡,苔白,脉细涩。

辨证要点:病程日久,神疲乏力,心悸气短,食少纳呆。舌质淡,苔白,脉细涩。

4.肝肾阴虚夹瘀

低热,手足心热,形体消瘦,盗汗,头晕耳鸣,腰膝酸软,两目干涩,胸脘胁痛,口苦吞酸,皮肤紫斑,鼻衄,舌质红,少苔,舌体有瘀斑或瘀点,脉细数。

辨证要点:低热盗汗,腰膝酸软,胸脘胁痛,舌质红,少苔,脉细数。

5.脾肾阳虚夹瘀

倦怠乏力,畏寒肢冷,腹胀,腹泻或大便溏薄,小便短少而色清,面色㿠白,腰酸,纳差,肢体浮肿,皮肤紫斑色淡而稀疏,有时伴齿衄,但出血量少。舌质淡紫或舌淡有瘀点、瘀斑,脉沉细涩或沉迟。

辨证要点:畏寒怕冷,纳差浮肿。舌质淡紫或舌淡有瘀点、瘀斑,脉沉细涩或沉迟。

三、鉴别诊断

(一)西医鉴别诊断

1.弥散性血管内凝血

两者都有明显的血小板减少,但对比 DIC、TTP 中枢神经系统症状,溶血症状突出,而 DIC 一般没有明显的中枢神经系统症状,凝血功能明显异常。而 TTP 休克和呼吸衰竭少见,微血管病性溶血重,无凝血及纤溶系统的激活。两者不难鉴别。

2.HELLP 综合征

本病是一种发生于妊娠期妇女的综合征,表现为子痫或溶血,肝脏酶学指标升高和血小板减少,对比病史,临床表现和实验室检查,可以鉴别。

3.Evans 综合征

本病也是由免疫因素造成的自身免疫性溶血性贫血和血小板减少,但是直接 Coombs 实验一般呈阳性,且中枢神经系统一般没有改变。

(二)中医鉴别诊断

1.痰证

痰浊与瘀血有相似之处,都既是病因又是结果,都有多种临床表现。但痰浊所导致的疼痛一般为闷痛或胀痛,并且常伴有胸脘痞闷,苔白滑或厚腻,脉弦或滑。而且痰证者多肥胖。

2.丹毒

丹毒为外科疾患,皮肤色红如丹。轻者按压褪色,重则不然。局部皮肤红、肿、热、痛。

四、临床治疗

(一)提高临床疗效的基本要素

1.知常达变,重用活血化瘀

有出血必有瘀,对于本病,主要由于"热""虚""瘀",但瘀又贯穿始终,无论是热毒炽盛,湿热蕴结,气血亏虚,抑或是肝肾阴虚和脾肾阳虚,均有瘀间杂其中,故只有活血化瘀贯穿始终,才能止血而不留瘀。

2.中西合璧,权衡祛邪与扶正

中西医结合治疗本病具有起效快、缓解率高、维持疗效时间长等特点。中药能保肝、提高机体免疫力、减轻西药不良反应,可提高本病的缓解率,减少复发,并有良好的辅助效应。在使用血浆置换的同时,运用中医益气养血、活血化瘀法,可起到增效减毒,防止复发的效果。

(二)辨病治疗

在引入血浆置换之前,原发性TTP的死亡率高达90%以上,目前大约10%。现代主要是以血浆置换为基础的治疗。

1.血浆置换

作用原理:可能是新鲜血浆的输入取代了原有的ADAMTS13,去除了自身抗体和vWF多聚体。开始时间:愈早愈好。

血浆置换剂量:40mL/(kg·d)。

终止指征:血小板计数正常和神经系统恢复,血红蛋白稳定,乳酸脱氢酶正常。

如何减量:一般在正常后2周内逐渐减量,过快易病情反复。

注意事项:一是尽量避免血小板输注,因为输注血小板可能会导致更为严重的后果;二是注意并发症的处理,如感觉异常,抽动,肌紧张,低钙血症,发热,胸痛,心律失常等。一般对症处理即可。

2.血浆输注

对于遗传性TTP患者首选血浆输注。这类患者是由于ADAMTS13缺乏所致,不是存在ADAMTS13抗体。无血浆置换条件的,也可选择血浆输注。

3.糖皮质激素的应用

单独应用无明显作用,常与血浆置换或血浆输注联合应用。

4.免疫抑制剂

硫唑嘌呤和环磷酰胺部分报道有效。利妥昔单抗有报道对于难治和复发患者效果甚好,375mg/(m²·d)每周1次,应用4次有效率可达95%。丙种球蛋白和环孢素也有报道有一定效果。

5.利妥昔单抗

对于血浆置换无效的难治性TTP,利妥昔单抗(375mg/m² 每周,持续4周)常可使患者获得一定的疗效。至少80%的患者在治疗开始后的1～3周内可获得完全缓解:包括恢复到正常的ADAMTS13水平以及ADAMTS13自身抗体消失(如果先前存在自身抗体)。少数治疗成功的患者会复发,通常发生在治疗后6个月至4年之间,但是这部分患者中的绝大部分都可以通过再次治疗获得缓解。

通过使用糖皮质激素、抗组胺药和止痛剂,可以控制患者对利妥昔单抗的急性不良反应。由于血浆置换会清除利妥昔单抗,故在血浆置换后应立即进行利妥昔单抗治疗,使得在下个血浆置换前利妥昔单抗的作用时间获得最大化。

一旦TTP诊断成立,应该立即使用利妥昔单抗连同血浆置换进行治疗,这可以缩短获得治疗缓解的时间,同时减少复发率。具有持续性或者严重的 ADAMTS13 缺乏的 TTP 者,在获得治疗缓解后,应该立即使用利妥昔单抗治疗,以防止复发。

在某些情况下,会出现利妥昔单抗相关的罕见严重并发症,包括支气管痉挛、低血压、血清病、易感染,以及渐进性多性脑白质病变。这样的并发症对于自身抗体型的 TTP 患者而言十分罕见。

未接种乙肝疫苗的患者在接受利妥昔单抗治疗前应接受乙型肝炎病毒感染筛查。那些有既往感染证据的患者应考虑预防性抗病毒治疗,并在治疗后监测肝脏损伤和病毒活性相关指标持续 6～12 个月。

6.脾切除

脾切除后红细胞和血小板滞留及破坏减少,对于复发或血浆置换不佳的患者可试用,报道约一半患者有效,但缺乏大样本验证。

7.其他治疗

临床相关经验表明,长春新碱对难治性 TTP 有效,尽管其疗效难以评估。其用法和用量为治疗第 1 天 2mg 静脉滴注,而后第 4 天和第 7 天 1mg 静脉滴注或者每周 2mg 静脉滴注,维持 2～14 周。前列环素或者大剂量丙种球蛋白静脉滴注,目前有应用,但无有力的证据证实其疗效。

虽然环孢素能够引起继发性 TMA,但是临床研究发现,血浆置换后紧接着给予环孢素,每天总量 2～3mg/kg,分 2 次给予,有明显的疗效,且 ADAMTS13 活性能够恢复正常。

其他的治疗方法包括口服或静脉使用环磷酰胺、口服硫唑嘌呤、硼替佐米、麦考酚酯、N-乙酰半胱氨酸、环磷酰胺阿霉素、长春新碱和泼尼松联合化疗以及自体干细胞移植。阻碍 VWF 与血小板结合的药物正在开发中,这些药物可能对 TTP 的治疗很有帮助。

8.支持治疗

每天监测实验室指标,包括全血细胞计数(包括血小板计数)、LDH、电解质、尿素氮和肌酐。由于心肌损伤的发病率很高,应考虑持续性监测心电图和定期检测心肌酶。患者应补充叶酸及接种乙型肝炎疫苗。其他变态反应、代谢性碱中毒、血浆置换相关性低钙血症应采取相应的预防和治疗措施。

在血小板计数升高至 $50 \times 10^9/L$ 后,可采用压力袜、低分子量肝素、低剂量的阿司匹林预防静脉血栓栓塞。

(三)辨证治疗

1.辨证施治

(1)热毒炽盛夹瘀

治法:清热解毒,活血化瘀。

方药:清瘟败毒饮加减。生石膏 30g,知母 10g,生地黄 10g,犀角 1g(冲服),黄连 5g,赤芍 10g,黄芩 10g,栀子 10g,玄参 10g,桔梗 10g,连翘 15g,竹叶 5g,牡丹皮 10g,甘草 10g,丹参 30g,红花 5g,郁金 15g,紫草 15g。若出血较重,可加白茅根、大小蓟、地榆、侧柏叶等清热凉血,再配三七、蒲黄、茜草等化瘀止血;若腑热便秘,可加入大黄,芒硝;出现神昏谵语,可给予安宫牛黄丸服用。

（2）湿热蕴结夹瘀型

治法：清热利湿，活血化瘀。

方药：犀角散加减。方中犀角、黄连、山栀清热凉血解毒；如出现尿血，便血，可加入白茅根、大小蓟、地榆、侧柏叶等清热凉血；如胁下积痛，可给予桃仁、红花活血化瘀；如小便不利，可给予猪苓，泽泻、茯苓、木通等通利小便。

（3）气血亏虚夹瘀型

治法：益气养血，活血化瘀。

方药：圣愈汤加桃仁、红花。熟地黄 15g，白芍 10g，川芎 10g，黄芪 30g，人参 10g，当归 15g。血虚重者加鸡血藤 20g，枸杞子 10g，阿胶 10g（烊化）补血养血；出血重时，去桃仁，红花，加白茅根 15g，大小蓟各 10g，地榆 10g，侧柏叶 10g，三七粉 3g（冲服）等。

（4）肝肾阴虚夹瘀型

治法：滋养肝肾，活血化瘀。

方药：一贯煎合血府逐瘀汤加减。北沙参 10g，麦冬 10g，当归 15g，生地黄 15g，杞子 10g，川楝子 10g，桃仁 10g，红花 5g，当归 15g，生地黄 15g，牛膝 10g，川芎 10g，桔梗 10g，赤芍 10g，枳壳 10g，甘草 10g，柴胡 10g；阴虚重者，加玄参 15g，枸杞子 10g，麦冬 10g 养阴；瘀血重时加丹参 20g，郁金 20g 加强活血化瘀；潮热等明显时，酌加地骨皮 15g，鳖甲 20g，银柴胡 10g，龟板 20g 以清虚热。

（5）脾肾阳虚夹瘀型

治法：温阳益气，活血化瘀。

方药：急救回阳汤加减。方中党参 15g，白术 15g，干姜 10g，甘草 10g，桃仁 5g，红花 5g；如瘀重，酌加川芎 15g，延胡索 15g，丹参 20g；面黧乏力，可加淫羊藿 20g，补骨脂 20g，巴戟天 15g，菟丝子 10g 以温补阳气。

2.专方专药

（1）安宫牛黄丸、至宝丹、紫雪丹：1 丸水研灌服；应用要点：适用于辨证属热毒神昏谵语者。

（2）醒脑静脉注射射液：10～20mL 加入 5％葡萄糖注射液 250m 中静脉滴注，每日 1～2次；应用要点：可清热解毒开窍，适用于热毒炽盛者。

（3）云南白药：每次 1 粒，每日 3 次，口服；应用要点：祛瘀止血，适用于血瘀出血者。

五、转归与预后

本病在疾病早期以热毒血瘀和湿热血瘀为主，热毒和湿热之邪极易耗气伤阴，到中后期则伴有不同程度的气虚血瘀或阴虚血瘀。

本病患者大多预后极差，过去由于缺乏有效的治疗方法，其病死率高达 90％～95％，自从血浆置换应用以来，死亡率降至 9％～22％。因此尽早应用血浆置换可明显改善预后，少数慢性患者可存活数月至数年。

六、预防与调护

生活上应起居有常,不劳累,尽量减少去公共场所,以防感冒。宜吃营养丰富食品,多吃新鲜蔬菜及水果。注意心理健康,调节情志,正确对待疾病,保持良好的心态接受治疗。解除疑虑、忧思、恼怒等因素的刺激,对治疗疾病是十分必要的。当有肌衄、齿衄等出血症状时,应卧床休息,避免剧烈活动,避免过度搬动,以防止出血加重,急性患者应绝对卧床休息。

第四节　血友病

血友病是一种 X 染色体连锁的隐性遗传性出血性疾病,可分为血友病 A 和血友病 B 两种。前者为凝血因子Ⅷ(FⅧ)质或量的异常所致,后者为凝血因子Ⅸ(FⅨ)质或量的异常所致。

血友病的历史由来已久,但直到第二次世界大战前人们才认识到血浆中凝血因子的缺乏导致血友病的事实。该因子被称为抗血友病球蛋白(AHG),后来被命名为凝血因子Ⅷ。1954年在巴黎举行的国际止血与血栓学会会议上,正式将凝血因子Ⅷ缺乏命名为血友病 A,将凝血因子Ⅸ缺乏命名为血友病 B。

虽然血友病发现较早,但其治疗效果一直不佳,直到 1964 年冷沉淀物的发现才开创了血友病治疗的新时代。因冷沉淀物中含有丰富的 FⅧ,可以用于血友病 A 的治疗。随着科学的进步,浓缩的 FⅧ,基因重组的 FⅧ,包括 FⅨ 也相继问世,开始了基因治疗血友病的新篇章。

据世界卫生组织和世界血友病联盟(WFH)1990 年会议报道统计,血友病 A 的发病率为 0.00015～0.0002,我国的血友病的发生率为 0.000027,其中血友病 A 占 80% 以上。

根据本病临床上主要以身体各个部位的出血为主,可归纳为中医学的"血证"或"血病"范畴。《灵枢·百病始生》说:"阳络伤则血外溢,血外溢则衄血;阴络伤则血内溢,血内溢则后血。"清代唐容川《血证论》则总结了治血证四法:止血、消瘀、宁血、补血,至今仍广泛应用。

一、病因病机

(一)西医研究

1.因子Ⅷ(FⅧ)基因和因子Ⅸ(FⅨ)基因

Ⅷ因子(FⅧ)基因和Ⅸ因子(FⅨ)基因 2 个基因均位于 X 染色体,其中 FⅧ基因位于 X 染色体长臂末端(Xq28),Ⅸ因子基因位于 X 染色体长臂末端靠近着丝粒的 Xq27,2 个基因相隔甚远(基因距离为 35cm),因此 2 个基因不可能相连在一起。血友病是 X 染色体连锁的隐性遗传性疾病,女性常常是携带者(46,XX),而男性是患者(46,XY),女性患者极为罕见。女性患者通常是由 2 个 FⅧ基因或者 FⅨ基因同时发生缺陷或者是 X 染色体非随机失活所致;后者通常被认为是已知携带者出现血友病临床症状的主要机制;然而最近的研究认为在血友病 A 或 B 携带者 X 染色体的失活与血浆中因子的浓度并不相关。

(1)FⅧ基因:FⅧ基因相当长,超过 180kB,且结构相当复杂,含有 26 个外显子;其中内含子 22 中含有一个 CpG 岛,它是 F8A 和 F8B 基因的双向启动子。CpG 岛和 F8A 位于长约 9.5kB 的 DNA 链内,并且在 X 染色体上至少重复 2 次,内侧朝向端粒,外基因朝向 FⅧ基因,这些基因称作为 int22h-1(基因内的)和 int22h-2 及 int22h-3(基因外的)。

①位于内含子 22 中的 F8A,小于 2kB,它的转录方向与 FⅧ基因相反,它可以在各种细胞中广泛转录,在小鼠中相当保守,这暗示了其可能具有某种功能。位于内含子 22 中的 F8B 包含 5'外显子,紧接着的是 FⅧ第 23~26 外显子,5'外显子可能编码 8 个氨基酸,为第 23~26 外显子维持 FⅧ阅读框架。

②FⅧ可以被凝血酶催化的蛋白水解酶激活,主要的激活部位为因子 C 末端的 372、740 和 1689 精氨酸残基,激活的 X 因子也可以剪切上述部位。剪切激活的位点侧面是 B 结构域,该结构域在 FⅧ激活后释放出来,形成一个异三聚体,包括一个 N 末端重链和一个 C 末端轻链,它们由钙离子连接起来。在血液循环中,FⅧ由 vWF 转运并保护,在 FⅧ蛋白水解酶作用下剪切并激活,同时从 vWF 复合物中释放出来。

(2)FⅨ基因:FⅨ基因片段较小,相对于 FⅧ结构较为简单,长约 34kB,含有 8 个外显子,最长的外显子仅 1935kB。转录子含有 2803 个碱基,包含一个短的 5'端非翻译区,一个含有终止密码子的开放阅读框架和一个 3'端非翻译区。开放阅读框架编码前原蛋白,该蛋白中前序列是一个信号序列,可引导 FⅨ分泌;而原序列提供一个维生素 K 依赖羧化酶结合位点,此位点可以羧化与其毗邻的 GLA 结构域的特定的谷氨酸残基,其余部分代表 FⅨ酶原部分,该部分在剪切前原序列后进入血液循环中。

FⅨ的激活与 2 个肽键的剪切相关,其中一个是 C 末端的 145 精氨酸(α 断裂),另一个是 N 末端的 180 精氨酸(β 断裂);此种断裂可以由激活的 FⅪ通过内源性凝血途径或者通过组织因子激活的外源性凝血途径进行,从而产生一个 N 末端的轻链和一个 C 末端的重链,两者通过 2 个半胱氨酸形成的二硫键结合。

(3)FⅧ基因和 FⅨ基因的多态性:FⅧ基因和 FⅨ基因都含有两种突变,单个核苷酸多态性(SNP)和长度多态性,也称为 VNTRs 或小卫星。多态性与遗传性疾病有临床相关性,它们可用来在受累家族中追踪某个缺陷(或正常)基因。这样的家系研究能检测到血友病 A 和血友病 B 的携带状态,也能对这两种疾病做出产前诊断。

2.因子Ⅷ(FⅧ)基因和因子Ⅸ(FⅨ)基因突变

目前在已确定的血友病 A 和血友病 B 的基因突变是多样化的。其主要的突变有以下这些。

(1)CpG 烟酰胺腺嘌呤二核苷酸突变:在整个人类基因组中烟酰胺腺嘌呤二核苷酸基因序列 CpG 中嘧啶易发生甲基化;一旦发生甲基化,甲基胞嘧啶残基可能发生脱氨基作用,形成脱氧胸腺嘧啶苷。这种残基属于 DNA 中含有的核苷酸,不能被体细胞 DNA 修复机制识别为异常改变。因此,DNA 复制产生的新链中原来的 GC 序列被 AC 替代。上述过程是整个人类基因组发生突变最常见的原因。编码精氨酸的 6 个遗传密码子中的 4 个密码子含有 CG 二核苷酸,因此精氨酸密码子突变是最常发生的。在已发现的 1082 个点突变中,460 个影响精氨酸残基,除其中的 9 个意外所有的突变都发生在精氨酸密码子(CGx)。

(2)错义突变:错义点突变引起的血友病的严重性取决于替换的氨基酸和它的位置。除非突变发生在结构或功能重要区域,半保守氨基酸替换与轻型血友病相关。非保守氨基酸替换无论发生在蛋白质的何处都会发生中型或重型血友病。对于非保守氨基酸替换,结构紊乱/去稳定的幅度更大,因此它们产生更不利的总效应的可能性更大。

错义突变是血友病 A 中最常见的基因突变形式,所有重型血友病 A 均属于该类型突变,血友病的严重程度与突变的类型和位置有关。错义突变可以发生在 FⅧ基因所有部位,研究已证实该类突变可以发生在从起始密码子(19)到终止密码子(2332)。目前为止已报道有 386 种错义突变,这些突变影响所有氨基酸中 10 种的某一种氨基酸,而且某些密码子尤其是含有 CpG 烟酰胺腺嘌呤二核苷酸的密码子常常发生多种不同的突变。3 种编码 Asp542、Arg2209 和 Arg2304 的密码子是目前已知的最多数目的替代物,每一种可有 4 种不同的氨基酸代替。

(3)无义突变:无义突变产生缩短的蛋白质分子,这样的蛋白质分子不可能进入血液循环,缩短的分子可能迅速消失,因此无义突变与重型血友病相关。外显子跳跃是由无义突变所致,而且这也是很严重的缺陷:一个框内跳跃可导致一个蛋白质缺少跳跃的外显子编码的氨基酸,一个框外跳跃可导致框架移位。此类突变是由于早熟终端密码子(PTC)代替某个氨基酸密码子所致。多数情况下 PTC 被认为导致信使 RNA 的无义介导衰退。NMD 抑制了异常蛋白的聚集,异常蛋白的聚集可以导致对正常同位基因产生支配性负性作用。所有此类突变的患者均为重型血友病患者。

(4)mRNA 剪接位点突变:血友病的不同严重程度与破坏可能与 mRNA 剪接位点突变相关,这主要取决于一些正确的转录是否能被加工或是否存在正确 mRNA 加工的完全缺失,此多导致重型血友病。剪接位点突变可能导致外显子跳跃,跳跃发生在读码框内还是读码框外决定突变的结果。

(5)基因片段的缺失和插入突变:FⅧ和 FⅨ基因缺失包括全基因缺失,部分基因缺失或一到几个碱基对的小缺失。缺失并非聚集于基因的某特定区域,而是随机分布。缺失可破坏基因功能,蛋白质某一部分缺失或致读码框移位,所有这些都是极其有害的,因此缺失通常与重型血友病有关。人们已发现 FⅧ和 FⅨ基因中的插入突变,如同缺失突变一样,可以是全部或小到一个到几个核苷酸的插入,而且基因功能或基因产物可受到很不利的影响。目前已报道 105 个大片段的缺失突变,3 个大片段插入突变,59 种小片段插入突变和 143 种缺失突变。大片段的缺失突变和插入突变几乎均导致重型血友病。小片段插入突变和缺失突变也多导致重型血友病,小部分突变是中型血友病。

(6)基因重排/倒位突变现已明确 2 个不同的染色体内部基因的倒位所致突变,两者皆为 FⅧ内含子中的同源重组序列,此类重组主要发生在男性减数分裂过程中,此时 X 染色体未配对。

3.遗传特点

血友病 A/B 是一种性染色体隐性遗传性疾病,其遗传基因定位于 X 性染色体上。男性患者具有一条含致病突变基因的 X 染色体,不能控制 FⅧ/FⅨ促凝活性的正常合成,便产生了 FⅧ/FⅨ分子结构缺陷或蛋白质含量减少;女性如含有一条突变基因的 X 染色体,但其尚有一条正常的 X 染色体,故其本身多无出血的临床表现,但其所携带的致病突变基因可以遗传给下一代,即为女性携带者。

血友病 A/B 理论上有 4 种遗传方式可能。血友病 A/B 患者与正常女子结婚，所生儿子均无血友病 A/B 患者，但女儿全部为血友病 A/B 携带者；正常男子与血友病 A/B 携带者结婚，其所生的儿子发生血友病 A/B 的概率为 50%，女儿发生血友病 A/B 携带者的概率为 50%；男性血友病 A/B 患者与女性血友病 A/B 携带者结婚，子女中则有 25% 的血友病 A/B 男患者，25% 血友病 A/B 女患者，25% 携带血友病 A/B 的女儿及 25% 正常儿子；血友病 A/B 男患者与血友病 A/B 女患者结婚，他们的子女均为血友病 A/B 患者。

（二）中医认识

血友病在临床上以出血为主要症状，应属于中医的"血证"范畴。古人早在《内经》中对血的生理和病理就有较深刻的认识。在《灵枢·决气》中指出："中焦受气取汁，变化而赤，是谓血。"对血证的病因病机也有很多论述。在《济生方·吐衄》中认为血证"所致之由，因虚损或饮酒过度或强食过饱或饮炎辛热或忧思愤怒"。对于血证的病机，则认为多由于热所致。《素问·玄机原病式·热类》认为失血主要由热盛所致。《诸病源候论·九窍四肢出血候》载："凡荣卫大虚，脏腑伤损，血脉空竭，因而恚怒失节，惊忿过度，暴气逆溢，致腠理开张，血脉流散也，故九窍出血。"《景岳全书·血证》对血证做了较为系统的归纳，将出血的病机概括为"火盛"和"气伤"两个方面，指出："血本阴精，不宜动也，而动则为病。血主营气，不宜损也，而损则为病。盖动则多由于火，火盛则逼血妄行；损者多由于气，气伤则血无以存。"在治疗上，《先醒斋医学广笔记·吐血》中提到了治吐血 3 法，即"宜行血不宜止血"，行血使血循经，不致瘀蓄；"宜补肝不宜伐肝"，伐肝会损肝之体，使肝愈虚而血不藏；"宜降气不宜降火"，气有余便是火，故降气即所以降火。《血证论》提出止血、消瘀、宁血、补血的治血 4 法，是治疗血证的大纲。

其病因病机有以下几类：

1.热盛迫血

外邪入侵，酿成热毒；或素体阳盛，蕴生内热，阴不内守，血热妄行，络破血溢而出血。

2.肾精不足

先天禀赋不足，肾精亏虚，虚火内炽，伤及脉络，迫血妄行，血溢脉外而成本病。

3.气虚不摄

久病，劳倦过度，伤及脾胃，脾气亏虚，正气不足，统摄失职，血不循经而外溢。

4.瘀血阻络

久病入络，脉络瘀阻或反复出血，离经之血蓄结成瘀，瘀阻络损之处，使其难以修复，故反复出血不止。

二、临床诊断

（一）辨病诊断

1.血友病 A

（1）临床表现

①男性患者，有或无家族史。有家族史者符合性联隐性遗传规律。女性纯合子型可发生，极少见。

②关节,肌肉,深部组织出血,可自发。一般有行走过久,活动用力过强,手术(包括拔牙等小手术)史。关节反复出血引起关节畸形,深部组织反复出血引起假肿瘤(血囊肿)。

(2)实验室检查

①凝血时间(试管法)重型延长;中型可正常;轻型亚临床型正常。

②活化部分凝血活酶时间(APTT)重型明显延长,能被正常新鲜及吸附血浆纠正,轻型稍延长或正常,亚临床型正常。

③血小板计数,出血时间,血块收缩正常。

④凝血酶原时间(PT)正常。

⑤因子Ⅷ促凝活性(FⅧ:C)减少或极少。

⑥血管性血友病因子抗原(Vwf:Ag)正常,Ⅷ:C/Vwf:Ag 明显减低。

(3)严重程度分型

①重型 FⅧ:C<1%,临床可见关节,肌肉深部组织出血,关节畸形,假肿瘤。

②中型 FⅧ:C2%～5%,可见关节,肌肉深部组织出血,关节畸形,但较轻。

③轻型 FⅧ:C6%～25%,关节,肌肉出血很少,无关节畸形。

④亚临床型 FⅧ:C26%～45%,仅在严重创伤或手术后出血。

2.血友病 B

(1)临床表现:同血友病 A。

(2)实验室检查

①凝血时间,血小板计数,出血时间,血块收缩及 PT 均同血友病 A。

②活化部分凝血活酶时间(APTT)重型明显延长,能被正常血清纠正,但不能被吸附血浆纠正,轻型稍延长或正常,亚临床型正常。

③因子Ⅸ:C 测定减少或缺乏。

(二)辨证诊断

1.血热炽盛

起病急,可因外伤、拔牙、小手术等原因导致出血不止,色鲜红,常以关节肿痛,行走困难为主,伴口干口渴,发热,溲黄便秘,烦躁易怒,夜寐不安,舌红苔黄,脉弦数。

辨证要点:关节疼痛,夜寐不安,舌红苔黄,脉弦数。

2.肾精不足

出血量大,可伴有肌衄,齿衄,鼻衄以及关节肿痛,腰膝酸软,耳鸣,头晕,口干咽燥,手足心热,潮热盗汗,舌红少苔,脉沉细数。

辨证要点:出血较剧,潮热盗汗,舌红少苔,脉沉细数。

3.气血亏虚

病程日久,反复出血,血色淡,面色苍白,头晕乏力,神疲倦怠,气短,心悸,纳差,舌质淡,脉细弱。

辨证要点:病程日久,出血渐多,乏力,纳差,舌质淡,脉细弱。

4.瘀血阻络

碰撞或用力,负重过度后,局部初起红肿热痛,活动障碍,继而紫黑肿胀。日久会导致肢体的瘫痪,手足不温,舌质紫暗,脉细涩。

辨证要点:红肿热痛或肢体坏疽,舌质紫暗,脉细涩。

三、鉴别诊断

1.血友病 A 和血友病 B 的鉴别

二者临床表现、家庭遗传形式、APTT 均延长不易鉴别,但检测 FⅧ:C 辅以 FⅧ:Ag,检测 FⅨ:C 辅以 FⅨ:Ag 可鉴别。

2.获得性凝血因子缺乏症

获得性凝血因子常见获得性 FⅧ缺乏,而 FⅨ缺乏少见,临床表现与血友病相似,关节出血少见,多发生于妊娠女性、自身免疫性疾病、恶性肿瘤患者。APTT 延长测定抑制物滴度可明确诊断。重型血友病因长期应用因子替代治疗可产生因子抑制物,出血死亡率较高。

3.血管性血友病(vWD)

vWD 也存在 FⅧ缺乏,根据不同的类型其出血的严重程度差异很大,检测 vWF 分子量及 vWF:Ag、vWF:RCO、FⅧ:C 等可鉴别。

四、治疗

治疗原则:血友病的治疗原则是以替代治疗为主综合性的治疗。

①加强自我保护,避免肌内注射,预防损伤出血极为重要。

②尽早有效地处理血友病患者的出血,避免并发症的发生和发展,对血友病患者进行手术前,务必做好各方面的准备。

③禁服阿司匹林、非甾体类抗炎药物及其他可能干扰血小板聚集的药物。

④所有血友病患者都应在血友病诊治中心登记,进行定期的随访和得到医师的指导。

(一)替代治疗

1.替代治疗制品

(1)血浆冷沉淀:包含因子Ⅷ、纤维蛋白原以及 vWF,纤维粘连蛋白、凝血因子Ⅻ等,所含 FⅧ:C 是新鲜血浆的 5～10 倍,适用于轻型及中型血友病 A 患者。其主要优点是制备及应用简单,价值低廉;不足之处是冷沉淀中含有少量血细胞及血细胞碎片,这些物质易引起抗原-抗体反应,约 12% 的患者经冷沉淀治疗后生成血型抗体,因此,可引起接受治疗的患者的溶血性反应。此外,由于工艺上的缺陷,冷沉淀中病毒未被灭活,使接受治疗者有感染输血传播性疾病的危险。

(2)中纯度及高纯度 FⅧ制品:中纯度 FⅧ制品每毫升含 FⅧ15～40U(0.5～0.9U/mL),适用于中型或重型患者或获得性血友病 A。高纯度 FⅧ制品通过对中纯度 FⅧ制品进行离子交换、亲和层析和凝胶过滤,可使 FⅧ制品的含量达 50～200U/mg。在美国市场上有用单克隆抗体从人血浆进行免疫亲和纯化而得到的纯化 FⅧ浓缩物,内无完整的血管性血友病因子(vWF)蛋白,FⅧ含量＞3000U/mg。

(3)凝血酶原复合物(PCC):PCC 内含凝血酶原(FⅡ)、FⅦ、FⅨ、FⅩ等,主要用于治疗血友病 B,首次剂量为 40～50U/kg,以后以每次 10～20U/kg、每 12～24 小时 1 次维持;或根据病情、FⅨ:C 水平(达 15%～25%)调节 PCC 用量,直至出现停止。输注 PCC 可能会导致静脉、动脉血栓或 DIC 的发生。

FⅨ浓缩物含 FⅨ 30～50U/mL,首剂为 40～50U/kg,以后每 12～24 小时输注 10～25U/kg,可达止血目的。

(4)基因重组Ⅷ和Ⅸ制品:目前在美国市场上已经有三代基因工程产生的 FⅧ制品,这些制品无论在生物化学、临床特征还是药代动力学方面,与血浆来源的 FⅧ均非常相似,其活性>4000U/mg。这些产品具有安全和有效的双重特点,无病毒污染,能有效地预防和治疗 HA 患者的出血倾向。重组的Ⅸ因子制品也已经在临床上使用。我国目前也有重组产品上市。

(5)商品化的猪 FⅧ制品:当人源性 FⅧ制品不能满足需要时,人们开始考虑 FⅧ的其他来源并对数种动物的血浆进行了研究。此前在国外市场上已经有商品化的猪及牛的 FⅧ制品出售。但 2005 年在美国市场上猪来源的 FⅧ制品不再有供应。由于动物来源的 FⅧ制品不仅可以安全地输注给血友病患者,在大手术时亦可提供满意的止血作用,更重要的是,抗人 FⅧ抗体与猪 FⅧ没有交叉反应,可以使抗体的效价下降,因此,被用于血友病患者伴抗体形成的治疗。然而,动物蛋白质具有抗原性,在输注 10～12 天以后,由于产生抗体而使疗效下降。此外,这些制品中因含有血小板凝集素及动物的 vWF,可以直接作用于人类血小板,输注后可以引起血小板减少。发热、寒战、皮疹、恶心等症状见于约 50%的病例。这些不良反应可以用抗组胺药物及糖皮质激素对症处理。由于严重的过敏反应也见于报道,所以在用动物 FⅧ制品前应做皮试。

(6)重组人活化的凝血因子Ⅶ(rhFⅦa)制品:在血友病患者中,由于 FⅧ或 FⅨ缺乏,在血小板表面不能够形成 FⅩ激活复合物,无法大量产生凝血酶。高剂量 rhFⅦa 可能通过两条机制纠正出血。一是在足够的剂量时,rhFⅦa 直接与活化血小板表面带负电的磷脂结合,进而活化 FⅩ(FⅩa)。在血小板表面,FⅩa 催化产生足量的凝血酶,促进纤维蛋白形成。另外一条可能的机制是高剂量的 rhFⅦa 可以与来自患者的 FⅦ酶原起竞争作用,这意味着局部会有更多的 FⅦa/TF 复合物形成,使该处凝血酶得以大量产生。目前重组人活化的凝血因子Ⅶ(rhFⅦa)制品商品名为诺其,这种独特的作用机制可以在没有 FⅧ和Ⅸ的情况下也能够安全有效止血,rhFⅦa 仅在血管损伤的局部发挥作用,具有很好的安全性。目前该药已在全世界范围内被批准用于有抑制物的血友病患者的治疗,也可以用于获得性血友病的治疗。

(7)新鲜血浆和新鲜冷冻血浆:两者均含有 FⅧ和 FⅨ,曾大量应用于临床。为了维持即使是低水平的 FⅧ活性而必须大量输注,对严重出血或手术患者不易奏效,而且心肺功能不全者往往不能耐受大量血浆输注,这是应用血浆输注的缺点之一。其次是即使使用了大体积的血浆,患者体内的 FⅧ活性最多仅可升高至正常人的 20%左右,无法发挥有效的止血作用。冷冻血浆输注可以使患者的 FⅧ水平达到正常,但是每袋冷冻血浆都必须混合,FⅧ的含量只能通过估计来获得,并且必须冷冻保存。

输注血浆 15～20mL/kg 可使者血浆 FⅨ:C 提高 5%～20%。由于 FⅨ的弥散半减期仅 2～3 小时,故在第一次输注后 2～4 小时就应做第二次输注,以后每 12～24 小时输注 1 次。

但输注血浆的疗效有限,很难使患者的血浆 FⅨ 水平提高 10% 以上,且有超循环负荷量的危险性。

2.替代治疗剂量及用法

替代治疗是预防和治疗血友病患者出血的主要治疗方法,即在需要时输注凝血因子制剂。血友病 A 患者输注 FⅧ 制剂,临床上多用百分数表示因子水平,100% 相当于 1U/mL。每千克体重输注 1UFⅧ 能够使体内 FⅧ 水平提高 2%;每千克体重输注 1UFⅨ 能够使体内 FⅨ 水平提高 1%。应根据因子在体内的清除、代谢半衰期以及体内分布来计算替代治疗剂量,同时还应考虑到出血部位和出血的严重程度等临床因素。FⅧ 的半衰期为 8～12 小时,而 FⅨ 的半衰期为 18～24 小时。治疗血友病出血时,应遵循早治、足量和维持足够时间的原则。

使用的剂量和给药方法可根据以下公式计算:

所需 FⅧ 的总量=(欲要达到的血浆止血水平%－现测到的血浆水平%)×0.5×患者体重(kg),计算所需剂量;或按输入 1U/kgFⅧ 制品可提高 2%FⅧ:C(0.02U/mL)水平来计算。

需 FⅨ 的总量=(欲要达到的血浆止血水平%－现测到的血浆水平%)×患者体重(kg),计算所需剂量。

3.预防性替代治疗

以前由于价格昂贵、血浆和血液制品供者有限以及血液传播性疾病的危险,大部分的医生不主张使用预防性替代治疗。近年来重组因子产品的出现克服了上述缺点,国外很多血友病中心已经把预防性替代治疗作为治疗重型血友病患者的常规。Johnson 等研究者将重型血友病 A 患儿随机分为预防性治疗组和按需治疗组(在关节出血的时候输注重组体第Ⅷ因子),通过 X 线或磁共振影像学(MRI)检测关节(踝、膝、肘关节)指数,判断骨或软骨损伤程度。结果显示预防组(32 名)和治疗组(33 名),6 岁时预防组 93% 和治疗组 55% 患儿的关节指数保持正常(P＝0.006),治疗组比预防组平均每年关节及总的出血次数要高(P＜0.001);研究结果证实严重血友病 A 患儿预防性地使用重组体第Ⅷ因子,可阻止关节损伤和减少关节及其他出血的发生频率。目前多数学者主张在首次关节出血发生时(1～2 岁时)就开始使用预防性替代治疗,确保体内因子水平维持在 1% 以上,否则应调整因子剂量和注射频率。预防性治疗通常只能预防自发性出血,治疗外伤所致的出血应该额外加量。Malmo 方案推荐的剂量是每次 20～24U/kg 体重的 FⅧ 输注,每周 3 次是足够的;FⅨ 制品是每次 25～40U/kg 体重,每周 2 次。预防治疗的疗效是通过监测关节出血的发生频率以及定期详细的肌肉-关节检查来进行评价,如果疗效不满意,需要调整预防治疗的因子剂量。此种治疗可有效预防反复的关节腔出血和慢性血友病性关节病,能够显著提高血友病患者的生活质量。出现高滴度的抑制物和对凝血因子制品有回忆反应者被认为是预防性替代治疗的禁忌证。

4.家庭治疗

家庭治疗在血友病治疗史中具有划时代的意义,目前在国外已广泛推广。除有抑制性抗体、病情不稳定、小于 3 岁的患儿外,均可使用家庭治疗。血友病患者及其家属应接受有关疾病的病理、生理、诊断以及治疗知识的教育,并在专业医师的指导下进行注射技术的培训,掌握熟练的操作技术,以便在患者出血时能够尽早实施因子治疗,以防止大血肿的形成、畸形或残疾的发生。并应该有专业医师定期随访、咨询和指导。近几年来国外已经开展家庭预防性替代治疗,并取得了良好的效果。

5.围术期的治疗

血友病患者凡行外科手术,不论是择期手术还是急诊手术,都应做好充分的术前准备。术前必须明确诊断,检测是否存在因子抑制物,并准备充足的血源和因子制剂。在术中和术后要有适当的监测和康复措施。

血友病患者手术前应给予足量的替代因子(FⅧ或FⅨ)。对于大手术,术前1小时应确保因子水平在50%～80%,然后因子水平维持在30%～50%10～14天。口腔手术前同样要求因子水平在50%～80%。为防止发生出血,术后可联合抗纤溶药物治疗7～10天。若术后伤口发生感染或手术范围广泛,损伤较大,则应延长替代治疗时间。轻型血友病A患者,术前可使用DDAVP,最好与FⅧ联合使用;而轻型的血友病B患者,只能用FⅨ替代治疗。

6.替代治疗的并发症

(1)输血相关性病毒感染:在基因重组的因子出现之前,血友病患者主要使用血浆来源的因子进行替代治疗,因此,血友病患者是输血相关性病毒感染的高危人群,这些病毒主要包括人类免疫缺陷病毒(HIV)、乙型肝炎病毒(HBV)、丙型肝炎病毒(HCV)以及微小病毒B_{19}等。

在使用病毒灭活措施以前,几乎所有的接受替代治疗的血友病患者感染过HBV(表面抗体阳性),其中大约5%为慢性携带者(表面抗原阳性)。尽管目前仍有个别替代治疗的患者感染HBV,但随着灭活病毒的因子制剂的广泛应用、HBV疫苗的使用以及献血者HBV表面抗原的严格检测,HBV感染已经不再是血友病患者的主要问题。

国外报道在1985年以前,使用血浆来源的因子作为替代治疗的血友病患者,90%以上感染过HCV。HCV感染可致无症状的肝转氨酶升高,随后可演变成为持续携带病毒状态。研究显示HCV阳性的患者在20年内肝衰竭的发生率为10%～15%;若合并HIV感染则肝衰竭的发生率是单纯HCV阳性者的20倍。目前干扰素-α是治疗HCV感染效果较好的药物。

HIV发现于20世纪70年代,到20世纪80年代欧美国家血浆来源的因子浓缩制剂已被广泛污染,美国一项研究显示血友病患者中位预期寿命从70年代的68岁下降到80年代的40岁,HIV感染的血友病患者死亡率大大升高。目前尚无治疗HIV感染的特效药物,只有通过灭活病毒的因子制剂的应用、献血者HIV严格检测以及推广重组因子的使用来减少HIV的传播。

(2)免疫功能的抑制:体外混合淋巴细胞培养发现,中等纯度的FⅧ较超高纯度的FⅧ对淋巴细胞增殖和细胞因子产生的抑制作用更为明显,这可能与两者中转化生长因子β浓度的不同有关。一组前瞻性随机对照研究显示在HIV血清阳性的患者中,由于长期使用中等纯度的产品所造成的免疫抑制要更为显著,表现为CD4阳性淋巴细胞的绝对数下降。若采用超高纯度的单克隆抗体纯化的因子,HIV血清阳性的患者CD4阳性淋巴细胞计数比较稳定。FⅧ的纯度和使用时间的长短与血友病A患者免疫功能的抑制相关。

(3)其他:在输注因子时还可出现发热和过敏,发生时可用抗组胺药物和糖皮质激素治疗。尚未有使用FⅧ制剂发生血栓的报道,然而血友病B患者重复大量输注FⅨ可发生血栓。已有报道显示年轻的血友病B患者在治疗过程中可发生DIC、深静脉血栓、肺动脉栓塞以及心肌梗死等,这可能与FⅨ制剂的纯度有关,建议治疗时使用高纯度的FⅨ或重组的FⅨ。

（二）辅助治疗

1.1-去氨基-8-右旋-精氨酸加压素（DDAVP）治疗

DDAVP是一种半合成的抗利尿激素，可促进内皮细胞（主要在 Weibel-Palade 小体）释放贮存的 vWF 和 FⅧ，也可以促进组织型纤溶酶原激活剂（tPA）和组织型纤溶酶原激活剂的抑制剂的释放。具有价格便宜、易获得和无血源性传播性疾病的危险等优点。用法：$0.3\sim0.4g/kg$ DDAVP 溶于 $20\sim30mL$ 生理盐水中静脉输注 $20\sim30$ 分钟，可在 30 分钟内使血浆中 FⅧ 和 vWF 升高到基线水平的 $3\sim5$ 倍，一般情况下这种临时性的增高可维持 $8\sim10$ 小时。患者的血浆 FⅧ 和 vWF 基线水平为 $10\sim20U/dL$ 或更高，则用 DDAVP 后可获得良好的止血效果。必要时可每 $12\sim24$ 小时重复应用，但可能出现对治疗的反应进行性减低。该药也可皮下或鼻腔给药，因此，可用于家庭治疗。可用于治疗轻型和中型血友病 A 患者但对重型血友病 A 和各型的血友病 B 无效。

个体对 DDAVP 的反应有所不同，血友病 A 患者输注后 FⅧ 水平可上升到原基础水平的 $2\sim25$ 倍，因此，在用于治疗出血或预防性用药之前，建议进行 DDAVP 实验性治疗并对 FⅧ 的反应水平进行实验室测定，目的是为了预测用药后对治疗的反应。然而 DDAVP 不足以治疗危及生命的大出血，而且重复用药可导致快速耐受，因此，在重复用药时应进行因子水平检测，必要时加用外源性 FⅧ。DDAVP 常用剂量为 $0.3\mu g/kg$，溶于 $50mL$ 生理盐水中 $20\sim30$ 分钟滴完，30 分钟后测定血浆 FⅧ 水平，与治疗前相比提高了 30% 以上有效率。

DDAVP 无严重不良反应，主要为面红、轻度心动过速及一过性头痛，是因 DDAVP 的血管活性造成的，减慢输注速度可减少此类不良反应。DDAVP 具有抗利尿作用，可致水钠潴留。儿童患者使用 DDAVP 治疗偶尔可发生水中毒和癫痫，多数学者建议 3 岁以下的患儿不宜使用该药，有心血管病史的老年患者应谨慎使用。

2.抗纤维蛋白溶解药物

血友病患者黏膜出血可能与局部纤溶亢进有关，因此，抗纤溶药物对口腔、舌、扁桃体及咽喉部的出血及拔牙引起的出血有效，对关节腔、深部肌肉和内脏出血效果差。临床上常用的抗纤溶药物有氨基己酸和氨甲环酸（止血环酸）等。前者常用剂量在成人为 $0.25mg/kg$ 体重，每天 $3\sim4$ 次。后者可首先给予负荷量 $4\sim5g$，然后再给予 $1g/h$；另外一种治疗的方案是 $4g/4\sim6$ 小时，持续 $2\sim8$ 天。但是在有泌尿系出血或休克、肾功能不全时慎用或禁用纤溶抑制品。

3.肾上腺糖皮质激素

肾上腺糖皮质激素可降低血管通透性，减轻关节、肌肉出血所致的炎症反应，加速血肿的吸收。适用于关节腔、肾脏、腹腔、咽喉部、脑内及拔牙引起的出血等，也适用于产生抗 FⅧ:C 抗体者。治疗剂量 $40\sim60mg/d$，连用 $3\sim7$ 天，以后逐渐减量，疗程一般不超过 2 周。

（三）基因治疗

血友病本身的特点为转基因治疗提供了非常有利的条件：其临床表现完全是因单一特异的基因产物（FⅧ 或 FⅨ）缺乏造成的，FⅧ 或 FⅨ 以微小剂量在血浆中循环，而且血浆 FⅧ 或 FⅨ 水平不需要严格的调控，其血浆水平的轻度升高即可显著改善严重患者的出血症状。目前血友病基因治疗在病毒载体、动物模型、靶细胞选择和临床治疗试验方面取得了一定进展。病毒载体系统主要包括反转录病毒、腺病毒、腺相关病毒；其中反转录病毒和腺病毒是基因治疗血友病 A 选用的主要载体系统,而腺相关病毒由于其包装能力有限,只能容纳小于 4kb 的插入片段,所以只作为血友病 B 基因治疗的载体系统。用来研究的动物模型主要有基因敲除的小鼠和天然存在的血友病狗。靶组织的选择只限于肌肉和肝脏,肌肉作为靶组织的优点是注射方便,易重复注射,但是与肝脏作为靶器官相比较,所需注射量较大。两者哪一种是最佳的靶器官尚无明确定论。虽然目前在国外血友病基因治疗的 I 期和 II 期临床试验已经取得初步成功,但存在产生抑制性抗体、肝炎、随机整合及种植转移等一系列安全性问题,尚需进一步解决。随着研究的不断深入,基因治疗可能成为治愈血友病的有效手段。

(四)血友病合并抑制物的治疗

这类患者的治疗分为两方面:出血的治疗以及抑制物的清除。

1.大剂量的 FⅧ替代治疗

在有获得性凝血因子抑制物的患者中,大约 60% 的为高反应者。所谓高反应者,指的是抑制物滴度高于基线以上 5BU 或输注 FⅧ后抑制物滴度升高 5BU 以上的患者。长期未用 FⅧ治疗的高反应者体内的抑制物滴度可能持续维持在高水平,也可能很低而难以检测到。低反应患者指的是即使在用过 FⅧ以后,抑制物滴度仍小于 10BU 的患者。

(1)低反应型(抗体滴度<5BU):人或猪 FⅧ浓缩物均有效,大剂量浓缩物足以中和抑制物,且提供多余的 FⅧ,推荐剂量 hFⅧ20U/(kg·BU)抑制物,再加 40U/kg,静脉滴注,首次剂量后一般在 10~15 分钟可测出 FⅧ:C 水平,如无效,可再重复一次。

(2)高反应型:首先大剂量 hFⅧ70~140U/kg 或 40U/(kg·BU);或开始 10000U,然后 1000U/h 维持。如无效换 pFⅧ50~100U/kg,8~12 小时;或 4U/(kg·h)持续静脉滴注(猪 FⅧ抗体滴度<5BU 时才可用)。如抗体滴度仍高,血浆置换可使抗体下降 50%~90% 或体外免疫吸附后暂时去除抗体,随后再输入大量 FⅧ4U/(kg·h)持续静脉滴注;同时给予旁路治疗。

2.旁路治疗

对于大剂量 FⅧ替代治疗无效或止血效果不佳的患者可采用旁路治疗,此类制剂主要包括凝血酶原复合物、激活的凝血酶原复合物以及重组人Ⅶa,凝血酶原复合物 50~100U/kg 或激活的凝血酶原复合物 50~70U/kg,每 12~24 小时一次,止血效果达 60%~95%。如仍无效,选用重组人 FⅧa90~100μg/kg,每 2~4 小时一次,静脉注射,85%~100% 有效。

3.免疫抑制治疗

可加用糖皮质激素药物,同时可以使用细胞毒药物:环磷酰胺 1~2mg/(kg·d)或 50~80mg/d,口服,加或不加泼尼松;硫唑嘌呤 100~200mg/d 或 2mg/(kg·d),口服,加或不加泼尼松。大剂量 IVIC 免疫球蛋白中的特异抗体可灭活 FⅧ抗体,可使抗体滴度迅速下降,具有短期免疫抑制效果。

4.血浆置换和免疫吸附

血浆置换用于抗体滴度高伴严重出血,每次置换 4~6L 血浆可使抗体下降 60%~90%。体外吸附,利用蛋白 A 层析柱选择性吸附 IgC(除 Ig3)所有亚型的 Fc 碎片,抗体可由数千 BU 降至数十 BU,但不适合急性出血,吸附后需继续大量输注 FⅧ。

5.免疫耐受治疗

目前最有希望根除获得性抑制物的方法是免疫耐受,免疫耐受是免疫系统的脱敏技术,目的是清除同种抗体抑制物(FⅧ或Ⅺ因子抑制物)。经典的治疗方法是FⅧ每日1次或2次输注,直至监测不到抑制物滴度,以及替代治疗后血浆中因子的升高及循环半衰期恢复正常为止。在实施免疫耐受治疗的同时,也可以给予免疫抑制剂、血浆置换或者免疫吸附等方法降低抑制物滴度,提高免疫耐受的成功率。免疫耐受治疗若超过6～12个月,约有90%的患者能清除因子抑制物。

对于血友病B患者FⅨ抑制物的治疗,若抑制物滴度<10UB/mL,可用大剂量的高纯度的FⅨ中和抑制物抗体;而当抑制物滴度>10UB/mL时,可予以FⅦa和激活的凝血酶原复合物。

五、预后转归

以前我国对遗传性出血性疾病没有有效的治疗方案,预后不佳。现在由于预防治疗、替代治疗和基因治疗的日益成熟。血友病患者的正常寿命逐渐趋向正常。

第五节　弥散性血管内凝血

弥散性血管内凝血(DIC)是指微循环内广泛性纤维蛋白沉积和血小板聚集,并伴有继发性纤维蛋白溶解亢进的一种获得性全身性出血和微循环衰竭的临床综合征,以出血、栓塞、微循环障碍及溶血等主要临床表现。它本身并不是一种独立的疾病,而是由于多种病因所引起的一种复杂的病理过程。DIC的临床表现各异,可分为急性型、亚急性型及慢性型三类,急性型病势凶险,如不及时诊断和治疗,可危及生命。

引起弥散性血管内凝血的病因很多,其中感染性疾病、恶性肿瘤、病理产科、手术和创伤是DIC四大常见病因。感染性疾病占DIC发病的31%～43%,细菌感染、病毒感染、立克次体感染和其他感染等;恶性肿瘤占DIC患者的24%～34%,常见者如急性早幼粒白血病、淋巴瘤、前列腺癌、胰腺癌及其他实体瘤等;病理产科占DIC的4%～12%,见于羊水栓塞、感染性流产、死胎滞留、重症妊娠高血压综合征、子宫破裂、胎盘早剥和前置胎盘等;手术及创伤占DIC的1%～5%,如脑、前列腺、胰腺、子宫及胎盘等可因手术及创伤等释放组织因子,诱发DIC。大面积烧伤、严重挤压伤、骨折及蛇咬伤也易致DIC;医源性疾病占DIC的4%～8%,其发病率日趋增高,主要与药物、手术、放疗及化疗及不正常的医疗操作有关;全身各系统疾病也可诱发DIC,如恶性高血压、肺心病、巨大血管瘤、ARDS、急性胰腺炎、重症肝炎、溶血性贫血、血型不合输血、急进型肾炎、糖尿病酮症酸中毒、系统性红斑狼疮、中暑、移植物抗宿主病等。下列因素可促进DIC的发生:①单核-巨噬系统受抑:见于重症肝炎、大剂量使用糖皮质激素等;③纤溶系统活性降低;③高凝状态,如妊娠等;④其他因素如缺氧、酸中毒、脱水、休克等。

弥散性血管内凝血的发病机制很复杂,主要有以下几个方面:①组织损伤感染、肿瘤溶解、严重或广泛创伤、大型手术等因素导致TF或组织因子类物质释放入血,激活外源性凝血系统。蛇毒等外源性物质亦可激活此途径或直接激活 FX 及凝血酶原。②血管内皮损伤感染、炎症及变态反应、缺氧等引起血管内皮损伤，导致 FⅫ 激活及 TF 的释放，启动外源或内源性凝血系统。③各种炎症反应、药物、缺氧等可致血小板损伤，诱发血小板聚集及释放反应，通过多种途径激活凝血。④纤溶系统激活上述致病因素亦可同时通过直接或间接方式激活纤溶系统，致凝血—纤溶平衡进一步失调。

研究表明，由炎症等导致的单核细胞、血管内皮 TF 过度表达及释放，某些病态细胞（如恶性肿瘤细胞）及受损伤组织 TF 的异常表达及释放，是 DIC 最重要的始动机制。凝血酶与纤溶酶的形成是 DIC 发生过程中导致血管内微血栓、凝血因子减少及纤溶亢进的两个关键机制。炎症和凝血系统相互作用，炎症因子加重凝血异常，而凝血异常又可加剧炎症反应，形成恶性循环。感染时蛋白 C 系统严重受损，蛋白 C 水平降低且激活受抑，使活化蛋白水平降低，导致抗凝系统活性降低，加剧了 DIC 发病过程。

弥散性血管内凝血的病理表现为：①微血栓形成：微血栓形成是 DIC 的基本和特异性病理变化。②凝血功能异常：a.高凝期：为 DIC 的早期改变。b.消耗性低凝期：出血倾向，PT 显著延长，血小板及多种凝血因子水平低下。c.继发性纤溶亢进期：多出现在 DIC 后期，但亦可在凝血激活的同时，甚至成为某些 DIC 的主要病理过程。③微循环障碍：毛细血管微血栓形成、血容量减少、血管舒缩功能失调、心功能受损等因素造成微循环障碍。

弥散性血管内凝血归属于中医学的"瘀血证"的范围内。瘀血证是由于血液运行不畅，瘀积凝滞或离经之血停于体内所致的疾病总称。瘀血有 4 种含义，一是指血液在体内运行不畅，有所停聚；二是指血液的成分或性质发生异常变化，从而导致血运不畅；三是常提及的"久病入络"，即由于脉络受损而血的运行涩滞；四是已离经脉尚未排出体外的血液。《内经》中虽未明确提出瘀血一词，但也意识到气血的运行发生障碍会导致各种疾病的发生。故在《素问·调经论》中曰："血气不和，百病乃变化而生"。《内经》中认为瘀血主要会引起疼痛、痹证、癥积、痈肿等几方面的病证。汉代张仲景在《金匮要略·惊悸吐衄下血胸满瘀血病》中首先提出了瘀血的病名，认为瘀血证有胸满、唇痿舌青，但欲漱水不欲咽等临床表现。到了宋代，对瘀血证又有了进一步的认识，在《直指方·血滞》中说："人之一身不离乎气血，凡病经多日疗治不痊，须当为之调血。血之外证：痰呕、烦渴、昏愦迷惘、常喜汤水漱口，不问男女老少，血之一字，请加意焉，用药川芎、蓬术、桃仁、灵脂、生地黄、北大黄为要，呕甚者多加生姜，以此先利其宿瘀"。

在治疗上，《内经》重视气血运行正常的观点，提出了调畅血行，祛除恶血的治疗思想。《素问·至真要大论》指出："疏其血气，令其调达，而致和平"。《阴阳应象大论》说："血实宜决之"。另外，《至真要大论》中的"必伏其所主，而先其所因"，"坚者削之"，"结者散之，留者攻之"等治则，均包含活血化瘀之意。在《治百病方》中有由当归、川芎、漏芦、桂蜀椒、贝母等药组成的，用于治疗瘀证的方剂。而《神农本草经》中记载了具有活血化瘀作用的药物 30 多种，奠定了治疗瘀证的基础。张仲景所制定的桂枝茯苓丸、下瘀血汤、桃核承气汤、抵当汤、鳖甲煎丸等方剂，为后世用活血化瘀法治疗瘀血证树立了典范。张景岳对瘀血证治疗很有体会。在《景岳全书·血证》中提出："血有蓄而结者，宜破之逐之。以桃仁、红花、苏木、玄胡、三棱、莪术、五灵脂、大黄、芒硝之属"；"血有涩者宜利之，以牛膝、车前子、泽泻、木通、瞿麦、益母草、滑石之属"；"血有虚而滞者，宜补之活之，以当归、牛膝、川芎、熟地、醇酒之属"；"补血行血无如当归"；"行血散血无如川芎"。《景岳全书·妇人规·血癥》中说:"血必由气,气行则血行,故凡欲治血,则或攻或补,皆当以调气为先"。表明张氏在治疗上注意到了气血的关系。清代叶天士倡导"通络"之说。近代医家张锡纯对活血化瘀药的作用有了新的发挥。《医学衷中参西录·三棱莪术解》说:"三棱、莪术为化瘀血之要药"。

一、病因病机

血液的正常运行,与心、肝、脾等脏腑有密切关系,与正气及阴津有关。当各种原因损伤及脏腑、血脉、气、津时,就会影响血液的正常运行,使血行不畅而发生瘀证。临床上本病主要与外邪、外伤、久病等原因有关。

(一)外感热邪

感受温病热邪,灼伤津血,血受熏灼则凝结瘀塞;热盛津亏,不能载血运行,使血液黏滞而脉络被阻而成瘀证。正如《重订广温热论·清凉法》说:"因伏火郁蒸血液,血被煎熬而成瘀"。《圣济总录·伤寒统论》说:"毒热内瘀,则变为瘀血"。

(二)外感寒邪

寒为阴邪,其性收引,血遇寒邪则凝滞,故感受寒邪之后,易引起或加重血脉瘀阻。正如《灵枢·痈疽》中说:"寒邪客于经脉之中,则血泣不通"。《素问·调经论》中说:"寒气积于胸中而不泻,不泻则温气去,寒独留,则血凝泣,凝则脉不通"。

(三)外伤

用力过度、闪挫跌仆、烧伤、手术等原因造成脉络受损,局部气滞血瘀,瘀血阻络,血难归经而出血。《杂病源流犀烛·跌仆闪挫源流》说:"忽然闪挫,必气为之震,因所壅而凝聚一处。气运乎血,血本随气以周流,气凝则血亦凝矣。夫至气滞血瘀,则作肿作痛,诸变百出"。

(四)久病体虚

大病久病日久,耗伤正气,脏腑功能受损,气虚不能推动血液的运行而成瘀血。《正如景岳全书·胁痛》中指出:"凡人之气血犹源泉也,盛则流畅,少则壅滞。故气血不虚不滞,虚则无有不滞者"。《读医随笔·承制生化论》中指出:"气虚不足以推血,则血必有瘀"。

(五)阴津亏耗

由于温热病、杂病或其他原因导致阴津亏损,津液不足无法载血运行,从而造成血行不畅瘀塞而成瘀证。正如《读医随笔·自罄狂走是气血热极而非崇也》中说:"人血亦可粉可淖者也。其淖者,津液为之合和也,津液为火灼竭,则血行愈滞"。

二、临床表现

(一)热盛瘀血

1.证候

壮热、口渴,烦躁不安,重则神昏谵语,肌肤出现皮肤紫斑,面积较大,甚至有便血、呕血,溲赤、便秘,舌质红绛或者紫黯,苔黄,脉弦数。

2.证候分析

感受温热毒邪,热邪炽盛,气血两燔,一方面热邪灼伤津血,血受熏灼而凝结;另一方面热盛津亏,无法载血,血液黏滞而成血瘀,故血热血瘀是本型的主要病机。气分热炽则壮热;热盛津亏则口渴;营血热盛血行瘀滞;热扰神明有烦躁、神昏谵语;瘀血阻于脉络,加之热盛迫血妄行,造成血不循经而溢脉外,故见皮肤大面积紫斑,严重者有吐血、便血;热结下焦则溲赤便秘;舌、脉为热盛之征。

(二)气虚瘀血

1.证候

神疲倦怠乏力,心悸气短,懒言,食少纳差,皮肤有紫斑,但斑色较淡,有时伴有鼻衄、齿衄、呕血,面色萎黄,舌质淡,色黯,脉弱而缓。

2.证候分析

重病久病之后,正气亏虚,无力推动血液运行,以致于血行瘀滞而成气虚血瘀。正气虚衰,则见神疲倦怠乏力、心悸气短、懒言;脾气虚,健运失职则食少纳差;气为血之帅,气虚则血失统摄而溢于脉外或气虚血瘀,经脉被瘀血所阻,血难归经则见紫斑,有时伴鼻衄、齿衄、呕血;舌质淡色黯,脉弱而缓为气虚血瘀之征。

(三)阴虚瘀血

1.证候

皮肤有紫斑或有尿血、鼻衄、齿衄、咳血,同时可见手足心热,低热,形体消瘦,心悸,盗汗,夜寐不安,头晕目眩,两目干涩,舌质红,有瘀斑瘀点,苔薄,脉弦细数。

2.证候分析

由于温热病、久病使阴液亏耗,血脉不充,以致血液运行不畅而瘀滞,瘀血阻络,血不归经溢于脉外而见皮肤紫斑或有尿血、鼻衄、齿衄、咳血;阴虚生内热,虚火伤及血脉也可以造成出血现象。阴虚火旺则有低热、形体消瘦;火热逼津液外泄则盗汗;阴血不足,心失所养则心悸、夜寐不安;血虚不能上荣于头目则头晕目眩,两目干涩;舌、脉为阴虚血瘀之征。

(四)阳虚瘀血

1.证候

皮肤紫斑,可伴有便血、鼻衄,畏寒喜暖,四肢不温,倦怠乏力,自汗,语声低微,面色苍白或见四肢水肿,舌淡紫或有瘀斑、瘀点,脉沉细或脉微欲绝。

2.证候分析

久病不愈或病情加重,使阳气亏虚,阳虚生内寒,阴寒内盛,血遇寒则凝滞,从而造成瘀血阻滞脉络,血难循常道而溢于脉外,故有皮肤紫斑、便血、鼻衄;阳气亏虚,无以温煦,则畏寒喜暖、四肢不温、面色苍白;阳气不足则乏力、自汗;阳气不足,阳不化气,水湿下聚则下肢浮肿;阳气亏虚,鼓动无力,故舌淡紫或有瘀斑、瘀点,脉沉细或脉微欲绝。

三、中医诊断和鉴别诊断

(一)诊断

1.发病特点

多种原因都可以诱发弥散性血管内凝血,但其中感受外邪最多见。发病较急者常在数小时或1～2天内发病；并且病情重危，出血较多，甚至伴有壮热、神昏谵语的症状。第二种类型的患者发病较缓和，常在数天到数周内发病，病情比上一种略缓和。最后一种类型的患者病程长，出血较轻，其伴随症状也较轻，故其发病隐袭，易被忽视，临床应加以重视。

2.证候特点

（1）皮肤出现青紫斑点斑块，压之不褪色。

（2）可见于身体的任何部位。

（3）各型除有各自的特点外，均有瘀血之证。

（4）热盛瘀血型，起病急，病情重危；其他3型病程较长，病情相对和缓。

（5）本病可伴有其他部位出血现象，如鼻衄、齿衄、吐血、尿血、便血、咯血等。严重者可有脑衄。

（二）鉴别诊断

出疹：本病各型均有皮肤紫斑，故应与出疹相鉴别。两者的鉴别点在于：紫斑是隐没在皮肤之内，抚之不碍手，压之不褪色；而疹子是突出于皮肤表面，抚之碍手，压之褪色，随即复现。正如《仁术便览·斑疹》中所说："有色点而无头粒者，谓之癍；有头粒而随出即没，没而又出者，谓之疹"。

四、西医诊断和鉴别诊断

（一）诊断

1.临床表现

（1）出血：发生率为84%～95%。特点为自发性、多发性出血，部位可遍及全身，多见于皮肤、黏膜、伤口及穿刺部位；其次为某些内脏出血，如咯血、呕血、尿血、便血、阴道出血，严重者可发生颅内出血。

（2）休克或微循环衰竭：发生率约为30%～80%。为一过性或持续性血压下降，早期即出现肾、肺、大脑等器官功能不全，表现为肢体湿冷、少尿、呼吸困难、发绀及神志改变等。休克程度与出血量常不成比例。顽固性休克是DIC病情严重、预后不良的征兆。

（3）微血管栓塞：微血管栓塞分布广泛，发生率为40%～70%。可为浅层栓塞，多见于眼睑、四肢、胸背及会阴部，黏膜损伤易发生于口腔、消化道、肛门等部位。表现为皮肤发绀，进而发生灶性坏死，斑块状坏死或溃疡形成。栓塞也常发生于深部器官，多见于肾脏、肺、脑等脏器，可表现为急性肾衰竭，呼吸衰竭，意识障碍，颅内高压综合征等。虽然出血是DIC患者最典型的临床表现，但器官功能衰竭在临床上却更为常见。

（4）微血管病性溶血：约见于25%的患者，可表现为进行性贫血，贫血程度与出血量不成比例，偶见皮肤、巩膜黄染。

（5）原发病临床表现。

2.实验室检查

（1）常规检查

①血小板计数：血小板数量急剧下降往往是DIC较早突出的表现，尤其是进行性降低更

有诊断价值。但在肝脏疾病、急性白血病、出血热以及化、放疗患者并发 DIC 时,由于原发病本身 PLT 已少,更应强调动态变化。

②反映凝血因子消耗和抗凝血的检查

凝血时间(CT):是反映内源性凝血途径的指标。在 DIC 早期的高凝状态,CT 可明显缩短,这对早期诊断 DIC 有很大价值。随着凝血因子的消耗和纤溶亢进,CT 逐渐延长。

血浆凝血酶原时间(PT):PT 是反映外源性凝血途径的指标。PT 的延长或缩短分别反映凝血因子Ⅶ、Ⅹ、Ⅴ、Ⅱ和Ⅰ血浆水平的减低或增高。DIC 由于纤维蛋白原(Fg)的减少,纤维蛋白(原)降解产物(FDP)、纤维蛋白单体(FM)以及纤溶酶(PL)等的干扰,故 PT 延长(占 70%～90%)或缩短(10%～30%)。

活化部分凝血酶原时间(APTT):是反映内源性凝血途径的指标。除Ⅲ、Ⅷ因子以外,任何一个凝血因子缺乏都使 AITT 延长。

纤维蛋白原含量测定(Fg):急性期 DIC 常下降至 1.5g/L 以下,纤维蛋白原的降低程度取决于 DIC 的病情、原有水平和代偿功能,因此纤维蛋白原进行性下降更有诊断意义。

抗凝血酶(AT)测定:AT 是体内最重要的抗凝蛋白,它是凝血酶和凝血过程中许多丝氨酸蛋白酶(因子Ⅹa、Ⅸa、Ⅺa、Ⅻa 等)的主要抑制物。DIC 时由于凝血酶、因子Ⅹa、Ⅸa 等大量形成,并与 AT 结合,因此 AT 水平明显减低。

③反映凝血酶生成的检查

纤维蛋白肽 A(FPA)测定:FPA 是凝血酶水解纤维蛋白原 A 链释放的多肽(FPA1-16),血中 FPA 增高,表明凝血酶活性增强。DIC 时,患者血浆 FPA 含量增高。

凝血酶原片段 1+2(F_{1+2})测定:F_{1+2} 是凝血酶原向凝血酶转化过程中所释放的片段,能敏感地反映因子Ⅹa 的活化和凝血酶的生成。在大多数 DIC 患者,血浆 F_{1+2} 浓度显著升高。

可溶性纤维蛋白单体复合物(SFMC)测定:失去 FPA 和 FPB 的纤维蛋白原可自行聚合成可溶解于 5mol/L 尿素的可溶性纤维蛋白单体复合物。血浆 SFMC 的增高反映凝血酶的活性增强和纤维蛋白的生成。DIC 时,由于凝血酶生成增多,故患者血浆 SFMC 的含量增高,对 DIC 的早期诊断有重要意义。

④反映继发性纤溶亢进的检查

D-二聚体(D-D)测定:可溶性纤维蛋白单体经因子Ⅻa 作用后,生成交联的纤维蛋白,纤维蛋白经纤溶酶裂解生成特异的 D-D。DIC 时,患者血浆 D-D 含量明显增高,为诊断 DIC、pre-DIC 最敏感、最可靠的分子标记物,也是区别 DIC 和原发性纤溶症的重要试验。

3P 试验:是血浆鱼精蛋白副凝试验的简称。凝血过程中形成的纤维蛋白单体可与 FDP 形成可溶性纤维蛋白单体复合物,鱼精蛋白具有使纤维蛋白单体从可溶性复合物游离出来的特性,纤维蛋白单体再聚合成不溶性纤维蛋白丝,呈胶冻状态。因此,该试验阳性反映纤溶亢进,纤维蛋白单体增多。正常值为阴性。3P 试验阳性,常见于弥散性血管内凝血(DIC)伴继发性纤溶的早期。而在 DIC 后期,因纤溶物质极为活跃,纤维蛋白单体及纤维蛋白碎片 X(大分子 FDP)均被消耗,结果 3P 试验反呈阴性。

纤溶酶-抗纤溶酶复合物(PAP)测定:PAP 是纤溶酶与 α2-抗纤溶酶(α2-AP)形成的复合物,它反映纤溶酶的生成。DIC 时,血浆 PAP 水平升高。PAP 水平的增高与 DIC 的发展相平行,PAP 水平的降低与 DIC 的缓解相关。PAP 在 DIC 的诊断中有重要价值,它不仅反映纤溶系统的激活,而且反映纤溶抑制物被消耗。

FDP 测定:是纤维蛋白原和纤维蛋白降解产物的总称。DIC 时 FDP 显著增加,是临床诊断 DIC 的重要指标之一。

纤溶酶原活性测定:本检查为 DIC 确诊试验之一,DIC 纤溶亢进时纤溶酶原减少,常低于 50%。

TT 测定:TT 延长主要见于纤维蛋白原明显减少、FDP 增多或体内存在肝素及肝素样物质。

(2)其他检查

①血小板活化的分子标志测定:DIC 时由于血小板被活化,释放出 β-血小板球蛋白(β-TG)测定、血小板第 4 因子(PF4)测定、血小板 P-选择素等,在 DIC 时血浆中以上物质明显增高,可作为体内高凝状态的敏感指标。

②蛋白 C 激活肽(PCP)测定:蛋白 C 激活成活化蛋白 C(APC)的直接标志,又是凝血酶的间接标志。PCP 升高提示血管内凝血过程已经被启动,标志着血浆中有大量的凝血酶生成。

③纤维蛋白肽 $B\beta_{1\sim42}(B\beta_{1\sim42})$ 和纤维蛋白肽 $B\beta_{15\sim42}(B\beta_{15\sim42})$ 测定:纤溶酶作用于纤维蛋白原,可以从纤维蛋白原 B 链裂解出肽段 $B\beta_{1\sim42}$;纤溶酶作用于纤维蛋白单体或纤维蛋白,可从 Bp 链裂解出肽段 $B\beta_{15\sim42}$。血中这两种片段增高,表明纤溶酶活性增强。DIC 时,$B\beta_{1\sim42}$ 和 $B\beta_{15\sim42}$ 血浆水平增高;原发性纤溶时,仅 $B\beta_{1\sim42}$ 增高。

④优球蛋白溶解时间:是反映血浆中纤溶酶和抗纤溶物质活性总和的试验,DIC 纤溶亢进时明显缩短。

⑤组织因子(TF)测定:TF 大量释放并进入血流是大多数 DIC 发生的直接原因。因此,血浆中 TF 水平升高是 DIC 存在的证据之一。TF 不仅可反映 DIC 的发生,而且可反映感染、炎症、休克、白血病等诱发 DIC 的原因。DIC 时,60% 以上患者 TF 活性升高。

⑥内皮素-1(ET-1):由血管内皮细胞合成和分泌,为最强缩血管物质,亦是重要的促凝、抗纤溶因子,用于估计 DIC 预后。

⑦血栓调节蛋白(TM):存在于血管内皮细胞膜表面的糖蛋白,是凝血酶的受体,内皮细胞受损后 TM 释放入血,为内皮细胞受损的特异性分子标记物。

在上述单个指标中,以 FDP、D-D、AT、TT、PLT、Fg 的诊断效率较高,联合实验中以 FDP＋D-D 的诊断效率最高。故提出诊断 DIC 应以 FDP、D-D、AT 作为基本实验。由于方法学的改进,FDP 与 D-D 均可快速获得结果,而 AT 变化与预后相关。在 DIC 的早期诊断实验中,F_{1+2} 阳性率为 100%,D-D 及 AT 阳性率为 93.8%,敏感性远远高于 DIC 常规实验室检查,所以这 3 个实验在 DIC 早期诊断中有重要实用价值。

3.诊断标准

(1)一般诊断标准

①存在易于引起 DIC 基础疾病:如感染、恶性肿瘤、病理产科、大型手术及创伤等。

②有下列两项以上临床表现

a.多发性出血倾向。

b.不易以原发病解释的微循环衰竭或休克。

c.多发性微血管栓塞症状、体征,如皮肤、皮下、黏膜栓塞坏死及早期出现的肾、肺、脑等脏器功能不全。

d.抗凝治疗有效。

(2)实验室检查符合下列标准:在上述指标存在的基础上,同时有以下三项以上异常。

①血小板低于 100×10^9/L 或进行性下降;

②纤维蛋白原<1.5g/L 或呈进行性下降或>4.0g/L;

③3P 试验阳性或 FDP>20mg/L 或 D-D 二聚体水平升高(阳性);

④凝血酶原时间缩短或延长 3 秒以上或呈动态性变化或 APTT 延长 10 秒以上;

⑤疑难或特殊病例,应有下列 2 项以上异常。

a.F_{1+2}、TAT 或 FPA 水平增高。

b.SFMC 水平增高。

c.PAP 水平增高。

d.TF 水平增高(阳性)或 TFPI 水平下降。

(3)肝病合并 DIC 的实验室诊断标准

①血小板<50×10^9/L 或有两项以上血小板活化产物升高(β-TG,PF4,TXB2,GMP-140)。

②纤维蛋白原<1.0g/L。

③血浆因子Ⅷ:C 活性<50%。

④凝血酶原时间延长 5 秒以上或呈动态性变化。

⑤3P 试验阳性或血浆 FDP>60mg/L 或 D-D 二聚体水平升高。

⑥血浆凝血激活分子标志物水平升高:F_{1+2};TAT;FPA;SFMC。

(4)白血病并发 DIC 实验室诊断标准

①血小板<50×10^9/L 或呈进行性下降或血小板活化、代谢产物水平增高。

②血浆纤维蛋白原含量<1.8g/L。

③3P 试验阳性或血浆 FDP>40mg/L 或 D-D 二聚体水平显著升高。

④PT 延长 3 秒以上或进行性延长或 APTT 延长 10 秒以上。

⑤AT 活性<0.60 或 PC 活性降低。

⑥血浆 PLG:Ag<200mg/L。

⑦血浆凝血因子激活分子标志物水平升高:F_{1+2};TAT;FPA;SFMC。

(4)基层医院 DIC 实验室诊断参考标准

同时有下列三项以上异常:

①血小板<100×10^9/L 或呈进行性下降。

②血浆纤维蛋白原含量<1.5g/L 或进行性下降。

③3P 试验阳性或血浆 FDP>20mg/L。

④凝血酶原时间缩短或延长 3 秒以上或呈动态性变化。

⑤外周血破碎红细胞比例>10%。

⑥血沉低于 10mm/h。

（5）前 DIC 诊断标准

①存在易致 DIC 的疾病基础。

②有下列 1 项以上临床表现：皮肤、黏膜栓塞，灶性缺血性坏死及溃疡形成等；原发病的微循环障碍，如皮肤苍白、湿冷及发绀等；不明原因的肺、肾、脑等轻度或可逆性脏器功能障碍；抗凝治疗有效。

③有下列 3 项以上实验异常：正常操作条件下，采集血标本易凝固或 PT 缩短 3 秒以上，APTT 缩短 3 秒以上；血浆血小板活化分子标志物含量增加，如 p-TG、PF4、TXB_2、GMP-140；凝血激活分子标志物含量增加：F_{1+2}、TAT、FPA、SFMC；抗凝活性降低：AT 活性降低，PC 活性降低；血管内皮细胞分子标志物升高：ET-1、TM。

（6）慢性 DIC 的实验诊断

①临床存在易致慢性 DIC 的基础疾病，如恶性肿瘤、免疫性疾病、慢性肾病及肺部疾病等。

②有下列一项以上异常：反复出现的轻度微血管栓塞症状及体征如皮肤、黏膜的灶性缺血性坏死及溃疡形成等；反复出现的轻度出血倾向；原因不明的一过性肺、肾、脑等脏器功能障碍；病程超过 14 日。

③实验检查符合下列条件：血小板黏附或聚集功能或有 2 项以上血浆血小板活化产物（β-TG、PF4、TXB_2、P-选择素）水平升高；血浆二项以上凝血激活分子标志物（F_{1+2}、TAT、FPA、SFMC）水平增高；3P 试验阳性或血浆 FDP＞60mg/L 或 D-二聚体水平较正常升高（阳性）4 倍以上；血小板、纤维蛋白原半寿期缩短或转换速度加快；血管内皮细胞损伤分子标志物（ET-1 和 TM）水平增高。

（二）鉴别诊断

1.重症肝病

因有多发性出血，黄疸，意识障碍，肾衰竭，血小板和纤维蛋白原下降，凝血酶原时间延长，易与 DIC 混淆，但肝病无血栓表现，3P 试验阴性，FDP 和优球蛋白溶解时间正常。

2.血栓性血小板减少性紫癜

本病是在毛细血管广泛形成微血栓，具有微血管病性溶血，血小板减少性紫癜，肾脏及神经系统损害，极似 DIC，但本病具有特征性透明血栓，血栓中无红、白细胞，无消耗性凝血，故凝血酶原时间及纤维蛋白原一般正常，有时亦可异常，病理活检可以确诊。

3.原发性纤溶亢进

DIC 继发纤溶亢进需与原发性纤溶亢进鉴别。原发性纤溶亢进无血管内凝血，不存在血小板活化表现，血小板数量无明显减少；无微血管病性溶血表现；原发性纤溶亢进的底物是纤维蛋白原，纤维蛋白肽 A 与 B 均未脱落，故 FPA、FPB 正常；3P 试验阴性；无 D-二聚体和 $B\beta_{15\sim42}$ 肽键出现。

五、辨证论治

（一）辨证要点

同其他疾病的辨证一样，要辨明寒热虚实，但应意识到瘀血是共有的致病因素，各型均有瘀血之证。若是由温热毒邪所导致的,临床上主要表现为发热、口渴、烦躁,重者神昏谵语,出血较重,溲赤便秘,舌红苔黄,脉数为实证、热证。寒证主要是指阳虚生寒而言,临床上除有瘀血的症状,还表现为畏寒喜暖,四肢不温,乏力,自汗,舌淡,脉沉细或脉微欲绝。属虚证、寒证。若病程长且伴有神疲乏力,气短,纳差,心悸,舌淡紫,脉弱而缓,为气虚型。若瘀血证伴五心烦热,低热,盗汗,形瘦,夜寐不安,头晕,两目干涩,舌红,脉弦细数为阴虚型。本病的虚证均为虚实夹杂,实指瘀血,虚指气、血、阴、阳的亏虚。

(二)治疗原则

本病各型均有一共同之处,即都有瘀血的表现,故其治疗的基本原则为活血化瘀。除血瘀外,兼有其他病因或病理变化者,应遵循《景岳全书》中提出的治火、治气、治血三大原则。实火者清热泻火,虚火者滋阴降火,气虚者益气补气,阳虚者温阳散寒。而活血化瘀法按具体病情可配以凉血化瘀法、解毒活血法、温经活血法、益气活血法、滋阴活血法、温阳活血法等。

(三)辨证论治

1.热盛血瘀

治法:清热凉血,活血化瘀。

方药:清瘟败毒饮(《疫疹一得》)合桃仁、红花、丹参、紫草、郁金。清瘟败毒饮是由白虎汤、犀角地黄汤、黄连解毒汤三方综合加减而成。方中生石膏辛甘性大寒,善清热,并能止渴除烦;知母味苦性寒质润,寒助石膏清热,润助石膏生津,两者合用,能加强清热生津之力;黄连清心火,心火宁则诸经之火自降;黄芩清上焦之火;用栀子通泻三焦,导热下行,使火热从下而走;犀角(用水牛角代替)清心肝而解热毒,寒而不遏,直入血分而凉血;连翘清热解毒;玄参、牡丹皮、赤芍、竹叶清热生津凉血;甘草和中益气以防寒凉伤中,且可调和诸药;所以,诸药合用具有清热解毒,气血两清的良好功效。加入丹参、桃仁、红花、郁金、紫草可配合方中的牡丹皮、赤芍以增强凉血散血、活血化瘀的作用。若出血较重,则去桔梗加白茅根、大蓟、小蓟、血余炭清热凉血止血,也可加入三七粉、云南白药活血止血;若腹胀便秘,舌有芒刺,脉实而有力,为腑热重,可加大黄、芒硝通腑泄热;热陷心包,蒙蔽心窍而见神昏谵语者,可用紫雪丹、至宝丹、安宫牛黄丸清心开窍。

2.气虚瘀血

治法:健脾益气,活血化瘀。

方药:补阳还五汤(《医林改错》)加减。方中重用黄芪,大补脾胃之元气,使气旺血行,瘀去络通;当归尾长于活血,且可化瘀而不伤血;川芎、赤芍、桃仁、红花助当归尾活血化瘀;地龙通经活络;本方补气药与活血药合用,可令气旺血行,活血又不伤正,共奏补气活血通络之功。也可用桃红四物汤合归脾汤,方中熟地黄滋阴养血;当归补血和血;白芍养血柔肝和营;川芎活血行气以调畅气血;桃仁、红花活血化瘀;人参、白术、黄芪健脾益气;茯神、酸枣仁、远志宁心安神;木香理气醒脾;炙甘草补气健脾,调和诸药。出血重加三七、阿胶活血,养血,止血。

3.阴虚瘀血

治法:滋阴养血,活血化瘀。

方药:通幽汤(《兰室秘藏》)。方中生地黄、熟地黄滋阴养血,当归、桃仁、红花养血活血,甘草益气和中。方中可加入玄参、麦冬、女贞子、旱莲草、枸杞子加强滋阴之力度,加入丹参、郁金、延胡索、赤芍活血化瘀。也可用秦艽散,方中秦艽、麦冬、生地黄、地骨皮滋阴清热,当归、郁金、苏木活血化瘀,适用于阴虚症状较明显者。若出血明显可加入小蓟、仙鹤草、茜草、紫草、阿胶以凉血养血止血。若肝肾阴虚之证明显,可用六味地黄丸合丹参、郁金、香附、赤芍、红花等。

4.阳虚瘀血

治法:温阳益气,活血化瘀。

方药:参附汤(《妇人良方》)合桃红四物汤(《医宗金鉴》)。方中附子大辛大热,温肾壮阳,祛寒救逆;人参大补元气;二药合用益气回阳。桃仁、红花活血化瘀,熟地黄滋阴养血,当归补血和血,白芍养血和营,川芎活血行气,四药合用构成既能补血,又能活血的方剂。也可用急救回阳汤。方中党参、白术、干姜、甘草益气健脾,温中散寒;附子温肾壮阳;桃仁、红花活血化瘀;合而成为温阳活血之方。若乏力面黯,脉迟,可加巴戟、淫羊藿、补骨脂、菟丝子温补肾气。若有四肢水肿可加用五苓散或五皮饮以健脾利水。

六、中医特色治疗

(1)丹参注射液:治疗流行性脑脊髓膜炎(简称 DIC 流脑)早期。用法:丹参注射液每毫升含生药 2g,12 岁以上 16mL,12 岁以下 8mL,加入 5％葡萄糖液 100mL 静脉注射或 40mL 静脉注射,每日 1～3 次。

(2)川芎嗪注射液:常用 40～120mg,加入 5％～10％葡萄糖溶液 250～500mL 中,静脉注射,每日 1～2 次。

(3)血府逐瘀注射液:常用 50mL,加入 5％～10％葡萄糖溶液 250mL 中,于 2 小时内静脉注射完毕,每日 3～4 次。

(4)红花泽兰注射液:常用 20％红花泽兰注射液 10～20mL,加入 10％葡萄糖溶液 100mL 中,静脉注射,每日 1～2 次。

(5)参麦注射液:每次 10～20mL,加入 50％葡萄糖溶液 20～30mL,缓慢静脉注射,每隔 15～60 分钟,重复注射一次,连续使用 3～5 次。血压回升稳定后,以 30～60mL 加入 10％葡萄糖液或 5％葡萄糖盐水 500mL 中静脉注射。用于 DIC 导致的休克者。

第六节 遗传性出血性毛细血管扩张症

遗传性出血性毛细血管扩张症(HHT)是一种常染色体显性遗传的血管结构异常,以局部毛细血管扩张和扭曲为特征。本病由 Sutton 于 1864 年首次报道,1896 年 Rendu 首次将本病作为一个独立病种进行阐述。此后,Osler 和 Weber 相继进行了阐述,因此,本病也称为 Rendu-Osler-Weber 病。遗传性出血性毛细血管扩张症由 Hanes 于 1909 年首次提出,并沿用至今。HHT 以往一直被认为是一种少见的对患者无明显不利影响的疾病,然而,目前人们认识到 HHT 的发生率要比原来想象的高很多,且由于脑和肺脏病变会导致严重的致残率和致死率。

古时中医并无遗传性出血性毛细血管扩张症之名,根据患者的临床表现可将其归属于"血证""鼻衄""吐血""咯血"等范畴。

一、病因病机

(一)西医研究

1.流行病学

本病的分布存在地区差异。男女发病率无明显差异,欧美人发病率为 $1\sim2/10^5$,外显率随年龄增加而增加,至 40 岁时,外显率高达 97%。约 20% 的患者无明显家族史。若父母均患病,其子代的病情常很重且范围广泛,并常于早年夭亡。本病罕见于黑种人和阿拉伯人,蒙古种人的发病情况不详。最近的流行病调查显示,该病发病率较既往认识的高,在法国为 $1/2351$,丹麦为 $1/3500$,美国佛蒙特为 $1/6500$。我国的具体发病率不详。

2.病因及发病机制

本病是由于血管壁缺乏弹性组织和平滑肌的支持,导致外伤时血管不能收缩而发生局部出血。本病系常染色体显性遗传,目前发现有两个基因与本病相关。即 ENG 基因和 ALK1 基因。它们都属于转化生长因子受体家族。ENG 基因所致的为 I 型遗传性出血性毛细血管扩张症,ALK1 基因所致的为 II 型遗传性出血性毛细血管扩张症。近年来 5 号和 7 号染色体上又发现了两个与本病相关的基因。

(二)中医认识

古代医家的认识:《景岳全书·血证》对血证的病机概括为"火盛""气伤"两个方面。在《血证论》和《医林改错》中均可见瘀血可以导致出血的记载。《内经》中记载有六淫、七情六欲、饮食劳倦等为导致出血的常见原因。

现代多数学者认为,遗传性出血性毛细血管扩张症的病因可归纳为外感和内伤两方面;病理因素为虚、火、热;病性可分为虚实;病位主要在肝肺胃三脏;病机为肝火犯胃、燥热伤肺、阴虚肺热、脾不统血等。

二、临床诊断

(一)辨病诊断

遗传性出血性毛细血管扩张症诊断标准

(1)鼻出血:自发,反复鼻出血。

(2)毛细血管扩张:多发且在特征性部位(嘴唇、口腔、手指、鼻)。

(3)内脏受累:如胃肠道毛细血管扩张,肺 AVM、肝 AVM、脑 AVM 和脊柱 AVM。

(4)家族史:一个一级亲属患有遗传性出血性毛细血管扩张症。

符合其中三项及以上则可确诊遗传性出血性毛细血管扩张症。

(二)辨证诊断

本病辨证首先宜分清虚、实、寒、热及气、血、阴、阳几个方面。根据出血颜色、量的多少、病程长短、起病缓急、出血部位、年龄及全身情况等几个方面综合分析,以做到准确辨证。虚证者,其病程长、出血量少、血色淡红或暗红、来势缓、下部出血多见、成人易见、反复发作等,同时有气、血、阴、阳虚损见症。实证者,其病程短、出血量大、血色鲜红、来势凶猛、上部出血多见、小儿多见、控制后不易复发等,常无气、血、阴、阳虚损见症。临床上常从以下几个方面进行辨证。

1.热邪犯肺

鼻燥衄血,口干咽燥或兼有身热、咳嗽痰少等症,舌质红,苔薄,脉数。

辨证要点:鼻燥衄血,口干咽燥,舌质红,苔薄,脉数。

2.胃热炽盛

鼻衄或兼齿衄,血色鲜红,口渴欲饮,鼻干,口干臭秽,烦躁,便秘,舌红,苔黄,脉数。

辨证要点:鼻衄或兼齿衄,血色鲜红,口渴欲饮,舌红,苔黄,脉数。

3.肝火上炎

鼻衄,头痛,目眩,耳鸣,烦躁易怒,面目红赤,口苦,舌红,脉弦数。

辨证要点:鼻衄,头痛,口苦,舌红,脉弦数。

4.脾不统血

鼻衄,色淡红,量或多或少,面色不华,饮食减少,神疲懒言,舌淡苔薄,脉缓弱。

辨证要点:鼻衄,面色不华,饮食减少,神疲懒言,舌淡苔薄,脉缓弱。

5.肝火犯胃

吐血色红或紫暗,口苦胁痛,心烦易怒,寐少梦多,舌质红绛,脉弦数。

辨证要点:口苦胁痛,寐少梦多,舌质红绛,脉弦数。

6.阴虚火旺

皮肤出现青紫斑点或斑块,时发时止,常伴鼻衄、齿衄,颧红,心烦,口渴,手足心热或有潮热,盗汗,舌质红,苔少,脉细数。

辨证要点:皮肤出现青紫斑点或斑块,时发时止,常伴鼻衄、齿衄,舌质红,苔少,脉细数。

7.肠道湿热

便血色红,大便不畅或稀溏或有腹痛,口苦,舌质红,苔黄腻,脉濡数。

辨证要点:便血色红或有腹痛,舌质红,苔黄腻,脉濡数。

三、鉴别诊断

(一)西医鉴别诊断

1.CREST 综合征

该综合征表现为雷诺现象,指(趾)硬皮病,食管运动失调,皮下钙质沉着和多发性毛细血管扩张。但本病主要累及女性,病损出现较晚,毛细血管扩张以手最常见,极少出血,一般没有内脏的毛细血管扩张,无家族史。

2.蜘蛛痣

蜘蛛痣为获得性,多见于肝病、妊娠和营养缺乏等,以腰部以上多见,黏膜和内脏罕见,数量较少,呈鲜红色,蜘蛛状,很少出血。

3.全身弥漫性角化病

本病是一种遗传性糖脂代谢异常性疾病,系酰基鞘氨醇己三糖裂解酶缺乏所致,以广泛性血管肌肉层受累(包括肾脏和肺脏血管)为特征。

4.血管发育不良症

本病是内脏(尤其是胃和结肠)血管获得性异常,病变可为孤立性,片状或弥漫性,急慢性胃肠道出血多见。

5.共济失调毛细血管扩张症

本病是一种常染色体隐性遗传性疾病,以早期发生进行性小脑共济失调和眼(皮)毛细血管扩张为特征,一般在共济失调后出现球结膜毛细血管扩张,继而向鼻周区扩展。由于胸腺发育不良导致免疫缺陷,常发生呼吸道感染并伴有淋巴网状系统恶性肿瘤,血中甲胎蛋白水平明显增高。

6.毛细血管畸形-动静脉畸形(CM-AVM)

毛细血管畸形-动静脉畸形(CM-AVM)是新近发现的由 RASA1 基因突变所致的一种疾病。临床表现为身体多部位毛细血管畸形,部分患者可有动静脉畸形和神经系统肿瘤。

(二)中医鉴别诊断

温病发斑:两者斑块有一定的相似之处,均可有出血,但温病发斑病情笃重,深入营血,多有高热、烦躁、广泛出血,甚至昏迷。

四、临床治疗

(一)提高临床疗效的基本要素

1.病证结合,分型治疗

遗传性出血性毛细血管扩张症,变化表现多端,但从中医角度来讲,主要在于"热""虚""瘀",但必须分清热邪犯肺型所致的咯血,胃热炽盛型所致的呕血,肠道湿热型导致的便血,从而进一步论治。但从呕血而言,要分清是脾不统血,还是胃热炽盛,抑或肝火犯胃,只有这样,才能有效治疗。

2.中外结合,注重合作

由于 HHT 临床表现的多样性,无论从中医的角度还是西医的角度,其临床症状都繁多而没有特异性,患者经常首诊于耳鼻咽喉科、血液科、神经科、呼吸科、消化科、皮肤科等;因此,多学科协作对 HHT 的临床诊断显得十分重要。HHT 基金会在北美、西欧和日本等国家成立了 34 家诊疗中心,由遗传学、耳鼻咽喉科、消化科、呼吸科、神经外科、神经介入科、放射介入科等专家共同参与,实现对 HHT 患者的全面评估和综合治疗。我国起步较晚,中医方面基本还是空缺,也需要中西医结合,提倡多学科结合,以提高诊治水平。

(二)辨病治疗

本病无特殊治疗措施,只能对症和支持治疗。止血尽可能用非创伤性手段,如局部压迫止血、电凝术等。反复发生鼻出血者在上述措施无效时可考虑鼻中隔成形术。此外,服用雌激素(雌二醇 0.25～1.0mg/d)或与黄体酮联用可能有益,男性患者可同时服用甲睾酮(2.5～5.0mg/d)以减轻雌激素的毒副作用。手术止血或因其他原因接受手术,应注意防止扩张的毛细血管发生术中和术后出血。

（三）辨证治疗

1.辨证施治

（1）热邪犯肺型

治法:清泄肺热,凉血止血。

方药:桑菊饮加减。桑叶 5g,菊花 5g,薄荷 5g,连翘 10g,桔梗 15g,杏仁 10g,甘草 10g,芦根 10g。可加丹皮 10g,茅根 15g,旱莲草 10g,侧柏叶 10g 凉血止血。肺热盛而无表证者,去薄荷、桔梗,加黄芩 10g,栀子 10g;阴伤较甚,口、鼻、咽干燥显著者,加玄参 10g,麦冬 10g,生地黄 15g。

（2）胃热炽盛型

治法:清胃泻火,凉血止血。

方药:玉女煎加减。石膏 30g,知母 10g,地黄 10g,麦冬 10g,牛膝 15g。可加大蓟 10g,小蓟 10g,白茅根 20g,藕节 20g 等凉血止血。热势甚者,加山栀子 10g,丹皮 10g,黄芩 10g;大便秘结者,加生大黄 5g;阴伤较甚,口渴、舌红苔少、脉细数者,加天花粉 10g,石斛 10g,玉竹 15g。

（3）肝火上炎型

治法:清肝胃火,凉血止血。

方药:龙胆泻肝汤加减。龙胆草 15g,柴胡 10g,栀子 10g,黄芩 10g,泽泻 20g,车前子 15g,生地黄 10g,当归 15g,甘草 10g。可酌加白茅根 15g,蒲黄 10g,大蓟 15g,小蓟 15g,藕节 20g 等凉血止血。若阴液亏耗,口鼻干燥,舌红少津,脉细数者,可去车前子、泽泻、当归,酌加玄参 10g,麦冬 10g,女贞子 10g,旱莲草 15g。

（4）脾不统血型

治法:补脾摄血。

方药:归脾汤加减。党参 20g,黄芪 30g,白术 10g,茯苓 10g,当归 10g,地榆 15g,白及 10g,阿胶 10g(烊化),血余炭 3g。可加熟地黄 15g,阿胶 10g,仙鹤草 15g,槐花 10g 等养血止血;气虚下陷而且少腹坠胀者,可加升麻 10g,柴胡 10g。

（5）肝火犯胃型

治法:泻肝清胃,凉血止血。

方药:龙胆泻肝汤加减。龙胆草 10g,柴胡 10g,栀子 10g,黄芩 10g,泽泻 15g,车前子 15g,生地黄 10g,当归 15g,甘草 10g。可加白茅根 20g,藕节 20g,旱莲草 15g,茜草 15g 或合用十灰散,以加强凉血止血的作用;胁痛甚者,加郁金 10g,制香附 10g。

（6）阴虚火旺型

治法:滋阴降火,宁络止血。

方药:茜根散加减。茜草根 20g,黄芩 10g,侧柏叶 10g,生地黄 15g,阿胶 10g,甘草 10g。阴虚较甚者,可加玄参 10g,龟板 15g,女贞子 10g,旱莲草 15g;潮热可加地骨皮 10g,白薇 10g,秦艽 10g;若表现肾阴亏虚而火热不甚,见腰膝酸软、头晕乏力、手足心热、舌红少苔、脉细数者,可改用六味地黄丸滋阴补肾,酌加茜草根 30g,大蓟 20g,槐花 10g,紫草 20g。

（7）肠道湿热型

治法:清热化湿,凉血止血。

方药:地榆散合槐角丸加减。地榆 15g,茜草 10g,栀子 10g,黄芩 10g,黄连 10g,茯苓 15g,槐角 20g,防风 10g,枳壳 10g,当归 15g。若便血日久,湿热未尽而营阴已亏,应清热除湿与补益阴血双管齐下,以虚实兼顾,扶正祛邪,可选用清脏汤或脏连丸。方药:黄连 5g,黄芩 10g,栀子 10g,黄柏 10g,当归 15g,川芎 10g,地黄 10g,芍药 15g,地榆 20g,槐角 15g,阿胶 10g,侧柏叶 10g,槐花 10g,荆芥 10g。

2.中成药

(1)归脾丸:每次 8g,每日 3 次,口服。

(2)紫地宁血散:每次 8g,每日 3 次,口服。

(3)云南白药胶囊:每日 3 次,每次 2 粒,口服。

(4)龙胆泻肝丸:每次 6g,每日 3 次,口服。

(5)板蓝根冲剂:每次 1 包,每日 3 次,冲服。

(6)清热解毒口服液:每次 1 支,每日 3 次,口服。

(7)知柏地黄丸:每次 8g,每日 2～3 次。

五、预后转归

本病一般预后良好,但发生肺和(或)肝脏动静脉瘘者预后欠佳。女性患者妊娠时,出血的概率明显高于常人。

第七节　凝血酶原缺乏症

凝血酶原是血液凝固因子之一。存在于血浆中,亦称第Ⅱ因子,是凝血酶的前身物质,血浆中含量为 10～15mg/dL,分子量为 68000 的糖蛋白。糖的含量约占 11%,其中含有半乳糖、甘露糖、岩藻糖、氨基己糖、唾液酸。凝血酶原缺乏症有遗传性凝血酶原缺乏症和获得性凝血酶原缺乏症两种。遗传性凝血酶原(凝血因子Ⅱ)缺乏是最为罕见的遗传性出血病之一。可以将遗传性凝血酶原缺乏分成两类:①低凝血酶原血症(Ⅰ型缺乏),即凝血酶原生成缺乏,以抗原和活性同时降低为特点;②异常凝血酶原血症(Ⅱ型缺乏),即生成功能障碍的凝血酶原,特点是抗原水平正常或正常低限,凝血酶原活性减低。获得性也可以根据对维生素 K 的摄入不足或利用障碍分为严重肝病引起的或维生素 K 缺乏导致的两类。

根据凝血酶原缺乏症的临床表现和出血为主的特点,本病属于中医“血证”的范畴。《内经》云:“营气者,泌其津液,注之于脉,化以为血,以荣四末,内注五脏六腑,以应刻数焉。”是狭义的血液。而广义的血,包括营气,津液,精,卫气等内容。《金匮要略·惊悸吐衄下血胸满瘀血病脉证治》最早记载了泻心汤、黄土汤、柏叶汤等治疗吐血、便血的方剂。而《景岳全书·血证》将引起出血的病机概括为“火盛”和“气伤”两个方面。

一、病因病机

(一)西医研究

1.组成

凝血酶原在电泳上分布在 α_2-球蛋白部分,等电点 pH 值为 4.2。含于 Cohn 分带Ⅲ/2 之中,可被 67％饱和的硫酸铵盐析,可用 $BaSO_4$、$MgSO_4$ 吸附,在机体内的半减期为 23～36 小时。它在凝血过程中变为凝血酶,其大部分可被消耗掉,残存在血清中者在 15％以下。凝血酶原生成于肝脏,生成时有维生素 K 参与。

凝血酶原是由肝脏合成的维生素 K 依赖因子之一(其他有因子Ⅶ、Ⅸ、Ⅹ、蛋白 C、蛋白 S 和骨-羧基谷氨酸蛋白质)。含 579 个氨基酸残基的单链糖蛋白,分子量 72000,自 N-末端起,有 1 个 Gla 区(1～40),2 个环区(41～271)和 1 个催化区(271～579)。Gla 区内含 10 个 γ-羧基谷氨酸残基,主要功能为通过结合钙离子与磷脂联结。环区参与其与底物和辅因子间的相互作用,环区 2 可与 FⅤa 结合,并含有 FⅩa 的作用位点组氨酸 205～精氨酸 220。催化区包括激活区和丝氨酸蛋白酶区。在钙离子、FⅤa 和磷脂的参与下,凝血酶原被 FⅩa 激活。凝血酶原单独在精氨酸 320 处裂解生成一个中间产物,进一步分别在精氨酸 284 和精氨酸 155 处裂解生成凝血酶和凝血酶原片段 1 及凝血酶原片段 2。凝血酶由 A 链和 B 链经二硫键联结组成,含 308 个氨基酸残基,分子量 36000。A 链含 49 个氨基酸残基,又称轻链,其功能不明。B 链含 259 个氨基酸残基,又称重链,是酶活性所在的部位,凝血酶原催化区中的丝氨酸蛋白酶即为 B 链。丝氨酸蛋白酶区具有蛋白酶活性,含识别并裂解底物的部位,酶活性氨基酸为组氨酸 363,天冬氨酸 419 和丝氨酸 525,该区精氨酸 382-精氨酸 393 片段称为阴离子结合部位,是凝血酶原与纤维蛋白原,血栓调节蛋白和水蛭素作用的部位。

2.作用

凝血酶原在凝血机制中起着中心的作用。在激活的因子Ⅴ和由血小板或其他细胞提供的磷脂表面存在的条件下,被激活的因子Ⅹ激活形成凝血酶。凝血酶是一种蛋白水解酶,对多种凝血因子具有水解作用。凝血酶使纤维蛋白原转变成纤维蛋白。另外还具有:①诱导血小板聚集;②激活ⅩⅢ因子;③使纤溶酶原转变成纤溶酶,从而激活纤溶系统;④激活由凝血酶激活的纤溶抑制物;⑤激活因子Ⅴ、Ⅷ、Ⅺ,生成更多的凝血酶;⑥激活蛋白 C 系统;⑦刺激伤口愈合。因而凝血酶原缺乏或结构异常使凝血酶导致凝血机制的异常。

3.激活

凝血酶原是含 582 氨基酸残基的酶原,被因子Ⅹa 在 Arg-Thr 及 Arg-Ile 处切开,切除 N 末端 274 个氨基酸残基,余下 308 个氨基酸残基分成 A、B 两条肽链,由 1 个二硫键相连,即为凝血酶。因子Ⅴa 无酶活性,但可使Ⅹa 的活性增强 350 倍,加速凝血酶的生成。磷脂胶粒与酶(Ⅹa)和底物(凝血酶原)之间借 Ca^{2+} 作为桥相连。因凝血酶原肽链的 N 末端含有 10 个 γ 羧基谷氨酸残基。相邻的羧基可与 Ca^{2+} 形成复合体。另一方面,Ca^{2+} 又可与磷脂中磷酸基结合,这样使Ⅹa 和Ⅴa 与凝血酶原接触在一起,于是Ⅹa 将凝血酶原水解为凝血酶,凝血酶原及因子Ⅶ、Ⅺ、Ⅹ均由肝合成,合成过程中需要维素 K 作为辅因子。缺乏维生素 K 则生成异常凝血酶原,只有正常活性的 10％。研究表明维生素 K 参与凝血酶原 γ-羧基谷氨酸的生成。维生素 K 参与羧基化的机制为:氢醌型维生素 K 在酶的催化下夺去 γ-C 上的一个质子,使 γ-C 呈阴离子,而和 CO_2 结合。环氧维生素 K 则在酶催化下被硫辛酸还原而重复利用,因而维生素 K 在此羧化反应中起辅酶的作用。

凝血酶原基因位于第 11 号染色体,基因长 21kB,有 14 个外显子和 13 个内含子,其 mRNA 为 2kB,合成 622 个氨基酸的肽链,其中前导肽 43 个氨基酸,在分泌过程中裂解。虽然正常凝血酶原的核苷酸顺序和氨基酸顺序已经阐明,但其基因变异的研究没有FⅧ和FⅨ深入。凝血酶原异常有钙离子联结部位的缺陷、FⅩa裂解的缺陷和生成凝血酶活性的缺陷。与FⅧ和FⅨ相似,发生在CpG二核苷酸序列的突变更多见,单个氨基酸的取代可以发生在影响被FⅩa裂解的部位,酶活性的部位及钙联结部位。

(二)中医认识

中医认为,"血证"的病因病机不外乎外邪和内伤两个方面,又包括先后天因素综合所致。

1.先天禀赋不足

肾为先天之本,若先天不足,禀赋特异,肾精亏虚,虚火内炽,伤及血脉,络破血溢而出血。

2.饮食失调

饮食不节,过食辛辣油腻之味,伤及脾胃,脾虚生湿,湿郁化热,湿热内生,脉络受损而致出血。

3.阴虚火旺

热病伤阴或肾精不足,肝失滋养,肝肾阴虚,阴虚火旺,迫血妄行而出血。若伤及肾及膀胱的脉络,血随尿出而尿血;虚火上炎,血随火升,出于鼻窍则鼻衄;渗于肌腠之间则见紫斑。

4.肝病不愈

肝藏血,喜条达而恶抑郁,若情志不舒,肝失疏泄,气机不利,则血液运行不畅,以致气滞血瘀,脉络瘀阻,血难归经而外溢;再者,肝气久郁,则横逆犯脾土。脾胃受克,运化失职,水谷精微化生不足,气血亏虚,气虚失于统摄,血不循经而溢出脉外。

二、临床诊断

(一)辨病诊断

1.先天性遗传者

其临床表现与中、轻度血友病症状相似,可在婴幼儿阶段发病,也可在成人期发病,以出血症状为主,程度轻重不一。大多纯合子患者有严重的出血倾向,杂合子者较轻。常见的出血症状为鼻腔出血、齿龈渗血、月经过多、皮肤出血点及紫癜,脐带出血、关节出血、颅脑出血少见。

2.后天性获得者

多继发于维生素K依赖性凝血因子缺乏和严重肝病之后。其出血症状与先天性者相似,以肌衄、鼻衄、齿衄多见,偶有尿血、吐血、便血等,一般出血症状较轻,无深部组织及关节腔出血。

3.实验室检查

(1)凝血酶原时间常延长。

(2)凝血时间在严重患者中可延长。

(3)先天性凝血酶原缺乏症的患者,其出血时间、血小板功能、纤溶系统检查均正常。

(4)部分凝血活酶时间延长。

(5)凝血酶原纠正试验,用来区分本病和其他凝血因子缺乏。

(二)辨证诊断

根据凝血酶原缺乏症的临床表现及病因病机,可分为湿热蕴结、气血亏虚兼癥积、肝肾阴虚三种证型。

1.湿热蕴结

吐血色红,量多或紫暗有块,便血,血色不鲜或紫黑如赤豆汁,脘腹烦闷,纳差,口苦,舌质红,苔黄腻,脉濡数。

辨证要点:吐血色鲜,便血色暗,纳差,脘满,舌质红,苔黄腻,脉濡数。

2.气血亏虚兼瘀积

左胁肋胀满疼痛,左胁腹部有积块,伴面色萎黄,神疲乏力,鼻衄,齿衄,头晕目眩,舌质淡,脉细弱。

辨证要点:腹有癥瘕疼痛,鼻衄,齿衄,舌质淡,脉细弱。

3.肝肾阴虚

肌衄,鼻衄,齿衄,月经过多,尿血,头晕目眩,两目干涩,耳鸣,腰膝酸软,夜寐多梦,手足心热,低热,盗汗,舌红少津,脉弦细数。

辨证要点:出血较重,神志俱疲,低热盗汗,舌红少津,脉弦细数。

三、鉴别诊断

(一)西医鉴别诊断

1.肝病伴弥散性血管内凝血

如出血较重,需与肝病伴弥散性血管内凝血鉴别,后者诊断标准为:①血小板<50×10^9/L或有两项以上血小板活化产物(B-TG、PF4、TXB、、P选择素)升高;②纤维蛋白原<1.0g/L;③血浆因子Ⅷ,C活性<50%;④凝血酶原时间(P)延长5秒以上或呈动态性变化;⑤3P试验阳性或FDP>60mg/L或D-二聚体水平升高(阳性)。

2.区分先天性凝血酶原缺乏症和获得性凝血酶原缺乏症

先天性凝血酶原缺乏症是一种常染色体隐性遗传性疾病,发病机制是因子Ⅱ基因缺陷;获得性凝血酶原缺乏症是由于严重肝病致使维生素K利用障碍或其他原因致使维生素K缺乏,从而使凝血酶原不能合成。

3.其他凝血因子缺乏症

主要根据凝血酶原时间、凝血时间、出血时间、血小板功能、纤溶系统检查、部分凝血活酶时间、凝血酶原纠正试验等用来区分本病和其他凝血因子缺乏。最重要的是凝血酶原纠正试验。

(二)中医鉴别诊断

若本病伴有腹部积块时,需与痞满鉴别,痞满是患者自觉脘腹痞塞不通,满闷不舒,但在检查时,腹部无气聚胀急之形可见,更不能扪及坚积包块。

四、临床治疗

(一)辨病治疗

凝血酶原缺乏症的临床治疗主要取决于出血的严重程度,轻度可观察,如需手术或重度出血倾向可做如下处理。

1.凝血酶原复合物（PCC）

（1）为控制围手术期出血，术前应给予能提高因子Ⅶ血浆浓度到正常浓度的25％的剂量，术后每4～6小时重复1次，必要时持续7天。计算用量参考公式：

凝血酶原复合物剂量＝体重（kg）×需要提高的因子Ⅶ血浆浓度（％）×0.5U/kg。

（2）注意事项

①有血栓倾向，婴幼儿，哺乳期，妊娠期慎用。

②输注时注意速度，有发生过敏性休克的可能。

③大量输注本药可导致DIC、深静脉血栓（DVT）、肺栓塞（PE）或手术后血栓形成等。

2.月经过多患者的治疗

可给予妈富隆片，在月经周期的第1天，即月经来潮的第1天开始服用本品。按照箭头所指的方向每天约同一时间服1片本品，连续服21天，随后停药7天，在停药的第8天开始服用下一板。或给予抗纤溶药物，如六氨基己酸等。

3.其他

血浆输注等。

（二）辨证治疗

1.辨证要点

（1）辨先天与后天：若在婴幼儿或儿童期发病，以出血症状为主，有明确的家族遗传史，多属先天禀赋不足；若发病与饮食失调、肝病有关，病程长，多为后天因素导致。

（2）辨虚实：本病依据其临床表现及发病机制，临床有虚实的不同。由饮食失调，导致脾胃受损、湿热蕴结者，多属于实证；肝肾阴虚者为虚证；而气血亏虚兼癥积者却为虚实相兼。

（3）辨标本缓急：在病情的发展过程中，常可出现一些危重证候，如热迫血妄行或瘀血阻络，血不循经而出现较重的出血现象；应遵循急则治标，缓则治本的原则，先顾其标或标本兼顾，及时处理。

2.治疗原则

本病基本的治疗原则应采用扶正祛邪。扶正主要指补益肝肾，益气养血；而祛邪即指清热利湿及活血化瘀消积。伴出血时，当采用滋阴凉血止血、养血止血的方法。

3.分型治疗

（1）湿热蕴结

治法：清热利湿，凉血止血。

方药：枳实导滞丸（《内外伤辨惑论》）合四生丸（《妇人良方》）。前方以枳实消痞导滞，大黄清热导滞，黄连、黄芩清利湿热，泽泻、茯苓渗利湿热，白术健脾燥湿，神曲消食和中。四生丸中侧柏叶、生地黄、艾叶、荷叶凉血止血。也可用犀角地黄汤加味（犀角用水牛角代替）。若患者体质偏虚，可去大黄。也可用地榆散合赤小豆当归散。前方用地榆、茜草凉血止血；山栀、黄芩、黄连清热燥湿，泻火解毒。当归和营养血；赤小豆祛水湿，解热毒；两味药构成赤小豆当归散。便血量多，加槐实或槐花；胸闷，苔腻，加苍术。出血量多，可加入大蓟、小蓟、三七、仙鹤草、紫草、云南白药等止血。若出血量多，伤及阴分，又当滋阴清热，养脏止血，方用六味地黄丸加地榆、旱莲草、阿胶等。

（2）气血亏虚兼癥积

治法：益气养血，软坚消积。

方药：人参荣汤（《和剂局方》），合鳖甲煎丸（《金匮要略》）。前方中人参、黄芪、白术、茯苓、甘草益气补脾，熟地黄、当归、白芍、川芎补血养血，远志宁心，肉桂温阳，陈皮理气，姜、枣调和营卫。后方中人参、阿胶、白芍等调补气血，柴胡、桂枝等和解达邪，厚朴、大黄等行气散结，鳖甲、䗪虫、蜣螂等破瘀通络。可加入何首乌、桑葚子、阿胶补血养血，出血可加入白茅根、藕节、侧柏叶、白及、槐花止血。若偏于气虚不摄血者，可改归脾汤加仙鹤草、大蓟、小蓟、三七粉止血。

（3）肝肾阴虚

治法：滋补肝肾，凉血止血。

方药：一贯煎（《柳州医话》）。方中重用生地黄滋阴养血，补益肝肾；北沙参、麦冬、当归、枸杞子益阴养血柔肝，配生地黄补肝体，育阴涵阳；佐川楝子疏肝泄热，理气止痛，遂肝木条达之性。诸药合用，使肝体得以濡养，肝气得以调畅。也可用杞菊地黄丸滋肾养肝明目。方中熟地黄滋阴养肾，填精益髓；山茱萸补养肝肾；山药健脾；牡丹皮清泄相火；茯苓淡渗利湿；枸杞子亦补肝肾；菊花清肝明目。若偏阴虚火旺，可加入玄参、龟板、鳖甲、旱莲草育阴清热。若虚火灼津而口渴，可加入石斛、花粉、玉竹滋阴生津。亦可加入牛膝活血化瘀，引热下行。

五、转归与预后

本病以出血为主要表现，临床上又有先天性和获得性两种类型。一般来说，先天性者如果出血较轻，病情即较平稳；若出血症状较重，则会因失血过多，使气无所附，渐致气血消亡，危及生命。正如《医学真传·衄血》中说："夫衄血之病，虽属平常，若出而不止，阴阳离脱，亦有死者。临床施治，常须识此，不可忽也"。后天获得者，其病因较多，但多伴与饮食失调、严重的肝病有关，若能在初期阶段积极治疗原发病及调整饮食结构，预后良好；若病程长，病情缠绵不愈，反复出血，造成正气耗损，虚实夹杂，出现气血不足、肝肾阴虚及瘀血阻络，则预后不佳。严重者可伴内脏出血、脑出血而导致患者死亡。

六、调护

（1）对患者进行精神安慰，消除紧张情绪。

（2）活动时动作要轻，避免碰撞。

（3）尽量避免手术治疗。

（4）针对病情调整饮食结构，多食含维生素 K 多的食物。对于可能引起本病的药物避免使用。

（5）积极治疗原发病。

七、预防

(1)避免近亲婚配。

(2)避免情绪激动。

(3)切勿剧烈运动,勿过劳。

第八节　血管性假血友病

血管性假血友病(VWD)患者血浆内的 Von Willebrand 因子(简称 vW 因子)缺乏或分子结构异常。止血机制障碍主要表现为出血时间延长,因子Ⅷ有关抗原(ⅧR:Ag)及凝血活性(Ⅷ:C)均缺乏,血小板的黏附性及瑞斯托霉素聚集功能降低。本病有先天遗传和获得性两种类型。本病是一种常见的遗传性出血性疾病,其遗传方式是常染色体显性或隐性遗传,男女均可患病,父母均可遗传。临床上将本病分成三大类型:Ⅰ型为标准型,多见。表现为因子ⅧR:Ag 数量缺乏,各种聚合物的含量均减少,因子Ⅷ所有活性均降低,Ⅰ型中分为常染色体隐性或显性遗传两种,前者较少见,临床表现极严重。Ⅱ型中主要是因子ⅧR:Ag 聚合物的结构异常。Ⅷ:C 量正常或略低,呈常染色体显性遗传。后天获得性血管性假血友病常见于系统性红斑狼疮、淋巴增生性疾病、血管增生性疾病及肾上腺肿瘤。临床表现除原发病症状外,出血倾向与遗传性血管性假血友病相似,vW 因子也有明显减少。Ⅲ型为重型,vWF 极度减少或缺如,因子Ⅷ重度减低,为常染色体隐性遗传,患者的血小板黏附与凝血功能均有障碍,临床上常有严重的出血表现。

本病以出血为主要临床表现,故应归属于中医学"血证"的范畴内。《内经》早就认识到血液是存在于人体内的一种有形的红色的液体。血液化生有赖于脾胃,《灵枢·营卫生会》中指出:"中焦亦并胃中,出上焦之后,此所受气者,泌糟粕,蒸津液,化其精微,上注于肺脉,乃化而为血"。除此,血的化生还与心、肝、肾等脏腑有关,而血液在脉中的运行,有赖于气的统摄。若外感或内伤诸多原因导致脏腑功能失调或脉络受损,均会引起血不循常道而溢于脉外,临床上表现为各种出血证候。如《诸病源候论·时气衄血候》中说:"时气衄血者,五脏热结所为"。《热病衄候》说:"邪热与血气并,故衄也"。强调火热的致病作用。《虚劳鼻衄候》中说:"今劳伤之人,血虚气逆,故衄"。指脏腑亏损也会导致出血。《汗血候》载:"肝藏血,心之液为汗,言肝心俱伤于邪,故血从肌腠而出也"。指明汗血是皮肤的出血证候。《景岳全书》中对血证的病机提出了阴虚之说,指出:"衄血虽多由火,而惟以阴虚者为尤多"。《景岳全书·血证·衄血新按》中指出:"衄血有格阳证者,以阴亏于下而阳浮于上,但察其六脉细微,全无热证或脉且浮虚豁大,上热下寒,而血衄不止,皆其证也"。说明劳伤过度,阴阳不相为守,虚阳上浮,亦会导致衄血。出血因其发病机制不同,治法随之不同,如《金匮要略》中有:"吐血不止者,柏叶者主之","心气不足吐血、衄血,泻心汤主之"。《景岳全书·血证·衄血论治》提出:"衄血之由外感者,多在足太阳经";"衄血之由内热者,多在阳明经,治当以清降为主"。明代李梴认识到脾胃与气血之间的重要关系,在《医学入门·血》中提出:"脾胃能统气血",故治"血病每以胃药收功,胃气一复,其血自止"。同时依据气血之间的关系,又提出"凉血必先清气,知血出某经,即用某经清气之药,气凉则血自归经。若有瘀血凝滞,又当先去瘀而后调气,则其血立止"。总之,历代医家通过不断地探讨及丰富的临床实践,在证候分类、治疗用药等方面已基本形成了比较完整的理论体系。

一、病因病机

(一)血热壅盛

感受风热或热毒之邪,由表及里,火毒内盛;或由饮食、劳倦、情志等因素所造成的阴阳失衡,阳气内盛所蕴生的内热,病及血脉,导致血热妄行,使血液溢出肌肤之间而成紫斑;因肌肉由脾胃所主,热气入胃,胃热炽盛,熏发于肌肉,血液外溢而亦见肌衄;热邪循经上扰则有鼻衄、齿衄;下渗于大肠则便血;胃失和降,血随气逆于上而成吐血之症。

(二)肾精亏虚

先天禀赋不足,劳倦过度,久病,导致肾阴不足,肾火内动,伤及血络,血溢于肌肤之间而成紫斑;血随火动,虚火上炎,督脉循身之背,上巅顶至鼻颡,血从下上逆出于鼻窍则见鼻衄;肾主骨,齿为骨之余,肾虚则齿不坚;火动则血妄行,血从牙龈中渗出而成齿衄。

(三)气血亏虚

劳倦忧思伤及心脾;或久病不愈,反复出血,则血出既多,气随血去,故气亦亏耗,导致气血亏虚、心脾不足。气虚不能摄血,脾虚则无以化生气血,且失于统摄之功,血无所主而溢于肌肤,形成紫斑;上出鼻窍而致鼻衄,渗出于齿龈间而成齿衄。

(四)脉络瘀阻

血的正常运行,一方面依靠气的推动,另一方面需要津液的运载,正如《读医随笔》中比喻的:"血犹舟也,津液水也,水津充沛,舟才能行"。若热毒炽盛,素体阳盛或虚热内生,均可使阴津耗损,不能载血运行,导致血行不畅而成瘀。另外,久病致正气亏虚,无力推动血液运行亦可成瘀。正如《读医随笔·承制生化论》所说:"气虚不足以推血,则血必有瘀"。

二、临床表现

(一)血热壅盛

1.证候

发病急,多见于儿童,皮肤紫斑,鼻衄,齿衄,发热,口渴欲饮,口臭,便秘,舌红,苔黄,脉数。

2.证候分析

热毒内蕴或里热炽盛,灼伤血脉,迫血妄行,血溢脉外,出于肌肤之间而见紫斑;火性炎上,血随火升,伤及阳络则见鼻衄、齿衄;里热郁蒸则发热;热盛津亏则口渴欲饮;肠道失于濡润则便秘;阳明秽浊之气上蒸则口臭;舌红,苔黄,脉数,为实热之征。

(二)肾精亏虚

1.证候

皮肤瘀斑或瘀点,伴鼻衄、齿衄、月经过多,反复发作,时重时轻,头晕以及耳鸣,腰背酸楚,两足痿弱或有心烦,潮热,盗汗,舌红,少苔,脉沉细数。

2.证候分析

肾精亏虚,真阴不足,水不济火,相火妄动,扰动阴血,导致血液妄行,溢于脉外则见皮肤瘀斑或瘀点;血行于上,则有鼻衄、齿衄。肝肾同源,肾精不足,水不涵木,则头晕、耳鸣;腰为肾之外府,肾主骨,肾精不足,则腰背酸楚,两足痿弱;虚火上扰于心,心神不宁则心烦;肾精亏虚,虚火内生,则潮热、盗汗;肾主胞宫,血热妄行则月经过多;舌、脉为阴精亏虚之征。

(三)气虚血瘀

1.证候

皮肤紫斑,有时伴有鼻衄、齿衄及关节出血,活动受限,反复发作,血色淡红,面色苍白,神疲乏力,气短心悸,舌淡,有瘀斑或瘀点,苔薄白,脉缓而弱。

2.证候分析

久病不愈,反复发作,气随血去,气虚不能摄血,则血不循经而外溢,离经之血即为瘀血;另外,气虚无力推动血液运行,使血行瘀滞而成气虚血瘀;瘀血留滞于关节,造成血行不畅,失于濡养则活动不利;气虚不能帅血上荣于头面则面色苍白;神疲乏力、气短心悸为气虚之征;舌、脉为气虚血瘀的表现。

三、中医诊断与鉴别诊断

(一)诊断

1.发病特点

本病具有遗传性,男女均可罹患,常在外伤、拔牙或小手术及分娩时因出血不止而发现。儿童期发病时,出血较重,但随着年龄的增长,出血症状逐渐减轻。本病也可后天获得。

2.证候特点

(1)以皮肤青紫斑点或斑块、鼻衄、齿衄为常见症状。

(2)严重者有关节出血、吐血、便血,但较少见。女子常伴月经过多或分娩时出血不止。

(3)属先天遗传者,多在儿童期发病。

(4)血热壅盛者病程短,发病急,出血量较多,可出现多部位的出血现象;肾精亏虚及气虚血瘀者病程长,且有反复出血的病史。

(5)临床有少数患者因脑衄而死亡。

(二)鉴别诊断

1.出疹

本病以皮肤紫斑为主要的出血表现,故应与出疹相鉴别。两者均有肤色的改变,均可在皮肤上见有斑点。但疹是高出于皮肤表面,压之褪色,抚之碍手;而紫斑是隐没于皮肤之下,压之不褪色,抚之不碍手。正如《仁术便览·癍疹》中说:"有色点而无头粒者,谓之癍;有头粒而随出即没,没而又出者,谓之疹"。

2.鼻腔局部病变

若本病以鼻衄为主时,当与鼻腔局部的病变相鉴别。如因天气干燥,以致鼻膜干燥而出血者,多发生在气候干燥的季节和地区;鼻息肉有时也能出现鼻衄,但有鼻塞、头昏胀、嗅觉减退等症,且在鼻腔内可看到息肉;鼻渊也可致鼻衄,但常为鼻涕中带血,且鼻流浊涕,不闻香臭,常觉鼻中辛酸。但以上病证,一般均无全身症状。

四、西医诊断与鉴别诊断

(一)诊断

1.临床表现

(1)发病率:本病是比较常见的遗传性出血性疾病之一。发病年龄最小为出生时脐带出血不止,最大可在 50 岁以上,由于小手术后大出血才被发现。据瑞典报道,发病率约为 10/10 万。最近国外的一次流行病学调查,发病率达 125/100 万人口。据调研,本病在我国较常见。

(2)出血症状:表现为皮肤紫斑、牙龈出血、鼻衄、月经过多或分娩后大出血或外伤后、小手术后出血不止。严重者有关节出血或血肿,伴便血、呕血,少数患者因颅内出血致死。出血的现象随年龄增长而逐渐减轻。

2.实验室检查

(1)血小板计数和血块退缩时间常为正常。

(2)出血时间(BT)延长是本病最重要的诊断标准之一。但轻型病例可正常。

(3)阿司匹林耐量试验(ATT):对出血时间正常的患者呈阳性反应。若出血时间大于 6 分钟,则可不做本试验;若正在出血或有较重胃溃疡者禁忌做此试验。

(4)束臂试验:部分患者呈阳性。

(5)甲床毛细血管镜检查:仅部分病例可有异常。

(6)血小板黏附性试验:血小板对玻珠黏附率降低。

(7)血小板瑞斯托霉素凝聚试验:血小板对瑞斯托霉素无聚集反应,轻型可有聚集反应。

(8)凝血因子Ⅷ(AHG)浓度:可有不同程度的减少,但不如血友病甲患者明显。

(9)AHG 相关抗原和 vW 因子测定:用免疫血清沉淀法测定,大多数患者降低。部分患者 vW 因子活力较 AHG 相关抗原为低。

(10)vWF:Ag 定量测定:Ⅰ型患者为中度降低;Ⅲ型患者则极度降低或缺如;Ⅱ型患者可以正常或稍降低。

(11)KFTT 和 FⅧ测定:在Ⅲ型和Ⅱ型血管性假血友病,FⅧ:C 及 FⅧ:Ag 常明显降低,可达 3%～5%。KFTT 显著延长,其他类型可以降低或正常,差异较大。

3.诊断标准

(1)家族史:有出血家族史,大多为常染色体显性遗传规律或隐性遗传规律。

(2)临床表现:临床有皮肤、黏膜、内脏出血或月经过多史,创伤、手术时可有异常出血史;少数患者可有关节腔、肌肉或其他部位出血现象。

(3)实验室检查

①血小板计数和形态正常。

②出血时间延长或阿司匹林耐量试验阳性(小儿慎用)。

③血小板黏附率降低或正常。

④活化的部分凝血活酶时间(APTT)延长或正常。

⑤因子Ⅷ凝血活性(FⅧ:C)降低或正常。

⑥vW因子抗原(vWF:Ag)减低或正常(若正常需进一步检查是否为变异型)。

⑦必须排除血小板功能缺陷性疾病。

(4)实验室分型检查

①Ristocetin诱导的血小板凝集反应(RIPA)。

②vWF交叉免疫电泳。

③血浆中及血小板中vWF:Ag多聚体的分析。

(二)鉴别诊断

1.血友病甲

Ⅰ型重型血管性假血友病的临床表现可与中型血友病甲相似,而其他类型的血管性假血友病易与轻型或亚临床型血友病甲相混淆,两者实验室鉴别如下(表5-1)。

表 5-1　血管性假血友病与血友病甲实验室鉴别表

	血管性假血友病	血友病甲
遗传方式	常染色体显性或隐性遗传	伴性隐性遗传
出血特点	皮肤黏膜出血可有内脏出血	关节肌肉软组织出血
实验室检查出血时间	正常或延长	正常
血块收缩时间	正常	正常
血小板黏附性	正常或降低	正常
瑞斯托霉素血小板聚集反应	正常或异常	正常
用AHG纠正	纠正	纠正
ADP血小板聚集反应	正常	正常
肾上腺素或胶原血小板聚集反应	正常	正常
因子Ⅷ:C	正常或减少	减少
因子ⅧR:Ag	降低	正常
vm:C和ⅧR:Ag的比例	正常或增高	降低

2.巨大血小板综合征

本病实验室检查中出血时间延长、血小板黏附试验、瑞斯托霉素诱导血小板聚集法异常;血涂片有特征性的巨大血小板;血浆vWF:Ag及ⅧR:Rcof浓度正常;血小板功能缺陷,输入血浆及因子Ⅷ不能纠正。本病是由血小板膜缺陷所致。

3."假性"血管性假血友病

是由于血小板与vWF亲和力增强致使血浆中vWF减少所引起的类似于血管性假血友病的一种出血性疾病。患者体内的血小板聚集,因此出现血小板减少。

五、治疗

vWD 患者应尽量避免创伤与手术,避免运用影响血小板功能的药物如阿司匹林、吲哚美辛与低分子右旋糖酐。对有局部轻微创伤、鼻出血与牙龈出血者可用明胶海绵填压。纤维蛋白凝胶也有局部止血作用。用凝血酶 200U 做鼻腔滴入或口腔含漱有较好的局部止血效果。

vWD 的治疗药物主要有两种:1-去氨基-8-D-精氨酸加压素(DDAVP,商品名弥凝)与含因子Ⅷ与 vWF 的血浆制品。两类药物可单独、交替或同时应用。1 型 vWD 患者应首选弥凝。该药促进内皮细胞释放 vWF,同时通过间接机制促进因子Ⅷ释放或因 vWF 增加而使血浆因子Ⅷ水平增高,同时出血时间缩短。弥凝的价格相对较低,并且无血液制品造成感染的危险。常规剂量为 0.3μg/kg,加入 50mL 生理盐水中在 30 分钟内缓慢静脉注射。在注射后 30 分钟内血浆因子Ⅷ与 vWF 升高 3～5 倍,使延长的出血时间缩短;药物水平至少持续 8～10 小时,12～24 小时后可重复给药,但疗效降低 1/3;如在停药后 3～4 天再次用药,又可获得与初次用药相同的效果。高浓度的弥凝也可做皮下注射或鼻腔滴入(剂量分别为 0.3μg/kg 与 300μg),适于患者在家中治疗。弥凝是 1 型 vWD 的首选药物,对 2A 与 2N 型可使血浆因子Ⅷ水平暂时增高,对 2M 型反应不佳。在 2B 型患者弥凝可能导致血小板减少,应视为禁忌。3 型患者因体内无 vWF 生成,故运用弥凝无效。本药注射后可引起心率加快,头痛与面部潮红,主要不良反应为水潴留与低钠血症,这种情况易见于儿童,此时应减慢给药速度与限制饮水。vWD 患者使用弥凝未发生过血栓性疾病,但对老年患者仍需谨慎用药。

在考虑弥凝的效果可能不好而患者有出血及需手术时应给予因子Ⅷ(因子Ⅷ-vWF)浓缩剂。所用剂量依具体情况而定。对自发性出血、外伤后出血与拔牙时一次给予 20U/kg,对小手术每日或隔日给予 30U/kg,对大手术则需每日给予 50U/kg 直至伤口愈合。经单克隆抗体免疫亲和吸附的高纯度因子Ⅷ产品含 vWF 很少,基因重组的人因子Ⅷ制剂不含 vWF,对 vWD 治疗无价值。因子Ⅷ-vWF 浓缩剂可显著提高患者血液中因子Ⅷ与 vWF 浓度,出血时间的延长不易完全纠正,但仍有较好的止血功效。因子Ⅷ-vWF 浓缩剂一般不会引起血栓性并发症,但在术后患者持续运用高浓度的因子Ⅷ亦有发生静脉血栓的报道,故应定时检测血浆因子Ⅷ,使之维持在 50%～150%水平。国外已有中等与高纯度的 vWF 制品,对控制 vWD 患者的出血现象及减少手术后出血有很好的疗效。最近国外通过基因工程的方法研制出重组的vWF 并进行了临床前研究,在动物实验上有很好的止血效果,可望将来成为一个新的特异与安全的治疗 vWD 药物。

冷沉淀剂的 vWF 浓度较血浆高 10 倍,并且 vWF 多聚体比例高,在我国常用于 vWD 治疗。每袋以 200mL 新鲜冰冻血浆为原料制备的冷沉淀中提取到的 vWF 量相当于 80～140mL 血浆中 vWF 含量。vWD 患者有出血时血浆 vWF 浓度要调整到正常的 20%～30%的水平,有严重出血时要调高到 30%～50%的水平,在大手术时要达到 50%～70%的水平。vWF 在体内的半寿期为 12～18 小时,故对严重出血或手术的患者应每 12 小时输注 1 次。对一例做子宫切除的 3 型 vWD 患者用 10 袋冷沉淀,每日 2 次,连用 3 天,以后逐渐减量直至创面愈合。结果术中出血仅 150mL,伤口一期愈合。应该注意的是,目前使用的冷沉淀剂无法灭毒,因此有感染疾病(特别是肝炎与艾滋病)的潜在危险。冷沉淀剂可恢复凝血异常,如果3型vWD患者出血未控制,出血时间延长,可输给(4~5)×10⁹血小板,有加强止血的效果。

抗纤溶药物如氨基己酸(2.5~3g,4~6小时1次),氨甲苯酸(0.2~0.4g,每日2次)与氨甲环酸(0.3~0.6g,每日2次)等通过与纤溶酶原结合而抑制其活化,保护血块不被溶解而起止血作用。单用抗纤溶药物对不严重的黏膜出血有一定的止血效果,在手术时可与弥凝或血浆制品合用。

六、辨证治疗

(一)辨证要点

本病在辨证时要分清虚实。若为儿童时发病,起病较急,皮肤紫斑,伴鼻衄、齿衄,同时有发热便秘,舌红苔黄,脉数,多为实证、热证;若反复出血,迁延不愈则成虚证。若出血伴腰酸膝软、潮热盗汗,多为肾精不足;而反复出血导致关节活动不利,神疲乏力,面色苍白,舌有瘀点、瘀斑,脉细涩,则为虚实夹杂的气虚血瘀。

(二)治疗原则

本病属于一种出血性疾病,故治疗当以止血为主,根据不同的原因采用不同的方法。若属于火热灼伤血脉,血溢脉外,实火者当以清热泻火解毒为主要原则;虚火者当滋阴降火为主。无论实火、虚火,均可配伍凉血止血药物。对于反复出血,气虚不摄,血行瘀滞者,当采用益气补气法,并配活血化瘀法。对于热盛伤阴、气阴两虚、气损及阳等病证,当根据其侧重的不同,两相兼顾。

(三)分型治疗

1.血热壅盛

治法:清热解毒,凉血止血。

方药:清营汤(《温病条辨》)。方中犀角(用水牛角代替)性寒,清热凉血解毒,寒而不遏,同时又能散瘀,为方中君药。生地黄擅长滋阴凉血,麦冬清热养阴生津,玄参滋阴降火解毒,以上三药助君药清营凉血解毒。佐金银花、连翘清热解毒,使营分之邪透出气分而解,此即"营犹可透热转气"之理;淡竹叶清心火;黄连苦寒,清热泻火;丹参凉血活血。也可用清热凉血汤治疗,方中金银花、连翘辛凉清热,生地黄滋阴清热,牡丹皮、白茅根、仙鹤草、槐花、羊蹄根凉血止血。也可用犀角地黄汤加味。方中犀角(用水牛角代替)、生地黄、牡丹皮、白芍清热凉血。热盛伤津者加天花粉、石斛清热生津;便秘者加大黄通腑气;热伤肠络兼见便血者,可加槐花、地榆凉血止血。

2.肾精亏虚

治法:补肾益精,滋阴降火。

方药:大补元煎(《景岳全书》)加味。方中熟地黄、山药、山茱萸补肾益精,人参益气生津,杜仲、枸杞子补肾,当归养血活血,甘草和中。可加仙鹤草、茜草凉血止血。有低热,潮热盗汗者,可加鳖甲、地骨皮、银柴胡清虚热。也可用六味地黄丸加味。方中熟地黄、山药、山茱萸滋阴补肾,丹皮凉血清热,茯苓健脾,泽泻利湿。可加知母清肾火;藕节、白茅根、侧柏叶、旱莲草等凉血止血。若虚火上扰心神,可加夜交藤、酸枣仁、远志养心安神。也可以用一贯煎滋补肝肾。虚火灼津而口渴、咽干者,可加入石斛、天花粉、玉竹滋养胃阴生津。

3.气虚血瘀

治法:益气活血化瘀。

方药:补阳还五汤(《医林改错》)。方中重用黄芪益气扶正以助血行,用桃仁、红花、当归、川芎、赤芍、地龙活血化瘀通络。气虚征象显著者,酌加党参、白术、黄精、五味子等补益正气。若脾气虚健运失职而纳差,可加白术、茯苓等健脾益气之品。反复出血,瘀阻于关节则可加寄生、鸡血藤、秦艽、威灵仙等养血活血,疏经通络。若反复出血,造成血虚,加入何首乌、枸杞子、鸡血藤、阿胶等补血之品。

七、其他疗法

(一)中成药

1.知柏地黄丸

每次 2 丸,每日 3 次,口服。适用于肾精亏虚者。

2.三七总苷

每次 5 片,每日 3 次,口服。适用血瘀者。

(二)单方

参三七合并柿树叶对少数患者可改善出血症状。每次 2g,用蜂蜜调服,日服 2～4 次。

(三)单味中草药

1.柿树叶

每次 3～5 片,煎汤代茶。

2.血凝片

野萱麻根的提取物。可以防治出血。

八、转归与预后

本病的出血症状可随年龄的增长而减轻。妊娠期、口服避孕药、体力活动可使症状改善。一般来说,本病的预后较佳,但若伴脑衄及吐血、便血,则会危及生命。

九、调护

(1)尽量不为患者实行肌内注射。若注射后一定予以加压止血,禁止做静脉穿刺或骨髓穿刺。

(2)勿过于疲劳。

(3)勿暴饮暴食,少食辛辣刺激之品及硬质食品。

(4)防止外伤,尽量避免手术。

(5)避风寒。

(6)耐心做好患者的思想工作,帮助患者建立战胜疾病的信心。

十、预防

（1）对可延长出血时间，使病情加重或使本病发作的药物应禁用，如阿司匹林、双嘧达莫、保泰松、吲哚美辛及前列腺素 E、右旋糖酐等药物。中药丹参、红花、桃仁等也应慎用或禁用。

（2）女性患者若月经过多，可服用避孕药以改善出血症状。

第六章　骨髓增生性疾病

第一节　真性红细胞增多症

真性红细胞增多症(PV),又叫原发性红细胞增多症(简称真红),是一种起源造血干细胞的增殖性疾病,其血液学特点为血容量和外周血红细胞数绝对增多,常伴白细胞和血小板升高、脾大。由于血容量增加和血黏滞度增加从而引起中枢神经系统和循环系统症状,表现为皮肤红紫、头晕、头痛、目赤、耳鸣、视力障碍、脾大、手足麻木、易怒、失眠、记忆力减退等及出血、血栓等并发症。本病较为少见,以老年男性居多。Silverstein 和 Lanier 统计每年的发病率为(0.6～1.6)/10 万。本病总的发病数在我国并不高,患者以 31～60 岁者最多,发病高峰在 50～60 岁之间。男性多于女性,男女之比为(1.3～2):1。如无特殊并发症,病程进展缓慢,自然病程可超过 10～15 年,个别患者可存活 30 年以上。

中医并无真性红细胞增多症之名,根据其临床表现,颜面及口唇暗红如醉酒状,鼻衄、齿衄,皮肤黏膜瘀斑,肝脾大,头痛头晕耳鸣,疲乏等症,属中医"血瘀""血证""血鼓""癥积""头痛""眩晕"等范畴。《灵枢·海论》说:"气有余者,气满胸中,悗息面赤……血海有余则常想其身大,怫然不知其所病。"这里"气有余""血有余"的症状与真红的临床特点是符合的。《素问·痹论篇》说:"夫痹之为病……在于脉则血凝而不流。"与真红血容量及血液黏滞性增加及微循环障碍相似。

一、病因病机

(一)西医认识

真性红细胞增多症病因及发病机制并未能阐明。目前对本病的研究认为其可能的发病机制如下。

1.红细胞生成素与内源性红细胞集落

在正常生理条件下,红细胞生成、分化、成熟受促红细胞生成素(EPO)的调控,EPO 与红系祖细胞上的红细胞生成素受体(EPO-R)结合后,受体亚单位发生偶联重组,可激活细胞内激酶,进行信号传导,调节核内 DNA 的转录和翻译,促进红系祖细胞的增殖和分化。由于 PV 患者 EPO-R 基因并未测到突变,其数目与配体结合能力同正常红系祖细胞相比亦无明显区别,提示疾病发生可能来自 EPO 信号传导途径的下游分子,如胞内酪氨酸激酶(PKD)、蛋白磷酸酯酶等。下游分子中 JAK2 作为多种细胞因子转导的枢纽,成为研究 PV 发病机制的最有意义的候选基因之一。

2.JAK2 基因突变

自 2005 年以来,PV 发病机制的研究有了重大进展,多个不同的研究组在 PV 患者中发现了同样的 JAK2 基因突变,目前该突变被认为与 PV 的发病有最为密切的关系。JAK2 基因突变导致真红产生的机制:2005 年 James 等发现 PV 患者的 JAK2 基因中存在一个高频点突变——JAK2,V617F,即第 617 位密码子(GTC)第 1 位碱基由 G 突变为 T,导致其编码的缬氨酸变为苯丙氨酸。几乎同时,多个研究小组也相继报道了 JAK2V617F 的发现。JAK2 是一个具有持续活性的激酶,在正常生理情况下,JH2 对 JH1 激酶活性具有负性调控作用。JH2 可以通过阻断 JH1,从而抑制 JAK2 的激酶活性。而 V617F 突变点就位于 JH2 结构域 N 端的上方,当该点的缬氨酸被分子量较大的苯丙氨酸替代后,JH2 空间结构不稳定,不能维持 JH2 区蛋白的正常折叠状态,失去对 JH1 的阻断抑制作用,可能导致 JAK2 的持续活化,激酶活性增强。

JAK2 的持续活化,能使细胞增殖活性明显增强,这已通过体外实验证实。James 等将 JAK2V617F 突变体转染入 JAK2、STAT5 缺陷细胞株 γ-2A 后,该细胞株即能在无 EPO 刺激的情况下激活 STAT 介导的转录途径。转染 JAK2V617F 能引起细胞对各种细胞因子的敏感性提高,将 EPO 依赖的细胞株 BaF3-EPOR 转染 JAK2V617F 突变体,结果 BaF3-EPOR 对 EPO 的敏感性明提高,且在无 EPO 的条件下能继续生长,并且可检测到胞内 STAT5 持续活化。同时动物实验也证实 JAK2V617F 能刺激细胞增殖。James 等以鼠胚胎干细胞病毒来源的反转录病毒为载体。分别将含有鼠 V617F 突变型 JAK2、野生型 JAK2 以及空载体的骨髓细胞植入经致死量照射的小鼠。移植后 4 周发现,那些移植入突变型 JAK2 的小鼠发生同 PV 相似的红细胞增多症,其红细胞压积明显增高(60%),而移植入野生型 JAK2 以及空载体的小鼠的红细胞压积(40%)同未移植的小鼠的红细胞压积水平(42%)相近。此外,JAK2V617F 引起的 JAK2 的持续活化,使 STAT5 及下游其他激酶活性明显增强,通过其他因子如 Bcl-X1、EPOR 基因(PRV1)和 MPL 等引起细胞的增殖和凋亡抑制。

3.染色体异常

PV 是一种克隆性疾病,对真性红细胞增多症的大系列研究表明,约 40% 的患者存在染色体核型异常。Najfeld 等用传统的细胞遗传学方法研究 15 年,包含 220 例 PV 患者。其中 204 例可评价的 PV 患者中 52 例(25.4%)有克隆性异常;9 号染色体发生重排 21.1%;20q 缺失(19.2%);+8(19.2%);13q 发生重排(13.4%);1q 异常(11.5%)和 5,7 号染色体异常(9.6%)。其他认为与 PV 有关的染色体异常的还有三体 9;3p 异常;1,6 染色体异常;1,9 染色体异常和1,20 染色体异常。Kralovics 等用荧光原位杂交(FISH)及比较基因组杂交(CGH)等方法发现 PV 患者存在染色体 9p 异常,用重组基因筛选法分析肝细胞中基因杂合体的缺失(LOH)发现,PV 患者染色体异常中 9pLOH 大约占 33%,这是迄今为止发现的最常见的 PV 染色体异常之一。但是至今仍未发现 PV 的特异性染色体异常。

(二)中医认识

《素问·痹论篇》说:"夫痹之为病……在于脉则血凝而不流。""病久入深,营卫之行涩,经络时疏,故不通";《血证论·脏腑病机论》说:"设木郁为火,则血不和,火发为怒,则血横决,吐血、错经、血痛诸证作焉……火太甚则颊肿面青,目赤头痛。"这些论述与真红的临床特点是符合的。其病因病机为:情志不遂或外邪侵袭,致肝气郁久不解,气机不调,气血逆乱,可致气滞血瘀。《素问·生气通天论篇》说:"大怒则形气绝,而血菀于上。"指出了情志伤肝,气滞不畅,血瘀内停,渐成胁下积块。若肝郁化火或热邪内犯,内火上扰或肝火上逆则出现眩晕头痛,目赤易怒等症。气火上逆之甚者,则可导致吐血、咯血或突然昏仆不省人事。即《素问·生气通天论篇》所说:"阳气者,大怒则形气绝,而血菀于上,使人薄厥。"日久化热,伤及血分,邪热灼伤脉络,可迫血妄行导致衄血、便血、尿血、血崩。《济生方·吐衄》云:"夫血之妄行也,未有不因热之所发,盖血得热则淖溢,血气俱热,血随气上,则吐衄也。"病程日久,肝、脾、肾俱病,正虚血瘀或正虚夹有温热毒邪,但以正虚为主;气血瘀滞日久,可以出现癥瘕积聚,转化为骨髓纤维化。本病病程之中或虚火内生或邪热内传,可使邪伏骨髓,邪毒内蕴,耗血动血,导致精血亏虚。

二、临床诊断

(一)辨病诊断

大多起病缓慢,初起症状不明显。有的始终无症状,仅在体检时发现,往往在检查血象时才被发现。本病的临床症状与红细胞数增多的程度、血管病变之有无及出血倾向和血栓形成等因素有关。临床表现如下。

1.一般症状

发作隐潜,症状多变,有时可无明显自觉症状,仅于体检时才被发现或疲乏无力、头昏、眩晕。

2.多血症状

如皮肤黏膜呈暗红色,以口唇、鼻尖、耳垂、手掌和眼结膜最为明显,外观如酒醉容。肢端发绀,颞浅动脉怒张弯曲,高血压,心脏扩大,肝脾大,头胀痛,耳鸣失眠,手足感觉异常,视觉障碍;瘫痪;癫病样发作及精神紊乱等。

3.血栓形成、栓塞及出血症状

较多见。系由高血容量和高黏滞血症所致静脉血栓或血栓性静脉炎所引起。常见发生血栓和栓塞的部位有脑、周围血管、冠状动脉、肠系膜、下腔静脉、脾、肺静脉等。不同部位血管的血栓或栓塞可产生不同的症状,但多较严重,需紧急处理。出血仅见于少数患者,表现为皮肤瘀斑、瘀点、鼻衄、齿衄、手术后可出血不止。

4.肝脾大

约75%患者有轻至中度脾大,质较硬;1/3~1/2有肝大,部分合并肝硬化。常引起患者腹胀、纳差和便秘。

5.消化道症状

消化性溃疡,合并消化道出血。

6.神经系统

早期类似神经官能症表现,如头晕、失眠、晕厥、瘫痪、肌阵挛病、舞蹈病、癫痫样发作、类似脑瘤、视觉障碍、抑郁、幻觉、健忘等。

7.其他

①心脏扩大以左心室为明显,可伴高血压和肝脾大等;②痛风或尿酸结石;③晚期有的转变为白血病、骨髓纤维化。

(二)实验室检查

1.红细胞

(1)红细胞计数和血红蛋白增高:红细胞计数大多为$(6\sim10)\times10^{12}/L$,血红蛋白高达$170\sim240g/L$,可呈小细胞低色素性。

(2)血细胞比容增高:男性≥0.54,女性≥0.50。患者常在$0.60\sim0.80$。

(3)用^{51}Cr标记法测红细胞容量大于正常值。男性$>36mL/kg$,女$>32mL/kg$。

(4)红细胞形态改变:病初期不明显,当脾高度肿大伴髓外造血时,外周血出现有核红细胞,红细胞大小、形态不等,可见卵圆、椭圆和泪滴样细胞。

(5)红细胞寿命:病初正常或轻度缩短,晚期由于脾髓外造血及单核巨噬细胞系统功能增强,红细胞寿命可缩短。

(6)血及尿中红细胞生成素水平正常或降低,明显低于继发性真性红细胞增多症患者。

2.粒细胞

约2/3患者白细胞计数增高,多在$(10\sim30)\times10^{9}/L$,常有核左移,嗜碱性粒细胞比值亦增高;中性粒细胞碱性磷酸酶积分大多增高,而继发性红细胞增多患者一般均正常。

3.血小板及凝血功能

血小板计数大多高于正常,为$(300\sim1000)\times10^{9}/L$。可见体积增大、畸形血小板和巨核细胞碎片。血小板寿命轻度缩短,其黏附、聚集及释放功能均减低。而出血时间、凝血酶原时间、部分凝血活酶时间及纤维蛋白原含量一般正常。

4.血容量及血液黏滞度

血浆容量一般正常或稍低,总血容量增多及红细胞容量明显增多。血液黏滞度增高,可达正常人的$5\sim8$倍。

5.骨髓

各系造血细胞都显著增生,脂肪组织减少,巨核细胞增生较明显。粒与幼红细胞比例常下降。铁染色显示储存铁减少。

6.血液生化

多数患者的血尿酸增加,血清γ球蛋白可增多,α_2球蛋白降低。约2/3患者有高组胺血和高组胺尿症。血清维生素B_{12}及维生素B_{12}结合力增加。血清铁降低,血液和尿中红细胞生成素减少。

7.其他指标

(1)绝大多数患者动脉血氧饱和度正常,此可与因缺氧所致的继发性红细胞增多症鉴别。

(2)染色体异常,非整倍体,尤其是三倍体型较多见,但一般无特异性。

(3)2/3未治疗患者血中的组胺水平增高。

(4)基础代谢率中度增高。

必检项目：①骨髓穿刺涂片和外血涂片分类计数；②骨髓活检切片病理细胞学分类和网状纤维(嗜银)染色；③血清红细胞生成素(PO)水平测定；④JAK2V617F 和 JAK2 第 12 显子基因突变检测，有家族病史者建议筛查 OR、VHL、EGLN1/PHD2、EPAS1/HIF2a、HGBB、BA和 BPGM 等基因突变；⑤肝、脾超声 CT 检查；⑥有条件单位可行骨髓细胞体外(BFU＋EPO)和 CFU-E(＋EPO)培养确认是否有内性红系集落形成。

8.诊断标准

国内诊断标准：由中华医学会血液学分会白血病淋巴瘤学组提出，建议采用世界卫生组织(2008 年)标准。

主要标准：①男性 HGB＞185g/L，女性 HGB＞165g/L 或其他红细胞容积增高的证据[HGB 或红细胞比容(HCT)大于按年龄、性别和居住地海拔高度测定方法特异参考范围百分度的第 99 位或如果血红蛋白比在无缺铁情况下的基础值肯定且持续增高至少 20g/L 的前提下男性 HGB＞170g/L，女性 HGB＞150g/L]。②有 JAK2V617F 突变或其他功能相似的突变(如 JAK2 第 12 外显子突变)。

次要标准：①骨髓活检，按患者年龄来说为高度增生，以红系、粒系和巨核细胞增生为主；②血清 EPO 水平低于正常参考值水平；③骨髓细胞体外培养有内源性红系集落形成。

诊断 PV 要求满足 2 个主要标准和 1 个次要标准或主要标准的第一条与两个次要标准。

在此基础上，2014 年诊断标准在此基础上修订了国内标准，内容如下：

主要标准：①男性 HGB＞165g/L，女性＞160g/L 或男性 HCT＞49％、女性＞48％；②骨髓活检示三系高度增生伴多形性巨核细胞；③有 JAK2 突变。

次要标准：血清 EPO 水平低于正常参考值水平。

诊断 PV 需满足 3 条主要标准或第 1、2 条主要标准和次要标准。

（三）辨证诊断

《诸病源候论·气病诸侯》说："结气病者，忧思所生也。心有所存，神有所止，气留不行，故结于内"。本病病因不外乎六淫外感、七情内伤两个方面。其基本病机为肝郁血瘀。日久肝郁化火，瘀血化热，从而出现肝火亢盛，血热妄行等病理变化。本病脏腑定位主要在肝，但其病理变化有肝郁血瘀和肝经火旺，瘀热互结的不同。一般来说，肝郁血瘀多以情志抑郁，肝经所过部位胀闷疼痛为诊断的主要依据。而肝经火热，则以肝脉循行部位的头、目、耳、胁等所表现出来的实火炽盛，血热妄行的症状为判断依据。

1.气滞血瘀

主证：面色暗红，口唇紫暗，胸胁满闷或心下痞满，肌肤甲错，胁下积块，痛有定处，性情急躁。头晕、体乏、妇女可见闭经或痛经，经色紫暗，夹有血块。舌质暗红或有瘀斑，苔薄白，脉细涩。

辨证分析：肝主疏泄，具有条达气机，调节情志的功能。情志不遂或外邪侵袭肝脉，导致肝气疏泄失职，肝气郁滞而见胸胁闷胀，心下痞塞。肝体阴而用阳，肝为刚脏，肝性失失制则性情急躁易怒。肝郁日久不解，气机郁滞，血行不畅，终致瘀血内停，渐成胁下积块。气滞与血瘀为病，互为因果，日久胶结，故疼痛日甚，部位不移而拒按。血运不畅，肌肉皮毛无以濡养，故可见肌肤甲错。肝主藏血，为妇女经血之源，肝血瘀滞，经行不畅，而致痛经。舌质暗红或有瘀斑，苔薄白,脉细涩亦为气滞血瘀之象。

2.肝火夹瘀

主证:头晕胀痛,面红目赤,口苦目眩,胁痛易怒,耳鸣目赤。耳鸣如潮,胁下积块,痛有定处。便秘尿黄,不眠或多梦。舌质暗红或红绛,苔薄黄或黄腻,脉弦滑有力。

辨证分析:火性炎上,肝火循经上攻头目,故头晕胀痛,面红目赤;肝胆相为表里,肝热传胆,胆热循经上逆则口苦,肝火循经而传,熏灼于胁肋,故胁痛。肝失调达柔顺之性,所以急躁易怒;火热内扰,神魂不安,以致失眠,恶梦纷纭;《重订广温热论·清凉法》云:因伏火郁蒸血液,血被煎熬成瘀。血瘀结于胁下,故胁下积块,不通则痛,故痛有定处。舌质暗红或红绛,苔薄黄或黄腻,脉弦滑有力亦为肝火夹瘀之象。

3.血热妄行夹瘀

主证:身热夜甚,口渴不甚或壮热口渴,齿鼻衄血。心烦不寐,躁扰不宁,神昏谵语。或腹内痞块。舌红绛,苔黄,脉弦滑数。

辨证分析:火热侵入营血,血热沸腾,迫血外溢,故可见出血症状。由于所伤脏腑不同,故出血部位有异。肺络伤则咳血,胃络伤则见吐血,膀胱络伤则见尿血。皆与所属脏腑火热炽盛,络脉损伤有关。热入血分故身热夜甚;热蒸营血,故虽口渴而不欲饮;气血两燔则壮热口渴;热扰心神则心烦不寐,躁扰不宁。热盛伤津,血受热之煎而瘀结成块结于胁下,故可见腹内包块。舌红绛,苔黄,脉弦滑数亦为血热妄行夹瘀之象。

三、鉴别诊断

(一)西医鉴别诊断

1.继发性和相对性红细胞增多症

(1)相对性红细胞增多症:是因血浆容量减少,血液浓缩而红细胞量并不增多,发生于严重脱水、大面积烧伤、慢性肾上腺皮质功能减退等。

(2)继发性红细胞增多症:出现于慢性缺氧状态,例如高山居住、肺气肿和肺部疾患,发绀性先天性心脏病、肺源性心脏病、慢性风湿性心瓣膜病及氧亲和力增高的异常血红蛋白病等;也可因肾囊肿、肾盂积水、肾动脉狭窄等,皮质醇增多症、各种肿瘤如肝癌、肺癌、小脑血管母细胞瘤、肾上腺样瘤、子宫平滑肌瘤等而引起。

(3)应激性红细胞增多症:由于精神紧张或用肾上腺素后脾收缩所致,常为一过性。患者伴有高血压而红细胞容量正常。

各类红细胞增多症的鉴别见表6-1。

表 6-1　各类红细胞增多症的鉴别

项目	真性红细胞增多症	继发性红细胞增多症	相对性红细胞增多症
病因	不明	组织缺氧或异常红细胞生成素增加,如高山病、发绀性先天性心脏病等	血液浓缩,见于脱水、剧烈吐泻、烧伤等
皮肤与黏膜色泽	红	发绀	不红

项目	真性红细胞增多症	继发性红细胞增多症	相对性红细胞增多症
脾大	有	无	无
红细胞容量	增加	增多	正常
白细胞增多	有	无	无
血小板增多	有	无	无
骨髓涂片检查	全血细胞增生	红系细胞增生或正常	正常
粒细胞碱性磷酸酶活性	增高	正常	正常
红细胞生成素	减低或正常	增多	正常
血清铁或骨髓细胞外铁	减低	正常	正常

2.慢性粒细胞性白血病(CML)

PV患者常伴脾大和粒细胞升高,晚期外周血幼稚粒细胞可增多,故需与CML进行鉴别,PV患者中性粒细胞碱性磷酸酶积分升高,Ph染色体和bcr/abl融合基因均是阴性,而慢粒患者大多为阳性,碱性磷酸酶积分低于正常。但仍有少数病例需一段时间的临床观察后才能最后做出鉴别。少数患者PV与CML可并见。

3.骨髓纤维化

PV临床表现有许多与骨髓纤维化相似之处,PV晚期也可继发骨髓纤维化,两者主要鉴别是病史和骨髓活检,骨髓纤维化骨髓病理示纤维组织明显增多,而PV主要表现为髓外造血现象,只有晚期才合并骨髓纤维化,且病变范围小,程度较轻。

(二)中医学鉴别诊断

1.紫斑与出疹的鉴别

均有局部肤色的改变,紫斑呈点状者需与出疹的疹点鉴别。紫斑隐于皮内;压之不褪色,触之不碍手;疹高出于皮肤,压之褪色,摸之碍手。且二者成因、病位均有不同。丹毒属外科皮肤病,以皮肤色红如丹得名,轻者压之褪色,重者压之不褪色,但其局部皮肤灼热肿胀,与紫斑有别。

2.积聚与痞满的鉴别

痞满是指脘腹部痞塞胀满,系自觉症状,而无块状物可扪及。积聚则是腹内结块或痛或胀,不仅有自觉症状,而且有结块可扪及。

四、临床治疗

(一)提高临床疗效的要素

1.审证求因,知常达变

需区分本症与相对性红细胞增多症及继发性红细胞增多症最为紧要。相对性红细胞增多症多继发于腹泻、呕吐、大面积烧伤等,因失水过多而致血液浓缩引起,治宜图本——治疗原发病,切不可误投放血或活血化瘀。继发者亦如此。辨证时最好与辨病互参。采取病证结合的综合诊断方法。

2.辨证与辨病相结合

真性红细胞增多症症状特点为:早期以皮肤、黏膜紫红,肢端发绀,头痛、头胀、眼花、耳鸣失眠和手足发麻,高血压,心脏扩大,肝脾大等多血症状为主的实证证候,随病情发展,除上述表现外常并发栓塞、出血或发展至骨髓纤维化,逐渐出现贫血等正气耗损表现,表现为正虚邪实,虚实夹杂的病候特征。合并出血时,应分清疾病的阶段,早期出血多为瘀血阻络,血不归经或血热灼伤脉络,热迫血行;后期多为气不摄血,血溢脉外。病机不同,治则迥异,勿犯虚虚实实之戒。

3.宏观辨证与现代发病机制相结合

真性红细胞增多症多以邪实为主,应分清气滞、肝郁、肝火、热盛之不同,关键在于气血的辨证,气为血之帅,可以鼓动血液运行,气机郁滞,推动不利,瘀血内停,与气滞互为因果,恶性循环;或热扰血分,灼伤脉络,迫血妄行,血溢脉外,而成瘀血;本病气血之变在于气、火,脏腑之病,责之在肝脏。瘀血、肝火贯穿本病。从本病现代发病机制看,早期由于内生性干细胞的缺陷而不能接受红细胞生成素对红细胞生成的正常控制,自主调节使红细胞造血功能亢进,红细胞过度增生,临床出现气血壅滞的多血证候,病情发展,可以向骨髓纤维化或白血病转化,而出现相应的正气虚弱,虚实夹杂之表现,故辨治之时,应与现代发病机制相结合。

(二)辨病治疗

1.一线治疗

(1)对症治疗:本类患者常见并发症为皮肤瘙痒,放血疗法及降细胞治疗对症状改善不理想,洗热水澡可加重瘙痒。应用阿司匹林及赛庚啶可能有效。

(2)血栓的预防:PV患者出现血栓形成导致栓塞是死亡的主要原因。可给予阿司匹林肠溶片100mg/d,口服;不耐受者可改为口服潘生丁。

(3)静脉放血及红细胞单采术:静脉放血可在较短时间内使血容量降至正常,症状减轻。每隔2~3天放血200~400mL,直至红细胞数在6.0×10^{12}/L以下。放血后维持疗效1个月以上,本法简便。但放血后有引起红细胞及血小板反跳性增高的可能,反复放血又有加重缺铁倾向,宜加注意。对老年及有心血管疾患者,放血可能引起血栓并发症,要谨慎,一次不宜超过200~300mL,间隔期可稍延长。

采用血细胞分离机进行治疗性红细胞单采术,可迅速降低血细胞比容和血液黏度,改善临床症状,单采一次即可使血红蛋白降至正常范围,如联合化疗,则可维持疗效。但应补充与去除红细胞等容积的同型血浆。

(4)降细胞治疗:对不能耐受静脉放血或放血过于频繁、脾脏进行性肿大、有明显的疾病相关症状、PLT过高,大于1500×10^9/L及进行性白细胞增高均为降细胞治疗指征。

羟基脲:对PV有良好抑制作用,羟基脲起始剂量为$30mg/(kg \cdot d)^{-1}$,口服,1周后改为$5 \sim 20mg/(kg \cdot d)^{-1}$,需维持给药并调整用药剂量,如白细胞维持在$(3.5 \sim 5.0) \times 10^9$/L,可长期间歇应用。缺点是停药后缓解时间短,治疗过程中需频繁监测血象。有条件可联合静脉放血治疗(必要时采用红细胞单采术)可降低栓塞相关的并发症。但在年轻患者(<40岁)中,羟基脲应慎用。

α干扰素(IFN-α)为任何年龄的 PV 患者降细胞治疗的一线药物。A 干扰素用药量为(9～25)×10⁶U/周(分 3 次皮下注射)。用药 6～12 个月后,70％患者的红细胞压积可获控制,20％的患者可获部分缓解,10％无效。此外,还可使白细胞、血小板计数、皮肤瘙痒和脾大等症状得到明显的改善。

2.二线治疗

(1)放射性核素治疗:³²P 的 β 射线损伤 DNA 和 RNA,从而抑制血细胞生成,使细胞数降低,达到治疗效果。目前国际推荐剂量为体表面积 2～4mci/m²,静脉给药,间隔 6～8 周后可按照首剂疗效再次给予。约有 80％有效,可缓解数月或 1 年以上。适用于症状明显和白细胞、血小板均升高的患者。³²P 治疗最大的不良反应是远期发生治疗相关性白血病或骨髓增生异常综合征及肿瘤。³²P 治疗后 10 年发生白血病或 MDS 风险率为 10％,发生肿瘤风险率为 15％。20 年时发生白血病或 MDS 的风险率可增高至 30％。

(2)烷化剂:通过抑制骨髓增殖起作用,有效率 80％～85％。常用的有白消安、环磷酰胺、左旋苯丁酸氮芥(留可然)及马法兰(美法仑、苯丙氨酸氮芥),治疗作用较快,缓解期长,疗效可持续半年左右。苯丁酸氮芥不良作用较少,不易引起血小板减少。用量和方法:开始剂量:环磷酰胺为 100～150mg/d;白消安、美法仑及苯丁酸氮芥为 4～6mg/d。缓解后停用 4 周后可给维持量,环磷酰胺为每日 50mg,白消安为每日或隔日 2mg。年长患者(年龄>70 岁)相比较羟基脲可优先考虑间断口服白消安。

(3)高三尖杉酯碱:常用剂量 2～4mg/d 肌内注射或加入 5％葡萄糖溶液中静脉滴注,7～14 天为 1 个疗程。可使红细胞短期内明显下降,甚至达正常水平。通常一疗程疗效可持续 3～6 个月,复发后再用仍有效。

(4)芦可替尼:2014 年 12 月芦可替尼被 FDA 批准用于治疗羟基脲疗效不佳或不耐受的 PV 患者。推荐初期服用剂量 20mg/d,在最初治疗的前 4 周内不建议行剂量的调整,每次调整剂量需间隔≥2 周,最大剂量≤50mg/d。芦可替尼最常见的血液学不良反应为三到四级的贫血、血小板以及中性粒细胞减少,但很少导致中断治疗。如出现外周血 PLT 小于 50×10⁹/L 或中性粒细胞绝对值低于 0.5×10⁹/L,血红蛋白小于 80g/L 需停药。停药需在 7～10 天天逐渐减停,切忌突然停药,停药过程中建议加用泼尼松(20～30mg/d)。

(三)辨证治疗

在治疗方面《素问·阴阳应象大论篇》曰:"血实者宜决之。"《灵枢》曰:"其结络者,脉结血不行,决之乃行。"而血实者宜决之的治疗方法就包括活血化瘀解毒之法。本证多为实证,依据临床证候可分为气滞血瘀、肝经实火、血热妄行三型。总的治疗原则不外活血化瘀,软坚散结,清肝泻火,凉血止血等法。

1.辨证论治

(1)气滞血瘀

治法:活血化瘀,行气止痛。

方药:血府逐瘀汤加减。

方药组成:当归 9g,生地黄 15g,桃仁 6g,红花 10g,枳壳 10g,赤芍 12g,郁金 10g,柴胡 9g,甘草 10g,川芎 10g,牛膝 10g,三棱 10g,莪术 10g。

加减:疼痛明显者,加郁金、延胡索,以行气活血止痛;若见刺痛不移者,加蒲黄、五灵脂,以活血化瘀止痛;若见肢体麻木疼痛者,加鸡血藤、忍冬藤,以活血通络止痛。腹部症块较明显者加大黄䗪虫丸;妇女月经不调加七制香附丸;皮肤出血倾向明显者加仙鹤草、茜草、卷柏、土大黄;便血加海螵蛸、侧柏炭;尿血加大小蓟。偏于正虚瘀结者应用八珍汤合化积丸加减,以大补气血,活血化瘀;若气滞血阻较甚,兼有寒象者,可用大七气丸,以温经通络,软坚散结。

(2)肝火夹瘀

治法:活血化瘀,清肝泻火。

方药:龙胆泻肝汤合桃红四物汤加减。

方药组成:桃仁6g,红花9g,生地黄12g,当归10g,赤芍12g,龙胆草12g,栀子12g,黄芩10g,泽泻12g,车前子12g,柴胡9g,甘草9g。

加减:偏于肝阴不足,阴虚火旺者,可用滋水清肝饮、知柏地黄丸加减,以滋阴降火,活血化瘀。胁下症块明显者加三棱、莪术、鳖甲,以益其化瘀消积之力;吐血、衄血明显者,加白茅根,藕节,以凉血止血;乏力明显加黄芪,太子参;大便秘结加草决明、火麻仁。肝阴不足,可以加用女贞子、旱莲草、枸杞子等养阴柔肝之品。胁肋灼痛明显者,加虎杖、郁金,以清热解毒,活血止痛。

(3)血热妄行夹瘀

治法:清营凉血,活血散结。

方药:犀角地黄汤合血府逐瘀汤加减。

方药组成:犀牛角3g(水牛角代冲服),生地黄30g,丹皮15g,赤芍15g,桃仁10g,牛膝15g,蛰虫10g,玄参30g,金银花15g,连翘15g,侧柏叶15g,紫草30g,白茅根30g,大小蓟各15g。

加减:热邪炽盛,充斥三焦,可以选用清瘟败毒饮、清营汤以清解热毒。若见气营两燔,壮热口渴者,加生石膏30g,知母12g,以清热泻火,养阴生津;神昏谵语者,加服安宫牛黄丸,以清热化痰开窍;血热妄行,出血不止者,加服十灰散,以凉血止血,诸药烧炭存性为末,藕汁或萝卜汁磨京墨适量,调服,每服9g。热毒炽盛加石膏、龙胆草,冲服紫雪散;神昏谵语可用安宫牛黄丸。

2.中成药

(1)大黄䗪虫丸:用于瘀结较重兼正虚者,每次5粒,每日3次,饭后服。

(2)云南白药:每次0.5g,每日2次口服,子宫出血量多有块时用,适用于出血严重者。

(3)牛黄解毒片:适用于热毒较重者,每次4片,每日2次,饭后服。

(4)当归龙荟丸:适用于热毒严重者,每次5g,每日3次,饭后服。

(5)安露散粉剂:由全蝎、僵蚕、土鳖虫、蜈蚣组成,等量焙干,研粉混匀,蒸蛋服或制成糖浆,每日服10~20g。

3.单方

(1)卷柏鳖甲煎:鳖甲、甲珠、赤芍、丹皮、红花、柴胡、当归、桂枝、厚朴、枳壳、青黛各10g,卷柏30g,甘草6g。水煎服,每日1剂,分3次服。用于脾大者。

(2)青黄散:青黛、雄黄,以9:1比例,制成粉末,每次1.5~3g,置于胶囊内口服,每日3

次,适用于热毒炽盛兼有瘀血者,用于贫血,骨痛,肝脾大者。

(3)降红汤:白花蛇舌草、知母、半枝莲、赤芍、川芎、虎杖、漏芦、丹参、黄柏、三棱、莪术、黄药子、青黛、雄黄(冲服)。水煎服,每日1剂,早晚分服。

(4)土鳖虫:焙干研粉蒸蛋服或制成巧克力糖块,每日服5～15g。

(5)减红方:广犀角(用水牛角代替)、牡丹皮、赤芍、鲜生地黄、丹参、桃仁、三棱、莪术、紫草、地骨皮、玄参、苦胆草片、黄药子等,水煎服,每日1剂,早晚分服。

4.针灸疗法

(1)胃脘疼痛:取足三里、中脘、内关为主穴,配阴陵泉、三阴交,伴恶心、呕吐、绞痛时,用捻转手法针内关透外关。

(2)高血压:选曲池、足三里、血海。头痛甚者取风池、太阳,头晕加印堂,失眠加神门。

(3)痛风:选用阳陵泉、绝谷等穴。

五、转归与预后

本病初期,以瘀血及肝热表现为主,多为实证。但实证血瘀病久后,因瘀血阻滞影响人体气血阴阳的化生,可渐转成虚实夹杂之证,虚证的表现有气虚、血虚、阴虚、阳虚的不同,部分患者气血阴阳的亏虚可以相兼出现,如气阴两虚、气血两虚及气损及阳等。

本病大多病程较长,其病情轻重及预后取决于瘀血的轻重,瘀血阻滞较重,则预后较差;若瘀血阻滞较轻,则预后尚可。如病程中出现面黯唇紫,倦怠乏力,四肢逆冷,心胸剧烈刺痛,脉结或迟的阳虚血瘀表现;或出现语言謇涩,肢体运动不遂,甚或神志不清等表现均属危重证候。如因热迫血行或瘀血阻滞,血不循经而出现突然大量呕血、便血等症亦为难治之证,预后较差。

六、调护

真性红细胞增多症是骨髓增殖性疾病之一,目前尚无治愈手段,患者需要长期用药控制病情,作为医师应当将真性红细胞增多症不是恶性疾病的性质告诉患者,减少患者的思想负担。但同时也应让患者知道极少数真性红细胞增多症可能会转变为骨髓纤维化或者慢粒,使患者及家属重视病情,督促患者配合治疗,定期检查血常规,了解药物剂量是否合适,又可监测疾病的变化。应嘱患者注意调理情志,保持心情舒畅,忌食辛辣之物,宜清淡饮食。以防七情抑郁,七情化火或食郁化火而出现瘀血合并肝火之证加重病情。另应嘱患者慎起居,防止感染外邪,郁而化热,热入营血或热入心包、热闭清窍使病情转危、

七、预防

平素患者注意调理情志,保持心情舒畅,正确对待疾病,树立战胜疾病的信心,否则七情所伤易使病情加重。饮食易清淡,忌食辛辣助热之品。病至中晚期,病情多呈虚实夹杂之象,故应防止过劳耗伤正气或劳后反复感外邪加重病情。

第二节 原发性血小板增多症

原发性血小板增多症(ET)亦称特发性血小板增多症。是以巨核细胞过度增生为主要特征的骨髓增殖性疾病。好发于50～70岁,女性发病率略高于男性,但在30岁左右女性有第2个发病高峰。其临床特征是血小板持续升高,有血栓形成或有出血可能。半数以上有脾大。诊断时有2/3的患者没有临床症状。ET是1934年首次被提出的临床综合征。Dameshek于1951年提出ET可能是MPD中的一种。2005年,随着JAK2V617F突变在许多慢性MPD包括ET患者中的发现使对ET的发病机制及治疗的研究产生了突破性进展,这一发现主要影响此类疾病的诊断和分类,并对于相关新药的研发产生了深远的影响。

依据本病的病机和主要临床表现,本病归属中医的"血积""脉痹""血证""瘕痕"等范畴。根据原发性血小板增多症的临床表现,类似于中医记载的血瘀证相类,汉代张仲景在《金匮要略·惊悸吐衄下血胸满瘀血病》中,首先提出瘀血之证,"患者胸满,唇痿舌青,口燥,但欲漱水,不欲咽,无寒热,脉微大来迟,腹不满,其人言我满,为有瘀血"。又云:"病者如热状,烦满,口干燥而渴,其脉反无热,此为阴伏,是瘀血也"。

一、病因病机

(一)西医认识

原发性血小板增多症是由单个异常多能干细胞克隆性增殖引起的疾病。致病巨核细胞数,平均巨核细胞数容量增多,血小板生成可达正常速率的15倍。

原发性血小板增多症的发病机制:克隆本质的建立是因为在一个此病女性病例的红细胞系中发现葡萄糖-6-磷酸脱氢酶(G-6-PD)的一个同工酶,表现为G-6-PD两种类型"A"和"B"的杂合子。在另一个患者的红系和粒系祖细胞中也发现了同样的异常。本病主要表型表达在巨核-血小板系的原因不明,可能与异常克隆对巨核-血小板系的调节因子存在优势反应有关,也可能突变发生在分化主要倾向于巨核-血小板系的多能干细胞。组织学检查和巨核细胞体外培养表明,本病骨髓中巨核细胞祖细胞的异常扩增。患者骨髓和血液体外培养巨核细胞克隆形成单位(CFU-MEG)比正常人或继发性血小板增多症对照明显增多,可伴有CFU-MEG克隆大小的异常和核的核内复制,在无外源生长因子加入时也常有CFU-MEG的生长。少数病例也伴有粒-单核细胞集落形成单位和红细胞集落形成单位的增多。

1.JAK2V617F基因突变与ET

研究显示,不同的MPNS,JAK2V617F定量和(或)定性检测结果不同。纯合子JAK2V617F突变在PV比ET更常见。大多数PV患者存在JAK2V617F纯合子突变红系克隆,而在ET中罕见。表明JAK2V617F纯合子是PV的常见致病因素而非ET的致病因素,提示JAK2活性水平(PV高,ET低)可能决定MPN表型。

2.ETMPLW515L突变与ET

TMPLW515L是一个功能增益等位基因,引起JAK2及其他下游信号途径包括

STAT3s、STAT5、MAPK 和 PI3K/AKT 活化。MPLW515L 表达引起不同于 JAK2V617F 诱导的表型,即显著血小板增多和髓外造血,而 JAK2V617F 表达引起的显著红细胞增多和血小板数量正常。看来 TMPLW515L 突变和 JAK2V617F 引起的细胞信号转化是不同的。JAK2 及其家族细胞因子受体对致病突变反应,可能导致 JAK2 信号负反馈不同。今后应该观察 JAK2 信号途径的不同等位基因,阐明其临床不同表型基础,为治疗提供依据。

3.JAK2/MPL 突变与治疗相关性

PT-1 试验中,高危 ET 患者随机分为羟基脲或阿那格雷组,尽管两组间血小板数量降低相近,但阿那格雷组初次治疗终点危险性增加,包括动脉血栓、静脉血栓、出血和血栓形成的死亡率。特别是,阿那格雷组动脉血栓或出血危险性显著增加,而静脉血栓形成危险性降低。JAK2V617F 突变回顾性对照分析显示,JAK2V617F 阳性而非 JAK2V617F 阴性 ET 患者,阿那格雷相关的动脉血栓危险增加。尽管这些结果来自回顾性试验,仍未被其他队列研究证实,但这些数据提示,无论 JAK2V617F 阳性疾病或 JAK2V617F 等位基因负荷高,预示 PV/PMF 对羟基脲敏感性增加一致。因此,对 JAK2V617F 阳性 ET 羟基脲的益处超过阿那格雷。

本病的出血机制由于血小板功能缺陷,黏附及聚集功能减退,血小板第三因子降低,5-羟色胺减少以及释放功能异常。部分患者尚有凝血机制不正常,毛细血管脆性增加。因血小板过多,活化的血小板产生血栓素,易引起血小板的聚集和释放反应,可微血管内形成血栓。晚期可有脾和其他脏器的髓外造血。

(二)中医认识

①年老体虚,先天不足,后天失养导致气血亏虚,气虚运血无力,气滞血瘀,日久脉络瘀阻。《金匮要略》有"五劳虚极,羸瘦腹满,不能饮食……内有干血,肌肤甲错。"②外感邪毒:感受寒邪,寒性凝滞,气血运行不畅,瘀血阻滞脉络;或感受温热毒邪,热伤血络,迫血妄行,血溢脉外,瘀血与热邪交互为病,发为本病。正如《血证论》曰:吐衄、便溺,其血无不离经,凡系离经之血,与营养周身之血已暌绝不合。《医林改错》云:结块者必有形之血也,血受寒则凝结成块,血受热则煎熬成块。《重订广温热论·清凉法》云:因伏火郁蒸血液,血被煎熬成瘀。③内伤七情,愤怒伤肝,肝生性条达,失于疏泄,气机郁滞而生瘀,甚或肝郁化火,肝盛乘脾,气机瘀滞而发病。《灵枢·百病始生》说:若内伤于忧怒则气上逆,气上逆则六输不通,湿气不行,凝血运里而不散。故脉络瘀阻而致血瘀为本病主要病机,积久成块出现胁下痞块。脉络瘀阻血不循经或迫血妄行而致出血。热伤阳络则血外溢,热伤阴络则血内溢,因而有不同部位的出血如便血、尿血、呕血、衄血、皮肤瘀斑等。

二、临床诊断

(一)辨病诊断

1.临床表现

表现不一,轻者无明显症状。部分患者就诊时表现功能性或者血管舒缩性症状包括血管性头痛、头昏、视觉模糊、手掌及足底灼痛感、末梢麻木。重者可表现有原因不明的出血及血栓形成。出血常为自发性,可反复发作,以皮肤及黏膜出血较多见,表现为鼻、齿龈出血、血尿、皮肤、黏膜瘀斑,但紫癜少见。也可有呕血及便血、呼吸道出血等,有时可因手术后出血不止而被发现。偶有脑出血,引起死亡。血栓发生率较出血少。静脉以脾、肠系膜及下肢静脉为血栓好发部位。下肢血管栓塞后,可表现肢体麻感、疼痛甚至坏疽。也有表现红斑性肢痛病,间歇性跛行。肠系膜血管血栓形成可致呕吐、腹痛。肺、肾、肾上腺或脑内如发生栓塞可引起相应临床症状,可成为致死的原因。肝脾大:脾大一般为轻到中度肿大,少数患者有肝脾大。本病禁忌行摘脾手术,因手术后血小板进一步显著增加可导致血栓栓塞并发症,危及生命。此外,一般手术亦可刺激血小板升高,亦应慎重考虑。

2.实验室及特殊检查

必检项目:①血常规;②骨髓穿刺涂片和外周血涂片分类计数;③骨髓活检病理细胞学分析和网状纤维(嗜银)染色;④JAK2、CALR 和 MPL 基因突变检测;⑤BCR-ABL 融合基因;⑥C反应蛋白(CRP)、红细胞沉降率、血清铁、转铁蛋白饱和度、总铁结合力和血清铁蛋白;⑦肝脏、脾脏超声或 CT 检查。

(1)血象:血小板多在$(1000\sim3000)\times10^9/L$,最高可达 $10000\times10^9/L$。涂片可见聚集成堆,大小不一,有巨型血小板,偶见巨核细胞碎片。白细胞增多,常在$(10\sim20)\times10^9/L$之间。也可高达$(40\sim50)\times10^9/L$。部分有嗜酸和单核细胞增高。可有中、晚幼稚粒细胞,但数量不多。中性粒细胞碱性磷酸酶活性增高。少数患者可伴红细胞增多。外周血可见染色质小体、嗜多色性点彩、嗜多色红细胞等。

(2)骨髓:各系细胞均明显增生,以巨核细胞增生为主。原始及幼巨核细胞均增多,并有大量血小板形成。但无白血病性细胞浸润。骨髓活检有时伴轻至中度纤维组织增多。

(3)血小板及凝血功能试验:多数患者血小板黏附率降低,ADP 诱发的血小板聚集功能异常。凝血检查一般正常。少数患者呈高凝状态。出血时间、凝血酶原消耗试验及血块回缩等可不正常。

(4)染色体检查:结果不一。可出现异常核型,多为 C 组染色体的增多或缺失,另可有 Ph1 染色体、超二倍体、二倍体和 G 组染色体变化等。有认为 $21q^-$ 可能是本病染色体畸变的一个重要特征。

(5)其他:血清钙、磷、钾、酸性磷酸酶均增高。

3.诊断标准

国内诊断标准:建议采用世界卫生组织(2016 年)诊断标准:符合 4 条主要标准或前 3 条主要标准和次要标准即可诊断 ET。

主要标准:①血小板计数(PLT)$\geqslant450\times10^9/L$。②骨髓活检示巨核细胞高度增生,胞体大、核过分叶的成熟巨核细胞数量增多,粒系、红系无显著增生或左移,且网状纤维极少轻度(1 级)增多。③不能满足 BCR-ABL+慢性髓性白血病、真性红细胞增多症(PV)、原发性骨髓纤维化(PMF)、骨髓增生异常综合征和其他髓系肿瘤的世界卫生组织诊断标准。④有 JAK2、CALR 或 MPL 基因突变。

次要标准:有克隆性标志或无反应性血小板增多的证据。

(二)辨证诊断

本病初起常以气滞血瘀为主,随病情进展可损伤阴津而出现阴虚症状,久之出现阴虚阳亢,煎灼津液,迫血妄行等症。原发性血小板增多症一般分为以下几型。

1.气滞血瘀型

主证:胁下痞块、胀多于痛、痛有定处或拒按,舌质暗,苔薄白,脉沉涩。

辨证分析:气机阻滞,脉络不和,气血郁滞,积而成块,结于胁下,故胁下痞块,固定不移,气滞血阻,血行不畅,故胀多于痛。脉沉主病在里,脉涩、舌质紫暗皆气滞血瘀之象。

2.肝郁火瘀型

主证:两胁胀痛,烦躁易怒,面色晦暗,腹胀嗳气,肌肤甲错,可见吐血,衄血,舌紫暗苔薄白,舌底迂曲,脉弦涩。

辨证分析:七情损伤,郁怒伤肝,肝气郁结,肝失条达,气机郁滞,血运不畅,久而致瘀。肝郁化火,故烦躁易怒。火热郁内,迫血妄行,而发生吐血、肌衄等。肝火旺盛,肝经所行部位两胁疼痛;肝郁脾虚,运化失司,气机不调,故腹胀嗳气。舌紫暗苔薄白,脉弦涩亦为肝郁火瘀之象。

3.寒凝血瘀型

主证:畏寒肢冷,手足麻木,疼痛,遇冷加剧,乏力。舌质暗紫,苔薄白,脉沉迟。

辨证分析:寒性收敛,寒邪侵袭,血液遇寒则凝,泣而不行,发为血瘀。寒邪阻络,阳气不舒,故畏寒肢冷。血瘀于内,气血不畅,四末失养,故可见手足麻木,不通则痛,故出现疼痛症状。舌暗紫苔薄白脉沉迟亦为寒凝血瘀之象。

4.阴虚血瘀型

证候:五心烦热,口干咽燥,多梦或不寐,心悸健忘,腰酸膝软,胁下痞块固定不移,隐隐作痛,面色紫暗,舌质红紫,脉弦细数。

证候分析:肾水亏则阴血不足,虚火上炎故五心烦热,口干咽燥;心肾不交则多梦不寐,心悸健忘;腰为肾之府,肾虚则腰膝酸软;舌质红、脉细数、为阴虚内热之征。阴液亏损,血行不畅而瘀滞,故面色紫暗,舌质红紫。血瘀于胁下,脉络不通,故胁下痞块,隐隐作痛。

三、鉴别诊断

(一)西医鉴别诊断.

1.继发性血小板增多症

继发性疾病均有明显的原发病表现。分为生理性和病理性两大类。生理性见于运动后和分娩时或注射肾上腺素后。病理性可见于各种急、慢性感染,慢性失血后,恶性肿瘤,外伤手术、脾切除后,结缔组织病,结核,肾上腺功能亢进等。其特点为血小板计数小于 $1000 \times 10^9/$ L,少见出血及微血管栓塞表现,脾脏一般不肿大,同时去除病因则在短期内即恢复。

2.本病与其他骨髓增殖性疾病的鉴别

原发性血小板增多症、真性红细胞增多症、慢性粒细胞白血病及骨髓纤维化均为骨髓增殖性疾病。其与真性红细胞增多症在红细胞增多和红细胞容量增高时易于鉴别,在缺铁时血容量增高不明显而血小板显著升高时可用铁剂治疗,使典型真性红细胞增多症的特征出现。对于慢性粒细胞白血病伴有血小板显著增多时有时不易与本病鉴别,慢性粒细胞白血病以外周血及骨髓中见到各阶段幼稚粒细胞及嗜碱性粒细胞增多为主,但 Ph 染色体或 bcr/abl 融合基因的检查可以区别;原发性骨髓纤维化脾大显著、存在典型的髓外造血,血涂片出现幼稚粒细胞和幼稚红细胞,骨髓病理存在广泛胶原纤维。骨髓增殖性疾病存在特征性区别,鉴别不难。本病需排除继发性血小板增多症。

(二)中医学鉴别诊断

1.紫斑与出疹

均有局部肤色的改变,紫斑呈点状者需与出疹的疹点鉴别。紫斑隐于皮内;压之不褪色;触之不碍手;疹高出于皮肤,压之褪色,摸之碍手。且二者成因、病位均有不同。丹毒属外科皮肤病,以皮肤色红如丹得名,轻者压之褪色,重者压之不褪色,但其局部皮肤灼热肿胀,与紫斑有别。

2.积聚与痞满的鉴别

痞满是指脘腹部痞塞胀满,系自觉症状,而无块状物可扪及。积聚则是腹内结块或痛或胀,不仅有自觉症状,而且有结块可扪及。

四、临床治疗

(一)提高临床疗效的要素

1.标本缓急,补泻兼施

"标"与"本"是一组相对的概念,若从发病的因果关系来讲则"因"为"本","果"为"标"。原发性血小板增多症以"正虚"为本,以"邪实"为标。鉴于该病本虚标实之病理特点,治疗宜以补泻兼施为大法,但在病情演变过程中,由于邪正盛衰程度和患者体质强弱有所不同,临证则应根据具体情况,采用或补虚为主兼以祛邪或祛邪为主兼以补虚或补泻并重等治疗手段。但在具体应用时,应注意如下两个方面:①"泻此即补彼,补此即泻彼"(《医碥》),"补"与"泻"也是一组相对的概念,故临证时,遣药应尽量精炼,补泻宜灵活、适度,切忌盲补、盲泻,以免敛邪或伤及正气。②脾大伴出血或有血栓形成时,治疗极为棘手,此时应结合舌、脉、症,审证求因,因证立法,可分别采取调气、宁血、止血、活血等法,切勿盲目施以收敛止血或破血逐瘀之法,以免加重病情。

2.衷中参西,各取所长

中医学与西医学研究的对象和目的是一致的,两种医学各有特色,各有千秋,就原发性血小板增多症的治疗而言,首先,在明确症状及体征的基础上,充分利用西医先进的检测手段,通过血液、骨髓等实验室检查尽早明确诊断或判断前期治疗效果;其次,在此基础上以中医理论为指导进行辨证论治,做到宏观与微观相结合,辨病与辨证相结合;最后,在坚持以中医治"本"的同时,兼收某些西药以治其"标急",对于尽快控制病情进一步发展有着重要的意义。总之,只要明确中西医各自的优势与不足之所在,扬长避短,并将二者巧妙结合,以期取得满意疗效。

(二)辨病治疗

ET 的治疗目标是预防和治疗血栓合并症,因此,现今治疗的选择主要是依据患者血栓风险分组来加以制定。血小板计数应控制在 $<600\times10^9$/L,理想目标值为 400×10^9/L。

1.治疗选择的原则

(1)无血栓病史:①年龄＜60岁、无CVR或JAK2V617突变者,可采用观察随诊策略。②年龄＜60岁、有CVR或JAK2V617突变者,给予阿司匹林100mg每日1次。③年龄＜60岁、有CVR和JAK2V617突变且PLT＜1000×10⁹/L者,给予阿司匹林100mg每日1次。④年龄≥60岁、无CVR或JAK2V617突变者给予降细胞治疗＋阿司匹林100mg每日1次。⑤年龄≥60岁、有CVR或JAK2V617突变者给予降细胞治疗＋阿司匹林100mg每日2次。⑥任何年龄、PLT＞1500×10⁹/L的患者,给予降细胞治疗。

(2)有动脉血栓病史:①任何年龄、无CVR和JAK2V617突变者,给予降细胞治疗＋阿司匹林100mg每日1次;②年龄≥60岁、有CVR或JAK2V617突变者,给予降细胞治疗＋阿司匹林100mg每日2次。

(3)有静脉血栓病史:①任何年龄、无CVR和JAK2V617突变者,给予降细胞治疗＋系统抗凝治疗;②任何年龄、有CVR或JAK2V617突变的患者,给予降细胞治疗＋系统抗凝治疗＋阿司匹林100mg每日1次。

(4)治疗选择的动态调整:在病程中应对患者进行动态评估并根据评估结果调整治疗选择。PLT＞1000×10⁹/L的患者服用阿司匹林可增加出血风险,应慎用。PLT＞1500×10⁹/L的患者不推荐服用阿司匹林。对阿司匹林不耐受的患者可换用氯吡格雷。

(5)有CVR的患者:应积极进行相关处理(戒烟,高血压患者控制血压,糖尿病患者控制血糖等)。

2.出血和血栓、栓塞的治疗

出血以继发于血栓形成者较多。可选用抗血小板黏附和聚集的药物(如双嘧达莫、阿司匹林)能改善出血倾向。如发生血栓形成或栓塞,可用纤溶激活剂治疗。在下列情况下,应控制使用抗血小板药物:①无血栓栓塞状况,仅有出血症状;②仅血小板功能低下;③凝血因子显著低下。

3.降细胞治疗

(1)一线治疗

①羟基脲:对ET有良好抑制作用,羟基脲起始剂量为每天15~20mg/kg,口服,8周80%的患者血小板可降至500×10⁹/L以下,需维持给药并调整用药剂量,缺点是停药后缓解时间短,治疗过程中需频繁监测血象。治疗初期(前2个月)每周测血常规1次,以后每月1次,稳定后可3个月测一次。

②α干扰素(IFN-α):为任何年龄的ET患者降细胞治疗的一线药物。年轻患者(年龄＜40岁)干扰素为首选。初期用药量为300万U/d(皮下注射)。起效后逐渐减少剂量,最低维持量为300万U/周。淳化干扰素起始剂量0.5μg/kg每周1次,12周后无效可增量至1.0μg/kg每周1次。应用干扰素部分患者出现甲状腺功能减低、抑郁症等,监测其甲状腺功能,并注意患者有无精神疾病病史。治疗期间需频繁监测血象。治疗初期(第1月)每周测血常规1次,第2月每2周1次,以后每个月1次,稳定后可3个月测一次。

(2)二线治疗

①放射性核素治疗:³²P治疗最大的不良反应是远期发生治疗相关性白血病或骨髓增生

异常综合征及肿瘤。

②烷化剂:通过抑制骨髓增殖起作用,常用的有白消安、双溴丙哌嗪。可导致远期发生白血病、骨髓增生异常综合征及肿瘤等。现仅作为年长患者(年龄>70岁)可做二线选择。

③阿拉格雷:起始剂量为0.5mg/d,每日2次,口服,≥1周后开始调整剂量,维持PLT<$600×10^9$/L。每周剂量增加不超过0.5mg/d,最大单次剂量为2.5mg,每日最大剂量为10mg,PLT维持在$(150～400)×10^9$/L为最佳。

④血小板单采术:可迅速减少血小板量,从而迅速改善出血或血栓状态。在紧急情况下(手术前、伴急性胃肠道出血的老年患者、分娩前及骨髓抑制药不能奏效时)采用。

(三)辨证治疗

本病治疗大法依据七情内伤、邪正盛衰、气血虚实之间的关系而定,病性与病位为治疗大法的主要依据。瘀血内停为本病基本病机,并贯穿本病始终,治疗之时,以活血化瘀为主线,由肝郁引起者,兼以疏肝解郁,肝病及脾者,肝脾同治;气滞明显者,则以调畅气机为主;由感受六淫之邪引起者,则以祛邪为主;疾病后期,气血阴阳俱损,治疗宜先以扶正,而后祛邪或扶正祛邪兼顾。

1.辨证论治

(1)气滞血瘀型

治法:活血化瘀、散积软坚。

方药:血府逐瘀汤加减。

方药组成:当归15g,川芎9g,生地黄20g,赤芍15g,桃仁9g,红花6g,柴胡9g,枳壳15g,牛膝30g,桔梗6g,甘草6g,三棱15g,莪术15g。

加减:腹部有包块者加服大黄䗪虫丸。脾大显著者加当归龙荟丸;妇女伴月经不调者合服七制香附丸;有出血倾向者加丹皮、仙鹤草、白茅根、大小蓟等,参三七或云南白药。

(2)肝郁火瘀型

治法:清肝泻火。

方药:龙胆泻肝汤加减。

方药组成:龙胆草15g,栀子15g,黄芩10g,柴胡15g,泽泻15g,木通9g,青黛6g(后下),生甘草10g,鸡血藤20g,香附10g,郁金12g。

加减:瘀血明显者加桃仁10g,川芎10g,红花9g,三棱15g,莪术15g;阴虚加玄参15g,麦冬15g;有出血倾向者加白茅根30g,藕节15g,丹皮15g或加用十灰散;乏力加党参15g,黄芪30g;两胁疼痛明显,可加川楝子9g,延胡索15g。

(3)寒凝血瘀型

治法:温阳散寒,活血化瘀。

方药:右归饮加减。

方药组成:菟丝子15g,山萸肉15g,生熟地各15g,肉苁蓉10g,淫羊藿15g,补骨脂15g,丹参15g,鸡血藤15g,当归9g,川芎9g,甘草6g。

加减:瘀血明显可见桂枝,生姜,桃仁等,如出血加三七粉,旱莲草,女贞子等。

(4)阴虚血瘀型

治法:滋阴活血。

方药:通幽汤加减。

方药组成:熟地黄 15g,桃仁 9g,当归 15g,玄参 15g,旱莲草 20g,女贞子 20g,枸杞 15g,丹皮 12g,丹参 15g,赤芍 15g,三棱 9g,水蛭 6g,甘草 10g。

加减:出血重者加仙鹤草、白茅根;血栓明显加地龙 10g。

2.中成药

(1)青黄散。青黛:雄黄按 9:1 比例制成粉剂,每次 1.5～3.0g,置胶囊内日服,每日 3 次,适用于肝脾大者。

(2)靛玉红:每次 50mg,每日 3 次,直至血小板明显下降,可改维持量 50mg,每日 1 次,持续治疗,至血小板恢复正常。

(3)大黄䗪虫丸:每次 1 丸,每日 3 次,适用于肝脾大兼气血不足者。

(4)当归芦荟丸:每次 1～2 丸,每日 3 次,适用于热毒炽盛型。

(5)血府逐瘀口服液:每次 1 支,每日 3 次,用于气滞血瘀者。

3.单方

(1)消癥化瘀汤:由丹参、赤芍、桃仁、红花、当归、鳖甲、三棱、莪术、大黄、青皮、泽兰、黄芪、青蒿组成,水煎服,每日 1 剂,早晚分服。便血好转减大黄,可加连翘、玄参、黄药子、水蛭;补虚加党参、熟地黄、鱼鳔胶。

(2)滋肾活血方:生地黄、玄参、川芎、赤芍、红花、三棱、桃仁、水蛭组成,每日 1 剂,水煎服,早晚分服。湿热重者,加茵陈蒿、黄芩、栀子、厚朴、金银花;阴虚火旺者,加知母、牡丹皮、黄柏;可加丹参、葛根、紫草、益母草、川芎活血化瘀。

(3)降板汤:忍冬藤、连翘、柴胡、牡丹皮、夏枯草、当归、川芎、生地黄、白芍、地骨皮、知母、甘草、鳖甲。水煎服,每日 1 剂,早晚分服。

五、转归与预后

气滞血瘀型的患者多为疾病的早期,病情相对较轻,若能使患者情志舒畅,并及时治疗,往往可使病情好转或相对稳定。若不积极治疗或失治误治,病情渐加重可出现正虚邪实表现,而出现寒凝血瘀、阴虚血瘀之候,治疗上较困难。若温热毒邪侵入人体,瘀热相搏,血液外溢则成为危急之证,如不及时治疗或误治,可形成中风中经络或中脏腑之候。

一般说来,本病的预后与辨证分型有一定的关系,气滞血瘀型通过积极治疗,病情可好转。阴虚血瘀、寒凝血瘀之证经治疗后亦可使病情缓解。出血严重者及有血栓形成者预后较差或可成为死亡之因。

六、调护

适当劳动,劳逸结合,在疾病早期无血栓及出血表现时可加强锻炼。增强体质,饮食以清淡蔬菜、水果及软坚散结之品为佳,忌食辛辣。要慎起居、避风寒、防止邪毒感染,加重病情。

出血时,应卧床休息,消除紧张心理。血栓形成时,应积极调治,防止肢体坏疽形成。

七、预防

(1)起居有常,饮食有节,不宜食辛辣之品。

(2)调情志,防止气机不畅,影响血液循环。

第三节　骨髓纤维化

骨髓纤维化简称骨纤(MF),为病因不明的骨髓弥漫性纤维组织增生症,常伴有髓外造血,主要在脾,其次在肝、淋巴结等。大多在中年以后发病,起病多隐匿,进展缓慢,部分患者开始多无症状或症状不典型,随病情进展逐渐出现乏力、腹胀纳差等症状。本病进展慢,中位生存期为 5～7 年。少数表现急性型骨髓纤维化,其病程短且凶险,肝脾不肿大,但贫血、出血明显,多于 1 年内死亡。骨髓纤维化按病因可分为原发性和继发性。原发性骨纤绝大多数为慢性型,临床特点是起病缓慢,脾脏显著肿大,外周血出现幼粒细胞、幼红细胞和泪滴样红细胞,骨髓穿刺呈干抽现象,骨髓涂片示巨核细胞较多,其他造血细胞较少,骨髓活检病理特征为出现成纤维细胞、纤维细胞、网状纤维、胶原纤维和骨质增生而造血细胞相对减少,脾、肝等骨髓外组织有髓外造血现象。而继发性骨髓纤维化则伴有明确疾病,髓外造血的表现和造血功能异常相对较轻。在此主要讨论原发性骨髓纤维化。本病属于血液系统少见病种,发病率为(0.2～2)/10 万,发病年龄在 50～70 岁之间。也可见于婴幼儿。

根据其临床表现,中医属于"癥积""虚劳"。《圣济总录·虚劳门》中云:虚劳之人,阴阳、气血涩滞,不能宣通,各随其脏腑之气而留结,故成积聚之病。这种论述与骨髓纤维化的临床表现:头晕、心慌、乏力等症较为符合。《素问·举痛论篇》云:"血泣不得注于大经,血气稽留不得行,故宿昔而成积矣。"的描述类似骨髓纤维化脾脏缓慢增大或兼肝脾大的临床特点。《诸病源候论·虚劳积聚候》从发病机制所论的"虚劳之人,阴阳伤损"可解释本病所见贫血及全身衰弱的症状,而"血气凝涩不能宣通经络,故积聚于内也",似与脾脏逐渐增大伴随髓样化生相符。

一、病因病机

(一)西医认识

本病的病因及发病机制尚不明了,目前有几方面研究进展:

1.对葡萄糖-6-磷酸脱氢酶(G6PD)的研究

检测发现 MF 患者的骨髓造血细胞和皮肤成纤维细胞具有不同的 G6PD 同工酶表达。骨髓纤维化的患者骨髓成纤维细胞含有 A、B 两种同工酶,而红细胞、白细胞和血小板只含有一种同工酶,属于单克隆的,说明两者起源不一致。对部分 MF 患者癌基因,免疫表型和各系祖细胞的研究发现其造血细胞具有克隆性染色体异常,而成纤维细胞没有相同染色体异常,也说明成纤维细胞非肿瘤起源。将 IMF 和其他 MPD 患者的成纤维细胞培养,其成纤维细胞克隆的密度分布、红细胞沉降率及表面标记等均与正常人一致。这些结果说明,IMF 的成纤维细胞并不是起源于多能干细胞,而是呈多克隆性,是对造血细胞异常克隆增殖的继发性变化的结果。

2.对 γ-氨基丁酸转运蛋白-1(GATA-1)的研究

GATA-1 是调节造血细胞生长和成熟的转录因子之一,有大量研究表明其点突变在骨髓纤维化过程中具有一定的作用。

3.对酪氨酸激酶(JAK)的分子学研究

近年发现约 50%MF 患者具有 JAK2V617F 突变,这种突变存在于髓系及其造血祖细胞形成的集落中,而非造血细胞不存在这种突变。将 JAK2V617F 与 MPL 或 G-CSFR 共表达转化细胞后,能导致细胞发生非因子依赖的生长,导致 JAK2 信号传导途径下游的一个重要效应因子-STAT5 的组成性磷酸化。推测 JAK2V617F 可能与红细胞(EPOR)、巨核细胞(MPLR)和粒细胞(G-CSFR)分化相关的细胞因子受体分别在 PV、ET 和 IMF 患者中 JAK2V617F 介导的转化作用中起重要作用。用反转录病毒小鼠骨髓移植方法评估 C57BL/6 受体小鼠表达的 JAK2V617F/野生型 JAK2 的效应,观察至移植后 6 个月。发现表达 JAK2V617F 的小鼠发展为红细胞增多和血小板增多,峰值在移植后 3 个月,此后由于进展为骨髓纤维化,细胞数值呈进行性下降。骨髓纤维化的程度不定,骨髓纤维化程度高的小鼠出现贫血、血小板减少和粒细胞减少,与继发于真性红细胞增多症的骨髓纤维化表现一致。尽管在转导的 JAK2V617F小鼠中显示出 MF 和 ET 的某些特点,然而这种方法中 JAK2V617F 所产生的表型更相似于人类的 PV。这种结果提示 PV 可能由获得性和继发性纯合性 JAK2V617F 所致,而 ET 和(或)IMF 的发生除 JAK2V617F 外可能还需要其他额外的遗传事件共同作用所致。

4.对细胞因子的研究

MF 患者的成纤维细胞及胶原纤维组织的过度增生与巨核细胞中合成的生长因子如血小板衍生生长因子(PDGF)、巨核细胞衍生生长因子(MKDGF)、上皮生长因子(EGF)及 p 转化生长因子(p-TGF)等有关。部分患者存在细胞因子浓度及其 c-DNA 表达增加,不是由于自分泌或细胞因子受体缺陷所致。体内肿瘤坏死因子,白细胞介素-1 也可能是促进纤维组织增生的成纤维细胞生长因子。同时骨髓巨核祖细胞对巨核细胞刺激因子(Tpo)高度敏感,导致无效性巨核细胞生成,释放大量 PDGF、EGF、p-TGF 等协同刺激纤维细胞的增生并分泌胶原。巨核细胞也促进血小板因子Ⅳ产生,后者可抑制胶原酶的活性,减少胶原降解,导致 MF 的形成。增多的胶原纤维组织与巨核细胞、血小板接触后引起血小板聚集,脱粒,并释放 PDGF,进一步刺激成纤维细胞分裂并分泌胶原。

5.对细胞遗传学的研究

20q− 在 MF 中是一个常见的染色体异常。缺失区被限定在 2.7Mb 的区域,这一区域包括有 9 个基因,其中 6 个在 CD34+ 细胞中表达,可能的候选基因 L3MBTL 具有调节正常和恶性造血细胞的自我更新。

6.有关代谢因素的研究

近年的研究发现,$1,25-(OH)_2$ 维生素 D_3 在体外可抑制巨核细胞的增殖,诱导粒细胞向单核细胞及巨噬细胞分化、成熟。由于巨核细胞能促进胶原形成,单核细胞具有降解胶原的作用,因此 1,25-二羟维生素 D_3 可间接调节胶原的形成。临床上许多影响维生素 D 代谢的疾病如肾性骨营养不良、维生素 D_3 缺乏、甲状旁腺功能低下等,均可以发生骨髓纤维组织的增生,证明维生素 D_3 与骨髓纤维化确有关联。

7.关于髓外造血的研究

髓外造血的发生机制认为与骨髓纤维组织增生一样,是由于相应组织、器官受到异常刺激而引起的增殖性反应;另外,也由于骨髓纤维过度增殖,破坏正常的骨髓超微结构,使造血前体细胞从骨髓释放进入周围血,并在肝、脾等髓外器官增殖,导致肝脾大,而不是代偿性作用。

继发性骨髓纤维化推测可能由于化学、物理、感染、肿瘤、自身免疫疾病、甲状腺疾病及免疫调节异常等因素,继发造血干细胞异常,免疫异常,过敏体质,代谢异常等基础病变,可能通过多种机制引起成纤维细胞增生,胶原合成增加。

(二)中医认识

本病的发生与七情内伤、饮食失调、感受邪毒及气血瘀阻等因素相关。正如:《灵枢·百病始生》云:夫百病之始生也,皆生于风雨寒暑,清湿喜怒。故其病因有二:①外因,外来邪毒入侵,包括气候反常、药物及有害毒性物质等,损伤人体正气而致病。②内因,七情内伤、饮食不节,劳倦过度等导致脏腑功能失调而发病。本类疾病肝脾大,相当于中医癥瘕积聚,也和脾肾亏虚有关。《灵枢·五变》说:"人之善病肠中积聚者,皮肤薄而不泽,肉不坚而淖泽,如此则肠胃恶,恶则邪气留止,积聚乃伤。"又如《张氏医通·积聚》说:"壮人无积,惟虚人则有之。皆由脾胃怯弱,气血两衰……皆能成积。"《景岳全书·积聚》说:"凡脾肾不足及虚弱失调之人,多有积聚之病。"故本病多因七情内伤、饮食不节和年老体弱导致脏腑功能失调,尤其是肝、脾,其次是肾的功能失调所致。肝主疏泄,郁怒伤肝则肝失疏泄,气机不畅,气滞则血瘀。脾主运化,思虑伤脾则运化失司,水湿内停,日久化痰成浊,痰瘀内结则成癥积。脾为后天之本,生血之源,脾虚则气血生化乏源,后天无以濡养先天,日久肾亏,肾主骨,生髓,藏精,精可化血,脾肾两虚则可致气血两虚,出现乏力、心慌、气短、面色苍白等症状。

二、临床诊断

(一)辨病诊断

1.临床诊断

原发性骨髓纤维化多无明显诱因,大多在中年以后发病,起病多隐匿,进展缓慢,部分患者开始无症状或症状不典型,体检发现脾大而确诊。主要症状为贫血、乏力、心慌和脾大压迫引起的腹胀、腹痛,双下肢水肿等症状。部分患者可出现低热、出汗、心动过速。少数有骨骼疼痛和出血。疾病后期可出现严重的贫血和出血倾向。多数患者出现脾大,约半数患者就诊时脾脏已达盆腔。部分患者为巨脾,质多坚硬,表面光滑,无触痛。轻至中度肝见于 $1/4 \sim 1/3$ 病例。因肝及门静脉血栓形成,出现门脉高压症,导致食管静脉曲张。

2.实验室和特殊检查

(1)血液:多为正细胞正色素性贫血。成熟红细胞大小不一和幼红细胞、泪滴状红细胞对诊断有价值。还可见有核红细胞及多染红细胞。白细胞数增多或正常,但很少超过 $50 \times 10^9/L$ 以上。外周血分类中出现幼红、幼粒细胞,成为本病的特征之一。网织红细胞可增高。粒细胞碱性磷酸酶活性正常或增高。血小板数正常或减少,后期血小板逐渐减少。部分患者合并溶血,直接抗人球蛋白阳性。血清铁正常或增高。血尿酸增高,球蛋白增多,红细胞沉降率增快。血、尿中组胺含量增加。

(2)骨髓:因骨质坚硬,常呈"干抽"现象。抽取少量骨髓液,常呈增生低下,有核细胞减少;抽到造血灶时,可显示骨髓增生活跃。

骨髓活检是诊断本病的重要依据。主要病理改变为骨髓纤维化,以非均匀一致的纤维组织增生为主。骨髓纤维化的发生是由中心逐渐向外周发展,先从脊柱、肋骨、骨盆及股骨、肱骨的近端骨骺开始,以后逐渐迁延至四肢远端。按骨髓纤维化的程度分为三期。

①细胞期(高增生期):骨髓细胞三系增生均很活跃,以巨核细胞最明显,网状纤维增多,但尚不影响骨髓的正常结构。造血细胞占70%以上。

②胶原形成期(斑块期):纤维组织增生突出,占骨髓的40%～60%,造血细胞占30%,骨小梁增多、增粗,与骨髓相邻部位,有新骨形成。各个散在的造血区域被由网状纤维、胶原纤维、浆细胞和基质细胞所形成的平行束状或螺旋状物质分隔。

③硬化期(闭塞期):为骨髓纤维化终末期。纤维及骨质硬化组织均显著增生,髓腔狭窄,本期已几乎不见粒、红两系成分,巨核细胞也寥寥无几。

光镜下分析应包含下面几项内容:①细胞增生的程度,分为减低、正常及活跃,增生程度的判断需结合患者的实际年龄(20～30岁造血组织占70%～60%;40～60岁造血组织占50%～40%;70～80岁造血组织占40%～30%;＞80岁:造血组织占20%～10%)。②粒系降低、正常或增多,有无核左移。③红系减低、增多或正常。④粒/红比(结合 PAS 和 CE 染色)。⑤巨核细胞增减,分布方式(随机分布、疏松成簇分布、密集成簇分布、骨小梁旁异常分布),细胞体积,核形态(正常、分叶过多、分叶减少、裸核)。⑥CD34$^+$细胞比例(0～9%、10%～19%、＞20%),有无成簇细胞(＞3个)。⑦纤维分级[根据世界卫生组织(2016年)标准]:纤维分级、胶原分级和骨硬化级别。⑧有无窦内造血细胞。综合分析后再做出可能诊断。

(3)脾、肝穿刺:对诊断困难患者,如无临床禁忌,可采用脾、肝穿刺。穿刺液涂片除淋巴细胞外,幼粒、幼红及巨核三系细胞均增生,类似骨髓穿刺涂片,尤以巨核细胞增多最为明显,是诊断髓外造血的主要证据。

(4)X 射线:约半数患者有改变,病变为单发或多发,以弥漫性改变较局限性改变更常见。患者有骨质硬化征象,典型 X 射线表现是骨质密度增加,并伴有斑点状透亮区,呈"毛玻璃"样改变。

(5)放射性核素骨髓扫描:放射性胶体^{99m}锝、^{52}铁、^{111}铟等能为骨内红髓、脾、肝等摄取而出现放射浓缩区。肝、脾等髓外造血区积累大量放射性核素,长骨近端等有纤维化改变的红髓则不能显示放射浓缩区。

(6)JAK2 基因突变:43%～63%的 MF 患者都存在 JAK2 基因突变。

(7)染色体检测:无 PH 染色体,多数可见染色体数量与结构的改变,但未发现 MF 的特有核型。

3.诊断标准

(1)骨髓纤维化病理分级共识标准(欧洲骨髓纤维化分级共识标准)见表6-2。

表 6-2　骨髓纤维化病理分级共识标准

分级	标准
MF-0	散在线状网状纤维,无交叉,相当于正常骨髓
MF-1	疏松的网状纤维,伴有很多交叉,特别是血管周围区
MF-2	弥漫而且浓密的网状纤维增多,伴有广泛交叉,偶尔仅有局灶性胶原纤维和或局灶性骨硬化
MF-3	弥漫而且浓密的网状纤维增多,伴有广泛交叉,有粗胶原纤维束,常伴有显著的骨硬化

（2）原发性骨髓纤维化的世界卫生组织（2016 年）诊断标准

①原发性骨髓纤维化,纤维化前/早期诊断标准:诊断须符合 3 条主要标准和至少 1 条次要标准。

主要标准:a.有巨核细胞增生和异型巨核细胞,无显著网状纤维增多（≤MF-1）,骨髓增生程度年龄调整后呈增高,粒系细胞增殖而红系细胞常减少。b.不能满足真性红细胞增多症、慢性粒细胞白血病（BCR-ABL 融合基因阴性）、骨髓增生异常综合征（无粒系和红系病态造血）或其他髓系肿瘤的世界卫生组织诊断标准。c.有 JAK2、CALR 或 MPL 突变或无这些突变但有其他克隆性标志或无轻度反应性骨髓网状纤维。

次要标准:a.非合并疾病导致的贫血。b.WBC≥11×10^9/L。c.可触及的脾大。d.血清乳酸脱氢酶水平增高,高于正常参考值的上限。

在无 3 种主要基因突变的情况下,检测最常伴发的突变（ASXL1、EZH2、TET2、LDH1/2、SRSF2、SF3B1）有助于确定疾病的克隆性。

轻度网状纤维增生可继发于感染、自身免疫病或其他慢性炎症疾病、毛细胞白血病或其他淋系肿瘤、转移性肿瘤或中毒性（慢性）骨髓病。

②原发性骨髓纤维化,明显期诊断标准:诊断须符合 3 条主要标准和至少 1 条次要标准。

主要标准:a.有巨核细胞增生和异型巨核细胞,常伴有网状纤维或胶原纤维增多（MF-2 或 MF-3）。b.不能满足真性红细胞增多症、慢性粒细胞白血病（BCR-ABL 融合基因阴性）、骨髓增生异常综合征（无粒系和红系病态造血）或其他髓系肿瘤的世界卫生组织诊断标准。c.有 JAK2、CALR 或 MPL 突变或无这些突变但有其他克隆性标志或无反应性骨髓纤维化证据。

次要标准:a.非合并疾病导致的贫血。b.WBC≥11×10^9/L。c.可触及的脾大。d.幼粒幼红血象。e.血清乳酸脱氢酶水平增高。

在无 3 种主要基因突变的情况下,检测最常伴发的突变（ASXL1、EZH2、TET2、LDH1/2、SRSF2、SF3B1）有助于确定疾病的克隆性。

轻度网状纤维增生可继发于感染、自身免疫病或其他慢性炎症疾病、毛细胞白血病或其他淋系肿瘤、转移性肿瘤或中毒性（慢性）骨髓病。

（二）辨证诊断

本病的发生与七情内伤、饮食失节及感受邪毒,气血瘀阻等因素有关,其病机为七情内伤,饮食失节导致脏腑功能失调,正气虚衰,邪毒乘机侵袭,扰乱气血,气血瘀阻经络脏腑之间,日久而发为症积。本病临床证候以虚实夹杂居多,《医宗必读·积聚》指出了积聚分初、中、末 3 个阶段。早期表现为以实证为主,晚期以虚证为主,往往是实中夹虚、虚中夹实。一般来说,初期多以实证为主,正气尚未大虚,临床表现一般情况尚好,症块较小,质地不硬。中期多为虚实夹杂,正虚与邪实交错出现,如症块日渐增加,质地较硬,并出现头晕、乏力、心慌、面色苍白、低热等症状。末期多以虚证为主,邪毒留恋,主要表现为头晕、心慌、乏力、贫血日渐加重,并伴消瘦、纳呆、浮肿等症状。或以伴随症状辨病性。如兼有高热、口干、便秘、舌红、苔黄、脉数者为邪毒内盛,实证热证为主。如兼头晕、乏力、心慌、气短、面色苍白为气血两虚,虚症为主。根据临床表现,本病可分为4型。

1.气滞血瘀型

主证:病程较短,神疲乏力,脘腹胀满,肋下有块,软而不坚,固定不移或疼痛,痛处不移,舌暗红或舌边有瘀斑,苔白,脉弦紧或涩。

辨证分析:本病多见于骨髓纤维化初期,患者因七情内伤,导致肝气不舒,疏泄失司,气机不畅,气滞则血瘀,瘀血阻滞,久积成块,脉络不通,不通则痛,故见肋下痞块,且固定不移或痛处不移。肝气横逆犯胃,胃失和降,则见脘腹胀满。

2.气血两虚夹瘀型

主证:积块逐渐坚硬,疼痛不移,神疲乏力,心慌气短,头晕目眩,不思饮食,面色无华,舌淡或暗,脉弦细或沉细。

辨证分析:脾胃为气血生化之源,脾虚则气血生化乏源,气血两虚,不能上荣头面,则头晕、面色无华;心失所养则见心慌、神疲乏力。脾虚运化失司,故不思饮食。气为血帅,血为气母,气虚日久,运血无力,则导致气滞血瘀,瘀血内停,脉络不通,久积成块,故见肋下痞块,且固定不移且疼痛。

3.肝肾阴虚型

主证:痞块巨大,质硬不移或见肌衄、齿衄,头晕目眩,低热盗汗,消瘦乏力、五心烦热,腰膝酸软,面色苍白,舌质瘦,色淡红,苔白或少苔。脉细弱。

辨证分析:本证多见于疾病晚期。患者郁怒伤肝,气机不畅,气滞血瘀,肝肾同源,日久肝肾阴虚,虚阳上浮,故见头晕目眩,腰膝酸软;阴虚则生内热,故见低热盗汗,五心烦热,舌质瘦,色淡,脉细弱为阴虚血虚之象。

4.脾肾阳虚型

主证:痞块日渐肿大,坚硬不移,身倦乏力,脘腹胀满,食少便溏,腰膝酸软,畏寒肢冷,面色㿠白,舌质淡,苔白,脉沉细或滑。

辨证分析:本证亦见于疾病晚期。患者病久,脾肾亏虚。阴损及阳,久之成脾肾阳虚之象。阳虚推动乏力,故积块逐渐加大,坚硬不移。脾失健运,水湿内停,故见身倦乏力、食少便溏。肾阳虚损,温煦功能下降,则见畏寒肢冷、腰膝酸软,血不能上荣头面,阳虚不能上充于面则可见面色㿠白。舌质淡,苔白,脉沉细或滑亦为脾肾阳虚之象。

三、鉴别诊断

(一)西医鉴别诊断

1.与慢性粒细胞白血病鉴别

慢性粒细胞白血病虽有脾大及外周血中出现不成熟粒细胞或有核红细胞,但本病多发于中青年,白细胞数常在 50×10^9/L 以上。骨髓增生明显活跃,以中晚幼粒细胞增多为主,骨髓活检以粒细胞增生为主,费城染色体、Bcl-ABL 融合基因 90％以上阳性,中性粒细胞碱性磷酸酶减低,以上特点均与骨纤不同,可供鉴别。

2.与真性红细胞增多症鉴别

真红亦有脾大及外周血出现不成熟红细胞或粒细胞,但本病以红细胞显著增多为主,脾大程度较轻,且有血流动力学的改变,骨髓增生明显活跃。但晚期合并骨纤者则不易与原发性髓纤鉴别。

3.与原发性血小板增多症鉴别

骨纤在细胞期出现巨核细胞增生,约有 30％病例血小板计数明显增高,但原发性血小板增多症者骨髓增生活跃,骨髓活检无纤维组织增生可兹鉴别。

4.与低增生性急性白血病鉴别

低增生性白血病在外周血可出现幼稚细胞,可伴全血细胞减少。但本病通常起病较急,肝脾大不显著,骨髓穿刺可见大量幼稚细胞,骨髓增生明显活跃。

5.与骨髓增生异常综合征鉴别

骨髓增生异常综合征的病程可长可短,外周血象检查可见贫血或全血细胞减少,可有幼稚细胞。但肝脾通常肿大不显著。骨髓穿刺检查可见病态造血细胞和较高比例的幼稚细胞。骨髓活检可有骨髓幼稚前体细胞异常定位(ALIP),也可有异常染色体发现。骨髓活检无纤维组织增生可资鉴别。

6.与再生障碍性贫血鉴别

原发性骨髓纤维化晚期可发生全血细胞减少,易与再生障碍性贫血混淆。但再障患者无脾大,血中无幼稚粒、幼稚红细胞,且骨髓活检与骨纤明显不同。

(二)中医学鉴别诊断

1.积与聚的鉴别

积与聚虽合称一个病证,但两者是有明显的区别的。积证者积块明显,固定不移,痛有定处,病程较长,多属血分,病情较重,治疗较难;聚证则无积块,腹中气时聚时散,发有休止,痛无定处,病程较短,多属气分,一般病情较轻,相对的治疗较易。

2.积聚与痞满的鉴别

痞满是指脘腹部痞塞胀满,系自觉症状,而无块状物可扪及。积聚则是腹内结块或痛或胀,不仅有自觉症状,而且有结块可扪及。

四、临床治疗

(一)提高临床疗效的要素

1.健脾益肾,培补气血

《景岳全书·积聚》说:"凡脾肾不足及虚弱失调之人,多有积聚之病。"骨髓纤维化的患者多有气血两虚或脾肾阳虚,"气为血之帅,血为气之母",气与血两者互相依存,互相影响。血虚则心失所养,气虚则脾运不佳。脾主运化,为血液生化之源;肾主骨生髓,为血液生化之本,需予益气补血,温肾健脾之法。

2.活血化瘀

《类证治裁·痹论》所云：久而不痊，必有湿痰败血瘀滞经络。因久病致血瘀，患者出现不同程度肝脾大或瘀斑。即中医理论："久病入络""瘀血不去，新血不生"，灵活运用活血化瘀药，必要时加用破血逐瘀之品。

3.中西合璧，各展所长

骨髓纤维化目前无令人满意的治疗方法，仍以降低细胞数、防止并发症、对症支持治疗为主，缺乏特异性的疗法，虽然 Allo-HSCT 是唯一可能治愈 MF 的疗法，但是考虑 MF 的相对惰性进展，最终风险获益比难以令人满意，且相关预处理方案仍未成熟，故相关信号通路抑制剂是口前最值得期待的治疗 MF 的药物。因其自然病程较长，病情呈惰性进展，故中医在该病的治疗中可以避免起效较慢的劣势，发挥综合调理作用，有效的辅助西药发挥作用，提高治疗的稳定性，减少病情的反复和相互转化，起到良好的疗效。

（二）辨病治疗

目前尚缺乏治疗骨髓纤维化的有效措施，PMF 的治疗策略可依据患者的预后分组来加以制定，IPSS/DIPSS/DIPSS-Plus 低危和中危-1 的患者如果没有明显的临床症状并且无明显的贫血（HGB＜100g/L）、白细胞计数增高（＞25×10⁹/L）或显著血小板计数增高（＞1000×10⁹/L），可以仅观察、监测病情变化，如有降细胞治疗指征，首选羟基脲治疗，IFN-α 亦是一个有效的降细胞药物。治疗目的是减轻症状，阻止骨纤进展。主要包括纠正贫血，改善骨髓造血功能及缓解脾大所引起的压迫症状。

1.药物治疗

（1）雄激素及糖皮质激素：雄激素能够促进幼红细胞分化。常用口服司坦唑醇 2mg 日 3次，安特尔 40mg 日 2 次口服，达那唑 200mg 日 3 次口服等，需至少服用 3～4 个月以上见效。糖皮质激素可抑制抗原抗体反应，使脾内的红细胞破坏减少或抑制免疫复合物激发的红细胞的免疫性破坏，并可改善毛细血管的通透性。对于合并溶血或血清中找到免疫复合物或自身抗体者需给泼尼松，剂量 20～30mg/d，2～3 周后逐渐减量。雄激素可使 1/3～1/2 患者的贫血症状得到改善，糖皮质激素可使 1/3 严重贫血或血小板减少的患者得到改善，因此，伴贫血和（或）血小板减少的患者初治时可联合雄激素（司坦唑醇 6mg/d 或达那唑 200mg，1 次/8 小时）和糖皮质激素（泼尼松 30mg/d），至少 3 个月。如果疗效好，雄激素可继续使用，糖皮质激素逐渐减量。有前列腺疾患或有肝病患者不宜选用雄激素治疗。

（2）促红细胞生成素：EPO 主要适用于血清 EPO＜100U/L 的贫血患者。常用剂量为每周 30000～50000U。

（3）沙利度胺：单药治疗有效率较低且不良反应明显，不建议单药治疗。小剂量沙利度胺（50mg/d）联合泼尼松（每天 0.5mg/kg）较单用沙利度胺能提高疗效，减少不良反应。在小剂量沙利度胺、泼尼松的基础上再联合达那唑可进一步提高疗效、延长有效期。有 2 度或以上外周神经病的患者不宜选用沙利度胺。

（4）来那度胺：PLT＜100×10⁹ 的患者起始剂量为 5mg/d，PLT≥100×10⁹ 的患者起始剂量为 10mg/d，连续服用 21 天后停用 7 天，28 天为 1 个周期，联合泼尼松（30mg/d）对贫血和脾大的有效率可达 1/3 之上。

(5)芦可替尼:起始剂量主要依据患者的血小板计数水平。治疗前 PLT＞200×10⁹/L,患者的推荐起始剂量为 20mg,每日 2 次,PLT(100～200)×10⁹/L 患者的推荐起始剂量为 15mg,每日 2 次,PLT(50～＜100×10⁹/L)患者的推荐起始剂量为 5mg,每日 2 次。前 4 周不应增加剂量,调整剂量间隔至少 2 周,最大用量为 25mg 每日 2 次。治疗过程中 PLT＜100×10⁹/L 时应考虑减量;PLT＜50×10⁹/L 或中性粒细胞绝对计数＜0.5×10⁹/L 应停药。芦可替尼可作为有脾大的 IPSS、DIPSS、DIPSS-Plus 中危-2 和高危患者的一线治疗,对那些有严重症状性脾大(如左上腹痛或由于早饱而影响进食量)的中危-1 患者亦可以作为一线治疗。

2.化学治疗

对骨髓造血组织有抑制作用。多用于脾大、骨髓增生活跃,周围血细胞多的患者。首选羟基脲。500～1000mg/d 口服。羟基脲缩脾的有效率约为 40%。羟基脲治疗无效的患者可用其他骨髓抑制剂替换,如静脉克拉屈滨[5mg/(m·d)]⁻¹×5 天,每次输注 2 小时,每月 1 个疗程,重复 4～6 个月]、口服美法仑(2.5mg 每周 3 次)或白消安(2～6mg/d,密切监测血常规)。可抑制胶原纤维合成,脾脏缩小。此外苯丁酸氮芥、6-巯基嘌呤等目前临床应用较少。

3.α-干扰素

α-干扰素可抑制正常粒系、红系祖细胞和巨核细胞增殖,抑制巨核细胞分泌血小板衍生生长因子,减少 B 转化生长因子浓度,减少胶原纤维产生。剂量为 300 万～500 万皮下注射,每周 3 次,对于晚期患者,疗效更不明显。由于不良反应较明显,很多患者耐受性差。

4.1,25-二羟维生素 D₃(罗盖全)

它是维生素 D₃ 的活性代谢产物。在体外可以抑制巨核细胞的增殖并诱导髓系细胞向单核及巨噬细胞转化,由于巨核细胞能促进胶原形成而单核细胞则能裂解之,剂量 0.5～2.5μg/d。

5.脾切除术

脾大可造成脾内溶血和血小板破坏增加。但切脾有 10%～25%患者可引起肝脏迅速肿大。故脾切除术适用于:①巨脾有引起的脾梗死、疼痛和破裂。②由于脾功能亢进引起严重血小板减少,有出血倾向或严重贫血需长期反复输血但造血功能尚未完全丧失者。③门静脉高压症。对血小板偏高者,术后容易发生静脉内血栓,一般视为手术禁忌证。晚期骨髓纤维化合并活动性肝病者,因术后死亡率高达 7.5%～25.7%,亦不应考虑脾切除术。有 DIC 者禁忌手术。

6.放射治疗

放射治疗适用于脾脏显著增大或脾区疼痛剧烈。也可用于局部严重骨痛,髓外肿块及出现胸水、腹水症状者。但症状缓解时间短(中位时间 3～6 个月),其不良反应主要为血细胞减少,由此导致的死亡率占 10%左右。对于髓外非肝脾造血,低剂量放疗可作为合适的选择。

7.骨髓移植

异基因造血干细胞移植是唯一可能治愈本病的治疗手段,但有相当高的治疗相关死亡率及并发症的发生,所以目前对于括 IPSS 高危(中位 OS 期 27 个月)或中危-2(中位 OS 期 48 个月)患者,以及那些输血依赖(中位 OS 期 20 个月)或有不良细胞遗传学异常(中位 OS 期 40 个月)的患者可以酌情考虑。

8.对症治疗

(1)对于重度贫血及耐受性低的患者需输红细胞悬液,但需避免发生血色病,必要时可加用祛铁治疗。

(2)对于出血倾向明显着,应适当给予止血药物应用,并输注单采血小板。

(3)对于发热、感染者,给予积极抗炎治疗。

(三)辨证治疗

《景岳全书》曰:"治积之要在知攻补之宜,而攻补之宜当于孰缓孰急中辨之,凡积聚未久而元气未损者,治不宜缓,盖缓之则养成其势,反以难治,此其所急在积,攻速可也。若积聚见久,元气日虚,此而攻之,则积气本远,攻不易及,胃气切近,先受其伤,愈攻愈虚。"MF 的本质是正虚邪实,治疗应根据病程的不同时期及机体内正邪消长进行辨证论治。《医宗必读·积聚》指出了积聚分初、中、末 3 个阶段的治疗原则,初期属邪实,应予消散;中期邪实正虚,消补兼用;后期正虚为主,应扶正祛邪。另外,又要注意整体观念的原则,采用不同的方法,体现急则治其标,缓则治其本或标本兼治的原则。

1.辨证论治

(1)气滞血瘀型

治法:活血祛瘀,行气止痛。

方药:膈下逐瘀汤加味。

方药组成:五灵脂 9g,当归 9g,川芎 9g,桃仁 9g,丹皮 6g,赤芍 12g,乌药 6g,延胡索 6g,甘草 10g,香附 9g,红花 6g,枳壳 6g。

加减:兼见纳差者加焦三仙各 30g。消胁下痞块常加三棱,莪术,牡蛎,鳖甲,穿山甲等加强破血软坚之功。

(2)气血两虚夹瘀型

治法:益气养血,活血祛瘀。

方药:八珍汤加味。

方药组成:党参 20g,白术 15g,茯苓 15g,甘草 9g,当归 9g,川芎 15g,生地黄 15g,赤芍 15g,桃仁 15g,红花 9g,青黛 6g。

加减:兼见疼痛甚者加延胡索 15g,川楝子 9g。纳差加焦三仙 30g。瘀血重者加莪术 10g,牡蛎 15g,鳖甲 15g 破血软坚。若偏阴虚者可加麦冬 15g,生地黄 15g 以滋阴。

(3)肝肾阴虚型

治法:滋补肝肾,益气化瘀。

方药:左归丸加味。

方药组成:熟地黄 30g,枸杞子 15g,山茱萸 15g,鹿角胶(烊化)15g,菟丝子 15g,鸡血藤 15g,山药 15g,黄芪 20g,当归 9g,红花 9g,赤芍 15g。

加减:兼见低热不退者加银柴胡、地骨皮、鳖甲等。脾巨大疼痛者加延胡索、三棱、莪术、没药等。盗汗明显者加浮小麦、煅龙牡、麻黄根等。

(4)脾肾阳虚型

治法:温补肾阳,填精补血。

方药:右归丸加味。

方药组成:肉桂(焗服)15g,制附子片10g(先煎),鹿角胶(烊化)10g,熟地黄15g,山茱萸15g,山药20g,菟丝子15g,枸杞子15g,杜仲12g,当归15g,黄芪20g,白术10g,鳖甲9g,煅牡蛎15g。

加减:兼见有浮肿者加茯苓15g,泽泻15g,车前15g。纳差者加焦三仙30g。若阳衰气虚明显者,宜加人参,亦可加党参,黄芪以加强补气之功。

2.中成药

(1)大黄䗪虫丸:每次1~2丸,每日1~2次,口服。具有活血化瘀、补气养血之功,用于气滞血瘀型及气血两虚夹瘀型。

(2)十全大补丸:每次1~2丸,每日2次,口服。具有补气养血之功,用于以虚证为主者。

(3)金匮肾气丸:每次1~2丸,每日2次,口服。具有温补脾肾之功,适用于脾肾阳虚夹瘀型。

(4)河车大造丸:每次1丸,每日2次,口服。具有滋阴补肾之功,适用于肝肾阴虚为主者。

3.单方

(1)卷柏鳖甲煎:适用于肝脾大者,方由鳖甲、山甲珠、赤芍、牡丹皮、红花、柴胡、当归、桂枝、枳壳、青黛、卷柏、甘草等组成。

(2)牛骨髓丸:适用于各型骨髓纤维化,方由牛骨髓、当归、紫河车、肉桂、龟板胶、鹿角胶、阿胶组成。具有补肾填精之功。每次10g,每日3次,口服。

(3)生血片:适用于各型骨髓纤维化。方由胎盘粉、皂矾、海螵蛸、肉桂、阿胶组成。每次4片,每日3次。

4.单味药

(1)雄黄粉:每次0.3~0.6g,每日2~3次,口服。适用于气滞血瘀型,且白细胞总数较高者。如白细胞低于10×10^9/L时,则停用。

(2)青黛散:每次0.5~1.0g,每日3次口服。白细胞总数低于10×10^9/L时停用。适用于实证较突出之骨髓纤维化。

(5)针灸疗法

(1)胁下疼痛:主穴取足三里、内关,配合三阴交。

(2)腰膝酸软:主穴取肾俞、脾俞,配合阳陵泉、足三里。

五、转归与预后

本病初期虽然也有正虚表现,但仍以气滞血瘀为主要矛盾,随病情进展可逐渐发展成为正虚瘀结,甚至出现以血虚为主的证候表现,可见气血两虚、脾肾阳虚及肝肾阴虚夹有瘀血之象。病程中尚可出现高热、出血、水肿等危重证候。

本病病程较长,大多数患者乏力头晕、面色苍白渐加重,腹部积块日益增大,晚期可因出血、高热、臌胀而危及生命,预后欠佳。

六、预防

平时应锻炼身体,增强抗病能力。调情志,气机调达,血脉通畅,以防积证发生。防止过劳,以免耗伤气血,免疫力下降,导致正虚病起。

第七章　淋巴瘤

第一节　霍奇金淋巴瘤

霍奇金淋巴瘤(HL)又名淋巴网状细胞肉瘤,是一种慢性进行性、无痛的淋巴组织肿瘤,其原发瘤多呈离心性分布,起源于一个或一组淋巴结,绝大多数患者的病变首先发生在颈部或纵隔淋巴结,以原发于颈淋巴结者较多见,逐渐蔓延至邻近的淋巴结,然后侵犯脾、肝、骨髓和肺等组织。原发于腹腔淋巴结的很少,原发于结外器官如消化道、呼吸道的更为罕见。受侵犯的淋巴结结构可有不同程度的破坏,淋巴窦与淋巴滤泡消失,皮髓质境界不清,但一般在早期不侵犯淋巴结的包膜与周围脂肪组织。由于发病的部位不同,其临床表现多种多样。5岁以前很少发病,5岁以后逐渐增多,青春期发病率明显增多,15~34岁为高峰。发病者男性多于女性,男女比例在5~11岁为3:1,12~19岁为1.5:1。HL为单一疾病,经过合理治疗预后较好。

一、病因病机

(一)病因及发病机制

HL可见特征性的ReeD-Sternberg(RS)细胞,cHL中RS细胞98%来源于B淋巴细胞,细胞数量的增减反映了肿瘤侵袭力的消长。HL的发病可能与下述因素有关。

1.转录因子网络下调和B细胞表型丢失

cHL的RS细胞极少或不表达B细胞典型表型,一些调节B细胞特异基因的关键转录因子在RS中不表达或显著下降。

2.信号通路紊乱

肿瘤抑制基因NFKBIA、TNFAIP3的突变下调导致JF-KB活性增强,从而引起RS细胞异常增殖;JAK-STAT、NOTCH信号异常导致凋亡的阻断;小RNA(microRNA)表达异常与肿瘤发生有关。

3.EB病毒感染

EBV在HRS细胞中的感染率与组织学亚型和流行病学因素有关。MCHL感染率最高(80%~100%),NSHL最低(10%~40%)。在发展中国家和HIV感染的人群中EBV感染率很高,接近100%。儿童HL比成人HL感染率高,特别是10岁以下儿童,中国10岁以下儿童感染达95%,并且与组织学亚型无关,即几乎所有亚型均有感染。55岁以上老人比青壮年感染率高。因此 EBV 在 HL 中感染率也呈双峰。EBV 的亚型也随地区不同有所变化。在发达国家主要是 1 型 EBV,在中国也主要是 1 型,在部分非洲和南美发展中国家主要是 2 型,并且双重感染也较普遍,HIV 感染人群也常是 2 型。其感染在 CHL 的发生中起重要作用。

4.局部微环境

CHL 与其他肿瘤相比其瘤细胞(HRS 细胞)较少,而周围微环境相对丰富,研究认为肿瘤细胞的产生是微环境失调的结果。

(二)中医认识

宋代《疮疡经验全书》中对瘰疬的发病部位及发病过程做了详细描述。"痰核"见于《医学入门》第六卷,详细描述了其症状和治法。"恶核"病名见于《肘后方》"恶核病者,肉中忽有核如梅李,小者如豆粒。皮中惨痛,左右走身中,壮热恶是也。"清代王维德《外科证治全生·治法》"大者,名恶核;小者,名痰核。与石疽初起相同,然其寒凝甚结,毒根最深,却不易溃。"

淋巴结肿大,胁下症块,发热、舌脉为本病的中心症状。无痛性淋巴结肿大为本病的首见症状,尤以颈淋巴结为多见,其次腋下、纵隔。其状如核或如瘰疬,皮色不变,质韧或坚硬如石,难溃难消,既溃难敛,可伴有肝脾大、发热、消瘦及皮肤瘙痒等症状。

本病病因可归纳为外感和内伤两方面;病性分虚、实或虚实夹杂;病机为气郁痰凝、瘀毒互阻、肝肾阴虚、气血两虚等。

1.外感邪毒

风寒毒邪侵袭人体,蕴于肌腠,阻于血脉,瘀毒交结,发为石疽。

2.七情郁滞

忧思喜怒,情志不达,肝失柔和,郁久化火,炼津液为痰,气郁痰凝;或气滞血瘀,痰瘀搏结,而成石疽。

3.饮食失调

饮食不节,中焦受损,脾胃运化失常,致痰湿内生,痰凝血瘀,胶结不解,发为石疽。或中阳不振,痰从寒化,寒痰凝滞于脏腑经络,而成石疽。

4.正气不足

禀赋不足,房室劳损,久病年迈,均见肾元亏虚。肾阳不足,气化不利,水湿上泛,聚而为痰;或命门火衰,不能温运脾阳,生湿生痰。肾阴亏耗,虚火内炽,灼津为痰,痰阻血脉,瘀痰胶结,发为石疽。

多发于青壮年,病变范围广,病位在淋巴结,但与肝脾肾密切相关。局部属实,全身属虚,本虚标实之病变。其虚以肝脾肾虚损为主,其实以痰瘀毒郁为主。早期以气郁痰凝、寒痰凝滞为主;进一步发展,痰郁化热,毒火内生,出现瘀毒互阻;晚期病久正虚,转化为肝肾阴虚或气血双亏兼痰凝瘀阻。

二、临床诊断

(一)辨病诊断

1.临床表现

淋巴结和淋巴组织遍布全身,与血液系统、单核-巨噬细胞系统相互连通,病变往往分布广泛或为全身性病变,因此临床表现也十分复杂和多样化,缺乏特异性,病变进展也缺乏规律性。主要以无痛性淋巴结肿大为主,也有表现为发热、盗汗、体重减轻等全身症状。

在临床上,HL大多首先侵犯浅表和(或)纵隔、腹膜后淋巴结,但很少原发于结外器官。国内外资料都表明,HL90%以上侵犯淋巴结,9%可为结外受侵。

约10%的患者可有发热、瘙痒、盗汗及消瘦等全身症状为最早出现的临床表现。有的患者长期不规则发热原因不明,经2年以上始发现浅表淋巴结肿大方得确诊。也有少数患者伴有隐匿的病灶,长期发热,先为周期性,以后变为持续性,多方面检查不能确定原因,最后开腹探查证实为腹膜后HL。有的患者长期瘙痒,检查时只有皮肤增厚、搔抓痕及继发的感染,以后证实为HL。

持续发热、多汗、体重下降等可能标志着疾病进展,机体免疫功能的衰竭,因此预后不佳。但也有的患者只有瘙痒、发热而不伴有巨大肿块,经治疗后迅速好转者,预后反而较好。

另一种多年来为人熟知但至今机制不明的现象是部分恶性淋巴瘤患者,饮啤酒后几分钟出现受侵的淋巴结或骨疼痛。这种不能耐受啤酒的现象最多见于结节硬化型的HL患者。

13%~53%的HL患者可有一系列非特异性皮肤表现。常见的为糙皮病样丘疹、带状疱疹、全身性疱疹样皮炎、色素沉着、鱼鳞癣及剥脱性皮炎。晚期HL患者免疫状况低下,皮肤感染经久破溃、渗液,形成全身性散在的皮肤增厚、脱屑。

10%~20%的HL患者在就诊时即有贫血,甚至可发生于淋巴结肿大前几个月。晚期患者更常出现贫血。发生贫血的原因可为慢性失血致贫血;动员组织内的铁及重新利用血红蛋白铁的能力下降;红细胞寿命缩短;骨髓广泛侵犯,造血功能低下;脾功能亢进,血细胞破坏增多;有时血清免疫球蛋白增多,血浆量增加,血液稀释,也是引起贫血的因素之一。进行性贫血和红细胞沉降率增快是临床上判断HL发展与否的一个重要指标。

较多的患者在早期表现为无痛的颈部淋巴结肿大,以后其他部位亦陆续发现。淋巴结可从黄豆大到枣大,中等硬度,坚韧,均匀,丰满。一般与皮肤无粘连,在初期和中期互不融合,可活动。到了后期淋巴结可长到很大,也可互相融合成大块,直径达20cm以上,侵犯皮肤,破溃后经久不愈。有20%左右患者从起病即有多处淋巴结肿大,很难确定何处为首发部位。HL临近淋巴区受侵的约占2/3,而NHL侵犯不相邻淋巴区的机会较多。

纵隔也是好发部位之一。多数患者在初期常无明显症状,主要表现为X射线片上有中纵隔和前纵隔的分叶状阴影。国外资料显示HL的纵隔淋巴结肿大发生率为50%,尤以年轻妇女为最高(70%),国内资料中发生于纵隔的恶性淋巴瘤中最多为NHL,HL较少,尤其是儿童。

原发于肝脏的HL较少见,但尸检发现约60%的HL侵犯肝。有肝受侵的预后不佳,比有全身症状的还差。在罕见的情况下,HL可有结外器官如骨、咽淋巴环、消化道、脑等受侵。

2.实验室检查和特殊检查

多数患者外周血细胞计数并不升高,单纯化验外周血象无法进行HL的判断。切除肿大淋巴结或病变组织进行病理学检查或空心针穿刺组织活检加必要的免疫组化检查是诊断HL的金标准。单纯的细针穿刺细胞学检查是不够的。

病理组织学检查是确诊本病的主要依据。HL的基本病理形态学改变是在以多种非肿瘤性炎症细胞的混合增生,包括小淋巴细胞、组织细胞、嗜酸性粒细胞、中性粒细胞和浆细胞为背景中见到诊断性的 R-S(ReeD-Sternberg)细胞,其中最为特征者为 R-S 细胞及其变异型细胞。R-S 细胞是 HL 的诊断性细胞,只有在切取活检的组织中找到 R-S 细胞,才能确定 HL 的诊断。HL 是唯一肿瘤细胞占少数而背景细胞占多数的恶性肿瘤。典型的 R-S 细胞为一直径 $15\sim40\mu m$ 的巨细胞,胞质较丰富,嗜双染性,形态双核,互相相似,如同"镜影"状,核圆形,染色质稀少,最突出者为各个核均有一个大而红染的包涵体样核仁,边界清晰,周围空晕围绕,有时可见核仁两端为平头形。识别典型 R-S 细胞形态颇为重要。最近的研究显示,R-S 细胞来源于 B 淋巴细胞。

R-S 细胞的变异型共有 4 种。①多倍型:多个核膜极薄,核仁小,染色质稀少的核心互相重叠,俗称"爆米花细胞",主要见于淋巴细胞为主型。②陷窝型:此型细胞大而圆,因低倍镜下它在淋巴细胞等的背景中形成与骨小梁的陷窝相似的小孔而得名,胞质丰富,在 B5 固定的材料中呈极淡的粉色,但在甲醛固定的标本中因胞质收缩,在低倍镜下此细胞所在部位形成空洞,核一个或更多而成串,核膜染色质和核仁均与多倍型相似,本变异型见于结节硬化型。③单核型:即典型 R-S 细胞的一半,即单个核,又称霍奇金细胞(H 细胞),在各型均可见到。④肉瘤型:细胞间变明显,大小形态极不规则,有时和 R-S 细胞相距甚远,此型主要见于淋巴细胞削减型。

1969 年 Rye 会议根据 HL 病变组织中淋巴细胞和 R-S 细胞构成的数量比例,将 HL 分为 4 个类型:淋巴细胞为主型(LP)、结节硬化型(NS)、混合细胞型(MC)和淋巴细胞削减型(LD)。2001 年世界卫生组织在 Rye 分类的基础上增加了富于淋巴细胞型(LRC)这一独立类型,并将其与 NS、MC、LD 一并成为经典型 HL。

影像学检查:X 射线平片通常可在双侧前、上纵隔内见不对称结节影,极少钙化表现,除非放疗后。CT 可显示多发、较大的软组织肿块,其内无坏死、出血或囊性变,增强扫描强化亦不明显。肿大结节最终可导致明显的占位效应。MRI 可显示低 T_1WI 信号和由于水肿及炎症导致的高 T_2WI 信号强度的均匀信号肿块。CT、MRI 记忆放射性核素骨扫描有助于发现骨骼病变。PET 正电子发射激光断层扫面(PET)有利于全面评估疾病分期和治疗效果,目前作为重要的影像学手段。B 超、胃肠道钡餐有助于发现浅表淋巴结病变,肝、脾、肾、胃肠、腹腔淋巴结等病变。

(二)辨证诊断

本病辨证首先宜分清虚、实、寒、热几个方面。根据有无发热、热势高低、病程长短、起病缓急、年龄及全身情况等几个方面综合分析,以做到准确辨证。

临床上常从以下几个方面进行辨证。

1.气郁痰凝

主证:胸胁胀痛,口苦咽干,全身瘰疬肿块,无痛或窜痛,颈部或腋下有硬结,不红不痛。舌象:舌淡红,苔白。脉象:脉弦滑。

辨证分析:情志不舒,忧郁悲伤,思虑过度,可致气机郁滞,脏气虚弱,运行乏力而气机阻滞,气机不畅则痞胀,障碍不通则疼痛;肝失柔和,郁久化火,炼津液为痰,气郁痰凝;舌淡红,苔白,脉弦滑均为气郁痰凝之象。

2.寒湿凝滞证

主证:神疲乏力,形寒肢冷,面色㿠白,表浅瘰疬肿块,多在颈、腋,质硬,皮色如常,难消难溃。舌象:舌质略淡,苔白微腻。脉象:脉沉细或细弱。

辨证分析:外感寒湿之邪或内生寒湿,寒湿凝滞,气血不能上荣于面,不能充养四肢,则见面色㿠白,神疲乏力,湿为阴邪,其性收引,寒性凝滞,则形寒肢冷,纳呆,大便溏薄;舌略淡,苔白微腻,脉沉细或细弱均为寒湿凝滞之象。

3.痰瘀互结证

主证:颈项、腋下及腹股沟多个瘰疬肿块,日渐增大,可融合成块,皮肤转红,疼痛,伴发热,咳嗽、咯痰,胸痛,骨痛,痛处固定,甚或心悸气短,唇舌青紫。舌象:舌质紫暗或有瘀斑,苔黄。脉象:脉弦数。

辨证分析:外感寒湿或脾胃虚弱,内生痰湿,气血运行不畅,而为瘀血,痰瘀互结,则见痰核、结瘤;津液不行,见咳嗽咯痰;瘀阻于胸可见胸痛、心悸;舌质紫暗或有瘀斑,苔黄,脉弦数均为痰瘀互结之象。

4.肝肾阴虚证

主证:全身多处瘰疬肿块,坚硬如石,潮热盗汗,头晕腰酸,胁痛,耳鸣,口干咽燥,五心烦热或午后潮热,腰膝酸软。舌象:舌红,苔少,薄黄。脉象:脉弦细或沉细略数。

辨证分析:先天不足或久病及肾或房劳过度,致使肾精亏虚,肾水不足,水不涵木,肝肾阴虚,可见潮热盗汗,头晕腰酸,胁痛,耳鸣;阴虚阳亢,可见口干咽燥,五心烦热或午后潮热;全身多处淋巴结肿大,坚硬如石,为虚亢痰瘀互结之征;舌红苔少,略薄黄,脉弦细或沉细略数均为肝肾阴虚之象。

5.气血两虚证

主证:全身多发瘰疬肿块,坚硬如石,推之不移,时有低热,身疲乏力,面色㿠白,少气懒言,心悸失眠,头晕眼花。舌象:舌淡红,苔薄白。脉象:脉细数。

辨证分析:久病耗伤气血,气血不足,血为气之母,气为血之帅,气虚则血弱;血行不畅,瘀阻可见肿块累累,坚硬如石,推之不移,时有低热,身疲乏力或腹内症结,气血不足不能上荣于面,不能充养五脏,可见面色㿠白,少气懒言,心悸失眠,头晕眼花;舌淡红苔薄白,脉细无力均为气血两虚之象。

三、鉴别诊断

(一)西医鉴别诊断

1.慢性淋巴结炎

多有明显的感染灶。表现为局部淋巴结肿大,疼痛或有压痛,扁圆形,多单发,直径1~2cm,抗炎治疗后可缩小。

2.淋巴结核

多为青壮年患者,多发淋巴结肿大,质地不均,易互相粘连并与皮肤粘连,活动度差。如有肺结核病史,OT试验阳性则可帮助诊断。但需注意少数结核可与恶性淋巴瘤并存,甚至同一淋巴结中可有结核又有淋巴瘤,故经过正规抗结核治疗无效,淋巴结继续增大者,应做淋巴结切除活检明确诊断。

3.淋巴结转移癌

有原发肿瘤病史,多为淋巴引流区域的淋巴结肿大,而非全身性,质坚硬无压痛,患者一般状况差,结合病史可以进行鉴别。

4.传染性单核细胞增多症

为病毒感染引起的网状内皮系统增生性疾病,表现为不规则发热、咽峡炎、淋巴结肿大、脾大等。其血象异常,白细胞可达$(30\sim60)\times10^9/L$,并出现异常淋巴细胞,嗜异性凝集反应阳性可以鉴别。

5.结节病

全身性疾病,以多系统的非干酪性肉芽肿形成为特征。多侵及肺门淋巴结、纵隔淋巴结及浅表淋巴结,全身其他各系统各脏器亦可受累,病情发展缓慢,可自行缓解,也可进展成纤维化,其结节病抗原试验阳性为其特点。

6.嗜酸性淋巴肉芽肿

为过敏性炎症性肉芽肿,好发于青壮年,表现为多处表浅淋巴结肿大,有时可伴双侧腮腺肿大,病变区皮肤可有干燥、色沉、脱屑、丘疹状角化增生及皮肤瘙痒,外周血细胞可达$30\times10^9/L$,嗜酸性粒细胞占$20\%\sim70\%$,病理切片示淋巴组织增生,伴大量嗜酸粒细胞及单核细胞。

(二)中医鉴别诊断

单凭症状 HL 与单纯的淋巴结炎等很难鉴别,主要还是依据西医实验室检查和特殊检查来辨别。

四、临床治疗

(一)辨病治疗

HL 一般按临床分期采用化疗和放射治疗。

1.以化疗为主的化疗、放疗相结合的综合治疗

(1)IA 期结节性淋巴细胞为主型 HL 可给予受累野或区域放疗,若不能耐受放疗,可严密观察随访。

(2)预后好的早期 HL 患者通常给予 2～4 周期 ABVD 方案化疗,达 CR 者,受累野 20～30Gy 放疗。

(3)预后不良的早期 HL 患者通常给予 4～6 周期 ABVD 方案化疗,后续巩固放疗(受累野或区域放疗 20～36Gy)。

(4)晚期 HL 患者,一般给予 6～8 周期 ABVD 方案化疗(达 CR 者,后续 2 周期 ABVD 方案巩固化疗)。伴有巨块病变者给予巩固放疗(受累野或区域放疗 30～36Gy)。

(5)初治联合化疗方案如 ABVD 不能达 CR 的难治病例或 CR 后 12 个月内短期复发病例,应选用与原化疗方案无明显交叉耐药的新方案,如 ICE、DHAP、ESHAP、mini-BEAM 等

或选用大剂量化疗联合自体造血干细胞移植治疗。

2.放射治疗

前瞻性随机研究结果显示,采用短疗程化疗加受侵野放疗的综合治疗对早期霍奇金淋巴瘤的治疗,不仅降低了复发率,改善了无病生存率,而且减少单一放疗(全淋巴结或次全淋巴结照射)所带来的远期并发症。因此,照射野以受累野或区域为主,照射剂量一般为 20～30Gy/(2～3)周。

儿童患者由于处于发育期,为了防止放射引起的发育障碍,放疗剂量应适当降低,照射野也适当限制。

霍奇金淋巴瘤的分类是根据起病时淋巴结侵犯部位及数量、大小等进行分期(表 7-1),分期不同,则化疗方案的选择存在差异。HL 最常用的一线化疗方案是 ABVD(表 7-2)。

表 7-1　霍奇金淋巴瘤的 Ann Arbor 分期的 Cotswold 修订分期标准

Ⅰ 期	单一淋巴结区或淋巴结组织受侵
Ⅱ 期	横膈同侧 2 个或更多淋巴结区受侵
Ⅲ 期	横膈两侧的淋巴结区或结构受侵。Ⅲ1 为脾、腹腔或肝门淋巴结受累;Ⅲ2 为腹主动脉旁、肠系膜和髂淋巴结受累
Ⅳ 期	除"E"以外的淋巴结部位受侵
A	无 B 症状
B	发热、6 个月内体重下降＞10% 或盗汗
E	一个结外部位的邻近或已知淋巴结部位的临近受侵
X	巨块病变:在胸椎 5～6 水平纵隔增宽＞1/3 或淋巴结肿块最大径≥10cm

表 7-2 霍奇金淋巴瘤常用化疗方案

化疗方案	药物和剂量
ABVD	多柔比星 25mg/m²,静脉注射,第 1、15 天
	博来霉素 10U/m²,静脉注射,第 1、15 天
	长春碱 6mg/m²,静脉注射,第 1、15 天
	达卡巴嗪 375mg/m²,静脉注射,第 1～5 天
	每 28 天重复 1 周期
MOPP	氮芥 6mg/m²,静脉注射,第 1、8 天
	长春新碱 1.4mg/m²(不超过 2.5mg),静脉注射,第 1、8 天
	丙卡巴嗪 100mg/m²,口服,第 1～14 天
	泼尼松 40mg/m²,口服,第 1～14 天,仅在第 1 周期和第 4 周期时用药
	每 28 天重复 1 周期
Stanford V	长春碱 6mg/m²,静脉注射,第 1、3、5、7、9、11 周
	多柔比星 25mg/m²,静脉注射,第 1、3、5、7、9、11 周

化疗方案	药物和剂量
	长春新碱 1.4mg/m² (不超过 2.5mg)，静脉注射，第 2、4、6、8、10、12 周
	博来霉素 5U/m²，静脉注射，第 2、4、6、8、10、12 周
	氮芥 6mg/m²，静脉注射，第 1、5、9 周
	足叶乙甙 60mg/m²，口服，每天 1 次，连用 2 周，第 3、7、11 周
	泼尼松 40mg/m²，口服，隔日 1 次，第 1～10 周
	第 11 周和第 12 周减量（不重复）
BEACOPP	博来霉素 10mg/m²，静脉注射，第 8 天
	足叶乙苷 100mg/m²，静脉注射，第 1、2、3 天
	多柔比星 25mg/m²，静脉注射，第 1 天
	环磷酰胺 650mg/m²，静脉注射，第 1 天
	长春新碱 1.4mg/m² (不超过 2.5mg)，静脉注射，第 1 天
	丙卡巴嗪 100mg/m²，口服，第 1～7 天
	泼尼松 40mg/m²，口服，第 1～14 天
	每 3 周重复 1 周期

注：增强 BEACOPP 将足叶乙苷用量提高至 200mg/m²，多柔比星提高至 35mg/m²，环磷酰胺提高至 1200mg/m²，其他药物与剂量不变

3.复发患者的处理

对于初次治疗失败或治疗后复发的患者，应采取特殊的强化处理。这些患者的肿瘤细胞大都具有一定的抗药性，甚至具有多药耐药基因（mdr）和 P 糖蛋白的表达。因此，选用互不交叉耐药的化疗如 ABVD 方案及高剂量化疗加自体骨髓移植和粒细胞集落刺激因子（G-CSF）可取得较好的疗效。造血干细胞输注也已取得一定结果，但远期疗效有待观察。目前认为，这样的治疗主要适用于第 1 次治疗缓解期不足 1 年的 HL 患者，不适于年迈、一般状况不佳、多处病变且对常规化疗抗拒的患者。多种二线治疗方案都在使用中，但没有发现哪个方案更优。大多数方案中基本都含有依托泊苷及烷化剂，如异环磷酰胺、顺铂及卡铂。解救方案各不相同，有效率取决于临床预后因素，如疾病的病变范围和既往诱导化疗的效果。二线方案可取得 50%～75% 的良好疗效，如没有进一步的高剂量化疗，大部分患者在 2 年内复发。后期复发（＞12 个月）的孤立淋巴结复发，尤其是以往受侵、非放疗部位的无症状患者推荐单用放疗或采用化放疗联合治疗。既往获得 CR 后，后期复发的孤立病灶的大多数患者接受常规剂量化疗±放疗后，可以获得再次 5 年无进展生存率至少 50%。

4.造血干细胞移植

年龄在 55 岁以下、重要脏器功能正常、缓解期短、难治易复发的侵袭性淋巴瘤、4～6 个 ABVD 方案治疗淋巴结缩小超过 3/4 者，可大剂量联合化疗后进行自体或异基因造血干细胞移植，以期最大限度地杀灭肿瘤细胞，取得较长期缓解和无病存活。

自体外周血干细胞移植用于淋巴瘤治疗时,移植物受淋巴瘤细胞污染的机会小,造血恢复快,并适用于骨髓受累或经过盆腔照射的患者。

5.免疫检查点抑制剂(PD-1 抗体、PD-L1 抗体)

目前,免疫检查点抑制剂主要适用于不适合 ASCT 及 ASCT 后复发和(或)BV 治疗失败的 R/RcHL 患者,虽然在单药治疗方面已显示出良好的有效率,但多数患者仍会在用药 1～2 年后出现疾病复发/进展,难以获得长期缓解。而目前对免疫检查点抑制剂治疗 R/RcHL 的认知有限,尚无明确的能够预测疗效的指标,亦无法成功筛选出用药后可获得长期缓解的患者。

PD-1 抗体单药治疗 ASCT 和(或)BV 治疗失败的 R/RcHL 有效率约为 70%,CR 率约为 20%,中位 PFS 时间约为 1 年,患者对不良反应可耐受,用药后获得缓解的患者序贯 Allo-SCT 有长期生存可能。PD-L1 抗体目前在 cHL 治疗方面证据较少,仍有待于进一步探究。PD-1 抗体与 CTLA-4 抗体作为两种免疫检查点抑制剂联合应用时,似乎并未显示出更好的疗效。PD-1 抗体 Nivolumab 与 CD30 偶联单抗 BV 联用作为 R/RcHL 二线治疗的 CR 率高于单药治疗,序贯 ASCT 的安全性良好,可能成为 ASCT 前可选择的挽救治疗方案之一。

(二)辨证治疗

1.辨证施治

(1)寒湿凝滞证

治法:温阳化痰,软坚散结。

方药:阳和汤加减。熟地黄 30g,鹿角霜 9g,炮姜 2g,肉桂 3g,麻黄 2g,桔梗 8g,白芥子 6g 等。方中以熟地黄补血养阴,填精益髓,以阴升阳长,鹿角霜、肉桂、炮姜益肾助阳,温化寒湿,麻黄、桔梗解表透邪,温肺祛痰,白芥子温肺化痰逐饮,散结通络消肿止痛。诸药合用共奏温阳化痰,软坚散结之效。恶寒者,可加附子、细辛;神疲乏力、便溏、纳呆者,可加党参、白术、法半夏。

(2)痰热瘀阻证

治法:清热化痰,活血散结。

方药:温胆汤合桃红四物加减。半夏 3g,竹茹 6g,枳实 6g,陈皮 9g,茯苓 5g,甘草 3g,桃仁 9g,红花 6g,干生地黄 12g,白芍 9g,当归 9g,川芎 6g 等。方中以半夏、竹茹、陈皮清热化痰,枳实理气化痰散结,茯苓利水消肿,桃仁、红花、当归、川芎活血化瘀,生地黄清热凉血活血,白芍柔肝止痛,甘草调和药性。诸药合用共奏清热化痰,活血散结之效。腹部结块坚硬,可加鳖甲、穿山甲、莪术、海藻;肢体困倦、乏力者可加人参、枸杞子、黄精;热度重者,加败酱草、连翘。

(3)痰瘀互结证

治法:化痰祛瘀,软坚散结。

方药:二陈汤合桃红四物加减。陈皮 15g,半夏 15g,茯苓 9g,甘草 5g,桃仁 9g,红花 6g,干生地黄 10g,白芍 9g,当归 9g,川芎 6g 等。陈皮、半夏、茯苓理气化痰散结,桃仁、红花、当归、川芎、活血化瘀,生地黄清热凉血活血散瘀,甘草调和药性。诸药合用共奏化痰祛瘀,软坚散结之效。心烦易怒,口苦者,可加栀子、龙胆;胸闷胁痛者,可加枳壳、柴胡、全瓜蒌、法半夏;心悸气短者,可加黄芪、党参;咳嗽、咳痰而黏者,可加胆南星、天竺黄、鱼腥草。

（4）肝肾阴虚证

治法：滋补肝肾，软坚散结。

方药：杞菊地黄丸加减。枸杞子 9g，熟地黄 20g，杭菊花 9g，山茱萸 12g，山药 12g，茯苓 9g，泽泻 9g，牡丹皮 9g 等。方中枸杞子、山茱萸补肾益精，熟地黄、杭菊花滋阴清热，山药、茯苓、泽泻健脾益气，补后天益先天，牡丹皮清热凉血，活血化瘀，软坚散结。诸药合用共奏滋补肝肾，软坚散结之效。手足心热者，可加知母、黄柏；腰膝酸痛者，可加杜仲、怀牛膝、桑寄生；潮热盗汗者，可加地骨皮、银柴胡；头晕目眩、胁痛、耳鸣者，可加柴胡、川楝子、麦冬。

（5）气血两亏证

治法：益气补血，软坚散结。

方药：八珍汤合消瘰丸加减。人参 9g，白术 9g，茯苓 9g，甘草 5g，当归 9g，白芍 9g，熟地黄 9g，川芎 9g，玄参 12g，浙贝母 9g，生牡蛎 30g 等。

人参大补元气，白术、茯苓健脾益气，当归、川芎、玄参补血活血，熟地黄补血养阴，白芍柔肝止痛，浙贝母、生牡蛎软坚化痰散结。诸药合用共奏益气补血，软坚散结之效。胸闷、恶心、脉滑、苔腻者，可加陈皮、法半夏、猪苓、白芥子；热度重者，可加土茯苓、连翘、败酱草。

2.化放疗期间的中医辨证治疗

化疗期间血分有热者，治以清热解毒、凉血活血，方选犀角地黄汤合消瘰丸；血象下降明显者，宜补益肝肾，活血生血，方选二至丸合当归四物汤；胃肠反应明显者，宜养胃生津，降逆止呕，方选益胃汤合旋覆代赭汤。

放疗期间燥热之邪，耗气伤阴，治疗以清热解毒，益气养阴，药物组成：水牛角 10g，金银花 10g，生地黄 15g，牡丹皮 15g，夏枯草 30g，黄芩 10g，沙参 15g，天冬、麦冬各 15g，石斛 15g，生、炙黄芪各 15g，猪苓、茯苓各 30g，丹参 30g。

3.对症用药

发热不退者，加生熟石膏、银柴胡、牡丹皮、水牛角、熊胆粉等；盗汗不止者，加浮小麦、生龙骨、生牡蛎、黄芪、五味子；皮肤瘙痒者，加白鲜皮、白蒺藜、蝉蜕等；骨骼酸痛者，加桑寄生、杜仲、仙鹤草、羌活等；贫血者，加紫河车、仙鹤草、鸡血藤、阿胶等。

4.中成药

（1）犀牛丸：6g，每日 2 次。

（2）醒消丸：1g，每日 3 次，3 个月为 1 个疗程。

（3）当归芦荟丸：每次 2g，每日 3 次，3 个月为 1 个疗程。

第二节　非霍奇金淋巴瘤

非霍奇金淋巴瘤（NHL）是一类组织学特点和发病部位均具有高度异质性的肿瘤性疾病。由于克隆性增殖的淋巴细胞功能的不同，且在人体内分布广泛，可以累及体内任何一个器官，因此它表现出多种形态特征、免疫表型、生物学行为、临床表现、不同的治疗反应和预后。其主要临床特点表现为全身浅表或深部淋巴结肿大、结外淋巴组织增生、体内其他脏器受累及全身症状出现。NHL 的病程进展快慢不一，在发病早期即可向远端扩散，大多数患者发病即呈现为多病灶恶性增生或者最初其起源于一组淋巴结或结外某一脏器,但是常呈跳跃式播散至其他淋巴结和(或)结外器官。

20世纪80年代国际上根据组织细胞形态学和预后关系提出的"仅供临床用的非霍奇金淋巴瘤工作分型",简称"工作分型-WF分型";20世纪90年代提出的"修订的欧美淋巴瘤分类",简称"REAL分类";1998年世界卫生组织对淋巴瘤分型的新方案。目前最新的分类方法是世界卫生组织对淋巴瘤分型,包括九大最常见的亚型,分别为:弥漫性大B细胞淋巴瘤(DLBL),边缘区淋巴瘤(MZL),滤泡性淋巴瘤(FL),套细胞淋巴瘤(MCL),Burkitt淋巴瘤/白血病(BL),血管免疫母细胞性T细胞淋巴瘤(AITL),间变性大细胞淋巴瘤(ALCL),外周T细胞淋巴瘤(PTCL)及蕈样肉芽肿/Sezar综合征(MF/SS)。中医并无对NHL的详细阐述,大致可归属于"瘰疬""痰核""恶核""积聚""石疽"等病症范畴。

一、病因病机

(一)西医研究

近年来NHL的发病率和死亡率呈逐步上升趋势,目前已成为美国第五大常见癌症,同时也是威胁整个世界人类生命健康的恶性淋巴瘤疾病。总的发病率为19.1110万,约占所有肿瘤发病的4%,可见于任何年龄,发病率随年龄增长而增长。世界卫生组织国际癌症研究组织的一项调查数据显示,全世界NHL的发病率均有上升,且发达国家的发病率明显高于发展中国家,男性发病要高于女性的50%左右,白种人发病率远高于其他人种。NHL的地区分布也有明显差异:滤泡型淋巴瘤多见于西方国家,侵袭性NHL、T细胞淋巴瘤和结外病变则多见于亚洲国家,中东地区侵袭性和结外病变以肠道病变为主,Burkitt淋巴瘤在非洲地区发病占绝大多数,我国NHL的发病B细胞型更为常见。

1.感染因素

(1)EB病毒(EBV):引起淋巴系恶性肿瘤的主要病原体EBV,与NHL的许多亚型有关。与EBV有关的NHL包括Burkitt淋巴瘤,淋巴瘤样肉芽肿,NK/T细胞淋巴瘤、某些血管母细胞淋巴瘤及肠道T细胞淋巴瘤等。艾滋病患者继发的NHL中,尤其是中枢神经系统淋巴瘤,绝大多数呈现EBV(+)。器官移植后的患者也容易发生B细胞肿瘤,EBV不仅见于某些免疫缺陷的人群,但是在地方性区域之外散性的淋巴瘤中很少检测到EBV。

(2)人类T细胞淋巴瘤/白血病病毒(HTLV-1):HTLV-1可以引起人类T细胞发生瘤样转化而导致成人T细胞淋巴瘤/白血病(ATL),是ATL的病因。但是绝大多数HTLV-1感染的个体是无症状携带者,仅1%~5%发展为ATL,如此低的发病率和相当长的潜伏期表明可能还有其他因素与ATL的发病有关。HTLV-1也与皮肤T细胞淋巴瘤(CTCL)有关。大量研究在CTCL患者的肿瘤组织样本中找到了HTLV-1相关的前病毒序列。一项在巴西东海岸的研究,通过Southernblot的方法,在一些蕈样霉菌病样皮肤淋巴瘤中找到了结合有HTLV-1的前病毒序列。但是也有研究不能证实在蕈样霉菌病和干燥综合征患者中可检测到HTLV-1的序列,所以HTLV-1是否为CTCL的病因尚有争议。

(3)HIVNHL是艾滋病相关性肿瘤之一:艾滋病患者患NHL的危险性是普通人群的60

～100倍。在旧金山,20世纪80年代,25～44岁男性NHL的发病率明显增高,与HIV相平行;在采取了有效的预防和保护措施抗病毒治疗后,到20世纪90年代,HIV的感染和艾滋病的发生有所下降。但是,尤其长时间的免疫缺陷,约10%的艾滋病患者发生NHL。艾滋病相关的NHL大部分是结外病变,几乎可以累积所有的结外部位,且预后不佳。

(4)丙肝病毒(HCV):HCV感染可能是Ⅱ型原发性混合型冷球蛋白血症可能的致病因素。HCV与B、T细胞淋巴瘤的OR值分别是6.2和16.4,可以表明HCV在淋巴瘤病因学中的作用。

(5)幽门螺杆菌(HP)和空肠弯曲杆菌:黏膜相关性淋巴瘤(MALT-NHL)是发生于淋巴结结外黏膜或上皮组织的B细胞性肿瘤,以胃肠黏膜相关性淋巴瘤最常见。

(6)其他:最近发现鹦鹉衣原体与眶周淋巴瘤的发生有关,在这些淋巴瘤患者的肿瘤组织和外周血的单核细胞中普遍存在该衣原体感染。对该衣原体行相关性治疗也支持该观点。也有关于人类疱疹病毒(HHV-8)与NHL发病有关的报道,在所有的Kaposis'肉瘤和部分NHL的体内可检测到HHV-8。

2.染色体易位

染色体异位是淋巴系恶性肿瘤的遗传学特征。NHL相关的染色体易位通常为2个特定染色体间的互换或平衡重组。染色体易位可反复出现于某一特定类型肿瘤并能反映出每一肿瘤的克隆性异常。有证据表明,染色体易位可能与淋巴细胞抗原受体基因如免疫球蛋白基因和T细胞受体基因重组机制中的某些食物有关。NHL相关染色体易位的共同点是在染色体重组部分附近存在原癌基因。多数情况下,原癌基因的结构,尤其是编码区常常不受易位的影响,但是基因表达方式常因相伴染色体异源性调节序列的并入而改变。原癌基因调节有两种不同类型,同位失调节和易位失调节。在多数NHL相关性易位中,导致原癌基因失调节的异源性调节区多来源于抗原受体位点,且在靶组织中呈高水平表达。

3.抑癌基因失活

抑癌基因P53缺失和突变是人类肿瘤最常见的遗传学改变,但在NHL中仅见于某些特殊亚型,如晚期滤泡型淋巴瘤和Burkitt淋巴瘤。NHIP53的失活机制与人类其他肿瘤类似,为一个等位基因的点突变或第2个等位基因的丢失或两者兼而有之。NHL伴有特定的染色体缺失,提示丢失了目前尚未探明的抑癌基因6号染色体常臂(6p),其缺失是某些NHL病例中唯一的细胞遗传学异常,并与不良预后相关;染色体13p14缺失是小细胞淋巴瘤/B细胞慢性淋巴白血病中最常见的染色体异常,发生率高于50%。

4.免疫抑制

免疫抑制包括先天性免疫缺陷和后天获得性的及药物治疗引起的免疫抑制。先天性免疫缺陷中约有25%的患者可发生肿瘤,其中50%为NHL,获得性免疫缺陷最好的证据是艾滋病患者NHL的发病率是增高的。自身免疫性疾病,如干燥综合征患者患NHL的危险性是一般人群的40～44倍,也有报道类风湿关节炎患者NHL的发病危险性增加,可能与免疫功能的变化有关。免疫抑制治疗的应用,免疫抑制剂的发展和在组织器官或干细胞移植及自身免疫性疾病中应用的增加,NHL的发病率也增加了。

5.环境和职业因素

通过对各种环境中可能的危险因素的观察分析发现该病与染发剂、农业工作环境、接触苯、激素应用有关,还有其他如紫外线照射、输血史、饮食、饮酒、吸烟等因素也与NHL的发病有一定相关性。

6.遗传因素及其他

家族中有恶性血液病史者NHL的发病危险性明显高于普通人,这种家族性的NHL可能与各种免疫机制异常有关,所以遗传易感性也可能是一种危险因素。

(二)中医认识

"瘰疬"首见于《灵枢·寒热》"寒热瘰疬,在于颈项者",宋代《疮疡经验全书》中对瘰疬的发病部位发病过程做了详细描述,清代吴谦等人编纂的《医宗金鉴·外科心法要诀·瘰疬》对"瘰疬"做出首次分类,并指出其发病原因为"肝郁气滞""痰湿凝聚""阴虚火旺""感染疠虫"等。"痰核"见于《医学入门》第六卷,详细描述了其症状和治法。"恶核"病名见于《肘后方》:"恶核病者,肉中忽有核如梅李,小者如豆粒。皮中惨痛,左右走身中,壮热恶是也"。清代王维德《外科证治全生·治法》:"大者,名恶核;小者,名痰核。与石疽初起相同,然其寒凝甚结,毒根最深,却不易溃"。

现代医家大多认为NHL发病与"痰"有关,病因可归纳为外感和内伤两方面;病理关键为"痰";病性分虚、实或虚实夹杂;病机为寒痰凝滞,气郁痰结,肝肾阴虚,痰瘀互结。

1.寒痰凝滞

患者外感寒湿之气,郁而为痰或肺、脾、肾三脏功能失调,水液代谢失衡,聚而成痰,寒性收引,痰主凝滞,久之寒痰凝聚为"痰核"。

2.气郁痰结

思虑过甚,情志不遂,则气郁不行,郁结于胸,久而化火,灼津成痰,痰气交固,则为"痰核"。

3.痰瘀互结

外感邪毒,阻遏气机,影响津液输布,聚而为痰,气为血之帅,气滞则血凝,瘀血而成;情志不遂,气滞血瘀,脉络瘀阻,久之凝结为"积聚"。

4.肝肾阴虚

由于先天不足或久病及肾或房劳过度,致使肾精亏虚,肾水不足,水不涵木,肝肾阴虚,阴虚阳亢,虚火内动,灼津为痰,痰火结聚,久为"恶核"。

二、临床诊断

(一)辨病诊断

1.临床表现

淋巴结和淋巴组织遍布全身,与血液系统,单核巨噬细胞系统相互连通,病变往往分布广泛或为全身性病变,因此临床表现也十分复杂和多样化,缺乏特异性,病变进展也缺乏规律性。主要以无痛性淋巴结肿大为主,也有1/3患者无此症状,病变多累及扁桃体、胃肠道、脾、骨、骨髓、皮肤、唾液腺、甲状腺、神经系统、睾丸、卵巢等,结外病变以扁桃体、脾和骨髓最为多见。不同组织器官因受压和浸润程度及范围不同,症状也有一定差异,多表现为局部肿块、压迫、浸润或出血等症状,也有表现为发热、盗汗、体重减轻等全身症状。

2.实验室检查和特殊检查

多数患者外周血细胞计数并不升高,不能作为 NHL 患者骨髓受累的可靠指标,因 NHL 患者多合并白血病,骨髓活检发现白血病细胞及其他恶性细胞,有助于提高 NHL 的检出率。

病理组织学检查是确诊本病的主要依据,镜下可见:淋巴结正常结构消失,取而代之的是呈恶性增生的异型性肿瘤组织,无 R-S 细胞,淋巴结包膜被侵犯。可根据组织学特征、细胞来源,对切片进行免疫组化染色和免疫酶标及流式细胞仪测定并将 NHL 进一步分为不同亚型。

影像学检查:X 射线胸片,胸部 CT 有助于发现心肺纵隔病变,腹部 B 超、CT 和胃肠道钡餐有助于发现肝、脾、肾、胃肠、腹腔淋巴结病变,CT、MRI 记忆放射性核素骨扫描有助于发现骨骼病变,B 超和放射性核素检查可发现浅表淋巴结病变。

(二)辨证诊断

本病辨证首先宜分清虚、实、寒、热几个方面。根据有无发热、热势高低、病程长短、起病缓急、年龄及全身情况等几个方面综合分析,以做到准确辨证。

临床上常从以下几个方面进行辨证。

1.邪毒炽盛证

主证:持续发热,呈周期性,大便干结,形体消瘦或肌衄、齿衄,颈部或腋下有硬结,不红不痛。舌象:舌红,苔黄。脉象:脉弦数。

辨证分析:感受外邪,突然起病,邪热炽盛,可见持续发热,难以退去,邪毒炙烤津液,则大便干燥,邪毒扰动血分,血不循经,溢出络脉,发为肌衄、齿衄;舌红,苔黄,脉弦数均为邪毒炽盛之象。

2.寒湿凝滞证

主证:面色㿠白,神疲乏力,形寒肢冷,纳呆,大便溏薄,颈部或腋下可见多个肿核,皮色如常,坚硬如石。舌象:舌淡,苔白腻。脉象:脉沉细或细弱。

辨证分析:外感寒湿之邪或内生寒湿,寒湿凝滞,气血不能上荣于面,不能充养四肢,则见面色㿠白,神疲乏力,湿为阴邪,其性收引,寒性凝滞,则形寒肢冷,纳呆,大便溏薄;舌淡,苔白腻,脉沉细或细弱均为寒湿凝滞之象。

3.痰热瘀阻证

主证:痰多,胸闷,头重,纳呆,发热,肢体困倦,腹部积块,颈、腋部有多个痰核,心烦口苦,口渴不欲多饮。舌象:舌紫暗或有瘀点、瘀斑,苔黄腻。脉象:脉滑数。

辨证分析:外感邪毒,气机郁滞,津液不行则为痰,痰性包裹,可见痰多,胸闷,头重,纳呆,肢体困倦。痰饮郁久化热,则见发热,口苦,痰热扰心则心烦,气滞则血瘀,痰热瘀血郁结,则渴不多饮。舌紫暗或有瘀点、瘀斑,苔黄腻,脉滑数均为痰热瘀阻之象。

4.痰瘀互结证

主证:颈项、腋下及腹股沟多个痰核、脘腹结瘤,咳嗽,咯痰,胸痛,骨痛,痛处固定,甚或心悸气短,唇舌青紫。兼证:肌衄、齿衄。舌象:舌白,有瘀点或瘀斑,苔腻。脉象:脉弦滑。

辨证分析:外感寒湿或脾胃虚弱,内生痰湿,气血运行不畅,而为瘀血,痰瘀互结。则见痰核,结瘤,津液不行,见咳嗽咯痰,瘀阻胸中、骨骼,可见胸痛,骨痛,痛有定处,瘀阻于心可见心悸;舌白,有瘀点或瘀斑,苔腻,脉弦滑均为痰瘀互结之象。

5.肝肾阴虚证

主证:颈项肿块累累,坚硬如石,头晕目眩,胁痛,耳鸣,口干咽燥,五心烦热或午后潮热,腰膝酸软。舌象:舌红,苔少。脉象:脉细数。

辨证分析:先天不足或久病及肾或房劳过度,致使肾精亏虚,肾水不足,水不涵木,肝肾阴虚;虚火内生,炼津为痰,可见颈项肿块累累,坚硬如石,头晕目眩,胁痛,耳鸣,腰膝酸软,阴虚阳亢,可见口干咽燥,五心烦热或午后潮热;舌红苔少,脉细数均为肝肾阴虚之象。

6.气血两虚证

主证:颈项、腋下肿块累累,坚硬如石,推之不移或腹内症结,面色㿠白,少气懒言,心悸失眠,头晕眼花。舌象:舌淡,苔薄白。脉象:脉细无力。

辨证分析:久病耗伤气血,气血不足,血为气之母,气为血之帅,气虚则血瘀,可见肿块累累,坚硬如石,推之不移或腹内症结,气血不足不能上荣于面,不能充养五脏,可见面色㿠白,少气懒言,心悸失眠,头晕眼花;舌淡苔薄白,脉细无力均为气血两虚之象。

三、鉴别诊断

1.与霍奇金淋巴瘤的鉴别

NHL 和 HL 首发症状均可为颈或锁骨上淋巴结肿大,NHL 也可为结外淋巴组织;NHL 的扩散方式多为跳跃性的,更早更易向全身扩散,HL 多从一个或一组淋巴结开始,逐渐向远处扩散;NHL 可波及骨髓、肝、肠系膜、咽环,滑车上淋巴结,中枢神经系统,腹部,皮肤,胃肠道等,HL 可波及脾,纵隔;NHL 组织学上可见形态特殊的肿瘤细胞,R-S 细胞与种类多样的非肿瘤性炎症细胞混合存在,HL 肿瘤细胞多为单克隆性,形态单一,弥漫散在,反应性细胞少。NHL 疗效与预后差异较大,随恶性程度而异,HL 疗效稳定,预后较好。

2.与其他淋巴结肿大性疾病相鉴别

局部淋巴结肿大应排除单纯的淋巴结炎症及其他恶性肿瘤。结核性淋巴结炎多局限于颈部两侧,可彼此融合,与周围组织粘连,晚期由于淋巴结软化、破溃会形成窦道。

四、临床治疗

(一)辨病治疗

NHL 多种发病倾向及特异质的特点决定了它临床分期的价值及扩大照射的治疗作用不如 HL,因此 NHL 的治疗主要还是以化疗为主。

1.以化疗为主的化疗、放疗相结合的综合治疗

(1)惰性淋巴瘤 B 细胞惰性淋巴瘤包括小淋巴细胞淋巴瘤、淋巴浆细胞淋巴瘤、边缘区淋巴瘤和滤泡性淋巴瘤。T 细胞惰性淋巴瘤主要指蕈样肉芽肿/Sezar 综合征。惰性淋巴瘤发展较慢,放、化有效,但是不易缓解。

Ⅰ期和Ⅱ期惰性淋巴瘤放、化疗存活可达 10 年,部分患者有自发性肿瘤消退,所以主张观

察和等待的姑息治疗原则。如病情有进展,可用苯丁酸氮芥或环磷酰胺口服单药治疗。

Ⅲ期和Ⅳ期患者化疗后可能会多次复发,但中位生存时间也可达十年,建议不能控制者可使用FC(氟达拉滨、环磷酰胺)方案。联合化疗方案主要为COP或CHOP方案。

(2)侵袭性淋巴瘤 B细胞侵袭淋巴瘤包括原始B淋巴细胞淋巴瘤、原始免疫细胞淋巴瘤、套细胞淋巴瘤、弥漫大B细胞淋巴瘤和Burkitt淋巴瘤等。T细胞侵袭性淋巴瘤包括原始T淋巴细胞淋巴瘤、血管免疫母细胞性T细胞淋巴瘤、间变性大细胞淋巴瘤和周围性T细胞淋巴瘤等。

侵袭性淋巴瘤不论分期均应以化疗为主,对化疗残留肿块、局部巨大肿块或中枢神经系统累及者,可行局部放疗扩大照射(25Gy)作为补充。

CHOP为侵袭性NHL的标准治疗方案。CHOP方案以2~3周为1个疗程,治疗4个疗程不缓解者,应改变化疗方案;完全缓解后应巩固治疗2个疗程,总疗程不应少于6个。但长期维持治疗意义不大。CHOP方案5年无病生存率(PFS)可达41%~80%。

R-CHOP方案,即CHOP方案化疗前加用利妥昔单抗(375mg/m²),可获得更好疗效,是DLBCL治疗的经典方案。近10年随访结果表明,8xR-CHOP方案使DLBCL患者的总生存时间延长达4.9年。

血管免疫母细胞T细胞淋巴瘤进展较快,如不积极治疗,几周或几个月内即会死亡,应采取强烈的化疗方案予以治疗。大剂量环磷酰胺组成的化疗方案对Burkitt淋巴瘤有较好疗效,应考虑使用。

全身广泛播散的淋巴瘤有白血病倾向或已转化为白血病的患者,可试用治疗淋巴细胞白血病的化疗方案,如VDLP方案。

难治复发者可采用ICE(异环磷酰胺、卡铂、依托泊苷)、DHAP(地塞米松、卡铂、高剂量阿糖胞苷)、MINE(异环磷酰胺、米托蒽醌、依托泊苷)、HyperCVAD/MTX-Ara-C等方案(表7-3)。

表7-3 NHL常用化疗方案

方案及药物		剂量和用法
CHOP	环磷酰胺	750ng/m²,静脉滴注,第1天
(2~3周为1个疗程)	阿霉素	50mg/m2,静脉滴注,第1天
	长春新碱	1.4mg/m²,静脉滴注,第1天(最大剂量为每次2mg)
	泼尼松	100mg/d,口服,第1~5天
R-CHOP	利妥昔单抗	375mg/m²,静脉滴注,第1天
(2或3周为1个疗程)	环磷酰胺	750mg/m²,静脉滴注,第2天
	阿霉素	50mg/m²,静脉滴注,第2天
	长春新碱	1.4mg/m²,静脉滴注,第2天(最大剂量为每次2mg)
	泼尼松	100mg/d,口服,第2~6天
EPOCH	依托泊苷	50mg/(m²·d),持续静脉滴注,第1~4天
(2~3周为1个疗程)	阿霉素	10mg/(m²·d),持续静脉滴注,第1~4天

方案及药物		剂量和用法
	长春新碱	0.4mg/(m²·d),持续静脉滴注,第1~4天
	泼尼松	60mg/d,每天2次口服,第1~5天
	环磷酰胺	750mg/(m²·d),持续静脉滴注,第5天
ESHAP	依托泊苷	40mg/(m²·d),静脉注射2小时,第1~4天
(3周为1个疗程,	甲泼尼龙	500mg/(m²·d),静脉滴注,第1~4天
用于复发淋巴瘤)	顺铂	25mg/(m²·d),静脉滴注,第1~4天
	阿糖胞苷	2g/m²,静脉滴注3小时,第5天

注:药物剂量仅供参考,按具体情况增减

2.生物治疗

(1)单克隆抗体:NHL大部分为B细胞性,90%表达CD20,HL的淋巴细胞为主型也表达CD20。凡CD20阳性的B细胞淋巴瘤,均可用CD20单抗(利妥昔单抗)治疗,每1周化疗前应用可明显提高惰性或侵袭性B细胞淋巴瘤的完全缓解率及无病生存时间。B细胞淋巴瘤在造血干细胞移植前用利妥昔单抗做体内净化,也可提高移植疗效。

(2)干扰素:对蕈样肉芽肿等有部分缓解作用。

(3)抗幽门螺杆菌的药物:胃MALT淋巴瘤经抗幽门螺杆菌治疗后,部分患者症状改善,甚至消失。

3.HSCL

年龄在55岁以下、重要脏器功能正常、缓解期短、难治易复发的侵袭性淋巴瘤、4个CHOP方案治疗淋巴结缩小超过3/4者,可大剂量联合化疗后进行自体或异基因造血干细胞移植,以期最大限度的杀灭肿瘤细胞,取得较长期缓解和无病存活。

自体外周血干细胞移植用于淋巴瘤治疗时,移植物受淋巴瘤细胞污染的机会小,造血恢复快,并适用于骨髓受累或经过盆腔照射的患者。

4.手术治疗

合并脾功能亢进者,如有脾切除指征,可行脾切除术,以提高血象。为以后化疗创造有利条件。

5.嵌合抗原受体(CAR)

CAR-T自1989年迄今为止已有近30年的历史,但只在最近几年因疗效显著,获得业界认可,有了突破性的进展,并开始用于临床。该疗法目前主要用于血液系统恶性肿瘤患者的治疗。

(二)辨证治疗

1.辨证施治

(1)邪毒炽盛证

治法:清热解毒,软坚散结。

方药:清瘟败毒散加减。生地黄20g,生石膏30g,水牛角30g,黄连6g,栀子10g,桔梗8g,

黄芩 8g,知母 10g,赤芍 10g,玄参 10g,连翘 10g,淡竹叶 10g,牡丹皮 10g,甘草 6g 等。

方中以生石膏、水牛角清气血分热毒,生地黄、牡丹皮清热凉血,黄芩、黄连、栀子、知母、连翘透邪清热,赤芍、玄参活血化瘀,软坚散结,淡竹叶清热利尿,引邪外出,甘草调和诸药。诸药合用共奏清热解毒,软坚散结之效。大便秘结者,可加生大黄、生地黄;出血明显者,可加白茅根、茜草。

（2）寒湿凝滞证

治法:温阳化痰,软坚散结。

方药:阳和汤加减。熟地黄 30g,鹿角霜 9g,炮姜 2g,肉桂 3g,麻黄 2g,桔梗 8g,白芥子 6g 等。

方中以熟地黄补血养阴,填精益髓,以阴升阳长,鹿角霜、肉桂、炮姜益肾助阳,温化寒湿,麻黄、桔梗解表透邪,温肺祛痰,白芥子温肺化痰逐饮,散结通络消肿止痛。诸药合用共奏温阳化痰,软坚散结之效。

加减:恶寒者,可加附子、细辛;神疲乏力、便溏、纳呆者,可加党参、白术、法半夏。

（3）痰热瘀阻证

治法:清热化痰,活血散结。

方药:温胆汤合桃红四物加减。半夏 3g,竹茹 6g,枳实 6g,陈皮 9g,茯苓 5g,甘草 3g,桃仁 9g,红花 6g,干生地黄 12g,白芍 9g,当归 9g,川芎 6g 等。

方中以半夏、竹茹、陈皮清热化痰,枳实理气化痰散结,茯苓利水消肿,桃仁、红花、当归、川芎活血化瘀,生地黄清热凉血活血,白芍柔肝止痛,甘草调和药性。诸药合用共奏清热化痰,活血散结之效。腹部结块坚硬,可加鳖甲、穿山甲、莪术、海藻;肢体困倦、乏力者,可加人参、枸杞子、黄精;热毒重者,加败酱草、连翘。

（4）痰瘀互结证

治法:化痰祛瘀,软坚散结。

方药:二陈汤合桃红四物加减。陈皮 15g,半夏 15g,茯苓 9g,甘草 5g,桃仁 9g,红花 6g,干生地黄 10g,白芍 9g,当归 9g,川芎 6g 等。

方中陈皮、半夏、茯苓理气化痰散结,桃仁、红花、当归、川芎、活血化瘀,生地黄清热凉血、活血散瘀,甘草调和药性。诸药合用共奏化痰祛瘀,软坚散结之效。心烦易怒,口苦者,可加栀子、龙胆;胸闷胁痛者,可加枳壳、柴胡、全瓜蒌、法半夏;心悸气短者,可加黄芪、党参;咳嗽、咳痰而黏着,可加胆南星、天竺黄、鱼腥草。

（5）肝肾阴虚证

治法:滋补肝肾,软坚散结。

方药:杞菊地黄丸加减。枸杞子 9g,熟地黄 20g,杭菊花 9g,山茱萸 12g,山药 12g,茯苓 9g,泽泻 9g,牡丹皮 9g 等。

方中枸杞子、山茱萸补肾益精,熟地黄、杭菊花滋阴清热,山药、茯苓、泽泻健脾益气,补后天益先天,牡丹皮清热凉血,活血化瘀,软坚散结。诸药合用共奏滋补肝肾,软坚散结之效。手足心热者,可加知母、黄柏;腰膝酸痛者,可加杜仲、怀牛膝、桑寄生;潮热盗汗者,可加地骨皮、银柴胡;头晕目眩、胁痛、耳鸣者,可加柴胡、川楝子、麦冬。

（6）气血两亏证

治法：益气补血，软坚散结。

方药：八珍汤合消瘰丸加减。人参 9g，白术 9g，茯苓 9g，甘草 5g，当归 9g，白芍 9g，熟地黄 9g，川芎 9g，玄参 12g，浙贝母 9g，生牡蛎 30g 等。

方中人参大补元气，白术、茯苓、健脾益气，当归、川芎、玄参补血活血，熟地黄补血养阴，白芍柔肝止痛，浙贝母、生牡蛎软坚化痰散结。诸药合用共奏益气补血，软坚散结之效。胸闷、恶心、脉滑、苔腻者，可加陈皮、法半夏、猪苓、白芥子；热毒重者，可加土茯苓、连翘、败酱草。

2.中成药

（1）安替可胶囊口服，1 粒/次，3 次/天。组成：蟾皮、当归等。功效：软坚散结，解毒止痛，养血活血。主治：恶性肿瘤瘀毒症。

（2）片仔癀胶囊口服，成人 0.6g/次，8 岁以下儿童 0.15～0.3g/次，2 次/天。外用研末，用冷开水或食醋少许调敷，每日数次，保持湿润。组成：牛黄、麝香、三七、蛇胆等。功效：清热解毒，凉血化瘀，消肿止痛。主治：热毒血瘀所致急慢性病毒性肝炎，痈疽疔疮，无名肿毒，跌打损伤及各种炎症。

（3）牛黄醒消丸用温黄酒或温开水送服，3g/次，1～2 次/天。患处在上，临睡前服，患处在下，空腹时服。组成：牛黄、麝香、乳香、没药、雄黄等。功效：清热解毒，消肿止痛。主治：痈疽发背，瘰疬流注，乳痈乳岩，无名肿毒。

（4）大黄䗪虫丸口服，水蜜丸 3g/次，小蜜丸 3～6 丸/次，大蜜丸 1～2 丸/次，1～2 次/天。组成：熟大黄、土鳖虫、水蛭、牛膝、蛴螬、苦杏仁、地黄、白芍、黄芩、桃仁、甘草。功效：活血破瘀，通经消痞。主治：瘀血内停腹部肿块，肌肤甲错，目眶黧黑，湿热羸瘦，经闭不行。

第三节　恶性组织细胞病

一、概述

恶性组织细胞病是单核巨噬细胞系统中组织细胞的恶性增生性疾病，临床表现以发热、肝脾淋巴结肿大、全血细胞减少和进行性衰竭为特征。恶性组织细胞病多见于青壮年，以 20～40 岁者居多，男女发病为 2～3∶1。本病按病程可分为急性和慢性型。国内以急性型为多见，起病急骤，病情凶险且病程较短，未经化学治疗者大多数病例在起病 6 个月内因消耗衰竭、肝肾衰竭、胃肠道及颅内出血而死亡。由于症状、体征及实验室检查无特异性，目前国内诊断本病仍主要依靠临床表现、骨髓细胞形态和（或）活体组织病理学检查。早期诊断较困难。

中医学并无此病名，但根据临床表现，可将其归属于"温病""急劳""癥积"等范畴。如温病发病具有起病急骤，来势凶猛，传变快，变证多，且在临床上多有热势较高，伴有口渴心烦，溲黄便干，舌质红，脉数等表现，这与恶性组织细胞病的发病及临床表现极为相似。至于"急劳"的描述，更为形象，如《圣济总录》中说："急劳者……缘禀受不足，忧思气结，荣卫俱虚，心肺壅热，金火相刑，脏气传克或感变外邪，故暴躁体热，颊赤心积，头痛盗汗，咳嗽咽干，骨节酸痛，久则肌肤销铄,咯涎唾血者,皆其候也。"

二、病因病机

(一)病因

外感风热邪毒或温病伏邪初起,邪在气分,正邪相争,正虚邪盛,透气转营,侵入营血,热灼营阴,迫血妄行。邪毒侵入经络脏腑,热毒煎熬血分,血凝成块,而成瘀血,瘀血癥积,致沉疴难愈。气阴两虚,邪毒久恋,耗伤正气或热毒炽盛,壮火食气,气虚无以生血或热耗阴血或血络损伤,血失过多或癥积不去,新血不生,终成气阴、气血两亏之证。

(二)病机

本病的病因多由温热邪毒侵袭或温病伏邪,因外感而引发,其发病特点为起病急骤,来势凶猛,传变快、变证多,符合温病的病理变化及其证候演变规律。本病初起,多系邪毒袭表的卫分证,邪在表卫不解,则传入气分,气分不解或卫分邪势凶猛,则透气转营,气营两燔或深入营血,致营血证兼见之候。疾病的后期,则呈热毒余邪久滞,气阴两伤之征。其病位归属于肝、脾、肾,肝藏血,脾统血,疾病进展中瘀血内阻,血热妄行,其损肝脾,故肝脾同病,病本于肾。

本病以邪实为主,邪正交争,日久形质受损,气血不足,遂见正虚,常为本虚标实错杂互见,标实者常见邪毒热盛,癥积瘀血,精气阴血内耗为本虚。

三、辨病

(一)症状

(1)发热:为首发及常见症状,多为不规则高热,少数低热或中度发热,多持续不退,并随病程进展而体温不断升高,可伴有畏寒及寒战。

(2)贫血和出血:由于骨髓被大量恶性组组织细胞病细胞浸润及组织细胞吞噬血细胞作用,加上脾功能亢进及毒素抑制作用,绝大多数患者有进行性全血细胞减少,表现为贫血、感染和出血。

(二)体征

(1)肝、脾、淋巴结肿大:80%以上病例肝脾肿大,尤以脾肿大为显著,50%病例淋巴结肿大。

(2)黄疸:病程后期出现黄疸,主要与肝损害有关,少数系肝门淋巴结压迫胆总管所致。

(3)非造血器官受累:皮肤损害表现为浸润性斑块、结节、丘疹或溃疡,多见于四肢。肺部浸润病变引起咳嗽、咯血。中枢神经系统受累可表现为脑膜炎、失明、截瘫、尿崩症及眼球突出。其他系统损害可有浆膜腔积液,少数病例有腹痛腹泻、上消化道出血等。

(三)辅助检查

(1)血象:全血细胞减少为本病突出表现之一。贫血出现更早,呈进行性。严重者血红蛋白可降至20～30g/L。白细胞早期可正常或增高。晚期常显著减少,有时可出现少数中、晚幼粒细胞。血小板计数大多减少,晚期更甚。部分患者血涂片可找到恶性组织细胞病细胞。用浓缩血液涂片法可提高阳性率,对诊断有一定帮助。

（2）骨髓象：骨髓增生高低不一，晚期多数增生减低，三系细胞均减少。骨髓中出现异常组织细胞是诊断本病的重要依据，异常组织细胞形态特点可归纳为下列五种。

①异常组织细胞（恶性组织细胞）：胞体较大，为规则的圆形。胞浆较丰富，呈深蓝或浅蓝色，可有细小颗粒和多少不等的空泡。核形状不一，有时呈分枝状，偶有双核。核染色质细致或呈网状，核仁显隐不一，有时较大。这种细胞在涂片的末端或边缘处最为多见。

②多核巨组织细胞：胞体大直径可达 $50\mu m$ 以上，外形不规则。胞浆浅蓝，无颗粒或有少数细小颗粒，通常有 $3\sim6$ 个胞核，核仁或隐或显。

③淋巴样组织细胞：胞体大小及外形似淋巴细胞，可呈圆形、椭圆形、不规则或狭长弯曲尾状。胞浆浅蓝或灰蓝色，可含细小颗粒，核常偏于一侧或一端，核染色质较细致，偶可见核仁。

④单核样组织细胞：形态颇似单核细胞，但核染色质较深而粗，颗粒较明显。

⑤吞噬性组织细胞：胞体常很大，单核或双核，偏位，核染色质疏松，可有核仁。胞浆中含有被吞噬的红细胞、血小板、中性粒细胞或血细胞碎片等。

以上五种细胞，目前认为以异常组织细胞和多核巨组织细胞诊断意义较大。但后者在标本中出现概率较低。单核样和淋巴样组织细胞在其他疾病中也可出现，在诊断上缺乏特异性意义。

（3）细胞化学与免疫细胞化学：恶性组织细胞过氧化酶及碱性磷酸酶均属阴性；酸性磷酸酶阳性；苏丹黑及糖原反应阴性或弱阳性；α萘醋酸脂酶阳性；ASD 氯醋酸脂酶阴性；萘酚-AS-醋酸脂酶阳性而不被氟化钠抑制。中性粒细胞碱性磷酸酶阴性或积分低，对恶性组织细胞病的鉴别诊断有一定价值。S-100 蛋白在恶性组织细胞病细胞中为阳性，而反应性细胞为阴性。

（4）生化检查：有 62% 血清谷丙转氨酶增高；54.3% 尿素氮增高；亦有部分病例乳酸脱氢酶、碱性磷酸酶升高，血清铁蛋白含量明显增高。

（5）47.6% 血沉增快，中性粒细胞碱性磷酸酶减低。

（6）病理检查：淋巴结、皮肤、肝脏、骨髓等病理活检找到恶性组织细胞病细胞。

（7）X 线：胸部 X 线摄片多有改变，如弥漫性或间质性浸润，散在的粟粒状及小结节状阴影或纵隔肺门淋巴结肿大，胸腔积液等，但 X 线表现一般为非特异性，而经常与并发症同时存在。

（8）CT、MRI 检查：可发现头颅、腹部、肝、脾、腹膜后淋巴结及胸部等病变。

（9）B 超：肝脾淋巴结肿大、胸腔积液、腹水等。

四、类病辨别

本病临床表现变化多端，缺乏特异性，易导致误诊，必须提高对本病的警惕。诊断应以临床表现为线索，以细胞形态学为依据。对有高热、肝脾肿大、全血细胞减少，进行性衰竭等基本临床表现者，须进一步通过骨髓穿刺、淋巴结活检或其他可疑病变的组织活检，找到形态学依据。若发现有较多异常组织细胞，则可确诊。当临床表现不典型，而骨髓中发现少数异常组织细胞时诊断应慎重，需除外由于某些感染性疾病，如伤寒、布氏杆菌病、感染性心内膜炎、病毒性肝炎、败血症、结核病等引起的反应性组织细胞增生症。此外，本病还应与结缔组织病、急性白血病、再生障碍性贫血、粒细胞缺乏症、恶性淋巴瘤等相鉴别。

五、中医论治

(一)治疗原则

本病的治疗宜分清虚实,初期以祛邪为主,针对热毒炽盛,瘀血内结病机,采用清热解毒,滋阴凉血及活血化瘀,消癥散结法治疗。本病常因实致虚,破血动血而致气阴两伤。因此,病程中后期或化疗之后最宜固护正气,治法以益气养阴补血为主,阴液的存亡衰旺,又常常关系着患者的预后和存亡。

(二)分证论治

1.邪毒炽盛证

证候:高热面赤,烦渴汗出,乏力倦怠,鼻血齿血,便血,尿赤便结,神昏谵语,舌质红绛,脉洪大。

治法:清热解毒,滋阴凉血。

方药:犀角地黄汤合白虎汤加减。常用药物:水牛角(先煎)、生地黄、牡丹皮、赤芍、生石膏(先煎)、知母、蒲公英、金银花、连翘、白花蛇舌草。

加减:若出血症状明显者,可加用茜草、紫草、白茅根、三七粉等止血;若出现神昏、谵语等神志症状者,可加服安宫牛黄丸或紫雪丹。

2.癥积瘀阻证

证候:肝、脾、淋巴结肿大,低热心烦乏力,口渴不眠,胸胁疼痛,舌质暗红或青紫或有斑,脉弦细数或结代。

治法:活血化瘀,消癥散结。

方药:膈下逐瘀汤加减。常用药物:当归、川芎、桃仁、红花、香附、延胡索、乌药、枳壳、三棱、莪术、夏枯草、牡丹皮、玄参、赤芍、生牡蛎(先煎)。

加减:若胁下癥积肿大明显者,可加服西黄丸或小金丹。

3.气阴两虚证

证候:面色苍白,头晕心悸,五心烦热,自汗或盗汗,口干纳差,腰膝酸软,消瘦乏力,舌淡或淡红,少苔,脉细数或无力

治法:益气养阴,补血解毒。

方药:十全大补汤合青蒿鳖甲汤加减。常用药物:党参、白术、茯苓、黄芪、甘草、当归、白芍、熟地黄、川芎、大枣、生姜、鳖甲(先煎)、牡蛎(先煎)、青蒿、玄参。

加减:若心悸失眠者加酸枣仁、远志、夜交藤;皮肤发斑者,加侧柏叶、茜草根;腹中癥块明显者,加用三棱、莪术。

(三)中医治疗特色

(1)西黄丸:功能清热解毒,消肿散结,每次2～3粒,每日3次,温开水送服。

(2)小金丹:功能散结消肿,化瘀止痛,每次0.6g,每日2次,温开水送服。

(3)紫雪散:功能清热凉血,熄风镇惊。每次3g,每日3次。主治壮热心烦,时有惊惕,斑

疹隐现者。

（4）犀黄丸：功能清热解毒，散结消肿。每粒0.25g，每次2～3粒，每天3次。主治肝、脾、淋巴结肿大明显者。

（5）八珍丸：功能补气益血。每次1丸，每日3次。主治病情相对稳定而气血亏虚者。

（6）杀癌七号方：白花蛇舌草75g，薏苡仁30g，龙葵30g，黄药子9g，乌梅9g，田三七1.5g，浓煎，每日2次口服。

六、西医治疗

目前尚缺乏有效的治疗方法，现采用的主要措施是抗癌药物的联合化疗。郁知非等报道，用米托蒽醌加环磷酰胺、洛莫司汀（环己亚硝脲）、长春新碱和泼尼松联合化疗恶性组织细胞病数例，多数患者获得完全缓解，2例已无病生存分别达10年和10年以上。1990年Sonneveld等报道12例恶性组织细胞病，4例治疗前死亡（生存期8天至2个月）；6例用CHOP方案（环磷酰胺、柔红霉素、长春新碱、泼尼松）；2例并做了脾切除，经多个疗程后，结果4例分别存活＞11个月、＞30个月、＞83个月、＞85个月。国内谢丽蓉等（1983）对1例有巨脾者行脾切除，术后采用CHOP方案，病情相对稳定，提出巨脾切除可纠正脾功能亢进，除去大部分的肿瘤病灶，有利于化疗的进行。1993年姚达明报道，以CHOP方案治疗5例恶性组织细胞病，3例完全缓解，其中1例已存活1年。此外，也有报道用同种异体骨髓移植治疗恶性组织细胞病成功的病例。这些治疗方法与近年来国外采用的治疗方案都与治疗非霍奇金淋巴瘤的化疗方案相近。

1.支持治疗

包括降温治疗，采用物理措施降温，必要时适当应用皮质激素；注意预防和治疗继发感染；患者往往有高热、大汗，注意水电解质平衡；纠正贫血，可输新鲜全血或充氧血；预防出血，血小板过低可输注血小板悬液。

2.化疗

不管应用单药化疗或联合化疗，效果均不满意，难以得到持久的完全缓解。一般可采用治疗恶性淋巴瘤或治疗急性白血病的化疗方案治疗，少数缓解期可达6～12个月。

重症病例病程进展快。未经治疗的自然病程为3个月。轻型起病缓，进展慢，未经治疗可存活1年以上。对治疗有反应者，获得缓解的患者，生存期可延长。

七、转归与预后

本病大多发病急、病程短。Ishii等报道，在14例恶性组织细胞病患者中，血清TNF浓度≥50pg/mL者，病情严重，预后极差。而凝血状态和血清乳酸脱氢酶、铁蛋白和IL-1的血清浓度与预后无关。综合国内报道病例808例，观察到死亡者669例，87.1%生存期＜6个月；7.9%生存期为6个月至1年；仅有5%生存期＞1年以上（最长1例14年）。在作者综合的1458例中有8例发生白血病（0.55%）。恶性组织细胞病死亡原因最多见为全身衰竭；其次为出血（主要是胃肠道，其次为颅内）；再次为严重感染；少数由于肝肾衰竭或心力衰竭致死。单纯累及皮肤而无内脏器官侵犯者预后较佳,可存活10多年。侵犯内脏的病例,预后都很差,与年龄、性别、侵犯部位等因素无关。

八、预防与调护

(一)预防

(1)协助患者日常生活,降低耗氧量,减轻心、肺负担。

(2)保证患者充足的休息和睡眠时间,保持环境安静,舒适,避免不必要的操劳,减少干扰因素,如噪音,探视者,注意保暖,避免受凉。

(3)经常与患者一起讨论能够预防或减轻疲劳的方法,如尽量避免诱发因素,保持病情稳定,降温,止痛,及时更换汗湿衣裤,被服。

(4)指导患者使用全身放松术,如深呼吸,听音乐,放松全身肌肉,减轻疲劳。

(5)鼓励患者多进食,增强营养,补充能量和水分,以补充疾病的消耗。

(二)调护

注意室内消毒,保持空气疏通,患者皮肤、口腔、肛门、外阴要经常清洗,保持清淡、新鲜、易消化饮食,禁食辛辣刺激之品,食具要消毒;起居有节,注意保暖,预防感冒,减免探视;保持心情舒畅,树立自信,配合治疗,积极向疾病作斗争。

第四节　朗格汉斯细胞组织细胞增生症

朗格汉斯细胞组织细胞增生症(LCH)是一种朗格汉斯细胞(LC)克隆性增生形成的疾病,是儿童组织细胞增生症中最常见的一种。生物学行为多样,以表达 CDlα 和 S-100 蛋白为特征,电镜下可见到胞质内 Birbeck 颗粒。此病诊断有赖于临床、放射及病理检查,累及器官活体组织检查发现组织细胞浸润是确诊的依据。本病治疗以化疗为主。

一、病因病机

(一)西医研究

1.流行病学

LCH 发病率(0.02~0.4)/万,可以发生于任何年龄,主要见于儿童,诊断时高峰年龄为1~3岁,男女之比约为2:1。75%以上患者在10岁前确诊,90%以上多系统 LCH 发生于2岁前。

2.发病机制

LCH 发病机制仍未完全阐明,可能病因包括感染、免疫功能紊乱和 LC 细胞异常克隆增生等,尚无直接证据表明 LCH 与遗传有关,由于部分 LCH 病例可自发缓解,临床愈后良好,且未能检测出细胞核型异常或非整倍体形,部分学者仍然认为 LCH 为一种反应性组织细胞增生症。此外,由于部分 LCH 患者 T 淋巴细胞组胺 H_2 受体缺乏,T 细胞亚群比例异常及其与患者甲状腺疾病阳性家族史的相关性,提示各种外源性或内源性刺激因素可能导致免疫调节功能紊乱,从而引起 LC 细胞异常增生。

(1)克隆增殖异常:LCH是一种前体细胞克隆性增殖性疾病,是因骨髓基质环境局部失衡致使组织细胞在1个或多个组织或器官中聚积。LCH具有较高自限性,而且缺乏在体外异常增生等恶性肿瘤所具备的特点。此外大部分患者病理细胞中DNA含量是正常的。

(2)细胞因子介导:朗格汉斯细胞(LC)异常增殖同细胞因子介导有关。LCH患者的IL-1、IL-6、粒-巨噬细胞集落刺激因子、肿瘤坏死因子-α、白血病抑制因子显著升高。

(3)病毒感染:有一些病毒如人疱疹病毒6型等能诱导细胞因子的产生和刺激受损LC生长,但对LCH超微结构的研究却未显示病毒颗粒和病毒特异性细胞产物,因此迄今还未证实病毒感染是LCH的关键病因。

(4)免疫紊乱:E-钙黏蛋白-链接素是一种重要的细胞黏附分子,它对维持内皮细胞的完整性起重要作用。LC成熟需要从网状内皮环境中迁徙归巢到淋巴结中,而E-钙黏蛋白-链接素对LC与内皮细胞相互作用起重要作用。链接素通过与E-钙黏蛋白相互接触,调控基因转录。通常LC正常活化需要去除E-钙黏蛋白。由于E-钙黏蛋白-链接素突变阻碍LC活化通路,导致了LC的异常增殖。

(二)中医认识

本病属于中医的"流皮漏"范畴,首见于《疮疡经验全书》:"鸦口舌者,久中邪热,脏腑虚寒,血气衰少,腠理不密,发于皮肤上,相生如钱窍,后烂似鸦口舌,日久将来损伤难治,小儿同前。"清代《外科大成》亦说:"补生如黍,次烂如鸦口舌之状。"本病多因素体虚弱,肺肾阴虚、阴虚内热或积热伤脾,脾虚湿盛;气血两亏,腠理不密,复受外邪;湿热邪毒凝聚成痰,痰热瘀阻血脉进而生瘀,痰瘀互结而成本病。

二、临床诊断

(一)辨病诊断

1.临床诊断

LCH临床诊断必须结合临床表现、影像学检查和病理检查综合判断。其中病理检查、结合免疫组织化学检查和电镜检查是确诊LCH并与其他组织细胞疾病鉴别的重要依据。根据国际组织细胞协会的诊疗建议,目前主张对确诊的LCH进行临床分型和分级,这对于指导临床个体化治疗和判断预后具有重要意义。

(1)临床表现:临床表现差异极大,主要取决于患者年龄、病变部位和范围及受累器官功能异常程度等因素。轻者仅表现为孤立性无痛性骨骼病变,甚至可自发缓解;重者则可广泛累及全身多器官系统,损害器官功能伴发热、贫血和消瘦等表现,预后不良。骨骼病变最常见,尤其是颅骨、长骨和扁平骨最易受累。其中颅骨病变约占50%,手足骨骼很少受累。局灶性骨骼病变一般表现为痛性肿胀。根据骨骼病变部位,尚可出现其他临床表现。如眶骨病变致突眼,乳突病变致乳突炎样表现,而颌骨病变易致牙齿松落。骨骼病变典型X射线摄片特点为边缘不规则的溶骨性损害,可引起邻近软组织肿胀。颅骨破坏可表现为虫蚀样或巨大缺损,圆形或椭圆形,边界不规则呈锯齿状,一般无骨膜反应。眶骨病变则多为硬化、增厚而非溶骨性。长骨病变多位于骨干。皮疹见于30%~50%患者,多见于躯干、头皮、发际、耳后和皮肤皱褶处,四肢少见。皮疹类型多样,包括斑疹、丘疹、出血点、紫癜、脂溢性皮炎样和湿疹样皮疹、结痂、脱屑、色素沉着和白斑等。皮疹初起时为棕色或暗红色斑丘疹,针尖至粟粒大小,直径 2~3mm,渐发展为出血性、脂溢性或湿疹样皮疹,以后结痂、脱屑。皮肤皱褶处的皮疹易于溃烂和结痂,形成溃疡和肉芽肿。顽固性中耳炎伴外耳道皮疹是 LCH 一个重要临床表现,抗生素治疗无效。肝脾淋巴结大多见于多器官损害者,可出现黄疸、肝功能异常、肝衰竭和门脉高压等表现。脾大可引起外周血一系甚至全血细胞减少。颈部、纵隔和腹部淋巴结大较为常见。骨髓受累多见于多器官受累 LCH 患者,可出现贫血、白细胞减少和血小板减少。骨髓中一般无 LC 细胞,即使骨髓 LC 比例增高,也不能作为诊断 LCH 的依据,而且骨髓功能异常的程度与骨髓 LC 浸润程度不成正比。肺部病变可见于任何年龄 LCH 患者,但以多器官受累的 LCH 患者常见,可引起咳嗽、呼吸增快、呼吸困难等。肺功能和顺应性降低。典型 X 射线征象表现为广泛的肺间质浸润,肺纹增多,呈网状或网点状阴影,可类似于粟粒性肺结核的 X 射线表现。晚期可形成多发性囊肿、大泡和广泛性肺纤维化,导致气胸、纵隔和皮下气肿、发绀甚至呼吸衰竭死亡。尿崩症是内分泌系统最常见表现,发病率 5%~50%,尤其多系统疾病患者多见。部分患者可因垂体受累或生长激素缺乏而出现生长发育落后。中枢神经系统病变较少见,但表现多种多样,包括惊厥、颅内高压、共济失调、眼震、反射亢进、吞咽困难、视力降低和颅神经症状等。

(2)实验室检查

①血象:无特异性变化,可有 Hb 降低、血小板减少,部分患者因脾大、脾功能亢进可出现全血细胞减少。骨髓检查一般正常,有时可见病理性 LC 浸润。骨髓受累患者常伴贫血、白细胞减少等表现。

②病理活检:皮疹细胞病理学检查和病灶组织活检是确诊本病最重要依据。皮疹压片法简单易行,阳性率高。应选择新鲜皮疹,表面经乙醇消毒后用注射针尖刺破表皮,稍挤压使少许组织液流出后,用载玻片压在皮疹上,蘸取流出的组织液,甲醇固定并染色后于高倍镜和油镜下观察,片中可见大量组织细胞。如透射电镜下发现病理性 LC 细胞中存在 Birbeck 颗粒,更可确诊。淋巴结、肝脏、肺、软组织病灶活检不仅可以确诊,也有助于判断预后。组织病理切片可见 LCH 细胞,有条件者应做电镜检查。尽管 LCH 是最常见树突状细胞增生症,但也存在起源于其他树突状细胞的组织细胞疾病,其临床表现、治疗和预后方面均有所不同,因此目前强调采用一组单克隆抗体对病变组织行免疫组织化学检查,从而明确诊断,并与其他少见组织细胞疾病鉴别。Birbeck 颗粒是 LC 和 LCH 细胞特异性的超微结构特点,电镜下发现病理细胞胞质存在 Birbeck 颗粒仍然是目前确诊 LCH 最强有力证据和金标准。CD1a 表面抗原也是确诊 LCH 一个重要依据,但由于也可表达于其他组织细胞疾病,特异性不如 Birbeck 颗粒。S-100 蛋白可表达于各种树突状细胞、单核巨噬细胞,甚至其他细胞类型,并非 LC 和 LCH 细胞特异性标志分子,不能作为确诊 LCH 标准。必须指出,在疾病发生发展过程中随着细胞成熟或治疗影响,细胞的免疫表型可能发生变化,病变组织炎症反应或机体的免疫反应也可能影响细胞免疫表型,因此强调必须综合考虑患者临床表现、影像学和组织病理学检查结果进行诊断。

③X 射线检查:骨骼平片仍为诊断骨骼病变最好检查手段之一。特征性表现为溶骨性骨

质破坏。如发现一处骨骼病变,应搜寻其他部位有无骨骼损害,以明确骨骼损害数目和分布。胸片检查可见肺部弥漫性网点状阴影,重者出现囊状气肿、蜂窝样肺,易发生肺气肿和气胸等。头颅 CT 或加强 CT 对于了解鞍区病变价值较大,也可以帮助了解脑组织其他病变情况。

④MRI 检查:对了解伴尿崩症的 LCH 患者下丘脑垂体系统病变十分有用。可见下丘垂体柄增粗(>2.5mm),而且缺乏 T1 相垂体后叶的亮信号。但应注意这并非 LCH 特异性 MRI 征象,应结合其他临床资料综合分析判断。

(3)临床分类:①单系统 LCH(SS-LCH):有 1 个脏器/系统受累(单病灶或多病灶)。单病灶或多病灶(>1 个)骨骼受累;皮肤受累;淋巴结受累(不是其他 LCH 损害的引流淋巴结);肺受累;下丘脑-垂体/CNS 受累;其他(甲状腺、胸腺等)。②多系统 LCH(MS-LCH):有≥2 个脏器/系统受累,伴有或不伴有"危险器官"受累。③下列定位及病变程度分类是全身治疗的指征:包括:SS-LCH 伴有可危及 CNS 的损害;SS-LCH 伴有多病灶骨骼损害(MFB);SS-LCH 伴有特别部位损害;MS-LCH 伴/不伴危险器官的损害。

Laxin-Osband 分级法评分进行 LCH 分级,采用三项与预后关系最密切的指标:年龄≤2 岁为 1 分,受累器官≥4 个为 1 分,器官功能受损为 1 分。Ⅰ级为 0 分,Ⅱ级为 1 分,Ⅲ级为 2 分,Ⅳ级为 3 分。分值越大,预后越差,说明发病年龄、受累器官数目和功能受损情况与预后关系最密切尤其以器官功能失调,如肝功损害、肺部受侵和血液系统受累对死亡有显著的预测价值。

(二)辨证诊断

本病多因素体虚弱,肺肾阴虚、阴虚内热或积热伤脾,脾虚湿盛;气血两亏,腠理不密,复受外邪;湿热邪毒凝聚成痰,痰热瘀阻血脉进而生瘀,痰瘀互结而成。

1.阴虚内热

主证:头痛,耳鸣,消瘦,盗汗,颧红,尿频数色深黄,腰痛,腰酸乏力,皮肤有紫红色浸润明显的斑块。舌象:舌红少苔或光剥。脉象:脉细数。

辨证分析:久病伤阴或感受热邪,邪去阴伤,阴虚火旺,灼伤脉络,可见紫红色浸润性斑块,时隐时现,脉络受伤,可见齿鼻衄血;阴虚阴不敛阳,虚阳外越,可见两颧发红,阴津受伤可见心烦失眠,夜寐盗汗;舌红少苔脉细数均为阴虚火旺之证。

2.痰瘀互结

主证:神疲乏力,精神萎靡,胁痛,腰痛,痰核肿大,瘕瘕痞块,皮疹为结节、斑丘疹、脓疱、结痂、流液及瘙痒。舌象:舌质黯红,苔腻。脉象:脉滑。

辨证分析:脾主运化,为气血生化之源,脾虚则运化失司、湿邪内聚、郁而化热,故症见结节、斑丘疹、脓疱;脾虚湿盛可见纳差、恶心、便溏。

3.气血亏虚

主证:面色㿠白,头晕乏力,心悸气短,动则加剧,食欲不振,胁痛隐隐,皮肤颜色苍白无光泽、干燥、结痂、脱屑。舌象:舌淡苔薄白脉象:脉沉细。

辨证分析:血是构成人体及维持人体生命活动的基本物质之一。气血亏虚导致脏腑失养可见乏力、面色苍白无华、头晕眼花、舌淡苔少、脉细弱。

三、鉴别诊断

1.神经母细胞瘤骨转移

常为颅顶转移,亦呈溶骨性变化,神经母细胞瘤多发生在儿童,恶性度极高,早期即可累及骨髓,骨髓穿刺查找瘤细胞即可确诊。

2.全身粟粒性结核

可同时累及淋巴结、肺及骨组织。LCH 患者也可同时有这些部位的侵犯。肺组织出现结节状或弥漫状病变,可通过结核菌素实验和淋巴结活检鉴别。发生在骨者,则可通过骨髓穿刺加以鉴别。

3.幼年性黄色肉芽肿

这是一种树突状细胞增生性疾病,通常归类于纤维组织细胞肿瘤,大多数发生于婴幼儿,很少见于成人。组织学以单核细胞增生为主,并出现泡沫细胞,图顿巨细胞,也可类似 LC 的核沟,并伴有嗜酸性粒细胞和淋巴细胞浸润,形态表现难与 LCH 区别。免疫组化表达 CD68HLA-DR,但 CDla 和 S-104 蛋白阴性,这点可与 LCH 相鉴别。

四、临床治疗

(一)提高临床疗效的基本要素

本病中医称之为"流皮漏",认为本病主要由于素体虚弱,肺肾阴虚,阴虚生内热,灼津为痰,痰火郁结,阻于肌肤而发或气血不足,复感毒邪,致湿痰凝滞血脉而成。中医主要分阴虚内热、痰瘀互结、气血亏虚三个证型进行治疗;总的治法是养阴清热,化痰软坚散结,益气养血。

(二)辨病治疗

1.一线化疗

(1)1MS-LCH:①VBL+泼尼松 6 周诱导方案。不论是否有"危险器官"受累,均可应用该方案。在第 1、8、15、22、29、36 天静脉注射 VBL,每次 $6mg/m^2$。在第 1~29 天口服泼尼松,每日 $40mg/m^2$,第 29 天后减为每日 $20mg/m^2$,第 36 天后减为每日 $10mg/m^2$,第 43 天停药。②VBL+泼尼松第 2 疗程方案。对于无"危险器官"受累但治疗后为"中度反应"者、有"危险器官"受累在治疗后有"较好反应"者,接着应用 6 周的第 2 疗程。在第 43、50、57、64、71、78 天静脉注射 VBL,剂量同上。每周在静脉注射 VBL 当天开始口服 3 天泼尼松,剂量同上。③维持治疗。在上述治疗后 6~12 周后达到 NAD 的患者,进入维持治疗。在第 7~52 周(总疗程的第 12 个月末)或在第 13 周到总疗程的第 12 个月末,每 3 周 1 次应用 VBL,方法同上;应用 VBL 的每周中,口服 5 天泼尼松,剂量同上;每天口服 6-巯基嘌呤(6-MP),每日 $50m/m^2$,口服 12 个月。④解救方案。对于诊断 LCH 时有"危险器官"受累或在上述初治方案后"危险器官"受累无改善者、在 VBL+泼尼松第 2 疗程后仍然有"危险器官"受累者,进入二线治疗中危险 LCH 的解救方案。⑤非危险 LCH 的二线方案。对于无"危险器官"受累但 VBL+泼尼松第 2 疗程治疗后仍然未改善者,进入非危险 LCH 的二线治疗方案。

(2)SS-LCH 伴有可危及 CNS 的损害或多病灶骨骼损害(MFB)或特别部位损害:①应用

上述 VBL＋泼尼松 6 周初治方案,接或不接第 2 疗程,然后应用上述维持治疗,但不用 6-MP。总疗程 12 个月。②DAL-HX83/90 方案:见下述。除了上述 SS-LCH 患者外,不伴有"危险器官"受累的 SS-LCH 可不进行全身治疗,可进行局部治疗如手术治疗,但须密切随访观察,如果病情进展则转为上述一线治疗。

2.二线化疗

(1)危险 LCH 的解救方案:用于难治性(正规治疗无效)或复发的伴有"危险器官"受累的 MS-LCH、伴有造血功能低下的 MS-LCH。①2-CdA＋Ara-C 方案:每日先应用 Ara-C,每日 1000mg/m² 静脉滴注 2 小时,然后静脉滴注 2-CdA,每日 9mg/m²。每 4 周应用 5 天 2-CdA＋Ara-C 为 1 个疗程。至少应用 2 个疗程。②RIC-SCT:应用氟达拉滨(福达华)＋苯丙氨酸氮芥(美法仑或米尔法蓝)＋全淋巴照射或阿伦珠单抗(抗 CD52 单抗)或抗胸腺球蛋白进行预处理。

(2)非危险 LCH 的二线方案:用于难治性或复发的不伴有"危险器官"受累的 MS-/LCH。①病灶内注射糖皮质激素:适于不宜手术刮除局部病灶。甲泼尼龙每次 75～750mg,局部病灶注射。②长春新碱(VCR)＋Ara-C＋强的松龙方案:第 1～4 周每日口服强的松龙共 4 周,每日 40mg/m²,第 5～46 周改为每日 20mg/m² 口服,以后逐渐减量,至第 52 周(12 个月)停用。VCR＋Ara-C 组合:在第 1 天静脉注射 VCR,每日 1.5mg/m²,在第 1～4 天每天皮下注射 Ara-C,每日 100mg/m²。在第 0、2、5、8、12、17、23 周中应用 1 次 VCR＋Ara-C 组合,其间如果达到 NAD 则停用,如果未达到 NAD 则以后每 6 周应用 1 次 VCR＋Ara-C 组合,直到达到 NAD。③2-CdA 单药治疗:每日 5～6.5mg/m² 静脉滴注 3 天,每 3～4 周重复 1 次为 1 个疗程,可应用 2～6 个疗程。2-CdA 的不良反应有感染、发热、胃肠道反应、肝功能损害、骨髓抑制、免疫功能抑制。也可应用小剂量开始的方案,较为安全,起始剂量每日 3mg/m²(0.1mg/kg)静脉滴注,如无不良反应,在 5～7 天内逐渐增加剂量,达到每日 13mg/m² 时再应用 5 天。每 3～4 周重复 1 次为 1 个疗程,可应用 1～6 个疗程。④2-DCF 单药治疗:2-DCF 剂量为每次 4mg/m² 静脉滴注,每周 1 次用 8 周,然后改为每 2 周 1 次。应用 16～18 个月可达到 NAD。不良反应与 2-CdA 相似。

3.DAL-HX83 方案

(1)患者分类:①A 组:仅有骨骼病变的 SS-LCH;②B 组:软组织病变的 SS-LCH,有或无骨骼病变,无脏器受累;③C 组:伴有脏器(肝、肺、造血系统)受累的 MS-LCH。

(2)诱导缓解:A、B、C 组相同。从第 1 天(第 0 周)开始每天口服泼尼松,每日 40mg/m²,第 29 天减为每日 20mg/m²,第 36 天减为每日 10mg/m²,第 43 天(第 5 周末)停药。第 1～5 天静脉滴注 VP16,每日 60mg/m²。第 18、25、32、39 天静脉滴注 VP16,每日 150mg/m²,第 15、22、29、36 天静脉注射 VBL 每次 6mg/m²。

(3)维持治疗:①A 组:在第 6～52 周,每天口服 6-巯基嘌呤(6-MP),每日 50mg/m²。在第 9、12、15、18、21、24、30、36、42 周中,每周第 1 天应用 1 次 VBL,方法与剂量同上。应用 VBL 的每周中口服 Sd 泼尼松,剂量同上。②B 组:6-MP 和 VBL 用法同 A 组,在应用 VBL 的各周的第 5 天,静脉滴注 1 次 VP16,150ms/m²。③C 组:6-MP、VBL 和 VP16 用法同 B 组,在应用 VBL 的当天,静脉滴注 1 次 MTX,500mg/m²,在应用后 36 小时,给予四氢叶酸钙

15mg/m² 静脉滴注解救。

4.DAL-HX90 方案(患者分组同上)

(1)诱导缓解:①A 组和 B 组:从第 1 天(第 0 周)开始每天口服泼尼松,每日 40nig/m²,第 29 天减为每日 20mg/m²,第 36 天减为每日 10mg/m²,第 43 天(第 5 周末)停药。第 1~5 天静脉滴注 VP16,每日 100mg/m²。第 15、22、29、36 天静脉滴注 VP16,每日 150ms/m²,第 15、22、29、36 天同时静脉注射 VBL 每次 6mg/m²,如无 VBL 供应可应用长春地辛(VDS)代替,每次 3ms/m² 静脉注射 MJ。②C 组:泼尼松用法同 A 组,第 1、8、15、22、29、36 天静脉滴注 VP16,每日 150mg/m²,当天同时静脉注射 VBL,每次 6mg/m²;如无 VBL 供应可应用 VDS 代替,每次 3mg/m² 静脉注射 MJ。

(2)维持治疗①A 组:在第 9、12、15、18、24 周中,每周第 1~5 天口服泼尼松,剂量同上。口服泼尼松的第 1 天静脉滴注 1 次 VP16,150mg/m²。②B 组和 C 组:在第 6~52 周,每天口服 6-巯基嘌呤(6-MP),每日 50Illg/1112。在第 9、12、15、18、24、30、36、42 周中,每周第 1~5 天口服泼尼松,剂量同上,口服泼尼松的第 1 天静脉滴注 1 次 VP16,150mg/m²,当天同时静脉滴注 VBL,剂量同上。国内学者应用改良 DAL-HX83/90 方案,将 DAL-HX83 与 DAL-HX90 方案相结合。

5.支持治疗

"指南"推荐的支持治疗包括:①预防卡氏肺孢子虫:口服复方磺胺甲基异噁唑。②输注红细胞与血小板:为预防抑制物抗宿主病,输注放射线(>2500rad 或 25Gy)照射过的血液制品。输注巨细胞病毒(CMV)阴性的血制品。③集落刺激因子:中性粒细胞减少时可应用粒细胞集落刺激因子(G-CSF)。由于朗格汉斯细胞属于单核巨噬细胞系统,因此,"指南"明确指出,不推荐使用粒-单核细胞集落刺激因子(GM-CSF)。

(三)辨证治疗

1.辨证施治

(1)阴虚内热

治法:滋肾养阴,清热解毒。

方药:生地麦冬汤。生地黄 20g,玄参、麦冬各 9g,山药、茯苓各 12g,炙百部 12g,葎草 15g,夏枯草 10g,海藻、浙贝母各 12g。

方解:生地黄、玄参、麦冬养阴清热,山药、茯苓补脾益阴,炙百部杀虫润燥,葎草、夏枯草清热解毒,海藻、浙贝母化痰软坚、散结。

(2)痰瘀互结

治法:涤痰散结,化瘀解毒。

方药:海藻玉壶汤。海藻 12g,陈皮 9g,浙贝母 12g,连翘 15g,昆布 9g,制半夏 6g,青皮 12g,独活 9g,川芎 15g,当归 15g,甘草 6g。

方解:海藻、昆布软坚散结;陈皮、浙贝母、制半夏化痰祛湿,川芎、当归活血和血。

(3)气血两虚

治法:益气养血、软坚散结。

方药:参苓白术汤合四物汤加减。黄芪、党参各 20g,黄精 15g,当归 12g,白术、茯苓各 9g,

鸡血藤 15g,阿胶 10g,丹参 15g,浙贝母 9g,陈皮 6g,熟地黄 12g。

方解:黄芪、黄精、党参、白术、茯苓补中益气,当归、熟地黄、阿胶补血养血,鸡血藤、丹参活血化瘀,陈皮、浙贝母化痰软坚。

2.中成药

(1)清开灵注射液:每天 40mL 加入 5% 葡萄糖注射液 250mL 中静脉滴注,以清热解毒。用于合并外感温热邪毒发热者。

(2)清热解毒口服液:每次 1 支,每日 3 次,口服。

(3)黄芪注射液:每天 40mL 加入 5% 葡萄糖注射液 250mL 中静脉滴注,以补益肺脾,益气升阳。用于气虚明显者。

(4)参麦注射液:每天 20~40mL 加入 5% 葡萄糖注射液 250mL 中静脉滴注。适用于气阴两虚型。欲食无味,自汗畏风等具有脾虚气弱证的 LCH 患者。

(5)六味地黄丸:每次 6~9g,每日 2 次。用于有头晕、耳鸣、腰膝酸软、骨蒸潮热,手足心热的 LCH 患者。

(6)参苓白术散:每次 6~8g,每日 2 次。用于纳谷不运,腹胀,胸膈满闷。

(7)补中益气丸:每次 8g,每日 2~3 次。用于气短、精神疲乏、咳嗽喘息,四肢无力等脾胃气虚夹湿的 LCH 患者。

五、预后转归

所有 LCH 患者 5 年、15 年及 20 年存活率分别为 88%、88% 和 77%,15 年无病生存率仅 30%。单系统累及的 SS-LCH 预后最好,不应过度治疗;有危险器官累及的 MS-LCH 预后差,可以采取多药联合强化治疗;相比于 6 个月的治疗,12 个月的维持治疗能降低复发,减少后遗症;最初 6 周的治疗效果是评价预后的重要因素,若 6 周治疗效果不佳,应尽早给予补救治疗;复发或难治性患者要选择包括骨髓移植在内的挽救治疗。

参考文献

1.王学锋.临床出血与血栓性疾病.北京:人民卫生出版社,2018.

2.陆道培.白血病治疗学(第2版).北京:科学出版社,2018.

3.王瑞静,马春霞,秦莹.血液系统疾病护理.郑州:河南科学技术出版社,2017.

4.牛占恩.简明血液病学.长春:吉林科学技术出版社,2019.

5.朱霞明,童淑萍.血液系统疾病护理实践手册.北京:清华大学出版社,2016.

6.李娟,王荷花.血液病简明鉴别诊断学.北京:人民卫生出版社,2016.

7.李兴华.血液病的实验诊断与临床.上海:上海交通大学出版社,2014.

8.李德爱.血液病治疗药物的安全应用.北京:人民卫生出版社,2015.

9.闫树旭,周合冰,李晓辉.实用血液病鉴别诊断指导.北京:人民卫生出版社,2016.

10.浦权.实用血液病理学.北京:科学出版社,2013.

11.曹小萍.血液系统疾病病人护理.杭州:浙江大学出版社,2016.

12.徐锦江,梁春光.血液、循环和呼吸系统疾病护理.北京:科学出版社,2016.

13.吕跃.标准白血病诊疗学.北京:科学出版社,2013.

14.卢兴国.白血病诊断学.北京:人民卫生出版社,2013.

15.李金梅.白血病诊疗常规.北京:人民卫生出版社,2013.

16.张之南.血液病学(第2版).北京:人民卫生出版社,2011.

17.葛志红,李达.血液科专病中医临床诊治.北京:人民卫生出版社,2013.

18.李晓红,郭晓主.中西医血液病诊疗.北京:科学技术文献出版社,2013.

19.马艳萍,叶芳.血液内科疾病中西医结合诊疗手册.山西:山西科学技术出版社,2011.

20.肖刚.不同血液检测指标在冠心病临床诊治中的应用价值.当代医学,2015,21(16):51-52.

21.刘芳菲,杨云,耿燕,张毅.血液病科2011—2013年临床标本分离病原菌及耐药性分析.中国感染控制杂志,2015,14(05):306-310.

22.侯丕华,梁贻俊,严艳,贾冕,王君.中医血液病病名刍议.中医杂志,2015,56(08):716-718.

23.侯丽,许亚梅,李冬云,陈信义.中医血液病学科研究方向与内涵外延解析.中医教育,2014,33(04):16-19+28.

24.李文涛,刘昶,王增绘,杨默,黄林芳,陈士林.基于中医治疗血液病方剂的中药组合规律数据挖掘.中华中医药杂志,2012,27(12):3096-3099.

25.刘凤霞,张弘.血液病的中医辨证研究进展.中国医药指南,2011,9(35):299-301.